犬と猫の
心臓超音波検査

CLINICAL ECHOCARDIOGRAPHY OF THE DOG AND CAT

Éric de Madron

Valérie Chetboul

Claudio Bussadori

上地正実 監訳

ELSEVIER

緑書房

ELSEVIER

65 Rue Camille Desmoulins,
92130 Issy-les-Moulineaux

Échocardiographie clinique du chien et du chat: Techniques et applications pratiques
Copyright ©2012, Elsevier Masson SAS. Tous droits réservés.
ISBN: 978-2-294-70984-5

This translation of *Échocardiographie clinique du chien et du chat: Techniques et applications pratiques* by **Éric de Madron**, **Valérie Chetboul**, and **Claudio Bussadori**, was undertaken by Midori Shobo Co., Ltd and is published by arrangement with Elsevier Masson SAS.

本書，**Éric de Madron**，**Valérie Chetboul**, and **Claudio Bussadori** 著：*Échocardiographie clinique du chien et du chat: Techniques et applications pratiques* は，Elsevier Masson SAS との契約によって出版されている。

犬と猫の心臓超音波検査，by **Éric de Madron**, **Valérie Chetboul**, and **Claudio Bussadori**

ご 注 意

　本書の検査法，診断法などについては，最新の獣医学的知見をもとに，最新の注意をもって記載されています。しかし獣医学の著しい進歩からみて，記載された内容がすべての点において完全であると保証するものではありません。実際の症例に応用する場合は，使用する機器の使用法，基準値などに注意し，各獣医師の責任の下，注意深く診療を行ってください。本書記載の検査法，診断法，治療法による不測の事故に対して，著者，監訳者，翻訳者，ならびに出版社は，その責を負いかねます。

（株式会社　緑書房）

Clinical Echocardiography of the Dog and Cat

Edited by Éric de Madron

Valérie Chetboul
Claudio Bussadori
Éric de Madron

In collaboration with:
Oriol Domenech
Chiara Locatelli
Antonia Mavropoulou
Danitza Pradelli
Joel Silva

ELSEVIER

著者

Valérie Chetboul

DVM，獣医病理学フェロー，ECVIM-CA（the European College of Veterinary Internal Medicine）心臓病学科卒業。理学博士，認定研究理事，心臓病学教授，フランス・アルフォール獣医科大学心臓病学科長，フランス国立保健医学研究機構（Inserm U955）の心臓超音波画像診断責任者，*Journal of Veterinary Cardiology* 誌の元編集員でもある。複数の研究ならびに 300 報近くの科学論文の執筆を行っており，そのうちの 100 報は国際的に発表され，高い質を持つと評価されている。

Claudio Bussadori

DVM，心臓病態生理学博士，ECVIM-CA 心臓病学科卒業。イタリア・ミラノにてグランサッソ動物病院院長，サン・ドナート病院小児心臓病学部の研究員を務める。

Éric de Madron

DVM，ACVIM（American College of Veterinary Internal Medicine）心臓病学科，ECVIM-CA 内科学科卒業。カナダ・オタワにてアルタビスタ動物病院の心臓専門医ならびに内科医を務める。

執筆協力者

Oriol Domenech

DVM，スペイン・バルセロナ自治大学獣医学科，ECVIM-CA 心臓病学科卒業。現在はイタリア・ノヴァーラ獣医研究所ならびにサーヴェット動物病院に勤務。スペイン・バルセロナにて獣医緊急医療，集中治療を専攻する。

Chiara Locatelli

DVM，内科学博士，心臓病学博士。現在はイタリア・ミラノ大学獣医学部心臓病学科にて博士研究員を務める。

Antonia Mavropoulou

DVM，イタリア・パルマ大学卒業。同大学の画像診断学および内科学の元医学研修生。心臓病の臨床学的研究にて修士号を獲得。ECVIM-CA 研修医過程（心臓病学）ならびにイタリア・ミラノにてグランサッソ動物病院研修医を務める。

Danitza Pradelli

DVM，動物衛生学博士（イタリア・パルマ大学医学部），ヨーロッパの薬学修士。心臓病ならびに獣医心臓超音波検査について複数の論文を執筆。現在はイタリア・ミラノにてグランサッソ動物病院勤務医を務める。

Joel Silva

ポルトガル・リスボン大学獣医学部卒業。リスボンにて複数の小動物外科・内科に携わった。ECVIM-CA 研修医過程（心臓病学）ならびにイタリア・ミラノにてグランサッソ動物病院研修医を務める。

監訳者・翻訳者・動画提供者

監訳者

上地正実

日本どうぶつ先進医療研究所株式会社／JASMINE どうぶつ循環器病センター
獣医師（DAiCVIM，獣医循環器認定医），博士（獣医学）

翻訳者

日本どうぶつ先進医療研究所株式会社／JASMINE どうぶつ循環器病センター
獣医師

水野　祐　獣医循環器認定医
Part Ⅰ

水野壮司　獣医循環器認定医，博士（獣医学）
Part Ⅱ

篠田麻子
Part Ⅲ

原田佳代子
Part Ⅳ　Chapter 11

高村一樹
Part Ⅳ　Chapter 12

高野裕史　博士（獣医学）
Part Ⅳ　Chapter 13・14

侭田和也
Part Ⅳ　Chapter 15・16・17

高橋新音　獣医循環器認定医
Part Ⅳ　Chapter 18, Part Ⅴ

（所属は 2017 年 12 月現在）

動画提供者

Éric de Madron

1-8，1-9，1-10，1-11，1-12，1-13，1-14，1-15，1-16，
1-17，1-18，1-19，11-1，11-2，11-3，11-4，11-5，
11-6，11-7，11-8，11-9，11-10，12-1，13-1，13-2，
13-3，13-4，13-5，13-6，13-7，13-8，13-9，13-10，13-
11，13-12，13-13，13-14，13-15，13-16，13-17，13-
18，13-19，13-20，13-21，14-1，14-2，17-1，17-2，
17-3，17-4，17-5，17-6，18-1，18-2，18-3，18-4，
18-5，18-6，18-7，19-1，19-4，19-8，19-11，19-12，
19-13，19-14

Valérie Chetboul

1-1，1-2，1-3，1-4，1-5，1-6，1-7，4-1，4-2，4-3，
12-2，12-3，12-4，14-3，14-4，16-1

Claudio Bussadori

6-1，6-2，19-2，19-3，19-5，19-6，19-7，19-9，19-10

序　文

本書は，犬と猫の心臓超音波検査の応用に関する最新の情報を網羅している。

過去数年間に，犬と猫の心臓超音波検査は目覚ましい進歩を遂げた。組織ドプラ法およびスペックルトラッキング法は新たな知見をもたらした。検査機器の高度化により，心臓構造のより精細なイメージングが可能となり，これは経食道心臓超音波検査の出現によりさらに高度化している。また，心臓の立体構造は，3D心臓超音波検査を用いて研究することが可能になった。さらに，従来のTMモード法の測定基準値も最近更新されている。これらすべての技術的改善によって，心臓超音波検査は一変し，より定量的となってきた。

本書では，病理学に基づく健常値と異常値の豊富なデータが，動画，表および図によって徹底的に図示され，申し分のないものとなっている。この本の基本的な目的は，この新しい知識のすべてを日常的な心臓超音波検査に落とし込むことである。そのため，多様な手法について深く論じている。

また，新しいTMモード法の統合および最新の健常値の更新が提示されている。心臓超音波検査のパラメータを疾患マーカーとして使用するチームから注目を集めているため，1つのChapterでこれらの値の検者内／検者間の変動係数について特記している。

加えて，新しい組織ドプラ法およびスペックルトラッキング法のような，局所心筋機能評価を可能にする方法も提示されている。それらは，全身および局所の収縮期および拡張期の心室心筋機能のより詳細な評価を可能にする。異なる心臓疾患の機能的評価への適用方法については，それぞれのChapterで論じられている。

現在の心臓超音波検査では，心臓疾患の種類を診断できるだけでなく，すべてのパラメータを定量化することによって疾患の重症度を病期ごとに分類できなければならない。したがって，心房圧力評価，肺動脈圧，そして心室の全身的および局所的収縮期ならびに拡張期機能を含む，心臓疾患の様々な側面の定量的評価は，大いに注目されている。

本書では，心室機能の評価において心臓超音波検査で使用される指標の値の増加をよりよく理解するために，血行力学的評価の原理についても論じている。Tei indexのような新しいグローバルな指標が分析され，1つのChapterを右心室機能の評価に費やしている。

また，左心房圧の心臓評価とうっ血性心不全のリスク予測についても，1つのChapterを割いている。血栓塞栓性のリスクは，猫の心臓疾患のChapterでも論じられている。

さらに，複雑な先天性心疾患の診断と評価についても，詳細に示されている。インターベンション術を用いた獣医心臓学の最近の進歩によって，閉鎖デバイスによる動脈管および心房・心室中隔欠損孔の閉鎖を可能にするためには，非常に正確な測定と開口部の直径ならびに術中のモニタリングが必要となる。このため，先天性心疾患の先行治療および介入後評価について，丸々1つのChapterを費やしている。

本書は，疾患の病期分類および臨床徴候のリスク評価を常に念頭に置きながら，犬と猫の心臓超音波検査に関する最新の情報を，日々の心臓超音波検査と統合したものである。

Éric de Madron

監訳をおえて

　犬と猫の循環器病の診療を行うにあたり，超音波診断装置は欠かせない診断機器である。一方で，超音波診断装置を用いて心臓をきれいに描出することは難しい。しかし，超音波診断装置を用いた心臓の描出は自転車に乗るトレーニングと同じで，乗れるまでが大変だが，一度乗れると体が勝手に動くようになるものである。自転車に乗れるようになると楽しみ方の幅が広がり，様々な乗り方を楽しめるようになる。超音波診断装置による心臓病の診断も似たところがある。奥を探れば果てしなく深い。

　本書は，初心者から循環器の専門とする獣医師まで，幅広い層に超音波診断装置による心臓病の診療の知識と技術を提供するものである。超音波診断装置の構造と理論は現場にはあまり必要ないと思われがちだが，原理を知っておくことは描出されている画像と計測値を理解する上で大切な知識となる。健常な心臓の形態や機能の描出法や計測法は病気と病態を知るために大事な基礎的情報となるが，これらの情報も豊富に提供されている。弁膜疾患や先天性心疾患については，基本的な情報に加えて，超音波診断装置の応用機能を用いた心臓機能検査についても詳細な解説を加えている。循環器に興味のある獣医師にとっては垂涎の極みとも言える内容が連なっている。超音波診断装置による 3D や 4D の画像は臨床現場でまだ馴染みがなく，高額なプローブを用意しなければいけないため，日常の診療に縁遠いものとなっている。しかし，2D の画像だけでは理解しにくかったものが，豊富に掲載されている 3D の画像のおかげで 2D の画像の理解に非常に役立っている。

　本書は，断片的な情報に溢れていた犬と猫の心臓超音波診断の情報を見事にまとめあげている。心臓超音波検査のバイブルとして（ちょっとサイズは大きいけれど）エコー室や診察室，医局に置いておきたい 1 冊となっている。この本が多くの獣医師にとって犬と猫の循環器診療の向上の一翼を担うことを期待している。

2018 年 1 月
上地正実

略語一覧

ACDO　ACDO Amplatz® Canine Duct Occluder device（閉鎖デバイス）
AFI　Automated Function Imaging
AOSV　Aortic Stroke Volume（大動脈拍出量）
APW　Aortopulmonary Window（大動脈肺動脈窓）
AR　Aortic Regurgitation（大動脈弁逆流）
ASD　Atrial Septal Defect（心房中隔欠損症）
ASO　ASO Amplatzer® septal occluder（閉鎖デバイス）
AT　Acceleration Time（加速時間）
ATP　Adenosine Triphosphate（アデノシン3リン酸）
AVC　Aortic Valve Closing（大動脈弁閉鎖）
AVO　Aortic Valve Opening（大動脈弁開放）
BCV　Balloon Catheter Valvuloplasty（バルーンカテーテル弁形成術）
BNP　Brain Natriuretic Peptide（脳性ナトリウム利尿ペプチド）
bpm　beats per minute（1分間あたりの拍動数）
CHD　Congenital Heart Disease（先天性心疾患）
CHF　Congestive Heart Failure（うっ血性心不全）
CS　Coronary Sinus（冠静脈洞）
CT　Cardiac Tumor（心臓腫瘍）
CTD　Cor Triatriatum Dexter（右側三心房心）
CTS　Cor Triatriatum Sinister（左側三心房心）
CV　Coefficient of Variation（変動係数）
DCM　Dilated Cardiomyopathy（拡張型心筋症）
DMVD　Degenerative Mitral Valve Disease（僧帽弁閉鎖不全症）
DTE　Deceleration Time of the E wave（E波減衰時間）
EDVI　End-Diastolic Volume Index（拡張末期容積係数）
EF　Ejection Fraction（駆出率）
ESVI　End-Systolic Volume Index（収縮末期容積係数）
ESVC　European Society of Veterinary Cardiology（欧州獣医学心臓学会）
ET　Ejection Time（駆血時間）
GRMD　Golden Retriever Muscular Dystrophy（ゴールデン・レトリーバー筋ジストロフィー）
HBT　Heart Base Tumor（心基部腫瘍）

HCM　Hypertrophic Cardiomyopathy（肥大型心筋症）
HAS　Hemangiosarcoma（血管肉腫）
IMP　Index of Myocardial Performance（心筋機能指標）
ISACHC　International Small Animal Cardiac Health Council（国際小動物心臓保健会議）
IVCT　Isovolumic Contraction Time（等容性収縮時間）
IVRT　Isovolumic Relaxation Time（等容性弛緩時間）
IVS　Interventricular Septum（心室中隔）
LA　Left Atrium（左心房）
LAP　Left Atrial Pressure（左心房圧）
LV　Left Ventricle（左心室）
LVFP　Left Ventricular Filling Pressure（左室充満圧）
LVFW　Left Ventricular Free Wall（左室自由壁）
LVOT　Left Ventricular Outflow Tract（左室流出路）
MAM　Mitral Annulus Movement（僧帽弁輪運動）
MD　Minimal Diameter（最小径）
MDD　Minimal Ductal Diameter（管の最小径）
MPA　Main Pulmonary Artery（主肺動脈）
MR　Mitral Regurgitation（僧帽弁逆流）
MS　Mitral Stenosis（僧帽弁狭窄症）
MVD　Mitral Valve Dysplasia（僧帽弁異形成）
NV　Nuclear Ventriculography（核心室造影法）
PAH　Pulmonary Arterial Hypertension（肺高血圧症）
PAP　Pulmonary Artery Pressure（肺動脈圧）
PAPd　diastolic Pulmonary Artery Pressure（拡張期肺動脈圧）
PAPs　systolic Pulmonary Artery Pressure（収縮期肺動脈圧）
PCWP　Pulmonary Capillary Wedge Pressure（肺動脈楔入圧）
PDA　Patent Ductus Arteriosus（動脈管開存症）
PDCM　Primary Dilated Cardiomyopathy（原発性拡張型心筋症）
PET　Pre-Ejection Time（前駆出時間）
PFO　Patent Foramen Ovale（卵円孔開存）

PISA	Proximal Isovelocity Surface Area（近位部等流速表面）	**SFmw**	mid-wall Shortening Fraction（mid-wall 短縮率）
PR	Pulmonic Regurgitation（肺動脈弁逆流）	**SHT**	Systemic Arterial Hypertension（体高血圧症）
PS	Pulmonic Stenosis（肺動脈狭窄症）	**SI**	Sphericity Index（球形度指数）
PSS	Portosystemic Shunt（門脈体循環シャント）	**SPAP**	Systolic Pulmonary Artery Pressure（収縮期肺動脈圧）
PV	Pulmonic Valve（肺動脈弁）		
RA	Right Atrium（右心房）	**SV**	Stroke Volume（拍出量）
RCM	Restrictive Cardiomyopathy（拘束型心筋症）	**TAPSE**	Tricuspid Annular Plane Systolic Excursion（三尖弁輪収縮期移動距離）
RF	Regurgitant Fraction（逆流率）		
RFR	Regurgitant Flow Rate（逆流速度）	**TDI**	Tissue Doppler Imaging（組織ドプラ法）
ROA	Regurgitant Orifice Area（逆流口面積）	**TEE**	Transesophageal Echocardiography（経食道心臓超音波検査法）
ROI	Region Of Interest（関心領域）		
RV	Regurgitant Volume（逆流量）	**TM**	Time-Motion（TM モード法）
RV	Right Ventricle（右心室）	**ToF**	Tetralogy of Fallot（ファロー四徴症）
RVOT	Right Ventricular Outflow Tract（右室流出路）	**TR**	Tricuspid Regurgitation（三尖弁閉鎖不全症）
		TS	Tricuspid Stenosis（三尖弁狭窄症）
SAM	Systolic Anterior Motion of the mitral valve（僧帽弁の収縮期前方運動）	**TTE**	Transthoracic Echocardiography（経胸壁心臓超音波検査）
SAS	Subaortic Stenosis（大動脈弁下狭窄症）	**TVD**	Tricuspid Valve Dysplasia（三尖弁異形成）
SEC	Spontaneous Echo Contrast（もやもやエコー）	**UCM**	Undetermined Cardiomyopathy（分類不能型心筋症）
SF	Shortening Fraction（短縮率）		
SFe	endocardial Shortening Fraction（心内膜短縮率）	**VSD**	Ventricular Septal Defect（心室中隔欠損症）
		VTI	Velocity-Time Integral（速度時間積分値）

目　次

著者　*4*
監訳者・翻訳者・動画提供者　*5*
序文　*6*
監訳をおえて　*7*
略語一覧　*8*
DVD 収録動画一覧　*12*
索引　*360*

Part I　健常心臓超音波検査　*15*

1　健常像：2D モード法，TM モード法，スペクトルドプラ法，カラードプラ法　*17*
Éric de Madron
種々のモード　*18*
概論　*19*
2D モード法　*20*
TM モード法　*30*
スペクトルドプラ法　*31*
カラードプラ法　*32*

2　心臓超音波検査の健常値：TM モード法，2D モード法，スペクトルドプラ法　*35*
Éric de Madron
TM モード法と 2D モード法の健常値　*36*
スペクトルドプラ法の健常値　*46*

3　検者内 / 検者間の変動係数　*53*
Valérie Chetboul
反復性，再現性，検者　*54*
測定値の変動係数に対する検者の影響　*54*
実際の結果　*55*
結論　*57*

Part II　新しい心臓超音波検査法　*59*

4　心筋組織ドプラ法，派生テクニック，スペックルトラッキング法　*61*
Valérie Chetboul
健常心筋の動力学　*62*
心筋組織ドプラ法と組織ドプラ法　*64*
派生テクニック（組織トラッキング法，ストレイン法，ストレインレート法）　*76*
スペックルトラッキング法　*88*
結論　*96*

5　経食道心臓超音波検査法　*99*
Claudio Bussadori in collaboration with Oriol Domenech
導入と技術　*100*
検者　*100*
合併症　*101*
プロトコール　*101*
指標と適応　*104*
結論　*107*

6　3D 心臓超音波検査法　*109*
Claudio Bussadori in collaboration with Antonia Mavropoulou and Joel Silva
3D 心臓超音波検査法　*110*
様々な 3D 心臓超音波検査法　*110*
獣医療における 3D 心臓超音波検査法　*112*
3D 経食道心臓超音波検査法　*116*

Part III　血行動態評価　*123*

7　全体的な左心室収縮機能評価　*125*
Éric de Madron
左心室の解剖　*126*
短軸方向収縮機能の評価：短縮率　*126*
左心室容積から求められる収縮期の指標　*129*
長軸方向収縮機能の評価　*132*
スペクトルドプラ法から求められる収縮期の指標：収縮期間隔と心筋機能指標（Tei index）　*134*
スペックルトラッキング法から求められる指標　*135*
結論　*136*

8　拡張機能評価　*141*
Éric de Madron
拡張期相と拡張機能の決定因子　*142*
拡張障害の分類　*143*
拡張機能の指標　*144*

9　左室充満圧の心臓超音波検査　*153*
Éric de Madron
左心房圧曲線　*154*
左心房圧心臓超音波検査指標　*155*
その他の心臓超音波検査指標　*160*

10　全体的な右心室収縮機能評価　*165*
Éric de Madron
短軸方向収縮機能の評価：短縮率　*166*
長軸方向収縮機能の評価　*166*
組織ドプラ法から求められる指標　*168*
結論　*169*

Part Ⅳ　後天性心疾患　*171*

11　犬の後天性弁閉鎖不全症　*173*
Éric de Madron
僧帽弁閉鎖不全症　*174*
三尖弁閉鎖不全症　*189*
大動脈弁閉鎖不全症　*190*
肺動脈弁閉鎖不全症　*192*

12　犬の原発性拡張型心筋症とその他の心筋症　*195*
Valérie Chetboul
原発性拡張型心筋症　*196*
その他の心筋症　*208*

13　猫の心筋症　*221*
Éric de Madron
肥大型心筋症　*222*
拘束型心筋症　*232*
拡張型心筋症　*236*
非定型心筋症　*238*
血栓症リスク評価　*239*

14　肺高血圧症　*243*
Valérie Chetboul
原因と病態生理　*244*
一般的な心臓超音波検査と肺高血圧症　*244*
一般的なドプラ法と肺高血圧症　*247*
新しいイメージング法と肺高血圧症　*251*

15　犬糸状虫症：特異的な 2D 心臓超音波検査所見　*257*
Éric de Madron
犬糸状虫症の心臓超音波検査所見　*258*
犬糸状虫症に関連した他の心臓超音波検査異常
　　所見　*258*

16　全身性疾患による循環器症状　*261*
Valérie Chetboul and Éric de Madron
体高血圧症　*262*
甲状腺機能亢進症　*268*
貧血　*271*

17　心膜疾患　*275*
Éric de Madron
心膜の解剖と機能　*276*
心膜液貯留　*276*
収縮性心膜炎　*284*
心膜の先天性異常　*285*

18　心臓腫瘍　*287*
Claudio Bussadori
種類と有病率　*288*
心臓超音波検査による評価　*288*
特徴的な心臓超音波検査所見　*289*

Part Ⅴ　先天性心疾患　*299*

19　先天性心疾患　*301*
Claudio Bussadori in collaboration with Danitza
　　Pradelli
左室流出路障害 / 大動脈弁下狭窄症　*302*
肺動脈狭窄症　*308*
動脈管開存症　*314*
心室中隔欠損症　*319*
心房中隔欠損症　*321*
僧帽弁異形成　*324*
三尖弁異形成　*326*
ファロー四徴症　*328*
三心房心　*329*
心内膜床欠損症　*332*

**20　インターベンション術前後における先天性心疾患
　　の心臓超音波検査評価**　*339*
Claudio Bussadori in collaboration with Danitza
　　Pradelli
肺動脈狭窄症　*340*
動脈管開存症　*347*
心室中隔欠損症　*352*
心房中隔欠損症　*355*

DVD 収録動画一覧

Chapter 1　健常像：2D モード法，TM モード法，スペクトルドプラ法，カラードプラ法

Video 1-1　立位での心臓超音波検査

Video 1-2　立位で右傍胸骨像を描出するプローブの位置

Video 1-3　立位での心臓超音波検査の始め方

Video 1-4　立位で主な右傍胸骨短軸像を描出するプローブの位置

Video 1-5　立位で左側心尖五腔像を描出するプローブの位置

Video 1-6　立位で左側心尖四腔像を描出するプローブの位置

Video 1-7　立位で大動脈の頭側左傍胸骨像を描出するプローブの位置

Video 1-8　犬の右傍胸骨長軸四腔像

Video 1-9　犬の右傍胸骨長軸四腔像から五腔像への切り替え

Video 1-10　犬の右傍胸骨短軸像腱索レベル

Video 1-11　犬の右傍胸骨短軸像僧帽弁レベル

Video 1-12　犬の右傍胸骨短軸大動脈レベル

Video 1-13　犬の左側心尖四腔像

Video 1-14　犬の左側心尖五腔像

Video 1-15　犬の左側心尖二腔像

Video 1-16　カラードプラ法による犬の右傍胸骨長軸五腔像

Video 1-17　カラードプラ法による犬の右傍胸骨短軸像大動脈レベル

Video 1-18　カラードプラ法による犬の右傍胸骨長軸四腔像

Video 1-19　カラードプラ法による犬の左側心尖四腔像

Chapter 4　心筋組織ドプラ法，派生テクニック，スペックルトラッキング法

Video 4-1　スペックルトラッキング法による犬の短軸方向収縮ストレイン解析（右傍胸骨短軸像）

Video 4-2　スペックルトラッキング法による犬の長軸方向ストレインレート解析（左側心尖四腔像）

Video 4-3　犬の左心室長軸セグメント収縮ストレインのブルズアイ表示

Chapter 6　3D 心臓超音波検査法

Video 6-1　変形僧帽弁を呈する犬の 3D 心臓超音波検査

Video 6-2　動脈管開存症を呈する犬の 3D 経食道心臓超音波検査

Chapter 11　犬の後天性弁閉鎖不全症

Video 11-1　変性性僧帽弁疾患を呈する犬の僧帽弁の逸脱

Video 11-2　犬の僧帽弁腱索断裂（右傍胸骨長軸四腔像）

Video 11-3　犬の僧帽弁腱索断裂（右傍胸骨長軸四腔像）

Video 11-4　犬の重度僧帽弁閉鎖不全症（左側心尖四腔像）

Video 11-5　犬の僧帽弁閉鎖不全症と二次性肺高血圧症（右傍胸骨短軸像大動脈レベル）

Video 11-6　犬の重度僧帽弁閉鎖不全症（右傍胸骨長軸四腔像）

Video 11-7　カラードプラ法による犬の僧帽弁閉鎖不全症（右傍胸骨長軸四腔像）

Video 11-8　カラードプラ法による犬の僧帽弁閉鎖不全症（左側心尖四腔像）

Video 11-9　カラードプラ法による犬の僧帽弁閉鎖不全症とその収束領域（左側心尖四腔像）

Video 11-10　カラードプラ法による犬の生理的肺動脈弁逆流（右傍胸骨短軸像大動脈レベル）

Chapter 12　犬の原発性拡張型心筋症とその他の心筋症

Video 12-1　犬の拡張型心筋症（右傍胸骨長軸四腔像）

Video 12-2　犬の進行した拡張型心筋症（右傍胸骨短軸像腱索レベル）

Video 12-3　スペックルトラッキング法によるゴールデン・レトリーバー筋ジストロフィーの短軸方向ストレイン変化の解析

Video 12-4　スペックルトラッキング法による拡張型心筋症を呈する犬の左心系長軸方向収縮機能のセグメント変化の解析（左傍胸骨四腔像）

Chapter 13　猫の心筋症

Video 13-1　猫の左室自由壁の著しい肥大を伴う肥大型心筋症（右傍胸骨長軸四腔像）

Video 13-2　猫の左室自由壁の大半に及ぶ肥大型心筋症（右傍胸骨長軸四腔像）

Video 13-3　猫の心室中隔と左室自由壁に及ぶ肥大型心筋症（右傍胸骨長軸四腔像）

Video 13-4　猫の心室中隔と乳頭筋の著しい肥大を伴う肥大型心筋症（右傍胸骨長軸四腔像）

Video 13-5　猫の左心室心尖部の大半に及ぶ肥大型心筋症（左側心尖四腔像）

Video 13-6　肥大型心筋症を呈する猫の限局性心室中隔肥大（右傍胸骨短軸像僧帽弁レベル）

Video 13-7　肥大型心筋症を呈する猫の心室中隔中央部の著しい肥大（左側心尖四腔像）

Video 13-8　猫の乳頭筋に及ぶ肥大型心筋症（右傍胸骨短軸像乳頭筋レベル）

Video 13-9　肥大型心筋症を呈する猫の心室中隔の心内膜下線維化（左側心尖四腔像）

Video 13-10　肥大型心筋症を呈する猫の左心室リモデリング（右傍胸骨長軸四腔像）

Video 13-11　拘束型心筋症を呈する猫の左心房内もやもやエコー（右傍胸骨長軸像）

Video 13-12　カラードプラ法による猫の左室流出路における動的閉塞を示す閉塞性肥大型心筋症（左側心尖五腔像）

Video 13-13　肥大型心筋症を呈する猫の右室流出路における動的閉塞（右傍胸骨短軸像大動脈レベル）

Video 13-14　肥大型心筋症と収縮期前方運動を呈する猫の左室流出路における動的閉塞と僧帽弁逆流（左側心尖四腔像）

Video 13-15　猫の拘束型心筋症（右傍胸骨長軸四腔像）

Video 13-16　猫の拘束型心筋症（右傍胸骨長軸四腔像）

Video 13-17　拘束型心筋症を呈する猫の左室自由壁に限局した奇異性運動（右傍胸骨短軸像腱索レベル）

Video 13-18　拘束型心筋症を呈する猫の両心房拡大（左側心尖四腔像）

Video 13-19　猫の拡張型心筋症（右傍胸骨長軸四腔像）

Video 13-20　猫の末期心筋症（右傍胸骨長軸四腔像）

Video 13-21　猫のもやもやエコーを伴う収縮障害性左心房拡大（右傍胸骨短軸像大動脈レベル）

Chapter 14　肺高血圧症

Video 14-1　右心室肥大と拡大，心室中隔の扁平化を呈する犬の重度肺高血圧症（右傍胸骨長軸四腔像）

Video 14-2　右心室肥大と拡大，心室中隔の扁平化を呈する犬の重度肺高血圧症（右傍胸骨短軸像）

Video 14-3　若齢ベルジアン・シェパード・ドッグ・マリノアの肺高血圧症（122 mmHg）を伴う三尖弁逆流（左傍胸骨長軸四腔像）

Video 14-4　肺高血圧症を呈する犬のエイリアシングを伴う著しい肺動脈弁逆流（右傍胸骨短軸像大動脈レベル）

Chapter 16　全身性疾患による循環器症状

Video 16-1　カラードプラ法による犬の体高血圧症を伴う大動脈弁逆流（右傍胸骨長軸五腔像）

Chapter 17　心膜疾患

Video 17-1　犬の心膜液（右傍胸骨長軸四腔像）

Video 17-2　犬の心膜液（右傍胸骨短軸像大動脈レベル）

Video 17-3　肥大型心筋症を呈する猫の少量の心膜液（右傍胸骨長軸四腔像）

Video 17-4　重度の僧帽弁逆流を呈する犬の中等度の心膜液（右傍胸骨長軸四腔像）

Video 17-5　心膜液を呈する犬の右心耳検査（大動脈弓の右傍胸骨長軸像）

Video 17-6　心膜液を呈する犬の右心耳検査（斜位左側心尖四腔像）

Chapter 18　心臓腫瘍

Video 18-1　犬の血管肉腫に継発した心膜液（斜位右傍胸骨短軸像腱索レベル）

Video 18-2　犬の血管肉腫に継発した心膜液（頭側左傍胸骨像）

Video 18-3　犬の右室自由壁浸潤性の血管肉腫に継発した心膜液（左側心尖四腔像）

Video 18-4　犬の右室自由壁浸潤性の血管肉腫に継発した心膜液（右傍胸骨短軸像腱索レベル）

Video 18-5　犬の心膜液を伴う心基部腫瘍（斜位右傍胸骨長軸像）

Video 18-6　犬の主肺動脈浸潤性心基部腫瘍（右傍胸骨短軸像大動脈レベル）

Video 18-7　心房浸潤性の大きい心基部腫瘍（左側心尖四腔像）

Chapter 19　先天性心疾患

Video 19-1　犬の大動脈弁下狭窄症タイプ2（右傍胸骨長軸五腔像）

Video 19-2　大動脈弁下狭窄症を呈する犬の乱流（右傍胸骨長軸五腔像）

Video 19-3　犬の肺動脈弁狭窄症（右傍胸骨短軸像大動脈レベル）

Video 19-4　動脈管開存症を呈する犬の左心室拡大（右傍胸骨長軸四腔像）

Video 19-5　犬の動脈管開存症（右傍胸骨短軸像大動脈レベル）

Video 19-6　犬の心室中隔欠損症（右傍胸骨長軸五腔像）

Video 19-7　犬の僧帽弁異形成（左側心尖四腔像）

Video 19-8　猫の僧帽弁狭窄症を伴う僧帽弁異形成（左側心尖四腔像）

Video 19-9　犬の三尖弁異形成（左側心尖四腔像）

Video 19-10　犬のファロー四徴症（右傍胸骨長軸像）

Video 19-11　猫の左側三心房心（左側心尖四腔像）

Video 19-12　左側三心房心を呈する猫の乱流（右傍胸骨長軸四腔像）

Video 19-13　猫の共通心房を伴う完全型心内膜床欠損症タイプA（右傍胸骨長軸四腔像）

Video 19-14　猫の不完全型心内膜床欠損症を伴う僧帽弁閉鎖不全症（左側心尖四腔像）

PART I

健常心臓超音波検査

1 健常像：2D モード法，TM モード法，スペクトルドプラ法，カラードプラ法 *17*

2 心臓超音波検査の健常値：TM モード法，2D モード法，スペクトルドプラ法 *35*

3 検者内 / 検者間の変動係数 *53*

1

健常像：2D モード法，TM モード法，スペクトルドプラ法，カラードプラ法

ÉRIC DE MADRON

種々のモード　*18*

概論　*19*

2D モード法　*20*

TM モード法　*30*

スペクトルドプラ法　*31*

カラードプラ法　*32*

種々のモード

2D モード法

超音波検査は放射された超音波ビームとその反射（エコー）からなる。超音波ビームを反射する構造物はそれぞれの位置や透過性などから異なる反射波を示すが，二次元（2D）心臓超音波検査では，その情報から解剖学的断面を画像として描出する。心臓超音波検査では，胸郭に向けて広範囲の超音波ビームを発し，心臓の大部分を描出することができる。肋間と肺葉を通過した超音波ビームによって，画像を表示する。2D における心臓の運動や変形をリアルタイムで観察できるが，心臓の構造のすべてを観察するためには，いくつかの像または投影法が必要である。2D ハーモニックイメージング法は，反射波の二次高調波を統合することで，心筋のような反射率の低い組織をよりよく可視化できる。

TM モード法

歴史的に，TM モード法は最初に開発された方法であった。プローブから円錐状に放射される超音波ビームのうち，一本を選択することで，反射源の経時的変化を得ることができる。反射源は，各心構造の様々な音響の境界面に反射した超音波に相当する。装置が TM モードの「任意方向」もしくは「自由角度」機能を備えている場合，原点の位置および超音波ビームの方向を修正することができる。心臓の収縮および拡張によって，反射源の位置は心周期の時相によって変化する。これは経時的な反射源の移動に対応した起伏の線として画面に描出される。サンプリング周波数が高いため，TM モード法では弁運動のような非常に速い心臓の動きが記録できる[1,2]。また，心周期中に，心臓の径の計測（収縮期および拡張期における壁厚および心腔内径）や異なる構造物の運動解析が可能である。

スペクトルドプラ法

特定の周波数の超音波ビームが速度 S で移動する赤血球の流れを検出すると，これらの超音波の一部は変更された周波数で反射される。これはドプラ効果と定義される[3,4]。周波数もしくはシフトの変化は，赤血球の速度（血流速度，V）と角度余弦（θ）に比例する。角度余弦は超音波ビームと血流方向の変位からなり，次の式で表される：

$$V = (\Delta F \times C)/(2F_0 \times \cos\theta)$$

ここで ΔF は測定された周波数シフト，C は軟部組織における最初の超音波速度，そして，F_0 は最初の超音波ビームの周波数である[3]。スペクトルドプラ法は，この ΔF 周波数シフトを測定することによって，血流速度とその方向の測定を可能にする。それを過小評価することなく，実際の流速を最良に測定するために，θ の角度はできるだけ 0 度に近くなければならない。すなわち，超音波ビームは，血流方向と可能な限り一直線上にしなければならない。

スペクトルドプラ法によって，心臓内の血流の特性，異常な血流の検出，弁口部での一回拍出量の検査ができる。

スペクトルドプラ法は，パルス波スペクトルドプラ法および連続波スペクトルドプラ法からなり，それぞれ欠点を相互に補い合っている。どちらの方法も，周波数シストを解析し超音波検査機器によってフィルターをかけられ，画像シグナルとして変換する。この画像シグナルは検査中すべての血流の周波数シフトを高速フーリエ変換してスペクトル解析したものである。したがって，経時的に変化する速度の「輪郭」を得ることができる。原則として，赤血球がプローブに向かって移動すると，その速度は正として符号化される。逆に，プローブから離れるとそれらは負として符号化される。血流の中のすべての赤血球が同じ速度で移動するわけではない。ドプラシグナルは，それらの速度のうち優勢な速度を表す。通常の弁輪内血流では，赤血球は同じスピードで同じ方向に移動するため，その流れは「層流」であると考えられる。

パルス波スペクトルドプラ法

プローブのクリスタルは一定の周波数（繰り返し周波数として知られる）を放射し，次の放射までの間は止めることを繰り返す。軟部組織における超音波伝播速度（1,540 m/s）を踏まえて，超音波ビームの一定深度から反射される周波数だけを記録するように，放射および受信を設定することが可能となる[3]。パルス波スペクトルドプラ法では，2D モード像上に配置されたドプラカーソル線上にサンプルボリュームと呼ばれる小さな領域を選択する必要がある。このサンプルボリュームには，速度が分析される赤血球が含まれる。このように，パルス波スペクトルドプラ法では心臓または大血管の特定領域における血流特性の分析ができる[3]。反射波を受信する間は，測定可能な最

大速度が制限される。記録可能な最大周波数（ナイキスト限界）は，プローブから放射された波列の再発頻度の半分に等しい。ナイキスト限界を超えた周波数は，「エイリアシング」または「ambiguous velocity」と呼ばれるアーチファクトとして観察される。このアーチファクトが生じるとき，ナイキスト限界を超えているドプラの輪郭は切り捨てられ，画面の反対側の端に描出される。この現象が非常に顕著になったとき，最大速度および血流方向の測定を妨げる可能性がある。ナイキスト限界を上昇させるためには，ベースラインを変更し，低い周波数のプローブを使用し，意図的にプローブに非常に近いサンプルボリュームを選択することで再発の頻度を増加させる，または，HPRF法として知られる高反覆の周波数を選択する方法を使用する。後者はプローブのほぼ連続的な放射および受信モードの設定を必要とし，非常に高いナイキスト限界の干渉を受けずにビームに沿ったドプラシグナルの全体を取り込むことができる。しかしながら，高い周波数のモードは，速度が記録された正確な深度を知ることができない（曖昧な範囲になってしまう）。これは以下の連続波スペクトルドプラ法に非常に近くなる[3-5]。

連続波スペクトルドプラ法

連続波スペクトルドプラ法は，同時かつ連続的に作動する2つのクリスタルを用いることを特徴とし，1つは放射し，もう1つは受信する。両クリスタルによるこの連続動作は，ナイキスト限界を打破し，いかなる速度の記録も可能にする。しかしながら，超音波ビームに沿ったすべての速度が記録され，流れの起源の正確な位置を特定することが不可能になる。パルス波スペクトルドプラ法および連続波スペクトルドプラ法を組み合わせることで，血流を検索し，いかなるアーチファクトもなく最高速度を記録することができる。

カラードプラ法

カラードプラ法では，直接2D画像上で心血流がカラーで描出される。原則として，プローブに向かってくる血流は赤で，離れていく血流は青で描出される。この色の表記は，高速フーリエ変換解析法で得られた速度スペクトルによるものである。デバイスによって記録された異なる速度は，時間で移動する（横軸）一連の小さな着色された正方形（縦軸）として描出される。同時に同じ速度で移動する赤血球量が多くなると，より多くのドプラシグナル（同一の正方形）が同じ空間を占めるため，カラー強度が増す。異なる強度の振幅が描出されているので，この種の表現は「振幅解析」と呼ばれている。ナイキスト限界に達すると，パルス波スペクトルドプラ法のように，エイリアシングが現れる。エイリアシングは色の変化によって特徴付けられる（赤は青になり，青は赤になる）。もう1つの重要な概念は分散である。分散は，サンプルボリューム中の様々な速度と平均速度の差を表す。健常な層流状態では，分散は非常に低く，最大速度はナイキスト限界より一般的に低くなる。そして，血流は均質な赤または青に符号化される。その一方で，乱流は広い速度スペクトル，すなわち広い分散によって特徴付けられる。これは，赤と青の間のスペクトルを含む複数色（モザイク様）となる[6,7]。カラードプラ法は血流を確認するのに非常に有用であり，それらの心腔内での広がり（比色程度）を正確に決定することができる。流速の測定には，スペクトルドプラ法（パルス波スペクトルドプラ法または連続波スペクトルドプラ法）が使用される。

概論

プローブの選択

プローブは，動物の大きさにより選択される。一般に，猫と体重10 kg未満の犬では10または7.5 MHzのプローブが適している。5 MHzは中型犬，3.5または2.25 MHzは大型犬または超大型犬（ドーベルマン，グレート・デーン，ブルマスティフなど）に適している。最近のプローブの多くは多周波共用である。プローブはゲルで被覆しなければならず，超音波を遮断する空気の干渉を避けて皮膚と接触させるために，必要に応じて動物を剃毛しなければならない。

動物の体勢

動物を横臥位もしくは立位にして検査する。横臥位では，胸部の側面にプローブを当てられる側孔がある台に動物を乗せる（Figure 1-1）。したがって，右側の所見は右側横臥位で得られ，その逆も同様である。立位（Video 1-1）は大型犬・超大型犬や緊張した動物または呼吸困難の動物にしばしば適用される。熟練した検者は，これらの2つの位置から，類似した再現性のある測定値を得ることができる[8]。

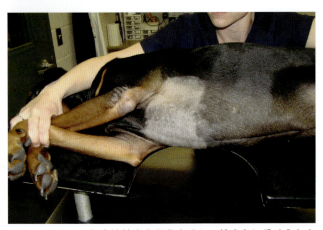

・**Figure 1-1** 超音波検査を行うために，検査台に乗せられた犬。立位については Video 1-1 参照。(Photo credit: Éric de Madron.)

深度の設定

　心臓像が画面全体を占めるように深度を設定しなければならない。超音波ビームは，胸郭を進み境界面を反射するにつれて，徐々にエネルギーを失う。プローブから近い構造の反射は非常に強いが，深部構造の反射は弱い。この現象を補うために，近位エコーシグナルを減衰させ，遠位のエコーシグナルを増幅しなければならない。この補正は，距離に応じて段階的に設定できる[2, 9]。また，過度に明るい反射によって画像が白っぽくなることを避けながら，心

筋のような低反射率の構造を含むすべての構造を明瞭に可視化するために，ゲインを用いて超音波ビームのエネルギーを設定する。焦点位置，心内膜反射の増幅，赤血球の反射減衰，超音波ビーム幅および掃引繰返数など多くの設定がある。

2D モード法

　以下は犬[10, 11]と猫[12]において代表的な像である。Video 1-2〜1-7 は，立位における動物でこれらの像を得る方法を示す。Video 1-9〜1-15 は，横臥位における像を示す。

右傍胸骨長軸像

長軸四腔像

　両心室と両心房を見るために，超音波ビームは心臓の長軸と一致させる（Figure 1-2, A；Video 1-8）。これは心房中隔を観察するのに最も適している。

長軸五腔像

　超音波ビームは心尖−大動脈の面に置き，心室中隔に垂直である。そこから，両心室，右心房の一部と三尖弁，大動脈の無冠尖と左冠尖，左心房の一部と左心耳が見える（Figure 1-3；Video 1-2, 1-9）。

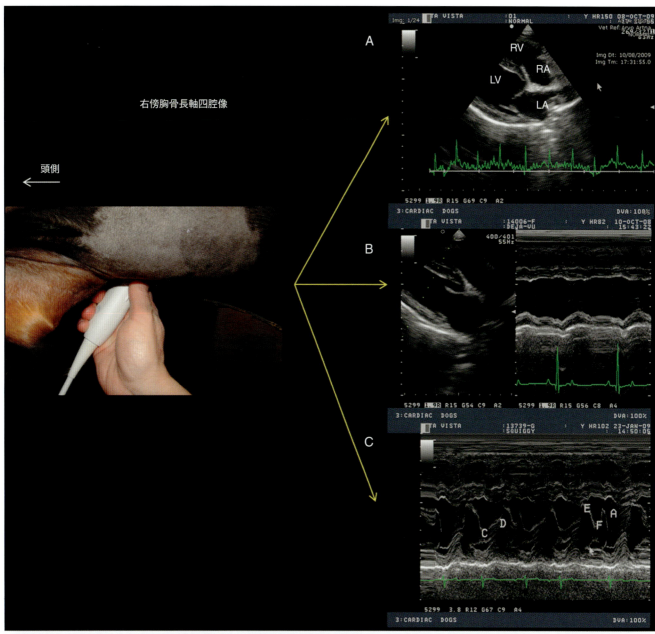

• **Figure 1-2**　右傍胸骨長軸四腔像を描出するためのプローブの位置。超音波ビームは脊椎方向を指すように斜めにする必要がある。
A；健常犬での 2D モード像（右傍胸骨長軸四腔像，心房中隔の観察に最適）。
B；左心室の TM モード像。カーソルは僧帽弁のすぐ下流で垂直に左心室壁を横断する。
C；僧帽弁の TM モード像。僧帽弁の動きは，はっきりと収縮期閉鎖（CD 部），拡張早期最大開口（E 点），拡張中期部分閉鎖（F 点），心房収縮期再開口（A 点）に識別される。
LA；左心房，LV；左心室，RA；右心房，RV；右心室。(Photo credit: Éric de Madron.)

右傍胸骨短軸像

短軸像は，長軸像の観察時からプローブを90度回転させることによって得られる（Figure 1-4，1-5；Video 1-3，1-4，1-10〜1-12）。

心尖レベル

右傍胸骨短軸像心尖レベルでは，左心室腔の先端のみを見ることができる。主要な心筋と比較してサイズが小さい（Figure 1-4，A）。

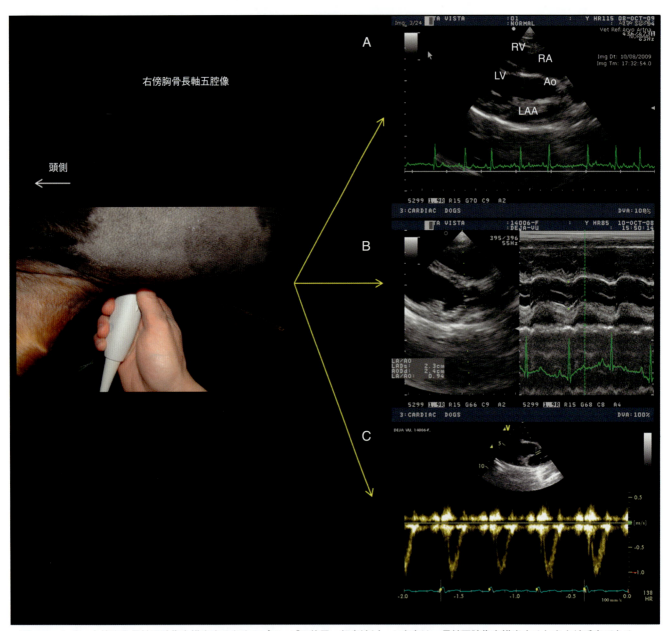

• **Figure 1-3**　右傍胸骨長軸五腔像を描出するためのプローブの位置。超音波ビーム方向は，長軸四腔像を描出するときより垂直である。
A；健常犬での2Dモード像（右傍胸骨長軸五腔像）。大動脈（Ao）が見え，左心耳（LAA）だけ描出される。
B；健常犬でのTMモード像。カーソルは大動脈壁に垂直であり，大動脈弁弁尖の交連部を通過する。
C；下行大動脈にサンプルボリュームを置くことにより右傍胸骨長軸五腔像から得られた大動脈血流のパルス波スペクトルドプラ像。大動脈血流と可能な限り一直線上に置くためには，できる限りドプラカーソルを斜めにしなければならない。
LV；左心室，RA；右心房，RV；右心室。（Photo credit: Éric de Madron.）

乳頭筋レベル

　前乳頭筋および後乳頭筋とともに，右心室腔が観察できるようになる。この像は右傍胸骨短軸像乳頭筋レベルと呼ばれる（Figure 1-4，B）。

腱索レベル

　右傍胸骨短軸像腱索レベルは，左心室腔が心尖レベル，乳頭筋レベルより大きいため，右傍胸骨短軸心室像とも呼ばれる。赤道面で左心室 TM モード法による心臓超音波検査像を得るのに最も適している（Figure 1-4，C；Video 1-10）。

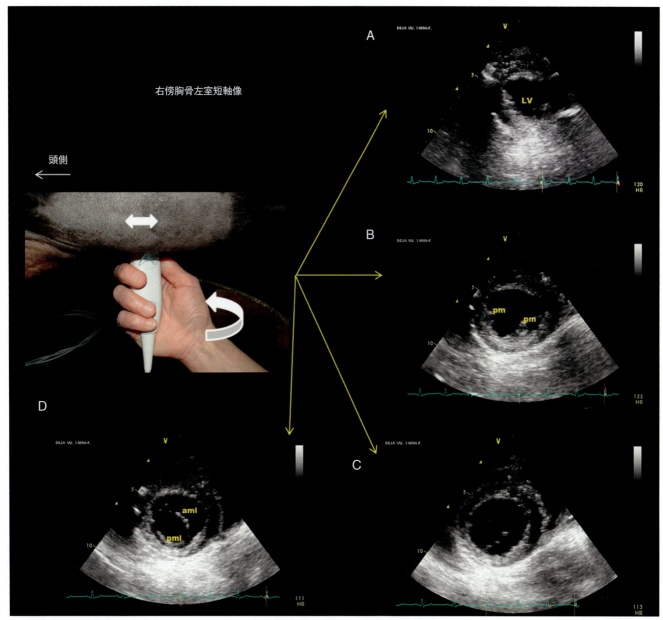

• **Figure 1-4**　右傍胸骨左室短軸像を描出するためのプローブの位置。右傍胸骨長軸四腔像が描出できたらプローブを 90 度回転させ，心基部または心尖部にプローブをわずかに傾けることによって異なった像が得られる。
A；左心室（LV）の右傍胸骨短軸像心尖レベルでの 2D モード像。
B；右傍胸骨短軸像左心室乳頭筋（pm）レベルでの 2D モード像。
C；右傍胸骨短軸像腱索レベルでの 2D モード像。
D；右傍胸骨短軸像僧帽弁レベルでの 2D モード像。この拡張期像では，僧帽弁の中隔尖（aml）および壁側尖（pml）が離れており，特徴的な「魚の口」のような形をしている。
（Photo credit: Éric de Madron.）

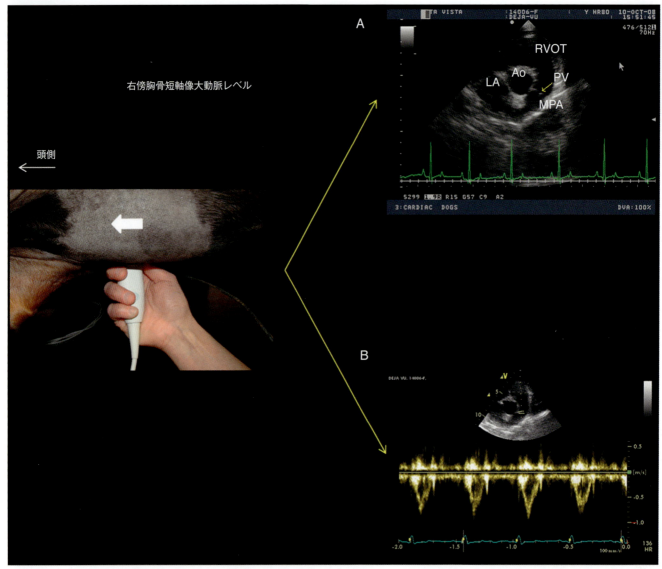

• **Figure 1-5**　右傍胸骨短軸像大動脈レベルを描出するためのプローブの位置。
プローブは Figure 1-4 と同じ位置にあるが，心尖部に向かって傾ける，もしくは頭側に 1 肋間動かす。
A；健常犬での 2D モード像（右傍胸骨短軸像大動脈レベル）。中央に大動脈（Ao），画面の下方やや左側に左心房（LA），大動脈の上方に右室
　流出路（RVOT），右側に肺動脈弁（PV），その下に主肺動脈（MPA）が描出される。
B；右傍胸骨短軸像大動脈レベルから得られた肺動脈血流のパルス波スペクトルドプラ像。記録領域を肺動脈弁レベルに置く。
(Photo credit: Éric de Madron.)

僧帽弁レベル

　僧帽弁が「魚の口」のように表れ，拡張期に開口し，収縮期に閉鎖する。この像は右傍胸骨短軸像僧帽弁レベルと呼ばれる。左心室腔は，完全に円形である。右室流出路が観察される（Figure 1-4，D：Video 1-11）。

大動脈レベル

　大動脈基部は 3 つの弁尖を持ち，画像の中心を占めるため，この像は右傍胸骨短軸像大動脈レベルと呼ばれる。犬猫ともに 1 つまたは 2 つの弁尖のみが見える。右室流出路は，大動脈基部の周りを覆っている（Figure 1-5，A：Video 1-12）。肺動脈弁および主肺動脈が見える。左心房と左心耳は，大動脈の下に描出され，画面の左側で右心房と隣接している。三尖弁は，環状構造を形成する。

左側心尖像

　プローブは，前胸部の拍動を最も感じる左側半胸郭に置く（Figure 1-6～1-8）。超音波ビームは，心尖部から心基

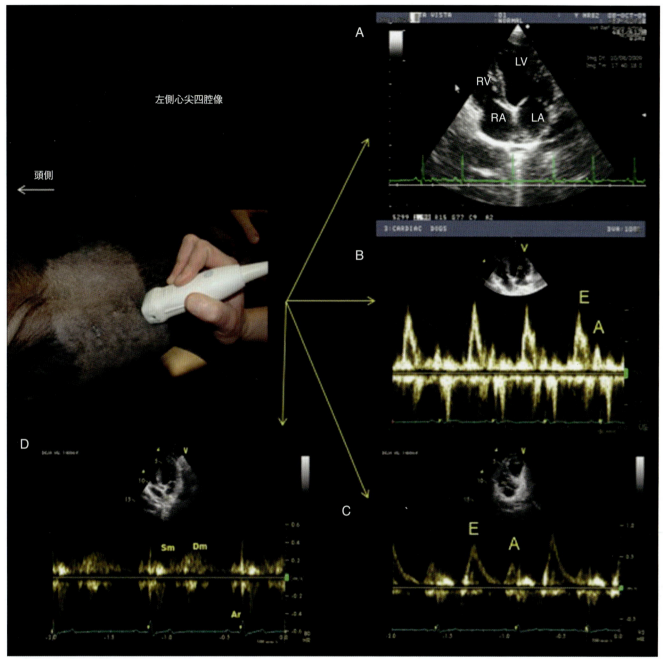

• **Figure 1-6**　左側心尖四腔像を描出するためのプローブの位置。
プローブは，心尖の領域に置く。
A；左側心尖四腔像の 2D モード像。LA；左心房，LV；左心室，RA；右心房，RV；右心室。
B；左側心尖四腔像僧帽弁レベルに記録領域を置いて得られた左室流入血流のパルス波スペクトルドプラ像。
C；左側心尖四腔像三尖弁レベルに記録領域を置いて得られた右室流入血流のパルス波スペクトルドプラ像。
D；内側の肺静脈にサンプルボリュームを置き，左側心尖四腔像から得られた健常犬における肺静脈血流。収縮期波（Sm），拡張期波（Dm），
　　逆行性拡張末期波（Ar）の 3 つの波形を見ることができる。
(Photo credit: Éric de Madron.)

部まで心室中隔の軸に沿って，心臓を縦断する（Video 1-5，1-6，1-13〜1-15）。

左側心尖四腔像と左側心尖五腔像

　左側心尖四腔像は両心室と両心房が見えることが特徴で

ある（Figure 1-6，A；Video 1-13）。プローブの位置を変えることによって，左側心尖四腔像では見えない左室流出路および大動脈が描出される左側心尖五腔像を観察できる（Figure 1-7，A；Video 1-14）。

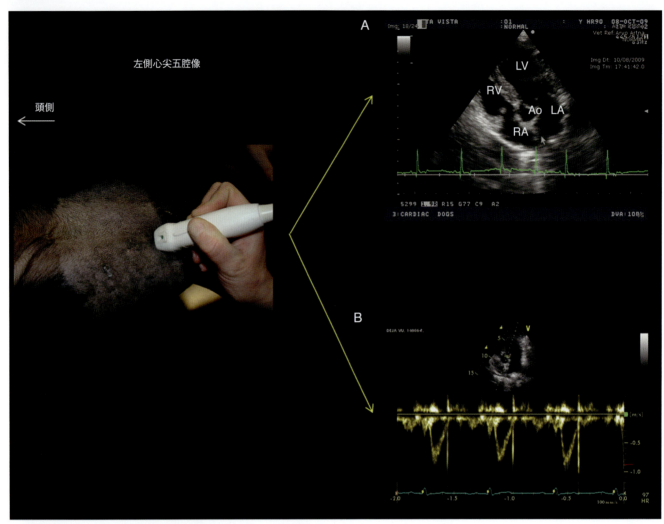

• **Figure 1-7**　左側心尖五腔像を描出するためのプローブの位置。
プローブは Figure 1-6 と同じ位置にあるが，時計回りに 30 度回転している。
A；大動脈（Ao）および 4 つの心腔を示す 2D モード像（左側心尖五腔像）。
B；左側心尖五腔像で，記録領域を大動脈弁レベルに置いて得られた大動脈血流のパルス波スペクトルドプラ像。
LA；左心房，LV；左心室，RA；右心房，RV；右心室。（Photo credit: Éric de Madron.）

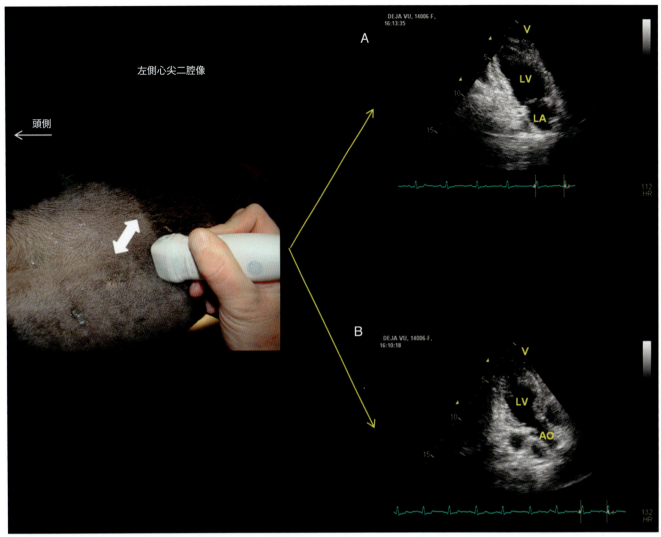

• **Figure 1-8**　左側心尖二腔像を描出するためのプローブの位置。
プローブは Figure 1-6 と同じ位置にあるが，時計回りに 90 度回転している。
A；左心室（LV）および左心房（LA）を示す 2D モード像（左側心尖二腔像）。
B；左室流出路の長軸を示す 2D モード像（左側心尖左室流出路像）。
AO；大動脈。(Photo credit: Éric de Madron.)

左側心尖二腔像

左側心尖四腔像からプローブを時計回りに 90 度回すこ

とによって得られる。この方法により，左心房または左心室（Figure 1-8, A），もしくは左室流出路と大動脈が見えるようになる（Figure 1-8, B；Video 1-15）。

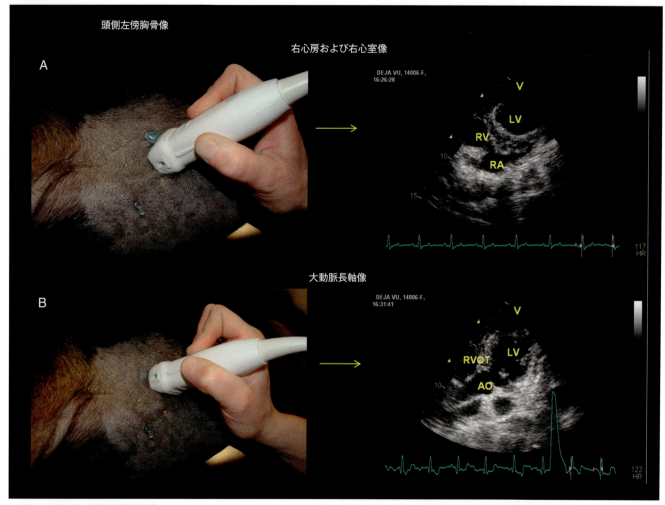

• **Figure 1-9**　頭側左傍胸骨像。
A；頭側左傍胸骨右心房像を描出するためのプローブの位置。プローブを第 5 肋間に置くことで，頭側左傍胸骨右心房像を描出することが可能となり，右心房（RA）および後大静脈の一部（V）が左心室（LV）に沿って見える。RV：右心室。
B；頭側左傍胸骨大動脈長軸像を描出するためのプローブの位置。プローブを第 5 肋間に置き，A から約 45 度回転させることで，頭側左傍胸骨大動脈長軸像を描出することが可能となり，上行大動脈（AO）および左心室が見える。右室流出路（RVOT）の一部も見える。
(Photo credit: Éric de Madron.)

頭側左傍胸骨像

　プローブは第 5 肋間から頭側に移動させる（Figure 1-9, 1-10；Video 1-7）。前および / または後大静脈と右心房（Figure 1-9, A），下行大動脈（Figure 1-9, B），右室流出路および肺動脈弁（Figure 1-10, A）を見ることが可能である。

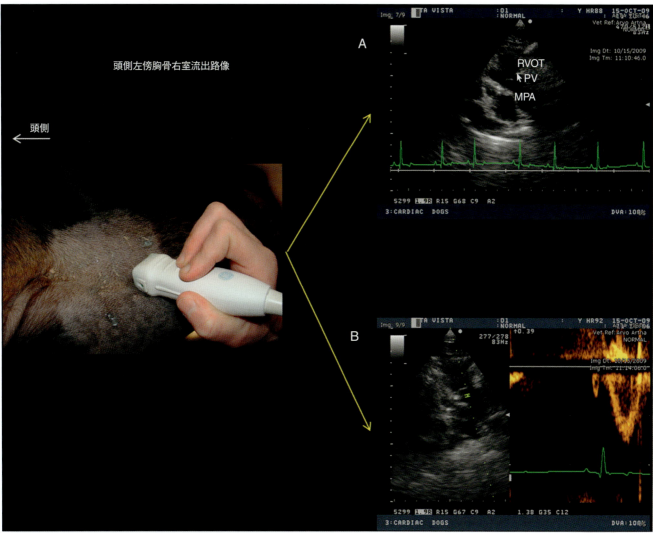

• **Figure 1-10**　頭側左傍胸骨右室流出路像を描出するためのプローブの位置。
Figure 1-9，A に示すように，プローブを第5肋間に置き，左胸壁とより平行になるように傾ける。
A；右室流出路（RVOT），肺動脈弁（PV）および主肺動脈（MPA）を示す2Dモード像（左傍胸骨頭側右室流出路像）。
B；頭側左傍胸骨右室流出路像で，記録領域を肺動脈弁レベルに置いて得られた肺動脈血流のパルス波スペクトルドプラ像。
（Photo credit: Éric de Madron.）

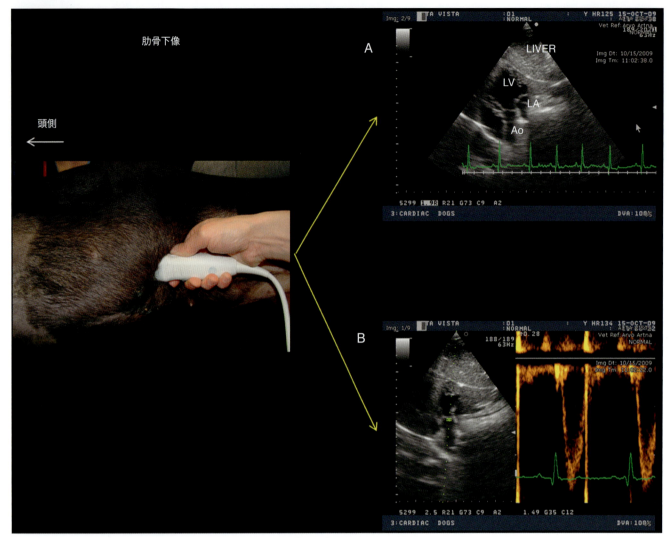

• **Figure 1-11**　肋骨下（剣状突起下）像を描出するためのプローブの位置。
プローブは剣状突起の右上の肋骨下に置く。
A；肝臓を通して左心室（LV）および大動脈（Ao）を示す 2D モード像（肋骨下像）。
B；肋骨下像において，サンプルボリュームを大動脈弁レベルに置いて得られた大動脈血流のパルス波スペクトルドプラ像。
LA；左心房。(Photo credit: Éric de Madron.)

肋骨下（剣状突起下）像

　左側心尖五腔像と似た像を得ることができる。肋骨の後ろにプローブを置いて描出するため，超音波ビームが心臓に到達する前に肝臓を通過する（Figure 1-11）。

TM モード法

　2D 画像の心構造を横切っている線を選択することによって TM モード像を得られる。解剖学的 TM モード法では，2D 画像から線の原点と方向を変えることができることから，標準の TM モード法では描出不可能な場合に，心構造とのよりよい整合性を得るために実際に使用さ

れる。しかしながら，解剖学的 TM モード法によって得られる画像解像度は，標準の TM モード法に劣る。TMモード像は右傍胸骨の長軸または短軸像から得られる。

　主に，以下の3つの像が用いられる[2, 13, 14]。人の心臓超音波検査の用語を使用しているため，原則として，プローブから離れる構造物は「後方」，それに対して向かってくる構造物は「前方」とみなされる。

経心室像

　超音波ビームは僧帽弁の腱索レベルで左心室を横断する。左室流出路を通過しないように，心室中隔と交差しなければならない（Figure 1-2, B）。この像では，心室中

隔と左室自由壁は収縮期には互いに向かって動き，拡張期には互いに離れる。2つの左心室壁が前述のように同期することを示すことで，左心室短軸像の一直線性が良好であることを確認できる。しかしながら，収縮末期前に心臓全体が胸壁方向へ変位するため，心室中隔はプローブに向かって動くことにより，一般的に心室中隔の振幅は左室自由壁の振幅より劣っていることに注意しなければならない。拡張早期の心室中隔の小さな後方運動にも注意する。これはおそらく2つの心室の充満のわずかな脱同調による。心房収縮から生じる心室充満により，拡張末期に心室壁はさらに離れる[2, 15]。

経僧帽弁像

僧帽弁弁尖が描出される。拡張期の間2つの弁尖は分離する：拡張早期に最大に達し（E点），拡張中期に減少し（F点），そして心房収縮期に再び増加する（A点）。2つの弁尖は収縮期に接合する（CD部）。収縮期にプローブに向かって僧帽弁輪が変位するため，この部分は正の傾きを示す（Figure 1-2, C）。

前述の像とは対照的に，心室筋はより薄く，心室腔はより大きい。大動脈の動きの影響を受けて心室中隔の動きは変化し，拡張期に後方へ，収縮期に前方になる。大動脈に向かって動くことで，大動脈壁と僧帽弁中隔尖の連続性が明らかになる[2, 14, 15]。

経大動脈像

プローブの位置によっては，超音波ビームは右室流入路（僧帽弁のように三尖弁が見える）または右室流出路を通過する。次に大動脈基部を通過し，収縮期に前方，拡張期に後方に動く2つの平行線のように描出される。無冠尖および左冠尖は，拡張期における大動脈基部の中央1/3に位置する線上で接合する。収縮期に分離するが，それらは箱上の外観を呈する。超音波ビームは，通常左心耳のレベルで最終的に左心房を通過する。左心房の側面壁は大動脈基部と同じ動きによって描出されるが，はるかに弱い（Figure 1-3, B）。健常動物では，これらの3つの領域（右心室，大動脈，左心房）の径は，おおよそ同等である[13, 14]。

スペクトルドプラ法

健常な猫や犬と同様に健常な人では，血流はすべて層流で速度は＜2 m/sである（Chapter 2参照）。このことを踏まえて，エイリアシングを防ぐようにベースラインを設定することで，パルス波スペクトルドプラ法で記録することができる[3-5]。

経僧帽弁/経三尖弁血流

左側心尖四腔像は，房室血流を記録する最良の像である。パルス波スペクトルドプラ法を用いる際，弁のノイズが最小で血流シグナルが最適である弁の漏斗の末端にサンプルボリュームを置く。房室血流は拡張期における2つの速度のピークによって特徴付けられる（Figure 1-6, B）：急速な心室充満に対応した大きな拡張早期のピーク（E波），心房収縮に伴う小さいピーク（A波）。経三尖弁血流速度の振幅は呼吸によって変化する。

経大動脈/経肺動脈血流

心室からの駆出血流は収縮期にみられる。血流は，それぞれ左心室および右心室から大動脈および主肺動脈に向かう。それらのドプラ像の外形は三角形を呈する。肺動脈血流は二等辺三角形の形状であるのに対し，大動脈血流は非対称形である[16]。大動脈血流は，左側心尖五腔像（Figure 1-7, B）または肋骨下像（Figure 1-11, B）で記録される。どちらもサンプルボリュームを大動脈弁尖の開口部に置く[17]。肋骨下像では，血流と超音波ビームがより一直線上になる。また，サンプルボリュームを上行大動脈に置くことにより，右傍胸骨長軸像から良好な大動脈血流ドプラ像を得ることができる（Figure 1-3, C）[17]。一般的に肺動脈血流（Figure 1-5, B）は右傍胸骨短軸像大動脈レベルで記録され，肺動脈弁の開口部にサンプルボリュームを置く。ときとして頭側左傍胸骨像（Figure 1-10, B）で，血流と超音波ビームはより一直線上になる。

肺静脈血流

肺静脈血流は，左側心尖二腔像，四腔像，および／もしくは五腔像を用いて，サンプルボリュームを内側肺静脈に置くことで得られる。順行性血流と関連する収縮期（SまたはSm波）と拡張早期（DまたはDm波），逆行性血流と関連する拡張末期（AR波）の3つの相を観察することができる（Figure 1-6，D）[18, 19]。

カラードプラ法

健常犬では，乱流を表すモザイク像が認められるべきではない（Figure 1-12〜1-14；Video 1-16〜1-19）。猫では，心臓に全く異常がなくても右室流出路に乱流を認める可能性がある[12, 13]。

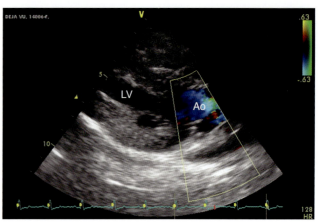

• **Figure 1-12** 収縮期の大動脈駆出血流を示したカラードプラ像（左室流出路を中心においた右傍胸骨長軸像）。
血流はプローブから遠ざかっているため，青で描出される。Ao；大動脈，LV；左心室。(Photo credit: Éric de Madron.)

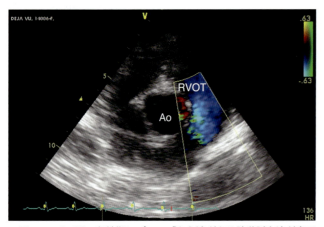

• **Figure 1-13** 収縮期にプローブから遠ざかる肺動脈血流が青で描出される右室流出路のカラードプラ像。
Ao；大動脈，RVOT；右室流出路。(Photo credit: Éric de Madron.)

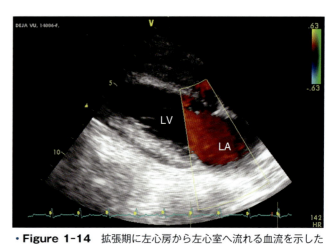

• **Figure 1-14** 拡張期に左心房から左心室へ流れる血流を示したカラードプラ像（右傍胸骨四腔像）。
血流はプローブに向かっているため，赤で描出される。血流は層流であり，エイリアシングやモザイク像は見られない。LA；左心房，LV；左心室。(Photo credit: Éric de Madron.)

REFERENCES

[1] Mashiro I, Nelson RR, Cohn JN. Ventricular dimensions measured non-invasively by echocardiography in the awake dog. J Appl Physiol 1976; 41: 953-9.

[2] Feigenbaum H. Echocardiography. In: Baunwald E, editor. Heart disease. A Textbook of cardiovascular diseases. 4th ed. Philadelphia: WB Saunders; 1992, p. 84-115.

[3] Hatle L, Angelsen B. Doppler ultrasound in cardiology. Philadelphia: Lea & Febiger; 1985.

[4] Goldberg SJ, Allen HD, Marx GR, Finn CJ. Doppler echocardiography. Philadelphia: Lea & Febiger; 1985.

[5] De Madron E. Rôle de l'échocardiographie Doppler en mode continu et pulsé dans le diagnostic et l'évaluation de la sévérité des cardiopathies des petits animaux (1re et 2e parties). Prat Med Chir Anim Comp 1991; 26: 23-42.

[6] Kisslo J, Adams DB, Belkin RN. Doppler color flow imaging. New York: Churchill Livingstone; 1988.

[7] Miller RW, Bonagura JD. Doppler color flow imaging. In: Compte rendu du VIIth Annual Veterinary Medical Forum. San Diego: Calif.; 1989.

[8] Chetboul V, Tidholm A, Nicolle A, et al. Effects of animal position and number of repeated measurements on selected two-dimensional and M-mode echocardiographic variables in healthy dogs. J Am Vet Med Assoc 2005; 227: 743-7.

[9] Feigenbaum H. In: Echocardiography. 3rd ed. Philadelphia: Lea & Febiger; 1982, p. 1-45.

[10] Thomas WP. Two-dimensional, real time echocardiography in the dog: technique and anatomic validation. Vet Radiol 1984; 25: 50-64.

[11] Thomas WP, Gaber CE, Jacobs GJ, et al. Recommendations for standards in transthoracic two-dimensional echocardiography in the dog and cat. J Vet Intern Med 1994; 7: 247-52.

[12] De Madron E, Bonagura JD, Herring DS. Two-dimensional echocardiography in the normal cat. Vet Radiol 1985; 26: 149-58.

[13] Bonagura JD. M-mode echocardiography: basic principles, cardiopulmonary diagnostic techniques. Vet Clin North Am Small Anim Pract 1983; 13: 299-319.

[14] De Madron E. L'échocardiographie en mode M chez le chien normal. Maisons-Alfort, France: Thèse Doc Vét 1983.

[15] De Madron E, Bonagura JD, O'Grady MR. Normal and paradoxical septal motion in the dog: an echocardiographic study. Am J Vet Res 1985; 46: 1832-41.

[16] Brown DJ, Knight DH, King RR. Use of pulsed wave Doppler echocardiography to determine aortic and pulmonary velocity and flow variables in clinically normal dog. Am J Vet Res 1991; 52: 543-50.

[17] Riesen SC, Doherr MG, Lombard CW. Comparison of Doppler-derived aortic velocities obtained from various transducer sites in healthy dogs and cats. Vet Radiol Ultrasound 2007; 48: 570-3.

[18] Desai MY, Klein AL. Assessment of diastolic function by echocardiography. In: Otto CM, editor. The practice of clinical echocardiography. 3rd ed. Philadelphia: Saunders Elsevier; 2007, p. 237-61.

[19] Schober KE, Stern JA, DaCunha D.N.Q.T., et al. Estimation of left ventricular filling pressure by Doppler echocardiography in dogs with pacing-induced heart failure. J Vet Intern Med 2008; 22: 578-85.

2

心臓超音波検査の健常値：TM モード法，2D モード法，スペクトルドプラ法

ÉRIC DE MADRON

TM モード法と 2D モード法の健常値　*36*

スペクトルドプラ法の健常値　*46*

　犬や猫の心臓の大きさの健常値は，ここ 20 年間多くの研究の対象とされてきた。犬種により体重，体格，心臓の大きさなどの表現型が均一でないため，健常値のための普遍的なモデルを作成するためには長期間にわたる挑戦が必要であった。近年，いくつかの出版物においてこの課題を満たす新しいモデルが提示されている。さらに，長さだけでなく断面積や体積を用いることで，複雑な心腔構造をよりよく評価するための試みがついに実施された。収縮および拡張機能の指標だけでなく，心室容積の評価は Part Ⅲ で論じる。

　ここではいくつかの複合指標とともに，スペクトルドプラ法における弁および静脈血流の健常値を記載する。

TM モード法と 2D モード法の健常値

TM モード法が心臓超音波検査の礎であり続けるのは，壁の厚さと内腔の径を測定する最も正確な方法だからである。信頼性の高い測定を実現するために，測定される心構造に対してカーソルは完全に垂直でなければならない。技術的改良は，カーソルの適正なポジショニングを大きく向上させた。第 1 に，現在すべての心臓超音波検査機器では，直接 2D 画像上でカーソル位置の選択が可能である。近年改良された解剖学的 TM モード法（または「自由角度」）は，2D 画像上の原点位置およびカーソルの方向を変更することができる。それゆえ，標準の TM モード法が使えないとき，心構造をより一直線上にすることができる。しかしながら，カーソルの原点の変更によって，TM モード像の解像度が大幅に低下することを認識すべきである。

2D モード法は，心房のような複雑な形状を有する特定の構造物を測定するために利用できる。また，左心室や左心房の断面積のみならず，左心室の基部から心尖部までの長さを評価するためにも使用される。

概論

表現型が健常値に及ぼす影響

犬は，犬種により表現型が大幅に異なるだけでなく，特定の犬種内では体重にむらがある。初期の研究では，心臓超音波検査の変数と体重や体表面積との間に良好な相関関係（直線[1～3]または曲線[4]）が実証されていた。しかしながらその信頼区間は，特に曲線の末端で非常に広かった。また，体重およびエコー断面像の間の相関式が犬種によって異なったことが，後の研究から実証された[5]。これは，表現型の多様性により特徴付けられる動物種に「健常」を定義する難しさを示す。

体の特性は猫ではより均一である。それゆえ，品種，体重および性別の影響は示唆されるが，心臓超音波検査の健常値はより均一である（以下を参照）。

相対成長値

体重または体表面積に基づく曲線を用いることから生じている問題を解決するために，近年，Cornell ら[6]は心臓の大きさに関する相対成長分析を提案した。彼らは，異なる品種の 494 頭の犬における心臓の大きさの変数のほとんどが，有意に肥満度指数 aM^b と相関していたことを示し

た。aM^b の因子 a と指数 b は心臓超音波検査変数に応じて変動する（以下を参照）。この方法では，それぞれの動物種特定の参照表を用いる必要性がなくなる。

大動脈比と重量比

犬における TM モード値判定のもう 1 つの定量的方法は，近年 Brown ら[7]によって提案された。この方法は，犬，猫および馬において，1 つの変数と他の不変数の 2 つのサイズの比率（典型例は LA/Ao 比）は表現型の影響を受けないという原則に基づいていた。2 つの技術が提案された。1 つ目は，TM モード法で測定された大動脈基部の径（Ao_m）を使用した「大動脈比」と呼ばれるものであった。2 つ目は，回帰式 $Ao_p = kW1/3$ を用いて体重から得られた大動脈基部の推定値（Ao_p）を使用した「重量比」と呼ばれるものであった。ここで W は kg で表す体重，k は動物種における特定の定数である（犬で k = 0.785，猫で k = 0.567）[5]。この筆者によるとこれらの比率は，特に小型犬種における TM モード法での心臓超音波検査の定量化において大きな進歩を表した。また，犬では重量比が大動脈比より正確な結果が得られることが明確になっている。一方，猫では 2 つとも同様の結果となる。

米国心エコー図学会の基準

TM モード法および 2D モード法の測定は，米国心エコー図学会の基準に従って実施する[8,9]。超音波が境界面を通過することによりエコーデンシティーに変化が生じる。各寸法は，プローブに最も近い線の前縁から他の線の前縁まで測定される。この方法は，TM モード法と 2D モード法の両方[8-10]において信頼性の高い測定法である。

原則として，プローブに最も近い構造は前方と呼ばれ，プローブから遠い構造は後方と呼ばれる。

左心室の健常値

左心室（LV）は，円筒形の底部および半球状の先端から，形を銃弾に例えることができる。ここで検討される長さは，主に内径および壁厚である。また，心基部から心尖部までの長さも測定される。また，左心室の断面積も容積算定に用いられる。

像

左心室の検査に使用される像は，右傍胸骨長軸四腔像および右傍胸骨短軸像腱索レベルである。

右傍胸骨長軸四腔像

　この像は左心室の基部からのTMモードサイズおよび基部−心尖部長を計るために用いられる（Figure 2-1）。TMモード法による測定では腱索レベルで左心室と交差するようにカーソルを配置する。カーソルは左室流出路に入らないように，心室中隔に垂直で，かつ，中隔湾曲の変曲点の尾側を横断しなければならない（Figure 2-1）。

右傍胸骨短軸像腱索レベル

　この像は左心室基部の横断的TMモード法を実施する

ために用いられる。心室中隔に対して垂直で，かつ，2つの左心室乳頭筋の端から等しい距離で左心室の横径を横切るようにカーソルを配置する（Figure 2-2）。左心室の断面積も，この像の面積測定によって求められる。

内径と壁厚

測定されるパラメータ

　TMモード法では，左心室の中隔と自由壁は，収縮期には互いに向かって進み，拡張期には離れる。この同調性は，カーソルと心室短軸像の間で適切な位置合わせをする

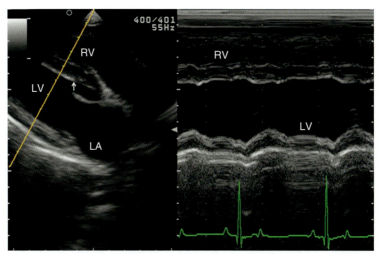

• **Figure 2-1**　右心室（RV）および左心室（LV）の測定を行うためのカーソルの配置を示した健常犬における 2Dモード像（右傍胸骨長軸四腔像）。
カーソルが心室中隔および左室自由壁に垂直であり，中隔湾曲の変曲点（矢印）の尾側になければならない。さらに，左心室壁（心室中隔および左室自由壁）はできるだけ平行でなければならない。LA；左心房。(Photo credit: Éric de Madron.)

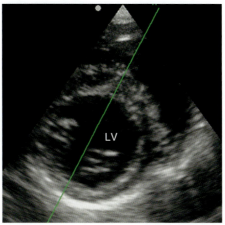

• **Figure 2-2**　心室径の測定を行うためのカーソルの配置を示した健常犬での 2Dモード像（右傍胸骨短軸像腱索レベル）。
LV；左心室。(Photo credit: Éric de Madron.)

よい基準となる。しかしながら，一般的に中隔の振幅が自由壁よりも小さいことを覚えておかなければならない。これは胸部に対し心臓が前方運動する拡張末期に，心室中隔が前方に移動するためである[11]。さらに，2つの心室の充満によるわずかな非同調性のため，心室中隔の小さな後方運動が拡張早期に観察される。心房収縮によるさらなる心室充満は，拡張末期に左心室内径の不連続的な上昇を引き起こす（Figure 2-3）[11,12]。

最も頻繁に使用されるパラメータは，拡張末期および収縮末期の左心室内径ならびに拡張末期および収縮末期の心室中隔壁厚および左室自由壁厚である。拡張期指標は，心房収縮後の心室の最大充満に相当する心電図（ECG）上のQ波で得られる。収縮期の測定は，心室中隔の可動域が最も小さいところで行われる[8]が，その時点において，自由壁は前方運動のおわりに達していないことに注意することが重要である（Figure 2-3）[11]。中隔運動が異常な場合に，収縮期の測定をどこで行うか決める上で，ECG上のT波のおわりはよい参考になる。

左心室の拡張末期および収縮末期内径を測定すると，収縮機能の指標となる，収縮期の短縮割合（短縮率，SF）

を算出することができる。短縮率は次のとおり，計算される：

$$SF\% = (LVd - LVs)/LVs$$

ここでLVdおよびLVsはそれぞれ左心室の拡張末期内径および収縮末期内径である。このパラメータについては，Chapter 7でより詳しく説明する。

> **心室壁に対するカーソルの角度の重要性**
> カーソルが壁を斜めに横断すると，不正確な測定結果となる（Figure 2-4）。内径は人為的に増加し，短縮率はより高くなるか，もしくは低くなる。

相対成長値，大動脈比と重量比
犬の場合

コーネルら[6]の相対成長式により算出される理論上の健常相対成長値をTable 2-1に，大動脈比および重量比[7]をTable 2-2，2-3にまとめた。

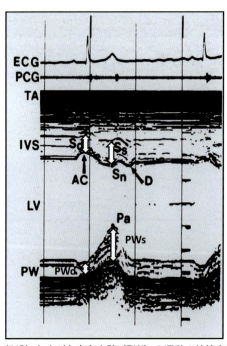

• **Figure 2-3** 心室中隔（IVS）および左室自由壁（PW）の運動の特性を示している左心室（LV）のTMモード像。
拡張末期壁厚は，心電図上のQ波で測定される（SdおよびPWd）。自由壁が前方運動（Pa）を終了する前に，心室中隔は最大の後方可動域（Sn）に達する。収縮期壁厚（SsおよびPWs）について，心室中隔はSn，左室自由壁はPaで計測する[11]。AC；心房収縮，D；収縮末期の中隔の後方運動（ディップ），ECG；心電図，PCG；心音図，TA；プローブアーチファクト。（Photo credit: Éric de Madron.）

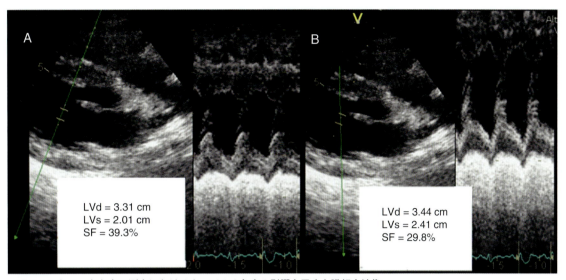

• **Figure 2-4**　左心室の測定におけるカーソルの角度の影響を示す心臓超音波像。
A；この心臓超音波像での位置は正しい。カーソルは心室壁に対して完全に垂直である。
B；この心臓超音波像における斜めのカーソル位置によって，収縮期および拡張期の左心室内径（LVs および LVd）は増
　　加，短縮率（SF）は減少する。
(Photo credit: Éric de Madron.)

Table 2-1　異なる体重の 494 頭の犬における TM モード法での理論上の健常相対成長値；平均値（最小値－最大値）[6]

体重 (kg)	LVd(cm)	LVs(cm)	LVFWd(cm)	LVFWs(cm)	IVSd(cm)	IVSs(cm)	Ao(cm)	LA(cm)
X=aM^b	1.53(W)$^{0.294}$	0.95(W)$^{0.315}$	0.42(W)$^{0.232}$	0.64(W)$^{0.222}$	0.41(W)$^{0.241}$	0.58(W)$^{0.240}$	0.78(W)$^{0.341}$	0.76(W)$^{0.345}$
3	2.1(1.8-2.6)	1.3(1-1.8)	0.5(0.4-0.8)	0.8(0.6-1.1)	0.5(0.4-0.8)	0.8(0.6-1)	1.1(0.9-1.4)	1.1(0.9-1.4)
4	2.3(1.9-2.8)	1.5(1.1-1.9)	0.6(0.4-0.8)	0.9(0.7-1.2)	0.6(0.4-0.8)	0.8(0.6-1.1)	1.3(1-1.5)	1.2(1-1.6)
6	2.6(2.2-3.1)	1.7(1.2-2.2)	0.6(0.4-0.9)	1(0.7-1.3)	0.6(0.4-0.9)	0.9(0.7-1.2)	1.4(1.2-1.8)	1.4(1.1-1.8)
9	2.9(2.4-3.4)	1.9(1.4-2.5)	0.7(0.5-1)	1(0.8-1.4)	0.7(0.7-1)	1(0.8-1.4)	1.7(1.3-2)	1.6(1.3-2.1)
11	3.1(2.6-3.7)	2(1.5-2.7)	0.7(0.5-1)	1.1(0.8-1.5)	0.7(0.5-1.1)	1(0.8-1.4)	1.8(1.4-2.2)	1.7(1.3-2.2)
15	3.4(2.8-4.1)	2.2(1.7-3)	0.8(0.5-1.1)	1.2(0.9-1.6)	0.8(0.6-1.1)	1.1(0.8-1.5)	2(1.6-2.4)	1.9(1.6-2.5)
20	3.7(3.1-4.5)	2.4(1.8-3.2)	0.8(0.6-1.2)	1.2(0.9-1.7)	0.8(0.6-1.2)	1.2(0.9-1.6)	2.2(1.7-2.7)	2.1(1.7-2.7)
25	3.9(3.3-4.2)	2.6(2-3.5)	0.9(0.6-1.3)	1.3(1-1.8)	0.9(0.6-1.3)	1.3(0.9-1.7)	2.3(1.9-2.9)	2.3(1.8-2.9)
30	4.2(3.5-5)	2.8(2.1-3.7)	0.9(0.6-1.3)	1.4(1-1.9)	0.9(0.6-1.3)	1.3(1-1.8)	2.5(2-3.1)	2.5(1.9-3.1)
35	4.4(3.6-5.3)	2.9(2.2-3.9)	1(0.7-1.4)	1.4(1.1-1.9)	1(0.7-1.4)	1.4(1-1.9)	2.6(2.1-3.2)	2.6(2-3.3)
40	4.5(3.8-5.5)	3(2.3-4)	1(0.7-1.4)	1.5(1.1-2)	1(0.7-1.4)	1.4(1-1.9)	2.7(2.2-3.4)	2.7(2.1-3.5)
50	4.8(4-5.8)	3.3(2.4-4.3)	1(0.7-1.5)	1.5(1.1-2.1)	1.1(0.7-1.5)	1.5(1.1-2)	3(2.4-3.6)	2.9(2.3-3.7)
60	5.1(4.2-6.2)	3.5(2.6-4.6)	1.1(0.7-1.6)	1.6(1.2-2.2)	1.1(0.8-1.6)	1.5(1.1-2.1)	3.2(2.5-3.9)	3.1(2.4-4)
70	5.3(4.4-6.5)	3.6(2.7-4.8)	1.1(0.8-1.6)	1.6(1.2-2.2)	1.1(0.8-1.6)	1.6(1.2-2.2)	3.3(2.7-4.1)	3.3(2.6-4.2)

LVd；拡張末期の左心室内径，LVs；収縮末期の左心室内径，LVFWd；拡張末期の左室自由壁厚，LVFWs；収縮末期の左室自由壁厚，
IVSd；拡張末期の心室中隔厚，IVSs；収縮末期の心室中隔厚，Ao；拡張末期の大動脈基部内径，LA；拡張末期の左心房内径，W；体重
（kg）

Table 2-2 犬と猫における実際の大動脈内径（Aom）を用いた健常大動脈比[7]

パラメータ	犬(n=53)平均 ± 2 標準偏差 (平均値；最小値 – 最大値)	猫(n=32)平均 ± 2 標準偏差 (平均値；最小値 – 最大値)
IVSd/Aom 比	0.44 ± 0.077(0.42；0.265-0.593)	0.496 ± 0.071(0.492；0.347-0.621)
LVd/Aom 比	1.608 ± 0.202(1.603；1.117-1.992)	1.589 ± 0.174(1.615；1.076-1.883)
LVFWd/Aom 比	0.413 ± 0.068(0.405；0.284-0.574)	0.489 ± 0.076(0.5；0.343-0.634)
IVSs/Aom 比	0.598 ± 0.101(0.591；0.407-0.831)	0.788 ± 0.105(0.79；0.571-1.022)
LVs/Aom 比	1.055 ± 0.171(1.029；0.56-1.385)	0.764 ± 0.127(0.761；0.495-1.103)
LVFWs/Aom 比	0.615 ± 0.1(0.606；0.434-0.831)	0.813 ± 0.11(0.838；0.578-0.989)
LA/Aom 比	1.012 ± 0.139(1.016；0.696-1.271)	1.307 ± 0.142(1.328；1.036-1.563)
SF(%)	0.344 ± 0.065(0.336；0.253-0.499)	0.519 ± 0.063(0.522；0.399-0.643)

IVSd；拡張末期の心室中隔厚，LVd；拡張末期の左心室内径，LVFWd；拡張末期の左室自由壁厚，IVSs；収縮末期の心室中隔厚，LVs；収縮末期の左心室内径，LVFWs；収縮末期の左室自由壁厚，LA；拡張末期の左心房内径，SF；短縮率

Table 2-3 犬と猫における体重（kg）から算出した理論上の大動脈内径（Aop）を用いた健常大動脈比[7]

パラメータ	犬(n=50)平均 ± 2 標準偏差 (平均値；最小値 – 最大値)	猫(n=26)平均 ± 2 標準偏差 (平均値；最小値 – 最大値)
Aop 比	$0.795\ P^{1/3}$	$0.567\ P^{1/3}$
IVSd/Aop 比	0.437 ± 0.063(0.428；0.279-0.576)	0.489 ± 0.54(0.498；0.377-0.591)
LVd/Aop 比	1.601 ± 0.183(1.62；1.275-1.946)	1.587 ± 0.179(1.623；1.216-1.966)
LVFWd/Aop 比	0.408 ± 0.058(0.407；0.293-0.574)	0.487 ± 0.068(0.492；0.345-0.64)
IVSs/Aop 比	0.596 ± 0.088(0.595；0.404-0.794)	0.778 ± 0.088(0.764；0.607-0.981)
LVs/Aop 比	1.048 ± 0.159(1.046；0.786-1.367)	0.773 ± 0.137(0.781；0.575-1.018)
LVFWs/Aop 比	0.607 ± 0.083(0.619；0.429-0.765)	0.813 ± 0.105(0.82；0.649-1.036)
LV/Aop 比	1.008 ± 0.107(1.003；0.764-1.267)	1.32 ± 0.135(1.302；1.144-1.572)
Aom/Aop 比	1.003 ± 0.116(0.986；0.81-1.433)	1 ± 0.093(0.981；0.855-1.194)

IVSd；拡張末期の心室中隔厚，LVd；拡張末期の左心室内径，LVFWd；拡張末期の左室自由壁厚，IVSs；収縮末期の心室中隔厚，LVs；収縮末期の左心室内径，LVFWs；拡張末期の左室自由壁厚，LV；拡張末期の左心房内径，Aom；測定した拡張末期の大動脈内径

Table 2-4　複数の筆者による猫における TM モード法での健常値；平均値 ± 標準偏差

変数	Jacobs ら[17] (n = 30)	Pipers ら[15] (n = 25)	Moise ら[20] (n = 11)	Soderberg ら[19] (n = 16)	Jacobs ら[18] (n = 30)	Chetboul ら[21] (n = 100)	Chetboul ら[21] (n = 51), 品種：メインクーン
LVd(mm)	16 ± 2	15 ± 3	12 ± 2	13 ± 2	14 ± 1	15.9 ± 2.3 (品種，体重)	17.1 ± 1.8 (品種，体重)
LVs(mm)	8 ± 1	9 ± 2	7 ± 0.2	8 ± 1.5	8 ± 2	8.1 ± 1.8	8.8 ± 1.5
LVFWd (mm)	3 ± 1	4 ± 1	5 ± 0.5	3 ± 1	4 ± 0.5	4.3 ± 0.7 (品種，体重)	4.5 ± 0.6 (品種，体重)
IVSd(mm)	3 ± 0.5	4.5 ± 1	5 ± 1	ND	4 ± 1	4.6 ± 0.6 (品種，体重)	4.5 ± 0.7 (品種，体重)
IVSd sub-Ao (mm)	ND	ND	ND	ND	ND	4.1 ± 0.8(性別)	4.1 ± 0.8(性別)
LA(mm)	12 ± 1	7 ± 2	12 ± 2	10 ± 2	10 ± 1	ND	ND
Ao(mm)	10 ± 1	7.5 ± 2	10 ± 1.5	9 ± 1	10 ± 1	ND	ND
LA/Ao 比 (TM)	1.3 ± 0.2	ND	1.3 ± 0.2	1.1 ± 0.3	1.1 ± 0.2	0.9 ± 0.1 (2D モード法)	0.9 ± 0.1 (2D モード法)
SF(%)	49.8 ± 5.3	41.0 ± 7.3	55.0 ± 10.2	34.5 ± 12.6	42.7 ± 8.1	49 ± 7	48 ± 5
HR(bpm)	194 ± 23	167 ± 29	182 ± 22	ND	255 ± 36	184 ± 33	183 ± 35
体重(kg)	4.1 ± 1.1	4.7 ± 1.2	4.3 ± 0.5	ND	3.9 ± 1.2	4.6 ± 1.2	5.0 ± 1.2

LVd；拡張末期の左心室内径，LVs；収縮末期の左心室内径，LVFWd；拡張末期の左室自由壁厚，IVSd；拡張末期の心室中隔厚，IVSd sub-Ao；2D モード法により大動脈弁下で測定した収縮末期の心室中隔厚，LA；拡張末期の左心房内径，Ao；拡張末期の大動脈基部内径，SF；短縮率，ND；末確定
著しくこの変数に影響する因子($p<0.05$)を括弧内に示した

ボクサーは特殊な例であり，実際，心室中隔および左室自由壁は他の犬種より厚くなる傾向がある[13]。この特性は，大動脈，大動脈血流速度および全身動脈圧のサイズに関係ないように思われる。

猫の場合

猫における左心室の健常値[14-21]を Table 2-4 に示した。拡張末期の左心室内径および拡張末期の左室自由壁厚のようなパラメータは，品種または体重によって影響を受ける[21]。このため，犬と同様に，猫でも大動脈比または重量比を使用するのが好ましい（Table 2-2, 2-3)[7]。

心拍数の影響

体重および表現型に加えて，心周期の持続時間（RR 間隔）が TM モード法による測定，特に拡張末期の左心室内径（Dd）および収縮末期の内径（Ds）に影響を与えることが示された[22]。筆者らは，心周期時間の平方根（$\sqrt{RR}$，RR は秒単位で表される）と体重（W，kg）を用いて，回帰方程式を提示した：

$$Dd = 4.16 + 1.06W + 18.35\sqrt{RR}$$

$$Ds = -0.81 + 0.86W + 10.80\sqrt{RR}$$

これは，心拍数の上昇（RR の短縮）が内径の縮小と関係することを意味する。

水和状態による影響

脱水などの水和状態は，特に猫において，左心室のTMモード値に強い影響を与えうる[23]。実際に，脱水は左心室壁の偽性肥大や収縮期における左心室腔の疑似閉塞を引き起こす可能性がある。逆に，液体の静脈内投与は左心室を拡張させる。

長さと球形度指数

心基部－心尖部長（Figure 2-5）は，健常犬で評価されてきた[24]。このパラメータ自体はほとんど用いないが，球形度指数（SI）の計算に用いられる。この指数は，心基部－心尖部長を左心室最大内径で除することによって得られる（SI＝L/D）（Figure 2-5）。体重15kg未満の犬における研究では，SIの健常値は1.43±0.12とされている[25]。

大動脈と左心房

2つの心房は，複雑な形状を有し，円錐状の心耳が付着した球と例えることができる。このタイプの構造を正確に評価するためには複数の長さや面積などの計測が必要であ

る。大動脈比は，左心房の大きさを評価するために頻繁に用いられる。

像

大動脈および左心房を検査するために，いくつかの像が使用されうる：右傍胸骨長軸五腔像および右傍胸骨長軸四腔像，右傍胸骨短軸像大動脈レベルである。

右傍胸骨長軸五腔像

この像からは，拡張末期の大動脈基部内径および収縮末期の左心房内径のTMモード法での測定が可能である。カーソルは大動脈基部で大動脈と直交するように配置する。左心房においては通常，左心耳でカーソルと交差する（Figure 2-6）。

右傍胸骨長軸四腔像

カーソルは心房中隔の中央を垂直に横切る。これによって，左心房の最大横径（LAmax）の測定ができる。この測定は，収縮末期に実施される（Figure 2-7）。

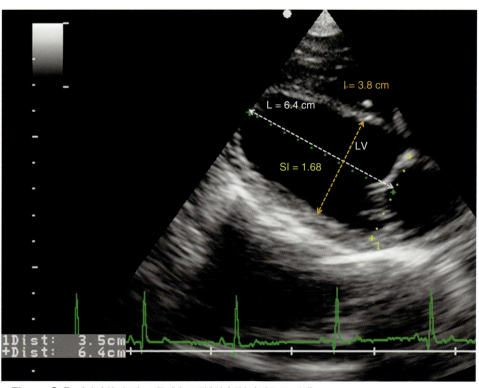

• **Figure 2-5** 左心室腔（LV）の径（L）の測定法を示した2Dモード像。
球形度指数（SI）は，径Lを短軸径Iで除することで得られる（この症例ではSI＝1.68）。（Photo credit: Éric de Madron.）

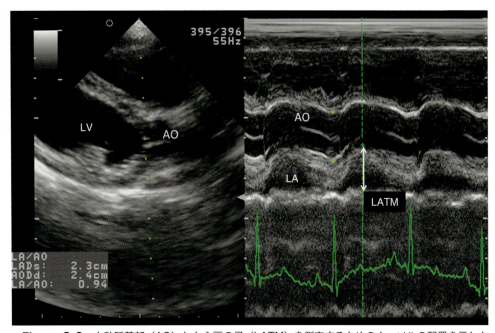

・**Figure 2-6**　大動脈基部（AO）と左心房の径（LATM）を測定するためのカーソルの配置を示した 2D モード像（右傍胸骨長軸五腔像）。
カーソルは大動脈を垂直に横切り，大動脈の付着点，そして左心房（通常は左心耳のレベル）を通過する。TM モード像（右）では，大動脈基部は収縮期に前方運動，拡張期に後方運動する。収縮期に開放した弁尖は，「箱型」を呈す。LA；左心房，LV；左心室。（Photo credit: Éric de Madron.）

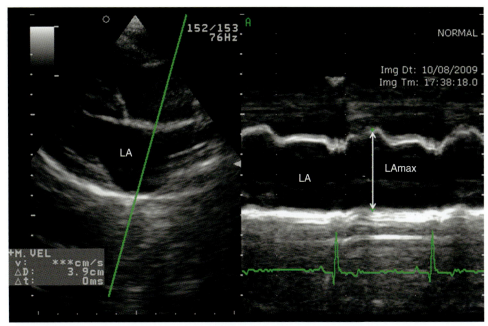

・**Figure 2-7**　左心房の横径（LAmax）を測定するためのカーソルの配置を示した 2D モード像（右傍胸骨長軸四腔像）。
カーソルは心房中隔と左心房の側壁の中央を垂直に横切る。心房横径の測定は，収縮末期に行う。（Photo credit: Éric de Madron.）

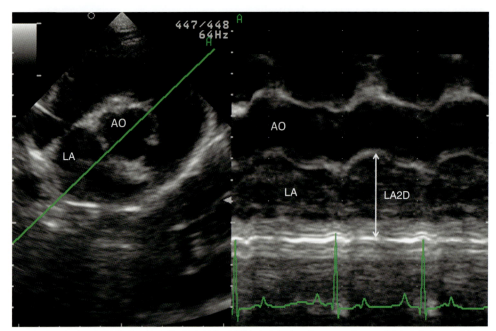

• **Figure 2-8** 左心房（LA）の径（LA2D）を測定するためのカーソル（ここでは自由角度モード）の配置を示した2Dモード像（右傍胸骨短軸像大動脈レベル）。この径は，右傍胸骨長軸像（Figure 2-6）を用いて得られた径よりも大きくなる。左心房径の測定は，拡張早期もしくは拡張末期に行う。AO；大動脈。(Photo credit: Éric de Madron.)

右傍胸骨短軸像大動脈レベル

　この像では，断面積はもちろんのこと左心房の球状部分の径の測定が可能である（Figure 2-8）。

健常値

　右傍胸骨長軸五腔像から得られたTMモード測定値は，大動脈基部の径の測定では最も信頼性に優れているが，左心房よりむしろ左心耳の径を測る傾向にある。それゆえ，猫[21, 28]はもちろんのこと，犬[26, 27]でも左心房の大きさを評価するために2Dモード法が推奨される。

　犬では，左心房の4つの測定値が評価されている：

• **2D径（LA2D，右傍胸骨短軸像大動脈レベル）：**

　大動脈弁閉鎖後の最初の画像を選択する。左心房の内径は，無冠尖と左冠尖を分ける交連部と左心房の側壁の間の距離である（Figure 2-8）[26]。他の筆者は，輪郭がより明瞭であること，右肺動脈や肺静脈のような近くの血管構造と混同するリスクが少ないことから，拡張早期よりむしろ拡張末期で測定することを推奨している[27]。

• **最大2D径または横径（LAmax，右傍胸骨長軸四腔像）：**

　これは左心房の最大横径であり，収縮末期における心室中隔の中央部と左心房の側壁の間で測定される（Figure 2-7）[26]。

• **大動脈および左心房の周囲長（AoCircおよびLACirc，右傍胸骨短軸像大動脈レベル）：**

　LA2Dと同じ像にて測定する（Figure 2-9）[26]。

• **大動脈および左心房の面積（AoAreaおよびLAArea，右傍胸骨短軸像大動脈レベル）：**

　この面積はAoCircおよびLACircと同時に測定される（Figure 2-9）[26]。

　猫では，LA2D，AoCirc，LACircおよびAoAreaは同様の方法で得られる[21, 28]。

　左心室のように，左心房の大きさは水和状態によって大きく変化する[23]。

　これらの様々な測定値および比の健常値をTable 2-1〜2-5に示す。

右心室と右心房

　右心室の形状は複雑である。その腔は，左心室を包む円錐と例えることができる。心基部は広く，心尖部は直線状である。そのような構造を簡単に測定する方法はない。右心室基部の前後方向のわずかな線形の測定法しか提案されていない。

　右心房の基準値はない。通常，長径，短径が，左心房と比較される。

Table 2-5　2D モード法で得られた LA/Ao 比の健常値の違い[21, 26-28]

LA/Ao 比	健常犬での最大値[26] (n=36)	犬での健常値[27] 平均値 ± 標準偏差 （最小値－最大値） (n=100)	猫での健常値[28] 平均値 ± 標準偏差 (n=17)	猫での健常値[21] 平均値 ± 標準偏差 （最小値－最大値） (n=100)
LA2D/Ao 比（拡張早期）	1.59		1.18 ± 0.11	
LA2D/Ao 比（拡張末期）		0.9 ± 0.11 (0.52-1.13)		0.9 ± 0.1 (0.5-1.2)
LAmax/Ao 比（収縮末期）	2.04		ND	
LACirc/AoCirc 比（拡張早期）	2.45		1.82 ± 0.23	
LAArea/AoArea 比（拡張早期）	3.85		2.36 ± 0.53	

LA2D；2D モード法で測定した左心房径，Ao；2D モード法で測定した大動脈の径，LAmax；左心房の最大横径，LACirc；左心房の周囲長，AoCirc；大動脈の周囲長，LAArea；左心房の面積，AoArea；大動脈の面積，LA；左心房，ND；未確定

像

右傍胸骨長軸四腔像

　この像では，右心室基部の直径を測定する。カーソルの位置は，左心室の測定に使用される位置と同じである（Figure 2-1）。右心房の径もこの像で測定する。

左側心尖四腔像

　この像では，右心房の短径を測定する。

健常値

　犬では，拡張期の右心室基部径が体重と相関している[4, 29]。健常な大動脈比が評価されている（Table 2-2, 2-3）。拡張期の左右心室内径比（LVd/RVd 比）も研究されている[29]。相関式と左右心室内径比を Table 2-6 に示す。

　猫では，右室自由壁（Table 2-7）の収縮期壁厚と同様に，右心室の健常拡張期径に関していくつかの文献が述べている[17, 18, 21]。猫において，体重，大きさおよび性別による影響が示された[21]。

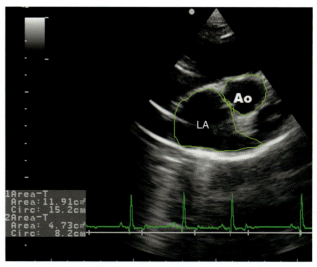

• **Figure 2-9**　大動脈と左心房の周囲長や面積を測定する方法を示した 2D モード像（右傍胸骨短軸像大動脈レベル）。測定は，拡張早期に行う。Ao；大動脈，LA；左心房。(Photo credit: Éric de Madron.)

Table 2-6 犬における体重（kg）と関連する右心室の健常な大きさと指標		
	De Madron[4] (n = 24)	Lombard ら[29] (n = 25)
RVd(mm)	$4.93W^{0.391}$	0.087W+6.1
LVd/RVd 比	ND	3.82 ± 0.65

RVd；拡張末期の右心室内径，LVd/RVd 比；拡張末期の左右心室内径比，W；体重，ND；未確定

Table 2-7 複数の筆者による猫における右心室の健常値			
	Jacobs ら[17] (n = 30)	Jacobs ら[18] (n = 30)	Chetboul ら[21] (n = 100), 全猫種	Chetboul ら[21] (n = 51), 猫種：メインクーン
RVd (mm)	6 ± 2	5 ± 2	3 ± 1.4 (品種, 体重, 性別)	2.8 ± 1.2 (品種, 体重, 性別)
RVWTs (mm)	ND	ND	2.7 ± 0.8	2.8 ± 0.9

RVd；拡張末期の右心室内径，RVWTs；収縮期の右室自由壁厚，ND；未確定
著しくこの変数に影響する因子（$p < 0.05$）を括弧内に示した

スペクトルドプラ法の健常値

概論

血流とプローブの位置合わせ

ドプラ速度は，血流速度および超音波ビームと血流方向によって生ずる角度 θ の余弦と比例する（Chapter 1 参照）[30,31]。実際の血流速度の過小評価を避けるために，θ の角度をできるだけ 0 度に近づける必要がある。したがって，検査する血流はできるだけ超音波ビームと一直線状にすべきである。

音声シグナルは，検者がその整合を改善する助けになるため，音響シグナルは非常に便利である。整合が良好になると，音声シグナルの強度は増す。超音波ビームの方向と血流が分散すると，音声シグナルの強度は減少する。

圧較差と拍出量

血流速度の測定は，修正ベルヌーイ式を用いて，部位 1 と部位 2 の間の圧較差の非侵襲的定量化が可能である：

$$P_1 - P_2 = 4 \times (V_2^2 - V_1^2)$$

ここで，P_1 および P_2（mmHg）は，それぞれ部位 1 および 2 における圧力を示し，V_1 および V_2（m/s）は血流速度を示す。実際は[30,31]，V_2 と比較して，V_1 は無視できる程度であると考えることができ，式は以下のように簡素化することができる：

$$P_1 - P_2 = 4 \times V_2^2$$

また，スペクトルドプラ法によって弁や開口部を通る拍出量を算出することができる。これらは，ドプラの輪郭の曲線下面積（速度時間積分値，VTI）を測定し，それに弁や開口部の面積を乗じて得られる。

層流／乱流

スペクトルドプラ法のシグナルは，サンプルボリューム内の優勢な赤血球速度を示している。健常な弁口血流では，赤血球の大多数が同じ方向に同じ速度で通過する。それゆえ，スペクトル速度の分散は最小であり，血流は層流となる（Figure 2-10）。反対に，例えば弁の逆流や狭窄などのケースでは，スペクトルの分散を生む乱れのため赤血球は様々な方向に異なった速度で進む。これらの異常な血流は，乱流と呼ばれる[30,31]。

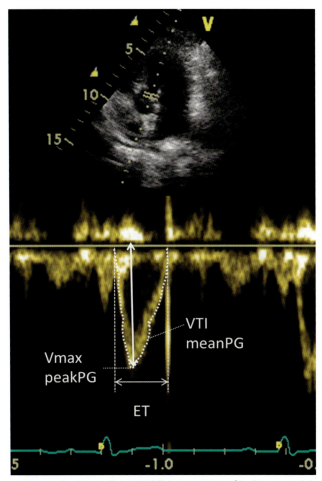

• **Figure 2-10**　左側心尖五腔像においてサンプルボリュームを大動脈弁レベルに置いて得られた大動脈血流のパルス波スペクトルドプラ像。
短い加速時間による非対称の血流であることに注意する。測定値は，最大血流速度（Vmax），最大圧較差（peakPG），平均圧較差（meanPG）の算出を可能にする曲線下面積もしくは速度時間積分値（VTI），駆出時間（ET）を含む。(Photo credit: Éric de Madron.)

参照）。最も使用される像は，左側心尖五腔像と肋骨下（剣状突起下）像である[32, 35]。後者では，しばしば超音波ビームと大動脈血流のよりよい整合性が得られる。最良の整合性を得るために，右傍胸骨長軸五腔像でサンプルボリュームを上行大動脈に置くことで大動脈血流の良好な記録が可能となる[32, 35]。

肺動脈血流は，一般的に右傍胸骨短軸像大動脈レベルで記録される[32]。ときとして，肺動脈血流とのより良好な整合は，頭側左傍胸骨像（Chapter 1 参照）を使用することで得られる。

三尖弁と僧帽弁の血流

左側心尖四腔像はこれら房室血流の記録に最適である。スペクトルドプラ法では，弁のノイズを防止し，血流の記録を最適にするために，サンプルボリュームは弁の漏斗の末端に置く。

健常値と測定値

通常，大動脈および肺動脈の血流における測定値は，最大収縮期速度および最大圧較差，平均収縮期速度および圧較差，速度時間積分値，駆出時間および加速時間／駆出時間比（AT/ET 比）を含む。大動脈血流（Figure 2-10）では，加速時間／駆出時間比は 0.3 より小さく，一般的に左右非対称である[33]。肺動脈血流（Figure 2-11）では，加速時間／駆出時間比は 0.43 より大きく，より左右対称的な形を有する[33]。

拡張期の僧帽弁および三尖弁血流における測定値は，E 波および A 波の最大速度，E/A 比，E 波の減速時間および減速勾配，E 波および A 波の持続時間を含む（Figure 2-12）。犬[27, 32-35]および猫[21, 36]における弁口血流の健常速度および持続時間を，Table 2-8，2-9 に示す。

> **最大速度および健常血流**
> 若年の活発な犬では，大動脈血流の最大速度がときとして 2.5 m/s に達しうる。しかしながら，血流は層流のままであり，これは大動脈弁狭窄で認められる乱流との重要な違いである。それゆえ，健常か異常かをいう前に，最大速度および血流が層流か否かの両方を考慮に入れることが重要である。

健常な犬や猫のように，人では心臓内の血流はすべて層流であり，通常，速度は 2.2 m/s 未満である[27, 30-36]。これによって，エイリアシングを避けるためにベースラインを調整することで，パルス波スペクトルドプラ法で記録することができる[30, 31]。

弁血流

像と測定方法
大動脈と肺動脈の血流

大動脈血流は，いくつかの像から得られる（Chapter 1

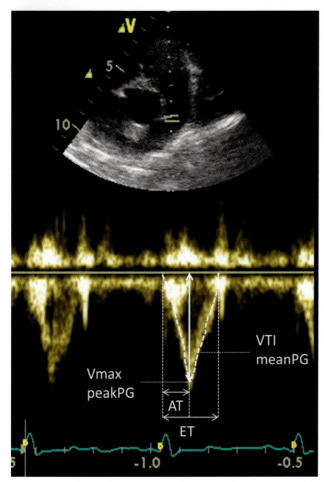

• **Figure 2-11** 右傍胸骨短軸像大動脈レベルから得られた肺動脈血流のパルス波スペクトルドプラ像。
大動脈血流より左右対称的であることに注意する。測定値は、最大血流速度（Vmax）、最大圧較差（peakPG）、平均圧較差（meanPG）の算出を可能にする曲線下面積もしくは速度時間積分値（VTI）、そして加速時間 / 駆出時間比が得られる駆出時間（ET）と加速時間（AT）を含む。(Photo credit: Éric de Madron.)

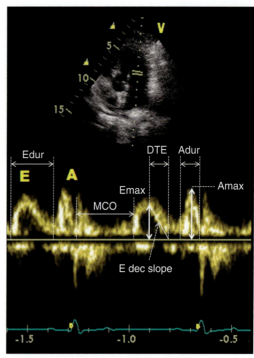

• **Figure 2-12** 健常犬における拡張期の僧帽弁血流。
測定値は、E 波および A 波の最大速度（Emax, Amax）および E/A 比、E 波の減速時間（DTE）および減速勾配（E dec slope）、E 波および A 波の持続時間（Edur, Adur）を含む。僧帽弁の閉鎖（A 波のおわり）から開放（E 波のはじまり）までの間隔（MCO）も測定される。(Photo credit: Éric de Madron.)

Table 2-8 異なる筆者による犬における心内血流の健常速度

血流速度および血流比	最大速度[27] 平均値 ± 標準偏差 （最小値－最大値）(n=100)	最大速度[32] 平均値 ± 標準偏差 （最小値－最大値）(n=50)
大動脈血流(m/s)	1.29 ± 0.22(0.92-1.88)	1.57 ± 3.3(1.0-2.29)
肺動脈血流(m/s)	1.05 ± 0.19(0.50-1.50)	1.20 ± 2.0(0.88-1.61)
僧帽弁 E 波(m/s)	0.87 ± 0.13(0.58-1.17)	0.91 ± 0.15(0.59-1.18)
僧帽弁 A 波(m/s)	0.61 ± 0.12(0.39-0.86)	0.63 ± 0.13(0.33-0.93)
僧帽弁 E/A 比	1.46 ± 0.35(0.92-2.72)	1.48 ± 0.31(1.04-2.42)
三尖弁 E 波(m/s)	0.72 ± 0.11(0.50-0.98)	0.86 ± 0.2(0.49-1.31)
三尖弁 A 波(m/s)	0.43 ± 0.09(0.29-0.70)	0.58 ± 0.163(0.32-0.94)
三尖弁 E/A 比	1.75 ± 0.34(1.09-2.80)	1.60 ± 0.56(0.69-3.08)

肺静脈血流

像

　肺静脈血流は，左側心尖二腔像，四腔像または五腔像において，サンプルボリュームを肺静脈に置くことによって得られる（Chapter 1 参照）。

健常値

　主な測定値は，収縮期波（S 波），拡張期波（D 波）の最大速度（Sm および Dm），Sm/Dm 比，拡張末期の血流波（AR 波）の減速時間（ARdur）を含む（Figure 2-13）[36-41]。また，収縮期分画（Sm 波の曲線下面積／Sm，Dm および AR 波の曲線下面積の和）も報告されている[36]。これらの値が犬の年齢によって影響されることに注意が重要である[41]（Chapter 8 参照）。注目すべきことに，ドーベルマンは種に固有な値を有するようである。

　肺静脈血流の健常速度および減速時間は，Table 2-10 に示す。

Table 2-9	猫における心内血流の健常速度（平均 ± 標準偏差）		
血流速度および血流比	全猫種 (n=100)	メインクーン種 (n=51)	ヨーロッパの猫種 (n=31)
大動脈血流 (m/s)	1.1 ± 0.2	1.1 ± 0.2	1.1 ± 0.2
肺動脈血流 (m/s)	0.9 ± 0.2	1.0 ± 0.2	0.8 ± 0.2
僧帽弁 E 波 (m/s)	0.7 ± 0.1	0.7 ± 0.1	0.7 ± 0.1
僧帽弁 A 波 (m/s)	0.5 ± 0.1	0.5 ± 0.1	0.5 ± 0.1
僧帽弁 E/A 比	1.5 ± 0.3	1.5 ± 0.4	1.4 ± 0.3
融合した EA 波 (m/s)	0.9 ± 0.1	0.8 ± 0.1	1.0 ± 0.1

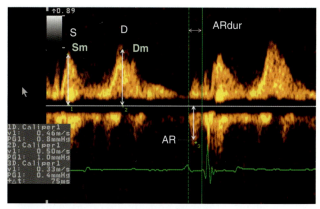

• **Figure 2-13**　健常犬における肺静脈血流。
3 つの波が確認できる：収縮期波（S），拡張期波（D），逆行性の拡張末期血流（AR）。
S 波，D 波の最大速度（Sm，Dm），AR 波の持続時間（ARdur）が測定される。（Photo credit: Éric de Madron.）

Table 2-10	複数の筆者による犬および猫の肺静脈血流の健常値			
変数	犬（6～10 歳）[41] (n=11) 平均値（10 パーセンタイル値－90 パーセンタイル値）	ドーベルマン[37] (n=10) （平均値±標準偏差）	猫[40] (n=87) （平均値±標準偏差）	猫[36] (n=20) （平均値±標準偏差）
Smmax(m/s)	0.34(0.24-0.70)	0.506 ± 0.059	0.48 ± 0.14	0.39 ± 0.12
Dmmax(m/s)	0.50(0.36-0.75)	0.494 ± 0.042	0.47 ± 0.10	0.44 ± 0.09
Sm/Dm	0.79(0.47-1.12)	1.0 ± 0.1	ND	0.90 ± 0.29
ARmax(m/s)	0.24(0.19-0.30)	0.278 ± 0.044	0.23 ± 0.06	0.22 ± 0.07
ARdur(ms)	67(57-80)	58 ± 9	53.5 ± 10.3	ND
短縮率(%)	ND	ND	ND	62.55 ± 11.54

Smmax；Sm 波の最大速度，Dmmax；Dm 波の最大速度，ARmax；AR 波の最大速度，ARdur；AR 波の持続時間，ND；未確定

REFERENCES

[1] Mashiro I, Nelson RR, Cohn JN. Ventricular dimensions measured non-invasively by echocardiography in the awake dog. J Appl Physiol 1976; 41: 953-9.

[2] Boon J, Wingfield WE, Miller CW. Echocardiographic indices in the normal dog. Vet Radiol 1983; 24: 214-21.

[3] Lombard CW. Normal values of the canine M-mode echocardiogram. Am J Vet Res 1984; 45: 2015-8.

[4] De Madron E. L'échocardiographie en mode M chez le chien normal. Thèse Doc Vét, Maisons-Alfort, France; 1983.

[5] Morrison SA, Moise NS, Scarlett J, et al. Effect of breed and body weight on echocardiographic values in four breeds of dogs of different somatotype. J Vet Intern Med 1992; 6: 220-4.

[6] Cornell CC, Kittleson MD, Della Torre P, et al. Allometric scaling of M-mode cardiac measurements in normal adult dogs. J Vet Intern Med 2004; 18: 1-311.

[7] Brown DJ, Rush JE, Mac Gregor J, et al. M-mode echocardiographic ratio indices in normal dogs, cats, and horses: a novel quantitative method. J Vet Intern Med 2003; 17: 2-653.

[8] Sahn DJ, DeMaria A, Kisslo J, Weyman A. Recommendations regarding quantitation in M-mode echocardiography: results of a survey of echocardiographic measurements. Circulation 1980; 58: 1072-83.

[9] Henry WL, DeMaria A, Gramiak R, et al. Report of the American Society of Echocardiography Committee on nomenclature and standards in two-dimensional echocardiography. Circulation 1980; 62: 212-7.

[10] Wyatt HL, Hoendchen RV, Meerbaum S, Corday E. Assessment of quantitative methods for two-dimensional echocardiography. Am J Cardiol 1983; 52: 396-401.

[11] De Madron E, Bonagura JD, O'Grady MR. Normal and paradoxical septal motion in the dog: an echocardiographic study. Am J Vet Res 1985; 46: 1832-41.

[12] Feigenbaum H. Echocardiography. In: Baunwald E, editor. Heart disease. A Textbook of cardiovascular diseases. 4th ed. Philadelphia: WB Saunders; 1992, p. 84-115.

[13] Cunningham SM, Rush JE, Freeman LM, et al. Echocardiographic ratio indices in overtly healthy boxer dogs screened for heart disease. J Vet Intern Med 2008; 22: 924-30.

[14] Moise NS. Echocardiography. In: Fox PR, Sisson D, Moïse NS, editors. Canine and feline cardiology. New York: Churchill Livingstone; 1988, p. 113-56.

[15] Pipers FS, Hamlin RL. Clinical use of echocardiography in the domestic cat. J Am Vet Med Assoc 1980; 176: 57-61.

[16] Fox PR, Bond BR, Peterson ME. Echocardiographic reference values in healthy cats sedated with ketamine hydrochloride. Am J Vet Res 1985; 46: 1479-84.

[17] Jacobs G, Knight DH. M-mode echocardiographic measurements in non-anesthetized healthy cats: effects of body weight, heart rate, and other variables. Am J Vet Res 1985; 46: 1705-11.

[18] Jacobs G, Knight DH. Change in M-mode echocardiography in cats given ketamine. Am J Vet Res 1985; 46: 1712-3.

[19] Soderberg SF, Boon JA, Wingfield WE, Miller CW. M-mode echocardiography as a diagnostic aid for feline cardiomyopathy. Vet Radiol 1983; 24: 66-73.

[20] Moise NS, Dietze AE, Mezza LE, et al. Echocardiography, electrocardiography, and radiography in cats with dilatation cardiomyopathy, hypertrophic cardiomyopathy, and hyperthyroidism. Am J Vet Res 1986; 47: 1476-86.

[21] Chetboul V, Carlos Sampedrano C, Tissier R, et al. Quantitative assessment of velocities of the annulus of the left atrio-ventricular valve and left ventricular free wall in healthy cats by use of two-dimensional color tissue Doppler imaging. Am J Vet Res 2006; 67: 250-8.

[22] Jacobs G, Mahjoob K. Multiple regression analysis, using body size and cardiac cycle length, in predicting echocardiographic variables in dogs. Am J Vet Res 1988; 49: 1290-4.

[23] Campbell FE, Kittleson MD. The effect of hydration status on the echocardiographic measurements of normal cats. J Vet Intern Med 2007; 21: 1008-15.

[24] O'Grady MR, Bonagura JD, Powers JD, Herring DS. Quantitative cross-sectional echocardiography in the normal dog. Vet Radiol 1986; 27: 34-49.

[25] Serres F, Chetboul V, Tissier R, et al. Comparison of 3 ultrasound methods for quantifying left ventricular systolic function: correlation with disease severity and prognostic value in dogs with mitral valve disease. J Vet Intern Med 2008; 22: 566-77.

[26] Rishniw M, Erb HN. Evaluation of four 2-dimensional echocardiographic methods of assessing left atrial size in dogs. J Vet Intern Med 2000; 14: 429-35.

[27] Chetboul V, Carlos Sampedrano C, Concordet D, et al. Use of quantitative two-dimensional color tissue Doppler imaging for assessment of left ventricular radial and longitudinal myocardial velocities in dogs. Am J Vet Res 2005; 66: 953-61.

[28] Abbott JA, McLean HN. Two-dimensional echocardiographic assessment of the feline left atrium. J Vet Intern Med 2006; 20: 111-9.

[29] Lombard CW, Ackerman N. Right heart enlargement in heartworm-infected dogs: a radiographic, electrocardiographic, and echocardiographic correlation. Vet Radiol 1984; 25: 210-27.

[30] Hatle L, Angelsen B. Doppler ultrasound in cardiology. Philadelphia: Lea & Febiger; 1985.

[31] Goldberg SJ, Allen HD, Marx GR, Finn CJ. Doppler echocardiography. Philadelphia: Lea & Febiger; 1985.

[32] Kirberger RM, Bland-van der Berg P, Darazs B. Doppler echocardiography in the normal dog. Part I. Velocity finding and flow patterns. Vet Radiol Ultrasound 1992; 33: 370-9.

[33] Kirberger RM, Bland-van der Berg P, Grimbeek RJ. Doppler echocardiography in the normal dog. Part II. Factors influencing blood flow velocities and a comparison between left and right heart blood flow. Vet Radiol Ultrasound 1992; 33: 380-6.

[34] Brown DJ, Knight DH, King RR. Use of pulsed-wave Doppler echocardiography to determine aortic and pulmonary velocity and flow variables in clinically normal dog. Am J Vet Res 1991; 52: 543-50.

[35] Riesen SC, Doherr MG, Lombard CW. Comparison of Doppler-derived aortic velocities obtained from various transducer sites in healthy dogs and cats. Vet Radiol Ultrasound 2007; 48: 570-3.

[36] Santilli RA, Bussadori C. Doppler echocardiographic study of the left ventricular diastole in non-anesthetized healthy cats. Vet J 1998; 156: 203-15.

[37] O'Sullivan ML, O'Grady MR, Minors SL. Assessment of diastolic function by Doppler echocardiography in normal Doberman Pinschers and Doberman Pinschers with dilated cardiomyopathy. J Vet Intern Med 2007; 21: 81-91.

[38] Desai MY, Klein AL. Assessment of diastolic function by echocardiography. In: Otto CM, editor. The practice of clinical echocardiography. 3rd ed. Philadelphia: Saunders Elsevier; 2007, p. 237-61.

[39] Schober KE, Stern JA, DaCunha DNQT, et al. Estimation of left ventricular filling pressure by Doppler echocardiography in dogs with pacing-induced heart failure. J Vet Intern Med 2008; 22: 578-85.

[40] Disatian S, Bright JM, Boon J. Association of age and heart rate with pulsed-wave Doppler measurements in healthy, nonsedated cats. J Vet Intern Med 2008; 22: 351-6.

[41] Schober KE, Luis Fuentes V. Effects of age, body weight, and heart rate on transmitral and pulmonary venous flow in clinically normal dogs. Am J Vet Res 2001; 62: 1447-54.

3

検者内 / 検者間の変動係数

VALÉRIE CHETBOUL

反復性，再現性，検者　*54*

測定値の変動係数に対する検者の影響　*54*

実際の結果　*55*

結論　*57*

　心臓超音波検査は，心臓の形態や動態の定量的な分析を可能にする超音波技術である。実際，心臓病の診断や経過観察に有効に使用されている。これは診断時に異なる量的変数によって評価された病変の回復，安定，悪化の検討を容易にする。臨床，薬理学的，または栄養学的試験では，特定の治療や食事の開始後の差異を検出するために，数週間から数年まで様々な特定の期間にわたって心臓超音波検査を繰り返し行うであろう[1-7]。心臓超音波検査を繰り返し実践するための前提条件は，この技術の計測学上の特性についての知識を持つことである。欧州医薬品庁（EMA）によって公表された「獣医臨床試験のための統計的原則に関するガイドライン」によれば，これは研究に重要である[8]。臨床試験において，「一次エンドポイント」として使用される変数は事前に検証されなければならないことを明確に規定している。

反復性，再現性，検者

定義

　フォローアップのために心臓超音波検査を使用する際は，測定値の比較に基づき，その繰り返しによって経過観察を行う。これらの測定を正確に繰り返す検者の能力は，反復性および再現性の統計学的概念によって定量化される。反復性は，同じ日に同じ検者によって得られた値の範囲である，日内変動を測定する。再現性は，数日の検査日に同じ検者によって得られた値の範囲である，日間変動を測定する。通常，これらの日内および日間変動の範囲は，変動係数（CV％）として表される。変動係数を臨床応用する際には，心臓超音波検査技術の検証をする必要がある。例えば，あるパラメータにおいて100％の変動を検査したい場合，検者が20％の変動係数を示せる方法で十分である。一方，10％未満の変動が検出されるならば，10％未満の変動係数が必要であることは明らかである。心臓超音波検査のような定量的な画像技術では，反復性と再現性の変動係数が15％よりも低いのがよいと一般的に考えられている。

歴史

　獣医学では，1986年に麻酔下の猫で（週1回，5週間）1人の検者によるTMモード法での心臓超音波検査測定値の日間変動係数に焦点を当てた最初の研究が行われた[9]。TMモード法および2Dモード法の測定値の同一検者による再現性は，子牛と無鎮静の馬において評価された。

　後に2003年になって，この測定学の問題は，筆者らのチームとトゥールーズ国立獣医大学との共同で犬，猫において再び取り組まれた[12-15]。試験は通常の条件（無鎮静の動物）で，はじめて異なった技術レベルの検者で比較を行った。この試験が完了する前に，非心臓組織（馬の腱および羊の横紋骨格筋）における超音波測定値の検者間変動係数はすでに評価されていた[16,17]。また，犬におけるドプラ法の検者間変動係数に関する研究は2002年に発表されていた。しかし，2人の検者の技術レベルはほぼ同一であり，これらの検査を同日に実施できなかったため，この研究では検者間変動係数を測定することは困難であった。

検者内／検者間の変動係数の概念

　心臓超音波検査のフォローアップ期間中，測定の繰り返しは検査の潜在的な変動要因を考慮することを意味する。より正確には，技術に固有の因子（動物の姿勢：立位または横臥位など），使用する装置（超音波検査機器，プローブ），検者（経験，プローブのポジショニングなど）から生物学的要因（品種，年齢，体重，物理的形状，心拍数，麻酔薬，または心臓病の種類など）を見分けることができる。提起した変動要因の1つである検者は，心臓超音波検査データを最適に解釈するための要である。

- 動物の心臓超音波検査のフォローアップ中に指標として異なる値が得られたとき，どのくらいの差が検者に関連するのか（検者内，日内，または日間変動）？　例えば，検者の日内もしくは日間変動係数を考慮した際，犬の左心室径の2mmの増加は有意であると考えられるか？
- 検者の訓練は，よりよい反復性と再現性を保証しているか？　動物にとって，同じ検者によって再画像化されることは必要か？　これらの質問はまた別の質問につながる：検者間変動係数とは何か？
- 最後に，この検者間変動係数は（例えば，臨床試験中の）測定の差を観察するために必要な動物の数に大きく影響するか？

測定値の変動係数に対する検者の影響

検者内／検者間の変動係数の例

　技術の検者内／検者間変動係数における最良の研究は，生物学的変動を分析することを目的とした場合一般的に推奨されることとは反対に，少数の動物で測定を何度も繰り返すことである。これについては，犬および猫の心臓超音波検査の分野で2つの異なる研究が行われている。1つ目[12]では，4頭の猫で2Dモード法およびTMモード法が96回行われた。2つ目[13]では，4カ月未満のトレーニング受講者から数年の経験を持つヨーロッパ獣医内科学会専門医まで，異なる経験レベルの4人の検者によって，連続しない4日間にランダムに192回の検査が6頭の犬で実施された。これらの研究から検者の有意な影響が示された。

　犬の研究[13]では，一番低い日内・日間変動係数のすべては良から優であった。それらのほとんど（90％）は，2人の最も高度な訓練を受けた検者（1年目のレジデントで

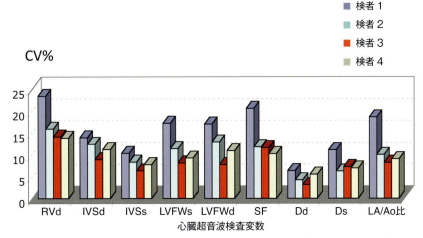

CV%

凡例：
- 検者 1
- 検者 2
- 検者 3
- 検者 4

心臓超音波検査変数：RVd　IVSd　IVSs　LVFWs　LVFWd　SF　Dd　Ds　LA/Ao比

・**Figure 3-1**　9つの心臓超音波検査変数における反復性（同一検者での日内変動）の変動係数（CV%）を犬において検査した。
右心室径（RVd），拡張期と収縮期の心室中隔厚（IVSd, IVSs），拡張期と収縮期の左室自由壁厚（LVF-Wd, LVFWs），左心室内径短縮率（SF），拡張期と収縮期の左心室内径（Dd, Ds），左心房／大動脈比（LA/Ao 比）。検者 1 と 2 は，最小限の心臓超音波検査の訓練を受けた（訓練期間は，それぞれ 2.5 カ月と 6 カ月）。検者 3 と 4 は，より多くの経験があった（それぞれ，研究終了時にレジデント，ヨーロッパ獣医内科学会の専門医）。(Chetboul V, Athanassiadis N, Concordet D, et al. Observer-dependent variability of quantitative clinical endpoints: the example of canine echocardiography. J Vet Pharmacol Ther 2004; 27: 49-56.)

ある検者 3 とヨーロッパの大学の専門医である検者 4）によって得られた：最も低い日内，日間変動係数はそれぞれ，右心室径 13.8％と 5.2％，拡張期の心室中隔厚 8.9％と 4.5％（収縮期 6.3％と 7.0％），拡張期の左室自由壁厚 7.7％と 9.4％（収縮期 8.1％と 5.2％），拡張期の左心室内径 3.1％と 5.0％（収縮期 6.2％と 7.0％），左心室内径短縮率 10.2％と 10.8％，左心房／大動脈比 8.2％と 9.8％（Figure 3-1）。変動係数の最大値はすべて，最小限の訓練を受けた 2 人の検者 1，2 によって記録された。最後に，最も経験豊富な検者 4 以外のすべての検者で，いくつかの心臓超音波検査変数（拡張期の左心室内径，左室自由壁厚）において「犬－検者」の相互作用が認められた。この相互作用は，検査する犬によって，検者が過小評価もしくは過大評価しうることを意味する。

　熟練した検者では，反復性変動係数は 5.5～11.2％，再現性変動係数は 4.0～15.7％であった。1 つを除くすべての変数において，最も高い反復性変動係数は最小限の訓練しか受けていない検者で得られた[12]。

実際の結果

結果 1

　検者内／検者間変動係数の結果は，熟練した検者を未熟

な検者と置き換えることができないことを示している。例えば，Figure 3-2 は特定の心臓超音波検査変数として，猫における拡張期の心室中隔厚で 3 人の検者によって得られた平均測定値と，熟練した検者との違いを示している。熟練した検者の反復性の標準偏差を超える広範囲の値が観察された。この差は 2 mm 近くに達することに注意が必要である。もし，この値が猫でそれより厚いと心筋肥大と見なされる 6 mm のカットオフ値と比較されるなら，重大である[19]。

結果 2

　先行変動係数データに基づいて，各心臓超音波検査変数の 2 つの群の間の差を示すために必要な動物の数を決定することも可能である（例えば，臨床試験における治療群と対照群）。犬の研究において，左心房／大動脈比（LA/Ao 比）の 0.2 の違いを実証するために必要な群（治療群および対照群）あたりの動物の最小数は，ヨーロッパ獣医内科学会の専門医ではわずか 5 頭なのに対し，心臓超音波検査初心者では 27 頭であった（Figure 3-3）。進展中のプロトコールに倫理的，経済的，科学的懸念がある際に，このようなデータを考慮に入れることは重要である。臨床試験の導入を検討している製薬研究室では，研究者の日内および日間変動係数の知識が不可欠である。

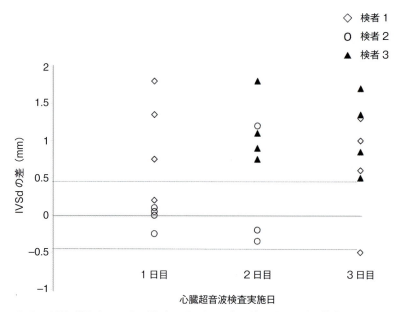

• **Figure 3-2** 4頭の猫において3日間（1，2，3日目）測定した，3人の検者の平均と熟練した検者とのIVSd（拡張期の心室中隔厚，mm）の差。

各検者は4頭の猫を1日2回検査し，その後測定平均値を計算した。熟練した検者は，ヨーロッパ獣医内科学会の専門医であった。他の3人の検者の経験は少なかった（検者1，2，3は，それぞれレジデント，経験1年の開業医，学生）。点線は，熟練した検者のパラメータの日内標準偏差を表す。測定値の差がすべてこの間隔（±標準偏差）内に位置した場合，検者の切り替えは可能である。3人の検者はこれに該当しなかった。(Chetboul V, Concordet D, Pouchelon J L, et al. Effects of inter- and intra-observer variability on echocardiographic measurements in conscious cats. J Vet Med A Physiol Pathol Clin Med 2003; 50: 326-31.)

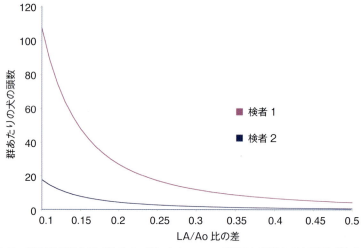

• **Figure 3-3** 研究者が初心者（検者1，紫）かヨーロッパ獣医内科学会の専門医（検者2，紺）かによる，左心房/大動脈比（LA/Ao比）の差を観察するために必要な群（治療および対照）あたりの犬の最小頭数。(Chetboul V, Athanassiadis N, Concordet D, et al. Observer-dependent variability of quantitative clinical endpoints: the example of canine echocardiography. J Vet Pharmacol Ther 2004; 27: 49-56.)

結果3

変動係数の研究は，ある技術的な方法が別のものと同等である（あるいは優れている）ことを示すのに役立つ。例えば，訓練された検者によって立位の犬で実施した心臓超音波検査は，横臥位で行った検査に類似した（またはおそらくよりよい）変動係数によって特徴付けられる[14]。したがって，立位（神経質または呼吸困難の動物に特に有用であるが，イギリスやアメリカなどの国ではまれにしか使用されていない）は横臥位と同じくらい有効であると客観的に述べることができる。

結論

　ここで示した検者内／検者間変動係数の研究は,「心臓超音波検査は検者に大きく依存する手技である」ことを裏付けている。この技術の変動係数は, 繰り返しの測定が必要な縦断的な研究だけでなく, 臨床検査において反復測定を的確に実施するために考慮されるべきである。最後に, 自分自身の変動係数を知り, それを改善するために取り組むことは, 心臓超音波検査技能を習熟するための客観的かつ革新的な学習ツールとなりうるであろう。

REFERENCES

[1] Allworth MS, Church DB, Maddison JE, et al. Effect of enalapril in dogs with pacing-induced heart failure. Am J Vet Res 1995; 56: 85-94.

[2] Kittleson MD, Keene B, Pion PD, Loyer CG. Results of the multicenter spaniel trial (MUST): taurine- and carnitine-responsive dilated cardiomyopathy in American cocker spaniels with decreased plasma taurine concentration. J Vet Intern Med 1997; 11: 204-11.

[3] Rush JE, Freeman LM, Brown DJ, Smith FW. The use of enalapril in the treatment of feline hypertrophic cardiomyopathy. J Am Anim Hosp Assoc 1998; 34: 38-41.

[4] Amberger CN, Glardon O, Glaus T, et al. Effects of benazepril in the treatment of feline hypertrophic cardiomyopathy: results of a prospective, open-label, multicenter clinical trial. J Vet Cardiol 1999; 1: 19-26.

[5] Rush JE, Freeman LM, Brown DJ, et al. Clinical, echocardiographic, and neurohormonal effects of a sodium-restricted diet in dogs with heart failure. J Vet Intern Med 2000; 14: 513-20.

[6] Snyder PS, Sadek D, Jones GL. Effect of amlodipine on echocardiographic variables in cats with systemic hypertension. J Vet Intern Med 2001; 15: 52-6.

[7] Chetboul V, Lefebvre HP, Carlos Sampedrano C, et al. Comparative adverse cardiac effects of pimobendan and benazepril monotherapy in dogs with mild degenerative mitral valve disease: a prospective, controlled, blinded, and randomized study. J Vet Intern Med 2007; 21: 742-53.

[8] EMEA. Guideline on Statistical Principles for Veterinary Clinical Trials. EMEA/CVMP/816/00-FINAL, December 5. The European Agency for the Evaluation of Medicinal Products. London, UK: Committee for Veterinary Medicinal Products; 2001.

[9] Moise NS, Horne WA, Flanders JA, Strickland D. Repeatability of the M-mode echocardiogram and the effects of acute changes in heart rate, cardiac contractility, and preload in healthy cats sedated with ketamine hydrochloride and acepromazine. Cornell Vet 1986; 76: 241-58.

[10] Amory H, Jakovljevic S, Lekeux P. Quantitative M-mode and two-dimensional echocardiography in calves. Vet Rec 1991; 128: 25-31.

[11] Young LE, Scott GR. Measurement of cardiac function by transthoracic echocardiography: day to day variability and repeatability in normal Thoroughbred horses. Equine Vet J 1998; 30: 117-22.

[12] Chetboul V, Concordet D, Pouchelon JL, et al. Effects of inter- and intra-observer variability on echocardiographic measurements in awake cats. J Vet Med A Physiol Pathol Clin Med 2003; 50: 326-31.

[13] Chetboul V, Athanassiadis N, Concordet D, et al. Observer-dependent variability of quantitative clinical endpoints: the example of canine echocardiography. J Vet Pharmacol Ther 2004; 27: 49-56.

[14] Chetboul V, Tidholm A, Nicolle A, et al. Effects of animal position and number of repeated measurements on selected two-dimensional and M-mode echocardiographic variables in healthy dogs. J Am Vet Med Assoc 2005; 227: 743-7.

[15] Serres F, Chetboul V, Tissier R, et al. Comparison of 3 ultrasound methods for quantifying left ventricular systolic function: correlation with disease severity and prognostic value in dogs with mitral valve disease. J Vet Intern Med 2008; 22: 566-77.

[16] Pickersgill CH, Marr CM, Reid SW. Repeatability of diagnostic ultrasonography in the assessment of the equine superficial digital flexor tendon. Equine Vet J 2001; 33: 33-7.

[17] Ferré PJ, Concordet D, Laroute V, et al. Comparison of ultrasonography and pharmacokinetic analysis of creatine kinase release for quantitative assessment of postinjection muscle damage in sheep. Am J Vet Res 2001; 62: 1698-705.

[18] Dukes-McEwan J, French AT, Corcoran BM. Doppler echocardiography in the dog: measurement variability and reproducibility. Vet Radiol Ultrasound 2002; 43: 144-52.

[19] Fox PR, Liu SK, Maron BJ. Echocardiographic assessment of spontaneously occurring feline hypertrophic cardiomyopathy: an animal model of human disease. Circulation 1995; 92: 2645-51.

PART II

新しい心臓超音波検査法

4　心筋組織ドプラ法，派生テクニック，スペックルトラッキング法　*61*

5　経食道心臓超音波検査法　*99*

6　3D 心臓超音波検査法　*109*

4

心筋組織ドプラ法，派生テクニック，スペックルトラッキング法

VALÉRIE CHETBOUL

健常心筋の動力学　*62*

心筋組織ドプラ法と組織ドプラ法　*64*

**派生テクニック（組織トラッキング法，ストレイン法，スト
　レインレート法）**　*76*

スペックルトラッキング法　*88*

結論　*96*

　心臓超音波検査は約30年前に獣医学領域に導入され，心臓を形態的，動力学的に評価することを可能とした。現在では，心臓病学の中核を担う画像診断法となっている。後にドプラ機能が追加され，この機能を用いて血流（時間，速度，方向，層流や乱流などの血流パターンの情報）を正確に評価することで心臓超音波検査に有益な血行動態の情報が得られるようになった。

　21世紀初頭に新たな心血管超音波画像診断技術が開発されたが，未だに主に専門機関（ほとんどは研究用）で用いられているのみである。技術とコンピュータが進歩し，（時系列に）心筋組織ドプラ法，組織ドプラ法（TDI：Tissue Doppler Imaging），組織ドプラ法から派生したテクニック（組織トラッキング法，ストレイン法，ストレインレート法）やスペックルトラッキング法も発達してきた。心機能の新たな指標によって心筋壁移動速度，変形（ストレイン），変形速度（ストレインレート），回転および捻転角度，部分同期性が分かってきた。これらの新たな画像ツールを組み合わせることで，部分的にも全体的にも心機能を正確に解析することができ，一般的な超音波検査法によって得られる情報を補うことができる。

　ここでは，健常な心筋機能に関するいくつかの注意点について述べた後に，これらの新しい検査法の原理，適応や健常像について紹介する。

健常心筋の動力学

　心筋線維は比較的複雑な配列をしており，長径を軸としてらせん状に左心室を包み込むような構造をしている（Figure 4-1）。より正確にいうと，心筋線維は一連の層を形成し，同じ層の中では心筋線維は比較的平行に並んでいる。しかしながら，心筋線維の向きは層ごとに少しずつ変化していて，心内膜下層ではらせん状，自由壁中間層では円周方向，心外膜下層でらせん状に戻るが，心内膜下層とは反対向きとなる。心筋線維は最内側と最外側では長軸方向に，中間層では短軸方向に並んでいる。

　この特殊な形状によって左心室の動きは複雑になり，3種類の動きをすることになる（ある区域をとってもその区域内の心筋速度は一定でない）。

- 短軸方向運動（Figure 4-2）には左室自由壁中間層にある短軸方向線維が関与している。心外膜下層から心内膜下層に向けて心筋速度は加速し，この短軸方向の動きは心筋の円周方向の変形と関連している。
- 長軸方向運動（Figure 4-3）には左室自由壁の心内膜下と心外膜下に主に存在する長軸方向線維が関与している。その速度は心尖部から心基部に向けて加速する。
- 軸回転運動（Figure 4-1）では心臓の短軸方向に回転する。図に示すように心尖部と心基部では回転が逆方向になる（心尖部から心臓を見た場合には心尖部が時計回り，心基部は反時計回り）。左心室は収縮期にねじれ，拡張早期にねじれが解除される。このねじれを解除する動きは左心室を充満させるのに重要な役割を担っている。

　近接したセグメントの収縮による，これら3つの心筋の固有運動に，転換として知られる受動的な運動（胸腔内での心臓全体の動き）が加わる。

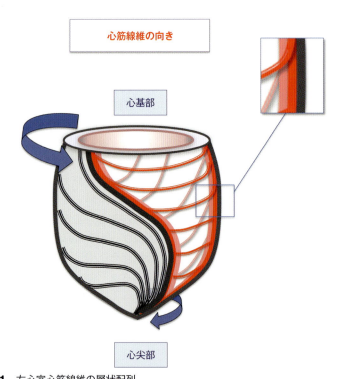

心筋線維の向き

心基部

心尖部

- **Figure 4-1**　左心室心筋線維の層状配列。
同じ層では隣接した線維は平行だが，他の層では角度が異なる。自由壁中間層では左心室腔を取り巻くような円周方向に線維は走行している。一方，心内膜下層および心外膜下層ではより長軸方向に線維は走行している。(Adapted from Streeter DD, Hanna WT. Engineering mechanics for successive states in canine left ventricular myocardium: II. fiber angle and sarcomere length. Circ Res 1973; 33: 656-64.)

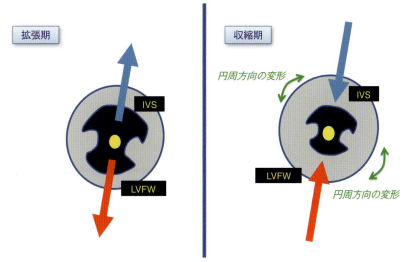

・**Figure 4-2** 短軸方向運動。
収縮期には左室自由壁（LVFW）と心室中隔（IVS）は左心室腔内の幾何学的中心（黄の円）に向かって動く。逆に，拡張期には中心から分散していく。緑の矢印で示したように収縮期に線維が短縮することにより円周方向にも変形する。（Photo credit: Valérie Chetboul.）

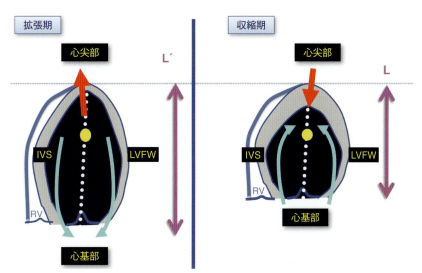

・**Figure 4-3** 長軸方向運動。
心尖部，左室自由壁（LVFW），心室中隔（IVS）ともに収縮期には黄の円で示した左心室の幾何学的中心（左心室腔の長軸やや心尖部よりにある〈心基部と心尖部を結んだ心尖部寄り約 1/3〉）に向かっていくため心臓の長さは短くなる。拡張期には逆に心筋壁は中心から離れていくので長軸方向の動きとしてみた場合には，心尖部の動きは他の 2 つの壁（左室自由壁と心室中隔）よりも大きな動きになる。この結果左心室の長さ（L）は伸長する（L'）。RV；右心室。（Photo credit: Valérie Chetboul.）

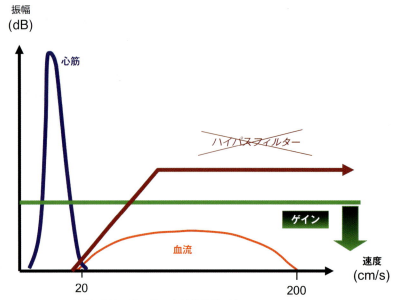

振幅
(dB)

心筋

ハイパスフィルター

ゲイン

血流

速度
(cm/s)

20   200

• **Figure 4-4** 心筋と血液の物理的，音波的特性の違い。
血液と比較して心筋の表面で反射される高周波シグナルは高いエネルギーを持っている。一方で心筋運動速度は血流速度よりも非常に遅い。組織シグナルを減らすために従来のドプラ法で使用されているハイパスフィルターを排除してゲインを落とすことで，組織ドプラ法による心筋シグナルが増幅される。(Derumeaux G, Jamal F. Myocardial Doppler tissue. In: Abergel E, Cohen A, Gueret P, Roudaut R, editors. Adult clinical echocardiography, volume 1. Issy-les-Moulineaux, France: Estem; 2003. pp. 87-96.)

心筋組織ドプラ法と組織ドプラ法

定義と歴史

　組織ドプラ法は全心周期の心筋運動の速度を測る特殊なドプラ技術である[11, 12]。心筋運動の量的解析は1989年にKarl Issaazらによってフランスではじめて実施された[13]。彼らは従来のパルス波スペクトルドプラ法の設定を変えることによって，時間関数としての左心室心筋速度情報を得ようと考えた。数年後にSutherlandとMcDickenらのスコットランドチームがカラー組織ドプラ法を用いた心筋速度定量化ソフトウェアを開発し[14, 15]，*in vitro*で[16]，さらに*in vivo*で，ソノマイクロメトリーなどの心筋機能を解析する他のゴールドスタンダードな方法と比較して有効性を確認した[17]。

物理的原理

　従来のドプラ法で血流を解析する場合と同様に，組織ドプラ法はドプラ効果の原則に則っている。しかしながら，組織ドプラ法を用いて解析した運動は，赤血球の運動ではなく，心筋の運動を評価している。血流と心筋では物理的，音波的特性において差異がある（Figure 4-4）。血流速度は高速で，200 cm/s以上にもなりえるのに対して，心筋運動速度は非常に遅い（＜20 cm/s）[12]。逆に心臓表面の超音波反射率は高いので高振幅のドプラシグナル（約40 dB）を発生する。一方で血液細胞では超音波反射率が低いので，とても低い振幅のドプラシグナルを発生することになる[12]。

　血流からのドプラ情報を排除し低速で高振幅の心筋シグナルに焦点を当てるために，組織ドプラ法は従来のドプラ法で使用されるハイパスフィルター（高速部を通過させ，低速部をカットするフィルター）ではなく，ローパスフィルター（低速部を通過させ，高速部をカットするフィルター）を用い，ゲインを下げている（Figure 4-4）[12]。

　従来のドプラ法と同様に，組織ドプラ法を用いた速度計測はドプラの超音波ビーム角と，解析する構造物の動く方向が平行であればあるほど正確になる。したがって，過小評価しないようにするために，超音波ビームと心筋運動のベクトルを可能な限り平行に近づけなければならない。

3種類の組織ドプラ法

　ドプラ組織シグナルを得る方法は3種類あり（シングル

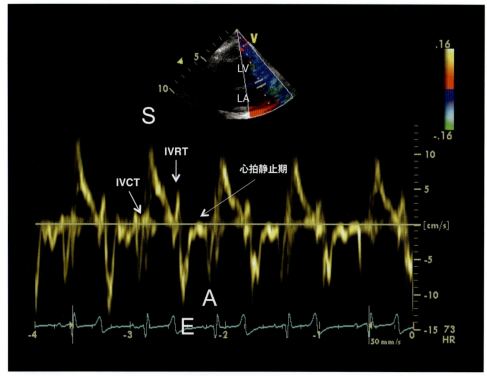

・**Figure 4-5**　シングルゲートパルス波組織ドプラ法の例。
サンプルボリュームは左室自由壁基部の僧帽弁輪部に置かれている。収縮が等容性収縮時間（IVCT）から始まり，駆出するフェーズに入ると心筋はプローブに近づく方向に動く。ゆえに陽性波となり，S点で速度は最大となる。拡張期は4つのフェーズからなる。まず等容性弛緩時間（IVRT）が来て，充満期が続く。充満期には心筋は高速でプローブから離れていく（陰性波，E点で最大となる）。次に心拍静止期となり，速度が遅いことを特徴とする。2番目の充満期で拡張は完了し，心拍静止期よりも速く心筋はプローブから離れる方向に動く。拡張開始のときよりも速度は遅い（陰性波となり，A点で最高速度に達する）。LA；左心房，LV；左心室。(Photo credit: Valérie Chetboul.)

ゲートパルス波組織ドプラ法，カラーTM組織ドプラ法，カラー2D組織ドプラ法），いずれも利点と欠点がある。使う方法によって心筋運動速度のスペクトル曲線は心筋のある1点（シングルゲートパルス波組織ドプラ法），壁全体（カラーTM組織ドプラ法），複数の点（カラー2D組織ドプラ法）の時間関数として得られる[11, 12]。心室壁の様々な場所を同時に複数解析すること，心室内・心室間の同期性を解析することを可能とするため，最近はカラー2D組織ドプラ法が他の2つよりも広く好んで用いられている[18]。

シングルゲートパルス波組織ドプラ法

従来のパルス波スペクトルドプラ法と同様にパルス波組織ドプラ法を用いると，サンプルボリューム内あるいは「ドプラゲート」内の瞬時心筋速度を時間関数として解析することができる[11, 12, 19]。シングルゲートパルス波組織ドプラ法とも呼ばれる。右傍胸骨短軸像や左傍長軸像でサンプルボリュームを心筋壁に置き，短軸方向・長軸方向の心筋運動を解析する[11, 19]。「事後処理」ソフトウェアは不要

で，心筋運動速度のスペクトル曲線が時間関数として得られる（Figure 4-5）。従来のドプラ法と同様に心筋がプローブに向かってくると上方向に，遠ざかれば下方向に速度が表示される。

パルス波組織ドプラ法は最高時間分解能が優れていること（<4 ms）が特徴的である[12]。しかし，いくつかの限界がある。

- 従来のパルス波スペクトルドプラ法と同様に，測定可能速度に限界があり，エイリアシングというアーチファクトが起こってしまう（測定可能速度はプローブの周波数と対象の深さに反比例する）[11, 12]。

- 心筋速度解析は単一のサンプルボリューム内のみで可能であり，カラーTM組織ドプラ法やカラー2D組織ドプラ法とは異なり，壁全体や心筋の複数区域を同時に評価することはできない。

- カラー2D組織ドプラ法とは異なり，観察したい領域を追跡するために心周期中にサンプルボリュームの位置を変えることはできない（例：解析した心筋壁を心周期の間その動きに追従する，など）。

- **Figure 4-6** カラー TM 組織ドプラ法を用いた健常犬の左室自由壁短軸方向運動解析の例。
カラー TM 組織ドプラ法トレーシングは TM ライン上の左室自由壁全体の短軸方向における心筋の収縮期，拡張期速度を表している。これらの速度は色付けされている。短い等容性収縮時間（IVCT）の後，駆出フェーズとなり，心筋壁はプローブに近づくため赤で表示される。拡張期は短時間の等容性弛緩時間（IVRT）から始まり，早期充満期（拡張早期）がこの後に続く。この間心筋壁はプローブから遠ざかる方向へ動くため青で色付けられ，それから心拍静止期に移行するがこの間の速度は非常に遅くなるため暗い色で色付けられ，最後に後期充満期（拡張末期）には再び青く色付けられる。速度の定量解析は事後解析ソフトを用いて後から行う（右上の挿入図）。ここに示される点線は内側の心内膜下層（速い）と外側の心外膜下層（遅い）の間の瞬時速度差に対応している。速度差あるいは心内膜下-心外膜下速度勾配は，セグメントの短軸方向変形速度に対応している。(Photo credit: Valérie Chetboul.)

カラー TM 組織ドプラ法

カラー TM 組織ドプラ法は，一定期間以上 2D 画像上に描出されている心筋速度を解析するために用いられる[11,12]。色付けは従来のカラードプラ法およびカラー 2D 組織ドプラ法と同じである。心筋がプローブに向かってくるときには赤で，遠ざかっていくときには青で表示される。心筋運動速度が速ければ速いほど色はクリアになる（Figure 4-6）。

カラー TM 組織ドプラ法は右傍胸骨短軸像において主に左室自由壁や心室中隔の短軸方向への運動を解析するために用いられる（Figure 4-6）。しかしながら，左側心尖長軸像でも両者の長軸方向運動をどちらか一方あるいは両者同時に評価可能である。

シングルゲートパルス波組織ドプラ法と異なり，スケール（超音波システムのスクリーンに表示されている）に従って色に数値を代入するための解析ソフト（心臓超音波検査装置とは別のワークステーション，または心臓超音波検査装置と統合されているもの）が必要となる（Figure 4-6）。カラー TM 組織ドプラ法は，TM ライン上を横断する心筋全体あるいは心筋壁のいくつかの複数層の心筋速度を解析可能であるという利点もあり，心筋のセグメント変形率の指標である速度勾配（後述の「組織ドプラ法から派生したパラメータの概念」参照）を計算することができる（Figure 4-6）。イメージングレートを非常に高くすることができるので，カラー TM 組織ドプラ法は時間分解能（4 ms 未満），空間分解能（1 mm）ともにカラー 2D 組織ドプラ法よりも優れている[11,12]。それゆえ心筋機能の微細な異常を検出することができる[11,12,20,21]。カラー TM 組織ドプラ法の限界は下記のとおりである。

- パルス波スペクトルドプラ法やシングルゲートパルス波組織ドプラ法と同様に，エイリアシングというアーチファクトが起こりうる。
- TM ライン上の心筋速度しか解析できない。

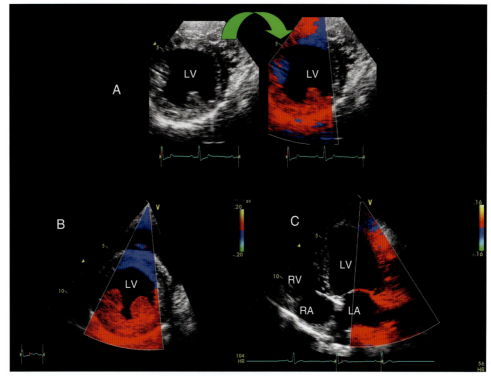

• **Figure 4-7**　主に心筋の短軸方向運動と長軸方向運動に適用するカラー 2D 組織ドプラ法。
カラー 2D 組織ドプラ法においては心筋速度に色付けしたものがリアルタイムに 2D 像に重ね合わされ
（A），カラー TM 組織ドプラ法と色付けは同様である（Figure 4-6）。検査に選んだ画像によって心筋の
短軸方向運動（B）と長軸方向運動（C）を解析できる。このようにして拡張末期に撮った右傍胸骨短軸
像では左室自由壁はプローブから遠ざかる方向に動くため赤で色付けられ，心室中隔は反対方向に動くの
で青で色付けられる。LA；左心房，LV；左心室，RA；右心房，RV；右心室。(Photo credit: Valérie
Chetboul.)

カラー 2D 組織ドプラ法

　カラー 2D 組織ドプラ法では心筋運動速度と方向に色が
付けられる。この色付けは 2D のグレースケール画像にリ
アルタイムに重ねたものである（カラードプラ法やカラー
TM 組織ドプラ法と全く同様である）（Figure 4-7）[11, 12, 20]。
カラー TM 組織ドプラ法と同様に心筋速度を時間関数に
変換した情報を得るための特別なソフトウェアが必要であ
る。右傍胸骨短軸像腱索レベルでは左心室心筋の短軸方向
の運動（Figure 4-8），左側心尖長軸像では左心室と心尖
部および右心室心筋の運動（Figure 4-9〜4-11）を解析す
ることができる。カラー 2D 組織ドプラ法は時間分解能が
低かった（30 FPS 以上にはできなかった）ため，非常に

長い間あまり用いられてこなかった[12]が，新たな超音波
送受信装置が開発され，30〜45 度の超音波角であれば
100〜200 FPS と高いフレームレートに設定することがで
きるようになった（時間分解能にすると 10 ms 未満に相
当する）[12]。カラー 2D 組織ドプラ法は同じ心室壁内（Fig-
ure 4-8〜4-10）あるいは別の場所（Figure 4-11）でも同
時に複数箇所を解析できるので，現在ではその他の 2 つの
方法よりも広く好まれている。同時に解析することで心室
内や心室間同期性を調べることができる[18]。パルス波組
織ドプラ法とは異なり，最終的に特殊な事後処理ソフトを
用いれば関心領域（ROI）を追跡することができる。検者
は全心周期を通して心筋壁全体の動きを追跡するために，
解析する心筋の領域を違う場所へ修正することができる。

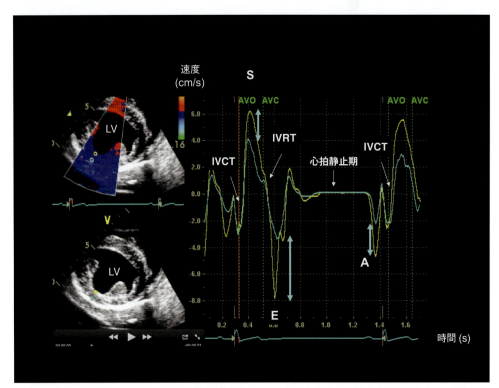

• **Figure 4-8**　健常犬でカラー 2D 組織ドプラ法によって左室自由壁の短軸方向運動を解析した例。
右傍胸骨短軸像に速度カラーコーディングを重ね合わせている（左上）。特殊なソフトウェアを使用して，2 つの 2 mm 径円形セグメントの心筋速度を同時に解析している。心内膜下層は黄，心外膜下層は緑で表示している。拡張期も収縮期も心内膜下層（黄曲線）は心外膜下層（緑曲線）よりも速く動くので全心周期を通して心筋内速度勾配が存在する（青の両矢印）。パルス波組織ドプラ法と同様に心筋速度はプローブに向かってくるときにプラス方向に，プローブから遠ざかっていく場合にはマイナス方向に表示される。陽性の S 波は収縮期に，陰性の E 波と A 波はそれぞれ拡張早期と拡張末期に観察される。多くの情報がカラー 2D 組織ドプラ法から得られることが示されている。AVC；大動脈弁閉鎖，AVO；大動脈弁開放，IVCT；等容性収縮時間，IVRT；等容性弛緩時間，LV；左心房。（Photo credit: Valérie Chetboul.）

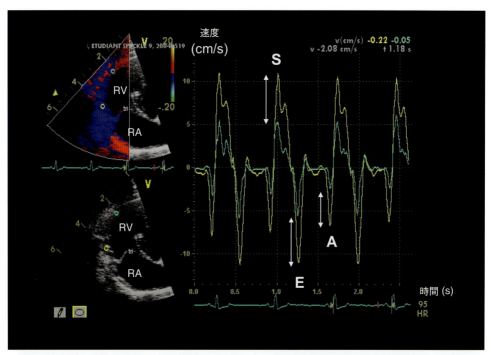

• **Figure 4-9**　健常犬でカラー 2D 組織ドプラ法によって右室自由壁短軸方向運動解析を行った例。
左側心尖四腔像にリアルタイムに速度を色付けしたものを重ね合わせている（左上）。2 つの 2 mm 径円形セグメントの右側心筋速度を同時に解析している（右心室壁の心基部セグメント〈黄〉と心尖部セグメント〈緑〉）。収縮期にも拡張期にも心基部セグメント（黄曲線）は心尖部セグメント（緑曲線）よりも速く動いていることが分かる。これは心筋内速度勾配（白両矢印）と定義される。左心室壁の短軸方向運動と同様に，右側長軸運動も最大収縮期波である S 波，陰性波である拡張早期の E 波と拡張末期の A 波からなる。RA；右心房，RV；右心室。(Photo credit: Valérie Chetboul.)

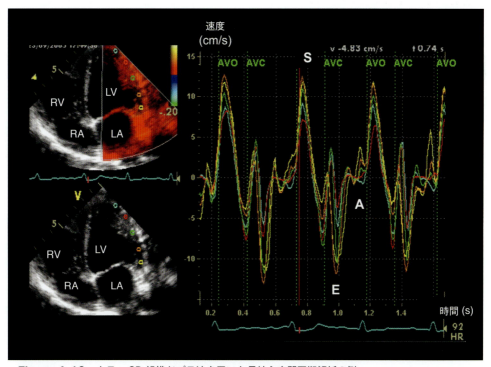

• **Figure 4-10**　カラー 2D 組織ドプラ法を用いた長軸心室間同期解析の例。
左室自由壁の心基部から心尖部にかけて配置した 5 つの 2 mm 径円形セグメントの速度を記録した。左側心尖四腔像にリアルタイムに速度を色付けしたものを重ね合わせた（左上）。5 つの長軸速度曲線が完璧に同期していることが分かる（右）。ここでも同様に収縮期陽性波（S 波），と 2 つの陰性波（E 波と A 波）が確認できる。AVC；大動脈弁閉鎖，AVO；大動脈弁開放，LA；左心房，LV；左心室，RA；右心房，RV；右心室。(Photo credit: Valérie Chetboul.)

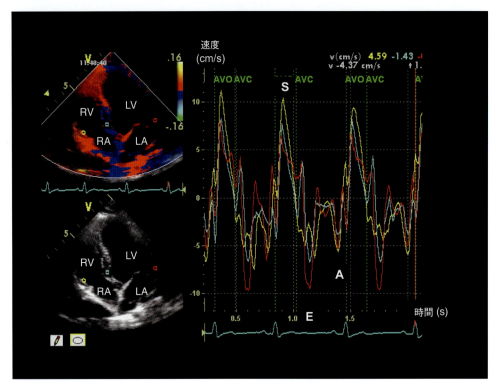

• **Figure 4-11**　カラー 2D 組織ドプラ法を用いた長軸心室間同期性解析の例。
心室壁 3 カ所（赤；左室自由壁，青；心室中隔，黄；右心室壁）に置いた 3 つの 2 mm 径円形セグメントの速度を記録している。速度に色付けしたものがリアルタイムに左側心尖四腔像に重ね合わされている（左上）。赤，青，黄の曲線はそれぞれ左室自由壁，心室中隔，右心室壁のセグメントから記録された長軸速度曲線である（右）。3 つがすべて完璧に同期していることが分かる。ここでも S 波，E 波，A 波が確認できる。健常犬でよく認められる所見ではあるが，右心室壁の速度の方がその他 2 つよりも速かった。AVC；大動脈弁閉鎖，AVO；大動脈弁開放，LA；左心房，LV；左心室，RA；右心房，RV；右心室。
(Photo credit: Valérie Chetboul.)

健常な速度分布と変動要因

健常な速度分布

　組織ドプラ法とは関係なく，左室自由壁の短軸方向と長軸方向の速度分布は短い等容性収縮時間から正の方向の収縮波（最大収縮波は S 波という），短い等容性弛緩時間，最後に 2 つの負の方向の E 波と A 波，その間に拡張期がある（Figure 4-6〜4-11，Table 4-1〜4-4）[19, 21-26]。等容性弛緩時間と同様に拡張早期 E 波は犬でも猫でも二相性になりえる（Figure 4-8）[22]。猫では心拍数が速いため，E 波と A 波が融合し EA 波となり E 波が実際よりも増幅してしまうことがある（Figure 4-12）[23, 24]。これが猫で組織ドプラ

Table 4-1　100頭の健常犬で組織ドプラ法を用いて算出した左室自由壁（心内膜下，心外膜下）の短軸方向運動変数[26]

組織ドプラ法変数		心内膜下	心外膜下
収縮期S波（cm/s）	平均値±標準偏差	6.4 ± 1.4[a,b]	3.9 ± 1.1
	最小値－最大値	3.1-10.8	1.0-6.5
拡張早期E波（cm/s）	平均値±標準偏差	7.8 ± 2.2[a,c]	4.0 ± 1.6
	最小値－最大値	2.9-14.9	1.4-10.2
拡張末期A波（cm/s）	平均値±標準偏差	4.1 ± 1.4[a,b,c]	1.9 ± 1.2[b,c]
	最小値－最大値	1.4-8.3	0.1-5.6
E/A比	平均値±標準偏差	2.1 ± 0.9	3.2 ± 3.9
	最小値－最大値	1.0-5.1	0.9-36.0
検査中の心拍数（bpm）	平均値±標準偏差	103 ± 24	
	最小値－最大値	59-171	

変数を平均値±標準偏差および最小値－最大値で表す。
注釈：GE Vivid 5によって得られた未発表データ
a：心外膜下と比較して有意差あり（$p < 0.001$）
b：同じセグメントのE波と比較して有意差あり（$p < 0.001$）
c：同じセグメントのS波と比較して有意差あり（$p < 0.001$）

Table 4-2　100頭の健常犬で組織ドプラ法を用いて算出した左室自由壁（心基部，壁中央部，心尖部）の長軸方向運動変数[26]

組織ドプラ法変数		心基部	壁中央部	心尖部
収縮期S波（cm/s）	平均値±標準偏差	7.6 ± 2.7[a,b,c]	4.7 ± 2.48[a,c]	1.8 ± 1.5[b]
	最小値－最大値	3.0-19.6	1.0-13.5	0.1-6.7
拡張早期E波（cm/s）	平均値±標準偏差	9.0 ± 2.5[a,b]	7.4 ± 2.68[a]	2.1 ± 1.6[b]
	最小値－最大値	3.2-14.7	1.7-14.2	0.1-9.4
拡張末期A波（cm/s）	平均値±標準偏差	5.5 ± 1.9[a,b,c,d]	3.1 ± 1.8[a,c,d]	0.6 ± 0.5[b,c,d]
	最小値－最大値	0.8-10.6	0.2-7.7	0.1-2.5
E/A比	平均値±標準偏差	1.8 ± 0.8	4.1 ± 5.3	4.7 ± 5.0
	最小値－最大値	0.9-5.6	1.0-35.0	0.5-34.0
検査中の心拍数（bpm）	平均値±標準偏差	97 ± 23		
	最小値－最大値	52-171		

変数を平均値±標準偏差および最小値－最大値で表す。
注釈：GE Vivid 5によって得られた未発表データ
a：心尖部と比較して有意差あり（$p < 0.001$）
b：壁中央部と比較して有意差あり（$p < 0.001$）
c：同じセグメントのE波と比較して有意差あり（$p < 0.001$）
d：同じセグメントのS波と比較して有意差あり（$p < 0.001$）

Table 4-3 100頭の健常犬で組織ドプラ法を用いて算出した左室自由壁（心内膜下，心外膜下）の短軸方向運動変数[24]

	品種，性別，体重，年齢による影響	変数	
		平均値±標準偏差	最小値－最大値
収縮期の速度および勾配			
S波（心内膜下）(cm/s)	品種，性別($p<0.05$)	4.7 ± 1.1	3.0-8.1
S波（心外膜下）(cm/s)	品種($p<0.05$)	2.5 ± 0.9	1.1-5.6
心内膜下，心外膜下間の収縮期勾配(cm/s)	年齢($p<0.05$)	2.2 ± 0.7	0.8-3.6
拡張期の速度および勾配（融合したEA波のない猫，n=92）			
E波（心内膜下）(cm/s)	品種($p<0.001$)	5.7 ± 1.5	3.5-10.8
E波（心外膜下）(cm/s)	なし	2.4 ± 1.0	0.5-4.3
A波（心内膜下）(cm/s)	なし	3.0 ± 1.0	0.9-5.0
A波（心外膜下）(cm/s)	品種($p<0.05$)	1.2 ± 0.6	0.2-3.2
E/A比（心内膜下）	品種($p<0.01$)	2.1 ± 1.2	1.1-10.2
E/A比（心外膜下）	なし	2.5 ± 1.8	1.0-13.0
心内膜下，心外膜下間の拡張早期勾配(cm/s)	品種($p<0.001$)	3.3 ± 1.3	1.1-8.4
心内膜下，心外膜下間の拡張末期勾配(cm/s)	なし	1.8 ± 0.7	0.2-3.5
組織ドプラ法の時間間隔			
IVCT（心内膜下）(ms)	品種($p<0.01$)	40 ± 10	24-73
IVCT（心外膜下）(ms)	品種($p<0.01$)	40 ± 10	24-73
IVRT（心内膜下）(ms)	年齢($p<0.05$)	45 ± 10	21-75
IVRT（心外膜下）(ms)	なし	45 ± 10	21-75
検査中の心拍数(bpm)	なし	174 ± 25	122-242

IVCT；等容性収縮時間，IVRT；等容性弛緩時間
変数を平均値±標準偏差および最小値－最大値で表す。品種，性別，体重，年齢による影響は一般線形モデルを用いて研究され，有意差がある場合にはp値を示す。
注釈；GE Vivid 5によって得られた未発表データ

Table 4-4　100 頭の健常猫で組織ドプラ法を用いて算出した左室自由壁（心基部，壁中央部，心尖部）の長軸方向運動変数[26]

	品種，性別，体重，年齢による影響	変数	
		均値±標準偏差	最小値−最大値
収縮期の速度および勾配			
S 波（心基部）(cm/s)	なし	4.5 ± 1.2	2.4-8.4
S 波（壁中央部）(cm/s)	なし	4.4 ± 1.3	2.2-8.4
S 波（心尖部）(cm/s)	なし	1.7 ± 0.9	0.2-4.5
心基部，心尖部間の収縮期勾配 (cm/s)		2.7 ± 0.8	1.2-5.5
拡張期の速度および勾配（融合した EA 波のない猫，n=90）			
E 波（心基部）(cm/s)	なし	5.8 ± 1.6	2.8-9.9
E 波（壁中央部）(cm/s)	なし	5.5 ± 1.6	2.6-10.2
E 波（心尖部）(cm/s)	体重($p<0.05$)	2.7 ± 1.2	0.5-5.6
A 波（心基部）(cm/s)	なし	2.9 ± 1.0	1.1-5.5
A 波（壁中央部）(cm/s)	なし	2.9 ± 1.3	0.3-5.8
A 波（心尖部）(cm/s)	体重($p<0.05$)	0.8 ± 0.6	0.2-3.7
E/A 比（心基部）	品種($p<0.05$)	2.2 ± 0.9	1.1-5.8
E/A 比（壁中央部）	なし	2.2 ± 1.1	1.0-6.6
E/A 比（心尖部）	品種($p<0.05$)	4.3 ± 3.0	1.1-17.5
心基部，心尖部間の拡張早期勾配 (cm/s)	品種($p<0.05$)	3.1 ± 1.4	0.3-7.3
心基部，心尖部間の拡張末期勾配 (cm/s)	なし	2.1 ± 0.9	0.2-4.4
組織ドプラ法の時間間隔			
IVCT（心基部）(ms)	なし	36 ± 9	21-71
IVCT（心尖部）(ms)	なし	36 ± 9	21-71
IVRT（心基部）(ms)	なし	55 ± 12	28-90
IVRT（心尖部）(ms)	なし	55 ± 12	28-90
検査中の心拍数 (bpm)	品種($p<0.01$)	173 ± 28	105-253

IVCT；等容性収縮時間，IVRT；等容性弛緩時間
変数を平均値±標準偏差および最小値−最大値で表す。品種，性別，体重，年齢による影響は一般線形モデルを用いて研究され，有意差がある場合には p 値を示す。
注釈；GE Vivid 5 によって得られた未発表データ

法を用いて拡張機能を解析する場合の制限事項となる。

猫では犬と同様に，短軸方向への左心室の心筋の動きは均一ではないことが特徴である。全心周期を通じて心内膜下心筋線維は心外膜下心筋線維よりも速く動き，収縮期および拡張期の短軸方向心筋内速度勾配（Figure 4-8）と定義される（前述の「健常心筋の動力学」参照，Table 4-1，4-3）[23-26]。100 頭の健常犬（犬種は様々）で筆者らが行った研究では，カラー 2D 組織ドプラ法を用いて測定した心内膜下と心外膜下の速度差である短軸方向心筋内速度勾配は収縮期，拡張早期，拡張末期にはそれぞれ 2.5 ± 0.8，3.8 ± 1.5，2.3 ± 0.9 cm/s であった（Figure 4-13）[26]。100 頭の健常猫で行った同様の研究では心内膜下−心外膜下勾配は収縮期，拡張早期，拡張末期はそれぞれ 2.2 ± 0.7，3.3 ± 1.3，1.8 ± 0.7 cm/s であった（Figure 4-13）[24]。

心筋運動速度は心基部から心尖部にかけて減速するので，左心室壁の長軸方向運動もまた均一ではない（前述の「健常心筋の動力学」参照，Table 4-2，4-4）。この現象を収縮期と拡張期の長軸心筋内勾配と呼ぶ。100 頭の健常犬の研究では，カラー 2D 組織ドプラ法で測定した心基部と心尖部の速度差である心基部−心尖部勾配は収縮期，拡張

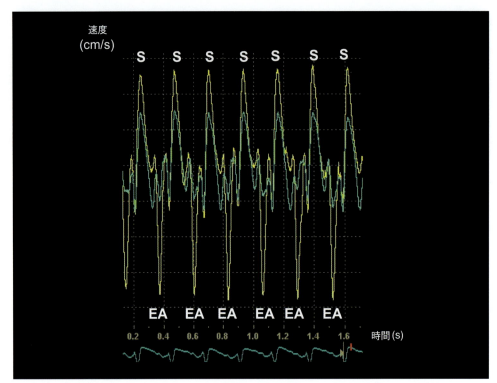

• **Figure 4-12** 健常猫におけるカラー2D組織ドプラ法を用いた左室自由壁短軸方向運動解析。Figure 4-8と同様に，左室自由壁内の2つの1mm径円形セグメントの心筋速度を同時に解析している。心内膜下が黄曲線，心外膜下が緑曲線で，両者ともに陽性収縮期波のS波と陰性波のEA波がある。頻拍のためE波とA波が融合してしまっている。(Photo credit: Valérie Chetboul.)

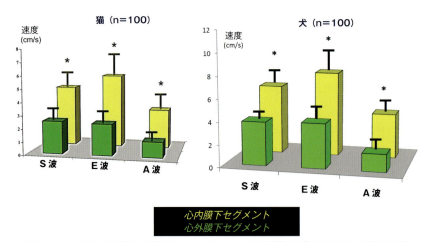

• **Figure 4-13** 健常猫と健常犬においてカラー2D組織ドプラ法を用いて得た短軸方向S波，E波とA波。覚醒下に立位で左室自由壁の短軸方向運動を記録している。心周期のどこにおいても心内膜下速度（黄）の方が心外膜下速度（緑）よりも速いことに注目。(Photo credit: Valérie Chetboul.)

早期，拡張末期ではそれぞれ5.9±2.2，6.9±2.5，4.9±1.7 cm/sであった[26]。同様の方法で猫100頭を用いた研究では2.7±0.8，3.1±1.4，2.1±0.9 cm/sであった[24]。

長軸心基部–心尖部勾配は，心室中隔内（ドーベル マン）や右心室壁（その他の犬種）において心尖部よりも心基部において運動速度が速いということを示している（Figure 4-9）[27,28]。64頭の健常犬を用いた研究ではカラー2D組織ドプラ法を用いて心基部と心尖部に速度差があるこ

とが示されている（収縮期，拡張早期，拡張末期でそれぞれ 7.8±2.8, 6.2±2.6, 5.1±1.7 cm/s の速度差が存在する）[28]。

　同じ心室壁内で生理的特徴が均一でないということは，異なる心室壁間でも差があるということである。例えば，健常猫での研究で，拡張早期の心室中隔壁の運動速度は左室自由壁の運動速度よりも速いということが分かっている[29]。同様に，犬では心基部，心尖部いずれにおいても右心室の長軸方向の運動は左室自由壁の運動よりも速い[28]。これは両心室の充満状況の差により説明できる。人で言われていることと同様に，心筋線維構造の相違によって起こる[30]。

変動要因

日内変動（反復性）および日間変動（再現性）

　一般的に，画像を量的解析した場合に変動係数（CV）が 20% 未満であると，その方法は反復性が高く，再現性があると考えられる（15% 以下が理想）[23, 25]。カラー 2D 組織ドプラ法の左心系および右心系の日内変動および日間変動は，過去に覚醒下の犬と猫で研究されている[23, 25, 28]。2 年以上組織ドプラ法の経験がある検者は，ほとんどの項目でよい再現性を示した[23, 25, 28]。例えば犬では右心室長軸 S 波，E 波，A 波の日間変動係数は，それぞれ 15.5%，3.5%，10.2% であった。猫における左室自由壁心内膜下の短軸方向運動ではさらに変動係数は低く，S 波が 8.2%，E 波が 6.5% であり，拡張早期の心基部長軸運動の変動係数は 5.5% であった。

　犬でも猫でも組織ドプラ法は左側心尖部像で最も変動が大きい[23, 25]。この特徴は人でも同様に認められ，この領域の心筋運動速度が遅いことと，左側心尖部像をきれいに描出することが難しいということが原因として考えられる[31]。

　組織ドプラ法の限界の 1 つは検者の質に大きく依存するということである。検者は経験豊富で，実施した検査が信頼性と再現性が高いということを確証できなければならない（同時に日内変動，日間変動も最小でなければならない）。この検査法に関して，2 年間経験がある検者でも心基部左側長軸運動の日内変動係数はまだ比較的高かった（S 波 27.0%，E 波 19.0%，A 波 17.8%）[25]。さらに 2 年間のトレーニングを経ると変動係数は 15% 以下まで減少した（S 波 10.3%，E 波 5.6%，A 波 10.9%）[28]。

　トレーニングを積んでいない検者が検査前に留意すべきことは以下のとおりである：

- 解析する領域の速度を過小評価しないように，超音波ビームは心筋運動のベクトルと可能な限り平行にすることが重要である（組織ドプラ法はドプラ効果の原則に則っている）。
- 方位分解能をよくするために，可能であれば超音波ビーム画角は解析する箇所周辺だけに限定し，狭くすることを強く推奨する。
- 胸壁の干渉による多重反射アーチファクト（心筋に高エコーに見えるところができてしまう）を避けることが重要である。これらのアーチファクトは壁運動消失という誤った診断を誘導しうる（後述の「ストレイン法とストレインレート法」参照）。
- 組織ドプラ法曲線を解釈するために速度スケールを正しく調整する必要がある（心筋運動速度が折り返し速度よりも遅くなるように設定しないとならない）。

他の変動要因

　組織ドプラ法で測定する S 波，E 波，A 波はいくつかの因子（種，心拍数，薬物〈麻酔薬など〉）に影響を受ける。測定した数値を慎重に解釈する必要性について，以下に述べる。

　犬種の影響については，100 頭の健常犬を用いた研究の中で，左室自由壁の短軸方向と長軸方向の心内膜下と心基部で測定した S 波においてはじめて記述された[26]。心内膜下短軸方向 S 波は，ジャーマン・シェパード・ドッグ（7.0±1.0 cm/s）やゴールデン・レトリーバー（7.0±1.3 cm/s）と比較して，ビーグル（5.4±0.8 cm/s）では有意に低かった。これら 3 犬種間では，心基部の S 波でも同様の結果が得られた（ビーグル；6.5±1.6 cm/s，ジャーマン・シェパード・ドッグ；7.9±1.6 cm/s，ゴールデン・レトリーバー；9.3±4.3 cm/s）。

　心拍数の影響は研究によって異なる。犬では心拍数と長軸方向左室自由壁心基部の S 波に陽性相関が認められた（$r = 0.25$；$p < 0.05$）[26]。同様の相関関係が猫の研究でも心拍数と心内膜下短軸方向（$r = 0.24$），心外膜下の収縮期 S 波（$r = 0.21$），弁輪部の長軸方向（$r = 0.23$），心基部の S 波（$r = 0.21$）の間に認められている[24]。

　最後に，覚醒下の動物の基準値範囲は鎮静あるいは麻酔下の動物には当てはめることはできない。これを裏付けるための健常犬での研究では，一般的な麻酔（イソフルランとベクロニウム）をかけると組織ドプラ法の再現性が改善するが（変動係数；短軸方向速度で 10% 以下，長軸方向速度で 13% 以下），左心室短軸方向と長軸方向心筋速度の再現性は減少する（覚醒下の動物と比較すると 60% まで

上がる）結果となった[25]。

主な組織ドプラ法の適応

　動物における組織ドプラ法の最初の報告は，人での報告から数年後のことであった。心筋運動についてはシングルゲートパルス波組織ドプラ法がまず猫で報告され（1999）[19]，それからカラー2D組織ドプラ法が猫と犬で報告され（2004），犬猫でも信頼性と再現性のある検査法であることが分かった[23,25]。組織ドプラ法の価値は心筋の変化を早期発見できることであり，犬と猫でその価値は高まった。

　組織ドプラ法は，人では心臓移植後の急性期拒絶反応による心筋障害の検出[32]やアスリート左心室心筋の生理的な肥大と病的肥大の鑑別[33]，様々な心筋症の診断法[34-36]として，従来の心臓超音波検査法よりも感度の高い方法として知られていた。

　この組織ドプラ法の感度について，犬では筆者らのチームが特殊な自然発生性の拡張型心筋症であるゴールデン・レトリーバー筋ジストロフィー（GRMD）ではじめて報告した[21,37]。この自然発生性筋無力症は人のデュシェンヌ病と同様に遺伝性で，X染色体とリンクしジストロフィンをコードしている遺伝子の変異によるものである。カラーTM組織ドプラ法は従来の心臓超音波検査法よりもGRMDの子犬の収縮異常を早期に診断できると証明した。心外膜－心内膜の収縮期短軸方向勾配の減少が特徴である収縮障害は，組織ドプラ法では明らかであるが，従来の超音波検査の指標（左心室径，壁厚，短縮率）では健常と判断されてしまう[21]。早期の短軸方向と長軸方向の収縮期および拡張期組織ドプラ法の変化も，GRMD犬において2D組織ドプラ法と同様であると報告されている[37]。組織ドプラ法の心筋障害早期検出感度が高いことは，GRMDと類似した猫の肥大型心筋症モデル（ジストロフィンをコードしている遺伝子異常）においても報告されている[38]。これはメインクーンをはじめとする様々な種類の猫の自然発生性肥大型心筋症[39,40]や体高血圧症[39]についても報告されている。組織ドプラ法は犬の肺高血圧症診断においても，従来のドプラ検査法よりも高い感度を示している[41]。

　組織ドプラ法は，猫の肥大型心筋症や犬の拡張型心筋症のような心疾患に潜在する病態生理学的メカニズムの研究にも用いられてきた[39,42,43,44]。

　組織ドプラ法は，心臓全体あるいは部分的な心筋機能に対する細胞移植のような治療について，（有益もしくは有害な）効果を評価できる非常に強力で非侵襲的な研究ツールである[45]。

派生テクニック（組織トラッキング法，ストレイン法，ストレインレート法）

組織ドプラ法から派生したパラメータの概念

　基本的な組織ドプラ法の変数はセグメント心筋運動速度である（Figure 4-14）。セグメント心筋運動速度から計算された最初のパラメータは速度勾配である。この速度勾配は2つのセグメント間の速度差と定義される。臨床で最も多く計算される速度差は，心内膜下と心外膜下の速度差（左心室短軸方向運動），心基部と心尖部の速度差（左心室長軸方向運動）である。速度差を用いる利点は，以下の2点である。

- 超音波ビームと心筋運動のベクトルの角度による影響を制限できる。
- 心臓全体の動きによる影響を消すことができる。心臓全体の動きは，心筋セグメント本来の速度に加わることで心筋セグメントに影響を与える。

したがって病的状態において速度勾配は，拡張あるいは収縮障害の解析に速度の絶対値よりも判別能力が高いことが証明されている[12,21,46]。

　速度由来のその他のパラメータも計算可能である（Figure 4-14）。変位値と変形値は，組織トラッキング法，ストレイン法およびストレインレート法から得られ，これらは組織ドプラ法から派生したと考えられている。

組織トラッキング法

　組織ドプラ法を用いて計算された瞬時心筋速度（cm/s）は単位時間あたりに心筋セグメントが移動した距離を表す。このセグメントの合計移動距離は組織ドプラ法曲線の速度時間積分をすることで求められる（Figure 4-15～4-17）。

　時間関数としての心筋移動距離曲線がリアルタイムの色分けと同じように得られる（Figure 4-14～4-16）。この手法は組織トラッキング法と呼ばれる。犬において組織トラッキング法によって得られる移動距離と，ソノマイクロメトリー法（クリスタルを心室壁に埋め込んで計測する，侵襲的ではあるがゴールドスタンダードな方法）で得られ

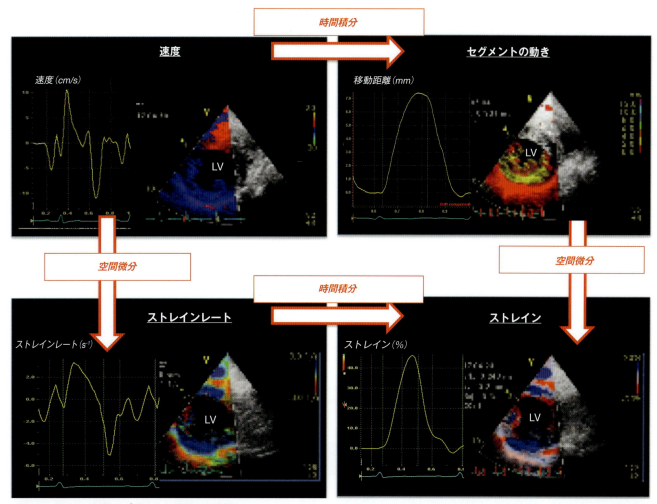

• **Figure 4-14**　組織ドプラ法から派生した変数。
カラー2D組織ドプラ法（左上）で心筋速度がリアルタイムに色付けられている。このカラーマッピング上で心筋セグメントの速度情報は時間関数として得られる。この曲線の時間積分が時間とともにセグメントの動き（mm）として表示され，これもリアルタイムに色付けされる（右上）。これが組織トラッキング法の原理である。速度を空間微分すると心筋変形あるいはストレインの速度情報が得られ，これもリアルタイムに色付けされる。これがストレインレートの原理である（左下）。最後にストレインレートを時間積分し，変位を空間微分すると心筋変形あるいはストレイン（%）が得られる。LV；左心室。（Photo credit: Valérie Chetboul.）

る移動距離との間によい相関を示した（Figure 4-17）[47]。

組織トラッキング法の限界は組織ドプラ法と同様である。

- 組織ドプラ法から派生しているので，計測される運動は超音波ビームのなす角度に依存している。実際の移動距離よりも過小評価しないためには，解析するセグメントと心筋運動の方向が一致していないといけない。

- 移動距離は速度の絶対値と同様に，心臓全体の動きに影響を受ける。これは解析するセグメントに隣接したセグメントの収縮と胸腔内の臓器そのものの移動も含まれる。局所心筋ストレインはこれらの制限を部分的に軽減する。

ストレイン法とストレインレート法

移動距離に加えて変形変数と呼ばれる他の変数（相対的変形，ストレイン〈歪み〉速度や変形速度，ストレインレート〈歪み率〉）も瞬時心筋速度から計算できる。これらの変数はストレイン法やストレインレート法の基礎となる[27, 48-54]。

AとBという2つのポイントで囲まれた心筋セグメントの長さをL0とする（Figure 4-18）。次の瞬間（T0＋ΔT），このセグメントの長さLがL0＋ΔLになったとする。相対変形（あるいはストレイン）はΔT時間経過する間の変化のことで，%で表され，以下の式によって計算される：

$$ストレイン = \Delta L / L0$$

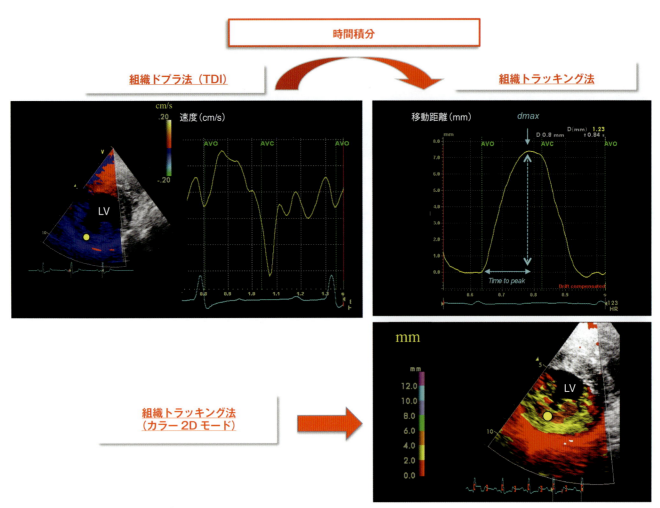

- **Figure 4-15** 組織トラッキング法の原理。
組織ドプラ法検査で心筋セグメントの速度曲線を時間関数として得ることができる（左上）。この曲線を時間積分するとセグメントの移動距離の変形が得られる（右上）。これが組織ドプラ法から派生した組織トラッキング法の原理であり，速度から心筋変位を求めることができる。この手法は瞬時セグメント速度を考慮していない。組織ドプラ法を補完する組織トラッキング法を用いると最大収縮期運動（dmax）とdmaxに達するまでに要する時間（Time to Peak）を算出することができる。心筋変異に色付けしたものを2D画像にリアルタイムに重ね合わせ，単位時間あたりの変異カラー情報を提供する（右下）。AVC；大動脈弁閉鎖，AVO；大動脈弁開放，LV；左心室。（Photo credit: Valérie Chetboul.）

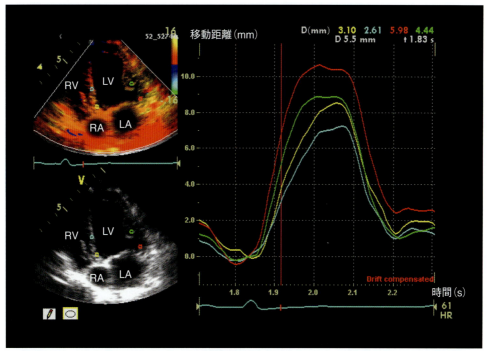

• **Figure 4-16**　4つの心筋セグメントの組織トラッキング法。
4つの1mm径円形セグメントの長軸心筋変位を同時に解析している（心基部；赤曲線，左室自由壁中央部；緑曲線，心室中隔基部；黄曲線，心室中隔中央部；青曲線）。4つのセグメントの変位は同期している。2D画像にリアルタイム心筋速度情報が色付けられる（左上）。LA；左心房，LV；左心室，RA；右心房，RV；右心室。(Photo credit: Valérie Chetboul.)

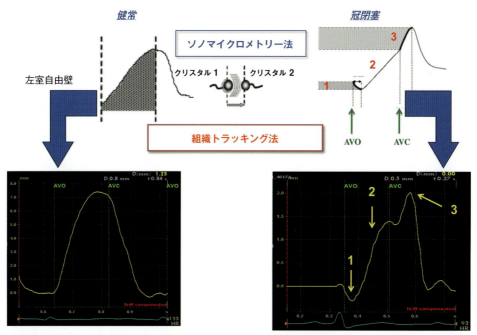

• **Figure 4-17**　ソノマイクロメトリー法と組織トラッキング法の比較。
組織トラッキング法（下段）とソノマイクロメトリー法（上段）の間にはよい相関が認められた。左心室の健常な状態と前下行枝を閉塞させた心筋梗塞モデルの例。ソノマイクロメトリー法は局所心筋運動を定量するゴールドスタンダードな侵襲的な方法で，圧電性のクリスタルを心筋に埋め込んで計測する。ソノマイクロメトリー法と組織トラッキング法，それぞれが心筋スタニングフェーズとして知られる心筋梗塞の結果として起こる心筋運動障害を示している。この異常は，異常な収縮早期の壁厚の減少（1），その後の増厚（2）と収縮期後のさらなる増厚（3）（大動脈弁閉鎖後に起こる）を特徴としている。AVC；大動脈弁閉鎖，AVO；大動脈弁開放。(Adapted from Lucats L, Monnet X, Bize A, et al. Regional and temporal heterogeneity of post-systolic wall thickening is associated with left ventricular asynchrony in normaland experimental stunned myocardium. Basic Res Cardiol 2008; 103: 385-96. Photo credit: Valérie Chetboul.)

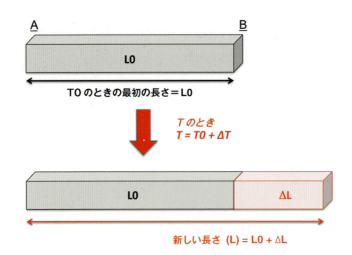

• **Figure 4-18** 一次元セグメントの心筋ストレインの模式図。
一次元ストレインでは長くなったか短くなったかのどちらかについてのみ計測可能である。T0 のときの A 点と B 点間の距離 L0 の心筋セグメントを考える。この 2 点の速度は組織ドプラ法で決定される。したがって時間 T（T=T0+ΔT）でのセグメントの新しい長さ L を推定することができる。この新しい長さから ΔT の間の心筋セグメントの相対変形（ストレイン）を算出できる。これはセグメント長の変化率と定義される（2 つの長さの差を最初の長さで割ったもの）。このため，セグメント長が伸びると L は L0 よりも大きくなり，ストレインはプラスとなる。逆にセグメント長が短縮すると L は L0 よりも短くなり，ストレインはマイナスとなる。(Photo credit: Valérie Chetboul.)

　あるセグメントのストレインはセグメントの歪みのことで初期長により標準化される（Figure 4-18）。ストレインはそれゆえ空間微分である（Figure 4-14）[48, 49]。

　ストレインレートは変形（あるいは歪み）が生じた場所の速度として定義され，ストレインを ΔT で割った値と等しい：

$$ストレインレート＝ストレイン/\Delta T$$

　ゆえに，ストレインレートはストレインの時間積分値であり，s^{-1} で表現される（Figure 4-14）。反対に，相対変形あるいはストレインはストレインレートを空間微分して得られる。

　ストレインレートは A 点と B 点の心筋速度から直接計算できる（Figure 4-18）。事実，ΔT 時間あたりのセグメント AB のストレインは 2 点間の速度分布で見積もることができる：

$$ストレイン＝\Delta L/L0＝(DB－DA)/L0$$

　DB と DA は A 点と B 点の移動距離を示す。もし VB と VA を B 点と A 点の速度とするならば，

$$DB＝VB×\Delta T,\quad DA＝VA×\Delta T$$

となるので，ストレインは下記の式で表すこともできる：

$$ストレイン＝(DB－DA)/L0＝(VB×\Delta T－VA×\Delta T)/L0$$
$$＝(VB－VA)×\Delta T/L0$$

　したがって，ストレイン /ΔT と定義されるストレインレートは（VB－VA）/L0 と等しい。言い換えればストレインレートは A 点と B 点の速度差を 2 点間距離で割ったものである[12]。組織ドプラ法で測定した速度と組織トラッキング法で測定した運動のように，ストレインと心筋ストレインレートは一定期間の曲線形態を量的解析，カラー2D コーディングを質的解析する 2 つの指標である（Figure 4-19〜4-22）。健常なストレインとストレインレート曲線は Figure 4-19〜4-22 に示している。収縮期ピークストレインは，通常収縮末期になり，大動脈弁閉鎖の直前のタイ

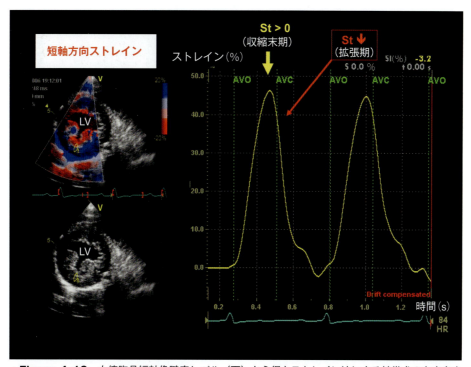

• **Figure 4-19**　右傍胸骨短軸像腱索レベル（下）から得たストレイン法による健常犬の左室自由壁の短軸方向セグメントの変形解析。
短軸方向ストレインは陽性で収縮末期に最大となり（黄矢印），拡張期に減少していく（赤矢印）。これは収縮期には厚くなり，拡張期には短くなっていることを示している。カラーをリアルタイム2D画像に重ね合わせている（左上）。ROI のサイズは 5 mm/3 mm。AVC；大動脈弁閉鎖，AVO；大動脈弁開放，LV；左心室。（Photo credit: Valérie Chetboul.）

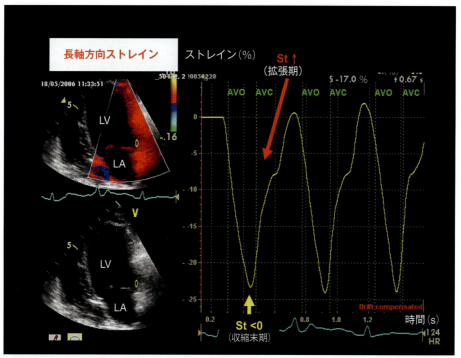

• **Figure 4-20**　左側心尖四腔像から得た通常のストレイン法を用いた健常犬の左室自由壁の長軸方向セグメントの変形速度解析。
長軸方向収縮期変形は Figure 4-19 とは逆方向で陰性波形となる。その絶対値のピークは収縮末期（黄矢印）であり，拡張期に基線まで戻る（赤矢印）。これにより収縮期の短縮と拡張期の局所伸長が確認できる。速度に対応するカラーを 2D 画像とリアルタイムに重ね合わせている（左上）。ROI のサイズは 5 mm/3 mm。AVC；大動脈弁閉鎖，AVO；大動脈弁開放，LA；左心房，LV；左心室。（Photo credit: Valérie Chetboul.）

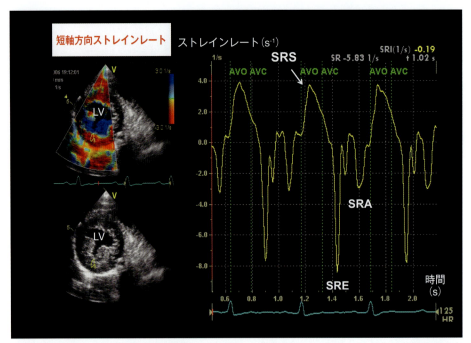

● **Figure 4-21** 右傍胸骨短軸像腱索レベル（下）から得たストレインレート法による健常犬の左室自由壁の短軸方向セグメントの変形解析。
短軸方向変形速度（ストレインレート）は収縮期に陽性波（SRS）として得られていて，局所の増厚が起こっていることを示している。続いて左心室充満（SRE）と左心房収縮（SRA）の2つの陰性拡張期ピークが認められ，拡張末期よりも拡張早期の方が，減厚が早いことを示している。変形速度に対応するカラーを2D画像とリアルタイムに重ね合わせている（左上）。ROIのサイズは5 mm/3 mm。AVC；大動脈弁閉鎖，AVO；大動脈弁開放，LV；左心室。(Photo credit: Valérie Chetboul.)

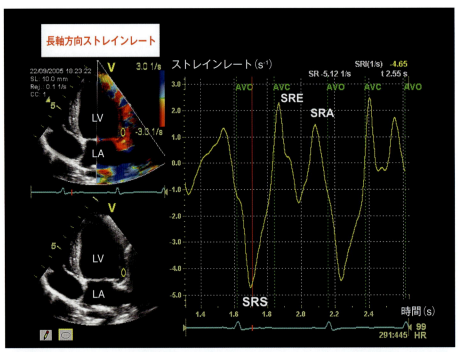

● **Figure 4-22** 左側心尖四腔像から得た通常のストレインレート法を用いた健常犬の左室自由壁の長軸方向セグメントの変形速度解析。
長軸変形速度（ストレインレート）は Figure 4-21 とは反対方向になり，収縮期には陰性波（SRS）となり，局所短縮を示している。続いて左心室充満（SRE）と左心房収縮（SRA）の2つの陽性拡張期ピークが認められ，拡張末期よりも拡張早期の方において，減厚が早いことを示している。変形速度に対応するカラーを2D画像とリアルタイムに重ね合わせている（上段左）。ROIのサイズは5 mm/3 mm。AVC；大動脈弁閉鎖，AVO；大動脈弁開放，LA；左心房，LV；左心室。(Photo credit: Valérie Chetboul.)

ミングである（Figure 4-19, 4-20）。収縮期ピークストレインレートは，通常収縮中期になる（Figure 4-21, 4-22）。

　これらの変形指数の主な利点は，組織ドプラ法における速度勾配を計算するときと同様に（前述の「組織ドプラ法から派生したパラメータの概念」参照），ある速度からもう1つの速度を引くことで心臓全体の動きを排除することができるということである（Figure 4-23）。ゆえに，心筋の能動あるいは固有運動だけを考えることができる。動物の心筋虚血モデルと同様に，人ではこれらの指数（特に収縮期ピークストレインやストレインレート）は従来の組織ドプラ法よりも虚血が起こった後の心筋バイアビリティー評価や心筋機能評価，壁同期性において識別率が高いと証明されている[18,50-54]。

　これらの方法の限界について，特にストレインレートに

おいて，この指数の変化性は2点の速度（VAとVB）に直接依存しているということに着目しなければならない（Figure 4-24）。ROIのサイズを大きくすることで，シグナル／ノイズ比は改善しうる。実際にVAとVBの差が開くのでROIを大きくすることでシグナルは高くなる。そのためストレインレート法やストレイン法における，選択したROIサイズは組織ドプラ法よりも優れていることが多い。

　組織ドプラ法と同様にストレイン法とストレインレート法はドプラ法であるため，超音波ビームと心筋運動ベクトルとの角度差に依存し，過小評価してしまう可能性がある。

　最後になるが，ストレイン法やストレインレート法の結果の解釈には最大限の注意を払う必要がある。実際に，これらの方法は多くのアーチファクト，特に静止した多重反

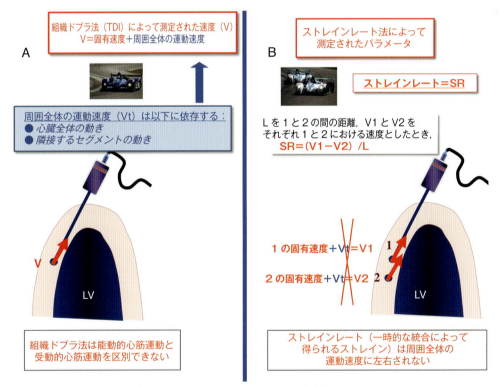

• **Figure 4-23**　組織ドプラ法とストレインレート法の原理の比較。
A；組織ドプラ法は時間関数としての局所心筋速度を解析する方法である。この速度はROIの固有速度と周囲全体の運動速度（Vt；心臓全体の動きと胸郭の動きの速度，隣接するセグメントによって引き延ばされる速度）の合計である。それゆえ，組織ドプラ法は心筋固有の機能に関連する能動的運動と受動的運動を区別することができない。
B；一方，ストレインレートは距離で割った速度勾配と定義され，2つの速度差を求める過程で全体の受動速度は排除される。それゆえ，ストレインレートはROIの固有運動のみを考えることができ，もし固有運動が消失している場合にはストレインレートはゼロとなる。
LV；左心室。(Photo credit: Valérie Chetboul.)

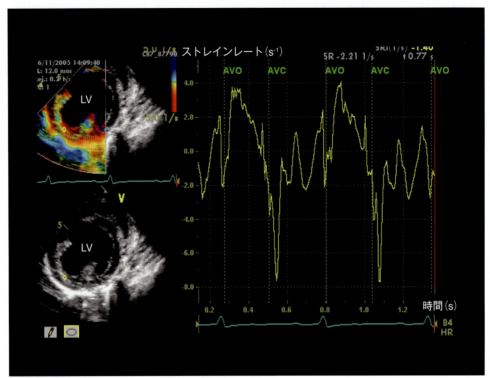

• Figure 4-24　ストレインレート法のシグナル／ノイズ比。
左側心尖四腔像（左下）から得たストレインレート法を用いた健常犬の左室自由壁の短軸方向セグメントの変形速度解析。時間の関数として心筋速度曲線を示した Figure 4-8 と同一の犬および ROI。ストレインレート法で得られた，高いシグナル／ノイズ比に特徴付けられる曲線は組織ドプラ法のものと一致しない。AVC；大動脈弁閉鎖，AVO；大動脈弁開放，LV；左心室。（Photo credit: Valérie Chetboul.）

射アーチファクトに左右され（Figure 4-25），健常な心筋セグメントを機能障害や運動障害と誤って解釈してしまう可能性がある。動いているときも心筋壁を ROI に追跡させる機能を使用している場合は，多重エコーエリアを重ね合わせないようにしなければならない。

これらの制限があるので，ストレイン法やストレインレート法の画像を取得，解析するには特殊なトレーニングが必要だということは理解しやすい。

ストレイン法やストレインレート法は獣医心臓病学では新しい技術である[55-58]。両心室自由壁の収縮期ストレインとストレインレートの日間および日内再現性は覚醒下の犬で，筆者らのチームが 2006 年にはじめて報告した[55]。トレーニングを受けた検者が行った場合，変動係数は 15％以下と満足のいく結果であった。30 頭の健常犬を用いた研究では，人と同様に長軸方向収縮変形指数の絶対値は左心室よりも右心室の方が高い値を示した。左心室の長軸方

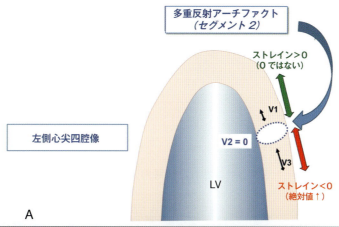

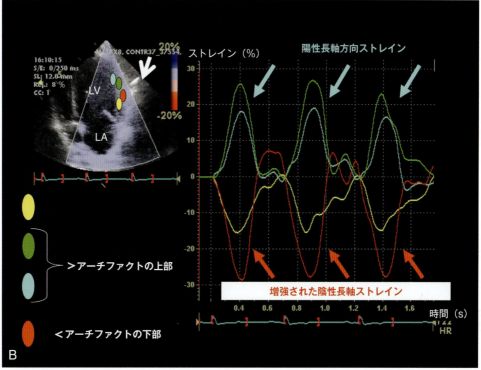

• **Figure 4-25**　多重反射アーチファクトとストレイン法，ストレインレート法の影響。
多重反射アーチファクトは高エコー性の静止した物体（固有速度のない物体）として 2D グレースケールイメージ上に現れる。これは，近位領域内における強い音響インピーダンスを伴う 2 つの反射面の間で超音波ビームが 1 回以上反射することによって起こる（ほとんどの場合胸壁で起こる）。したがってこの画像は遠位に認められる。
A；左室自由壁の 3 カ所（心尖部から心基部に向かってそれぞれ V1，V2，V3）について，V2（左側心尖四腔像）に静止した多重反射アーチファクトがあるとする。このアーチファクトは静止していることに特徴付けられる（V2 における速度はゼロである）。ストレインレートは 2 つの速度差に直接影響を受け，速度は心尖部から心基部に向けて増加する（心基部 - 心尖部勾配）。つまり，アーチファクト（V1 と V2 の間のセグメント）の上部では，収縮ストレインレートは，V1-V2 の差（V2＝0，V1 は陽性）のため，陰性ではなく陽性に現れる。逆に，アーチファクトの下部（V3 と V2 の間のセグメント）では，V2-V3 の差（V2＝0，V3 は陽性）のため，ストレインレートは絶対値を上回る陰性となる。これはストレイン法によって算出されるストレイン値と同様である。
B；左側心尖四腔像において多重反射アーチファクトを白矢印で示した。このアーチファクトの上部（スクリーン前方）では，ストレイン曲線（緑および青）は壁側の運動障害のように陽性である（本来は陰性：Figure 4-20）。アーチファクトの下部（スクリーンの後方）では，ストレイン曲線（黄および赤）は運動過剰症のように陰性である（赤ではストレインの絶対値が高値となっている）。
LA；左心房，LV；左心室。(Photo credit: Valérie Chetboul.)

向運動よりも短軸方向運動の方が大きかった（Table 4-5，4-6）。収縮期短軸方向心筋変形障害と収縮左心室長軸方向心筋変形障害は拡張型心筋症と関連があっ

た[56]。猫でも同様に肥大型心筋症と長軸方向心筋変形障害が関連を示したと報告されている[58]。

Table 4-5	ストレイン法とストレインレート法から計算された健常犬 30 頭における左心室壁収縮期変形指数[55]				
				相関性	
	変数	**最小値－最大値**	**年齢(歳)**	**心拍数(bpm)**	**短縮率(%)**
収縮期ピークストレイン(%)	62.9 ± 10.4	45.3-87.0	NS	NS	0.47(p = 0.008)
収縮期ピークストレインまでの時間(ms)	228 ± 41	155-328	NS	−0.42(p = 0.004)	NS
収縮期ピークストレインレート(S^{-1})	5.8 ± 1.1	3.5-8.2	NS	NS	0.39(p = 0.032)

NS；有意差なし

収縮期ピークストレイン(%)，収縮期ピークストレインまでの時間(ms)，収縮期ピークストレインレート(S^{-1})を平均値±標準偏差，最小値－最大値で表す。ピアソンの相関係数は，年齢，心拍数，短縮率に有意差がある場合に示す。

注釈；GE Vivid 5 によって得られた未発表データ

Table 4-6 ストレイン法とストレインレート法から計算された健常犬 30 頭における収縮期長軸変形指数（左室自由壁，心室中隔，右心室壁の心基部，心尖部それぞれの数値）[55]

	変数	最小値－最大値	相関性 年齢（歳）	心拍数（bpm）	短縮率（%）
左室自由壁					
収縮期ピークストレイン（心基部）(%)	-25.5 ± 3.6	$-34.8 - -18.8$	NS	$0.39(p = 0.032)$	NS
収縮期ピークストレインまでの時間（心基部）(ms)	234 ± 57	$107 - 374$	NS	$-0.51(p = 0.004)$	NS
収縮期ピークストレインレート（心基部）(S^{-1})	-3.1 ± 0.7	$-4.9 - -2.1$	NS	NS	NS
収縮期ピークストレイン（心尖部）(%)	-23.2 ± 4.0^a	$-36.5 - -17.3$	NS	$0.43(p = 0.017)$	NS
収縮期ピークストレインまでの時間（心尖部）(ms)	192 ± 61	$87 - 313$	NS	$-0.43(p = 0.017)$	NS
収縮期ピークストレインレート（心尖部）(S^{-1})	-2.6 ± 0.8^a	$-4.4 - -1.4$	NS	NS	NS
心室中隔					
収縮期ピークストレイン（心基部）(%)	-24.5 ± 3.2	$-30.8 - -17.2$	NS	NS	NS
収縮期ピークストレインまでの時間（心基部）(ms)	210 ± 49	$118 - 303$	NS	NS	NS
収縮期ピークストレインレート（心基部）(S^{-1})	-2.6 ± 0.6^b	$-3.7 - -1.7$	NS	$0.60(p = 0.001)$	NS
収縮期ピークストレイン（心尖部）(%)	-22.9 ± 2.7^a	$-28.8 - -17.5$	NS	$0.45(p = 0.017)$	NS
収縮期ピークストレインまでの時間（心尖部）(ms)	219 ± 41	$123 - 303$	NS	NS	NS
収縮期ピークストレインレート（心尖部）(S^{-1})	-2.2 ± 0.6^a	$-3.5 - -1.2$	NS	$-0.47(p = 0.013)$	NS
右心室壁					
収縮期ピークストレイン（心基部）(%)	$-39.5 \pm 5.5^{b,c}$	$-50.2 - -29.5$	NS	NS	NS
収縮期ピークストレインまでの時間（心基部）(ms)	223 ± 56	$126 - 346$	NS	NS	NS
収縮期ピークストレインレート（心基部）(S^{-1})	$-5.2 \pm 0.8^{b,c}$	$-7.1 - -4.0$	NS	NS	NS
収縮期ピークストレイン（心尖部）(%)	$-36.3 \pm 4.3^{a,b,c}$	$-45.7 - -28.4$	NS	NS	$-0.44(p = 0.020)$
収縮期ピークストレインまでの時間（心尖部）(ms)	198 ± 46	$67 - 228$	NS	NS	NS
収縮期ピークストレインレート（心尖部）(S^{-1})	$-4.7 \pm 1.1^{a,b,c}$	$-7.1 - -2.7$	NS	NS	NS

NS；有意差なし
収縮期ピークストレイン(%)，収縮期ピークストレインまでの時間(ms)，収縮期ピークストレインレート(S^{-1})を平均値±標準偏差，最小値－最大値で表す。ピアソンの相関係数は，年齢，心拍数，短縮率に有意差がある場合に示す。
注釈：GE Vivid 5 によって得られた未発表データ
a：心基部と比較して有意差あり($p<0.01$)
b：左室自由壁と比較して有意差あり($p<0.001$)
c：心室中隔と比較して有意差あり($p<0.001$)

スペックルトラッキング法

　スペックルトラッキング法（2DストレインあるいはVVIとして現在注目されている）は，複数のセグメントの局所心筋機能を同時に評価するために開発された最も新しい心臓超音波技術である。これは，従来の2Dモード法でも見える「小さな白い点」や「スペックル」と呼ばれる点を識別し，経時的に追跡する方法である（Figure 4-26, 4-27）[59-63]。これらのスペックルは心筋全体に分布している小さく明るい高エコー性の点に見える。スペック

ルは2D画像上に組織と超音波ビームの反射や分散，干渉の結果として生じる。スペックルは一定期間心筋内の超音波シグナルとして存在し，一心周期を通してフレームから次のフレームへと追跡することができる。安定した構造物の動きを考慮して自己相関のシグナル処理を完了する間，ランダムなスペックルを追跡することで，様々な運動指数（運動速度，距離，ストレイン，ストレインレート）を同時に複数のセグメントで計測することができる（Figure 4-28～4-35, Video 4-1, 4-2）。

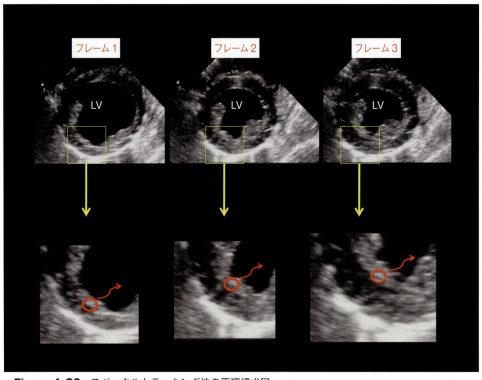

• **Figure 4-26**　スペックルトラッキング法の原理模式図。
上段の3つの画像は右傍胸骨短軸像腱索レベルで，フレーム1が拡張末期，フレーム2が収縮中期，フレーム3が収縮末期である。下段の3つの画像に描かれているように，スペックルトラッキング法は経時的にグレースケールの2D画像の心筋組織内にある高エコー性の小さな点（スペックル）を追跡する技術である。これらの「スペックル」は心筋の目印で，移動している間も追跡可能である。その後，数学モデルを用いて再構成する。LV；左心室。(Photo credit: Valérie Chetboul.)

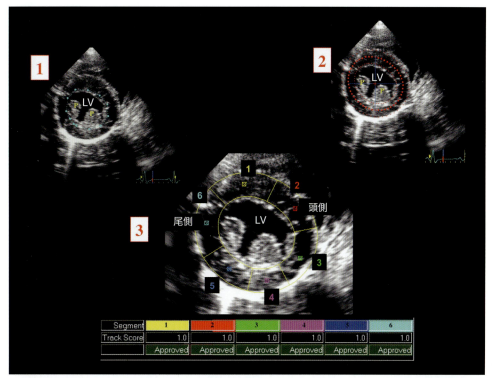

• **Figure 4-27**　スペックルトラッキング法を行うのに必要なはじめの 3 ステップ（右傍胸骨短軸像で左心室短軸方向運動を解析する場合の例）。
（1）はじめに 2D 画像で心筋のアウトラインを指定する。（2）次にソフトが（1）で定義したアウトラインを中心に，自動で心室中隔と左室自由壁に ROI を定義する。この ROI の中でトラッキングが行われる。検者は心筋の外側のアウトラインが入るように幅を指定しなければならない。（3）ROI は自動的に均等に 6 つの心筋セグメントに分割され，1 から 6 まで番号が振られ，それぞれ独立してトラッキング解析される。LV；左心室，P；乳頭筋。(Photo credit: Valérie Chetboul.)

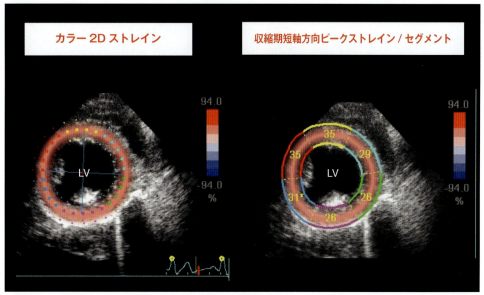

• **Figure 4-28**　スペックルトラッキング法の 4 番目のステップ（右傍胸骨短軸像から左心室短軸方向ストレイン解析する場合の例）。
このステップの間，解析された変数（この画像では短軸方向ストレイン）は色付けされ，2D 画像に重ね合わせられる（左）。ソフトウェアで収縮期短軸方向ピークストレインの値（ここでは 26〜35％）をそれぞれのセグメントの上に直接表示させることもできる（右）。LV；左心室。(Photo credit: Valérie Chetboul.)

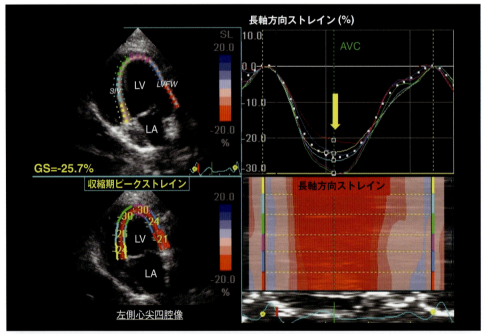

・Figure 4-29　スペックルトラッキング法の５番目のステップ（右傍胸骨短軸像から左心室短軸方向ストレイン解析する場合の例）。
時間関数として６つの短軸方向ストレインを得るための最終ステップ（６つのセグメントは Figure 4-27 に示したものと同じ）。健常犬での６セグメントの収縮末期ピークストレインは均一で同期していることに注目（黄矢印）。色付けされたストレインは 2D 画像にリアルタイムで重ね合わされていて，その時間関数が左下に表示されている。この曲線は組織ドプラ法で得られたものと類似している（Figure 4-19）。LV；左心室。(Photo credit: Valérie Chetboul.)

・Figure 4-30　左側心尖四腔像からみた左心室長軸方向ストレイン解析。
左心室心筋長軸方向のアウトラインを心室中隔（IVS）と左室自由壁（LVFW）を含むようにまず囲む。ROI が自動で６つの心筋セグメントに均等に分割される。色付けされた長軸ストレインが 2D 画像に重ね合わせられ（左上），時間関数として表示される（右下）。左下は収縮期ピーク長軸方向ストレインの値（ここでは−21〜−30％）が各セグメントの上に表示されている。全体のピークストレイン（GS）は６セグメントのピークの平均値で，全体の収縮力の新たな指標で自動的に計算される（ここでは−25.7％）。最後に長軸ストレインの６つのカーブが時間関数として表示される（右上）。これらのカーブの見た目は組織ドプラ法で得られる曲線と似ている（Figure 4-20）。６セグメントの変形は同期している。それぞれの陰性ピークは大動脈弁が閉鎖する（AVC）収縮末期になる（黄矢印）。LA；左心房，LV；左心室。(Photo credit: Valérie Chetboul.)

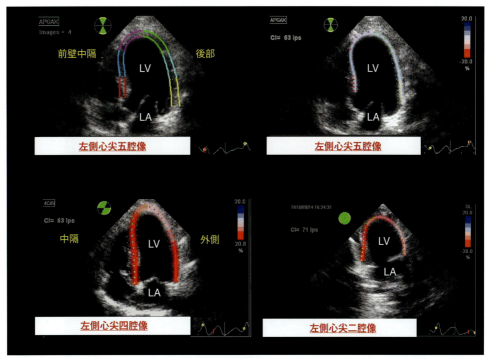

• **Figure 4-31** AFI（Automated Function Imaging）を用いた 3 つの左側心尖像の左心室長軸ストレイン解析。
左心室心筋のアウトラインを左側心尖四腔像で Figure 4-30 のように囲む。残り 2 つは左側心尖二腔像と左側心尖五腔像を用いる。左上の画像のようにそれぞれの画像の ROI が自動で 6 つの心筋セグメントに均等に分割される。LA；左心房，LV；左心室。（Photo credit: Valérie Chetboul.）

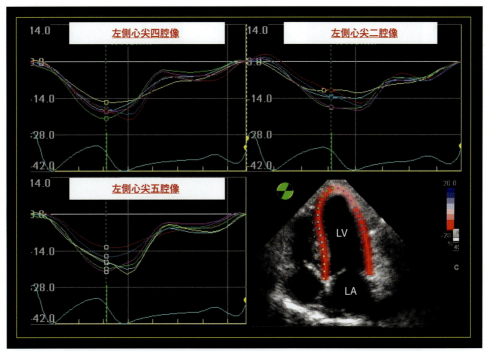

• **Figure 4-32** Figure 4-31 で規定された 3 つの左側心尖像について，AFI を用いた左心室長軸ストレイン解析。
それぞれの断面の追跡結果が時間関数としての 6 つの心筋セングメントの長軸ストレインが表示されている。色付けされたストレインが 2D 画像に重ねて表示されている（右下）。曲線の傾向は組織ドプラ法を用いて得られた結果と似ている（Figure 4-20）。LA；左心房，LV；左心室。（Photo credit: Valérie Chetboul.）

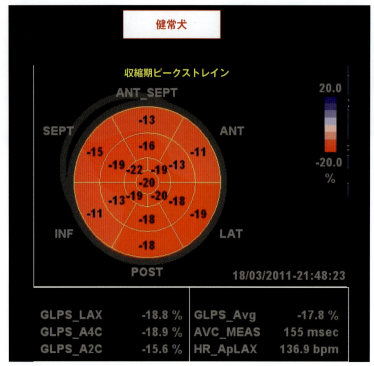

• **Figure 4-33** AFI によって得られた長軸左心室ストレインデータのブルズアイ表示。
様々な心筋セグメント（18 カ所）の長軸ピークストレインが色付けとともに略図に表示されている。色は均一で，完璧な長軸変形同期を表している。五腔，四腔，二腔それぞれのグローバルストレインは左下に（−18.8%，−18.9%，−15.6%），左心室全体の平均グローバルストレインは平均心拍とともに右下に記載されている。ANT_SEPT；前壁中隔セグメント，ANT；前壁セグメント，LAT；側部セグメント，POST；後部セグメント，INF；下部セグメント，SEPT；中隔セグメント，GLPS；収縮期ピークグローバルストレイン，LAX；長軸，A4C；左側心尖四腔像，A2C；左側心尖二腔像，Avg；平均，AVC_MEAS；大動脈弁閉鎖，HR_ApLAX；心尖長軸像描出時の心拍数。(Photo credit: Valérie Chetboul.)

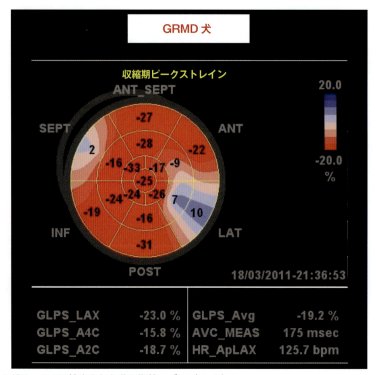

• **Figure 4-34** AFI で検出された非同期性のブルズアイ表示。
4 カ月齢のミオパチーゴールデン・レトリーバー筋ジストロフィー症例において，従来の心臓超音波検査では異常は認められなかった。しかしながら，心室中隔と左心室壁の複数の心筋セグメントが青くなっていて，セグメントの運動異常の存在を示している。(Photo credit: Valérie Chetboul.)

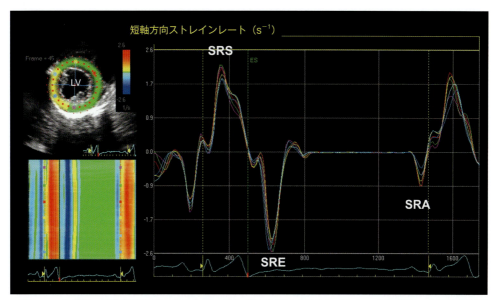

• **Figure 4-35**　健常犬でスペックルトラッキング法を用いたストレインレート解析例（右傍胸骨短軸像）。
この解析も，最初の3ステップまでは Figure 4-27 で述べた方法と同じである。右は短軸方向ストレインレートに対応する6つの曲線を時間関数で示している。曲線は1つの陽性収縮期ピーク（SRS）と2つの陰性拡張期ピーク（SRE と SRA）を持ち，組織ドプラ法で得られたものと似ている（Figure 4-21）。色付けられたストレインレートは 2D 画像に重ね合わせられ（左上），時間関数として表示されている（左下）。LV；左心室。(Photo credit: Valérie Chetboul.)

　心基部と心尖部の回転は右傍胸骨短軸像僧帽弁レベルと心尖レベルの像で測定することができる（Table 4-7，Figure 4-36〜4-38）[5]。AFI はスペックルトラッキング法に基づいて半自動で解析するツールである。AFI を用いれば，セグメント収縮ストレインをブルズアイ表示させて左心室長軸機能を完全に解析することができる。この解析を実施するためには左側心尖二腔像，四腔像，五腔像を用いる（Figure 4-31〜4-34）。解析されるセグメントはそれぞれ異なる冠動脈支配を受けている。心室全体の長軸ストレイン指数はそこから推定できる（Video 4-3）。

　スペックルトラッキング法はグレースケール像に基づいている。組織ドプラ法とは異なり，ドプラ法を用いない心筋運動評価方法である。それゆえ，ドプラ法とは異なり心臓の変位運動と超音波ビーム角に影響を受けないことが主な利点である。

　2007年に筆者らのチームは，覚醒下の犬において左室自由壁の短軸方向変形評価（ストレイン）や変形速度（ストレインレート）が再現性のある方法であることを示した[63]。加えて，健常犬ではこれらの測定値はドプラ法によるストレイン法やストレインレート法とよく相関していた[63]。この相関関係は健常犬における心室中隔長軸方向運動で，他の筆者らの研究でも認められている[57]。しか

しながら，左室自由壁ほどよい相関を示さなかった[57]。現時点で，動物で収縮期心筋障害の検出にどの方法が最もよいのかはまだ分からない。拡張機能については組織ドプラ法がおそらく最もよいと考えられる。

　筆者らのグループが2008年に行った他の研究では，スペックルトラッキング法は非侵襲的で再現性のある左心室収縮回転の評価法であった（Table 4-7，Figure 4-36〜4-38）[5]。左心室と心室全体の収縮ねじれである心基部と心尖部収縮回転（心基部と心尖部の回転の差分と定義される）は，拡張型心筋症のようないくつかの疾患プロセスにおける心筋機能の新たなパラメータとなりうる[5]。人では様々な心疾患（心筋症や心筋梗塞）で左心室収縮ねじれにも同様の変化が確認され，病的状態における心拍出量の減少にある程度関与しうる[61, 62]。

　利点がある一方で，スペックルトラッキング法にはいくつかの技術的な制限がある。例えば多重反射アーチファクトや 2D 画像にシャドーを引いてしまっているような場合には，信頼に値する計測ができない。さらに，短軸像を使用した場合，心筋の長軸方向運動によって生じたスペックルが画像の中に入ってくるあるいは外に外れていってしまう可能性があり，トラッキング能力やその信頼性が落ちてしまう。

<table>
<tr><td rowspan="2">Table 4-7</td><td colspan="3">スペックルトラッキング法から計算された異なる犬種の健常犬 35 頭における左心室ねじれ（心基部，心尖部）のパラメータ</td></tr>
</table>

	平均値±標準偏差（最小値－最大値）	
	収縮前期	収縮末期
心基部の回転		
心基部の回転ピーク（度）	3.9 ± 2.8(0.2-10.7)	−3.1 ± 1.3(−5.5 - −1.0)
心基部の回転ピークまでの時間(ms)	113 ± 45(26-177)	261 ± 43(136-354)
収縮末期におけるねじれ（度）		8.4 ± 3.8(2.5-18)
組織ドプラ検査中の心拍数(bpm)		107 ± 29(68-189)
心尖部の回転		
組織ドプラ検査中の心拍数(bpm)	107 ± 27(66-179)	
心尖部の回転ピーク（度）	−1.6 ± 0.8[b](−3.4 - −0.4)	5.4 ± 3.2[b](1.0-12.9)
心尖部の回転ピークまでの時間(ms)	70 ± 22[b](34-126)	189 ± 36[b](99-280)

変数を平均値±標準偏差，最小値－最大値で表す。
a：差の絶対値として定義される（収縮末期における心基部の回転－収縮末期における心尖部の回転）
b：心基部と比較して有意差あり（$p<0.001$）

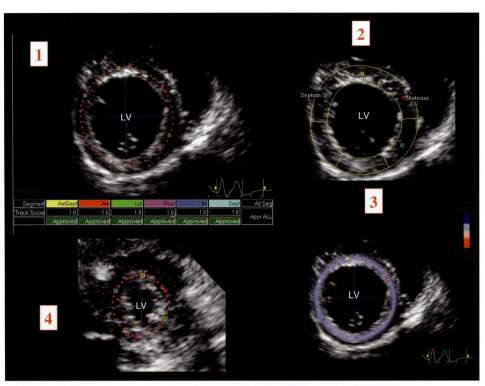

• **Figure 4-36** スペックルトラッキング法による左心室心基部および心尖部回転解析の原理。
この解析について，最初の 3 ステップまでは Figure 4-27 で述べた方法と同じである。
1，2；左心室心基部の回転を測定するために，右傍胸骨短軸像僧帽弁レベルが使用される。心内膜のアウトラインを指定した後に，心室中隔と左室自由壁において 6 つの等距離の心筋セグメントを含む ROI を決定する。
3；2D 画像に色付けした回転（角度）を重ねる。
4；左心室心尖部の回転を測定するために，同様のステップを右傍胸骨短軸像心尖レベルにおいて行う。心尖部の回転は心基部とは反対方向となる。
LV；左心室。(Photo credit: Valérie Chetboul.)

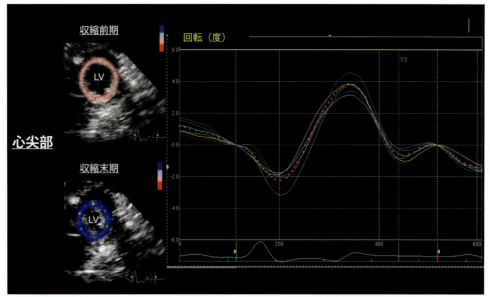

• **Figure 4-37**　健常犬でスペックルトラッキング法を用いた左心室心尖部回転解析の例。
心尖部の回転は右傍胸骨短軸像心尖部レベルにおいて，心室中隔と左室自由壁にある６つの等距離のセグメントで解析される。右は，回転に対応する６つの曲線および回転の平均に対応するオレンジのドット曲線を時間関数で示している。心尖部からみた場合，６つの心筋セグメントは時計回り（陰性回転）に始まり，より明らかな反時計回り（陽性回転）に続く均質な収縮ねじれを受ける。この２つの運動はリアルタイムで 2D 画像に重ねられ，収縮前期の時計回りは赤く，収縮末期の反時計回りは青く色付けされて確認される。LV；左心室。（Photo credit: Valérie Chetboul.）

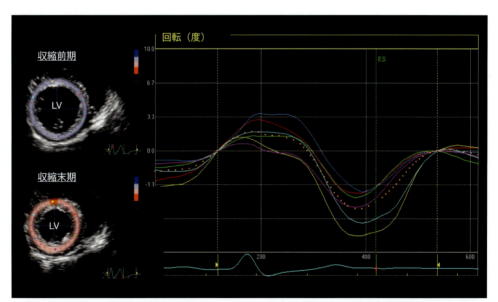

• **Figure 4-38**　健常犬でスペックルトラッキング法を用いた左心室心基部回転解析の例（Figure 4-36 と同じ犬）。
心基部の回転は右傍胸骨短軸像僧帽弁レベルにおいて，心室中隔と左室自由壁にある６つの等距離のセグメントで解析される。右は，回転に対応する６つの曲線および回転の平均に対応するオレンジのドット曲線を時間関数で示している。心尖部からみた場合，６つの心筋セグメントは反時計回り（陽性回転）に始まり，より明らかな時計回り（陰性回転）に続く均質な収縮ねじれを受ける。この２つの運動はリアルタイムで 2D 画像に重ねられ，心尖部の動きとは反対に，収縮前期の反時計回りは青く，収縮末期の時計回りは赤く色付けされて確認される。LV；左心室。（Photo credit: Valérie Chetboul.）

結論

　心臓超音波検査の最も新しく大きな進歩の1つが，非侵襲的で正確な心筋セグメント動力学定量方法である，組織ドプラ法の出現である。組織ドプラ法は従来の心臓超音波検査法と比較して，局所心筋悪化の予後予測法および診断法として感度が高く，心血管研究の強力なツールとなることを，もはや否定することはできない。スペックルトラッキング法，つまり最新のグレースケール画像（超音波ビームと運動角から独立している）を用いる技術は，固有心筋機能をよく反映するストレインや，収縮ストレインレートのような心機能指標を一般化するだろう。これらの新しい画像診断技術が他の診断法と比較して診断上優れているかどうか，予後を予測できるかどうか，治療方針を決定する上での新たな指標として使えるかどうかを確認するためには，心疾患に罹患した多数の動物を用いた新しい研究が必要である。

REFERENCES

[1] Sosnovik DE, Wang R, Dai G, et al. Diffusion MR tractography of the heart. J Cardiovasc Magn Reson 2009; 11: 47.

[2] Streeter DD, Hanna WT. Engineering mechanics for successive states in canine left ventricular myocardium: II. Fiber angle and sarcomere length. Circ Res 1973; 33: 656-64.

[3] LeGrice IJ, Smaill BH, Chai LZ, et al. Laminar structure of the heart: ventricular myocyte arrangement and connective tissue architecture in the dog. Am J Physiol 1995; 269: H571-82.

[4] Lunkenheimer PP, Redmann K, Kling N, et al. Three-dimensional architecture of the left ventricular myocardium. Anat Rec A Discov Mol Cell Evol Biol 2006; 288: 565-78.

[5] Chetboul V, Serres F, Gouni V, et al. Non-invasive assessment of systolic left ventricular torsion by 2-dimensional speckle tracking imaging in the awake dog: repeatability, reproducibility, and comparison with tissue Doppler imaging variables. J Vet Intern Med 2008; 22: 342-50.

[6] Rademakers FE, Buchalter MB, Rogers WJ, et al. Dissociation between left ventricular untwisting and filling: accentuation by catecholamines. Circulation 1992; 85: 1572-81.

[7] Arts T, Meerbaum S, Reneman RS, Corday E. Torsion of the left ventricle during the ejection phase in the intact dog. Cardiovasc Res 1984; 18: 183-93.

[8] Arts T, Veenstra PC, Reneman RS. Epicardial deformation and left ventricular wall mechanisms during ejection in the dog. Am J Physiol 1982; 243: H379-90.

[9] Notomi Y, Martin-Miklovic MG, Oryszak SJ, et al. Enhanced ventricular untwisting during exercise: a mechanistic manifestation of elastic recoil described by Doppler tissue imaging. Circulation 2006; 113: 2524-33.

[10] Ingels NB, Hansen DE, Daughters GT, et al. Relation between longitudinal, circumferential, and oblique shortening and torsional deformation in the left ventricle of the transplanted human heart. Circ Res 1989; 64: 915-27.

[11] Chetboul V. Tissue Doppler imaging: a promising technique for quantifying regional myocardial function. J Vet Cardiol 2002; 4: 7-12.

[12] Derumeaux G, Jamal F. Myocardial tissue Doppler. In: Abergel E, Cohen A, Gueret P, Roudaut R, editors. Clinical echocardiography of the adult 2003, vol. 1: 87-96. Issy-les-Moulineaux, France: Estem.

[13] Isaaz K, Thompson A, Ethevenot G, et al. Doppler echocardiographic measurement of low velocity motion of the left ventricular posterior wall. Am J Cardiol 1989; 64: 66-75.

[14] McDicken WN, Sutherland GR, Moran CM, Gordon LN. Color Doppler velocity imaging of the myocardium. Ultrasound Med Biol 1992; 18: 651-4.

[15] Sutherland GR, Stewart MJ, Groundstroem KWE, et al. Color Doppler myocardial imaging: a new technique for assessment of myocardial function. J Am Soc Echocardiogr 1994; 7: 441-58.

[16] Fleming D, McDicken WN, Sutherland GR, Hoskins PR. Assessment of color Doppler tissue imaging using yest phantoms. Ultrasound Med Biol 1994; 20: 937-51.

[17] Derumeaux G, Ovize M, Loufoua J, et al. Doppler tissue imaging quantitates regional wall motion during myocardial ischemia and reperfusion. Circulation 1998; 97: 1970-7.

[18] Estrada A, Chetboul V. Tissue Doppler evaluation of ventricular synchrony. J Vet Cardiol 2006; 8: 129-37.

[19] Gavaghan BJ, Kittleson MD, Fisher KJ, et al. Quantification of left ventricular diastolic wall motion by Doppler tissue imaging in healthy cats and cats with cardiomyopathy. Am J Vet Res 1999; 60: 1478-86.

[20] Garot J, Diebold B, Derumeaux G, et al. Comparison of regional myocardial velocities assessed by quantitative 2-dimensional and M-mode color Doppler tissue imaging: influence of signal-to-noise ratio of color Doppler myocardial images on velocity estimators of the Doppler tissue imaging system. J Am Soc Echocardiogr 1998; 11: 1093-105.

[21] Chetboul V, Escriou C, Tessier D, et al. Tissue Doppler imaging detects early asymptomatic myocardial abnormalities in a dog model of Duchenne's cardiomyopathy. Eur Heart J 2004; 25: 1934-9.

[22] Koffas H, Dukes-McEwan J, Corcoran BM, et al. Peak mean myocardial velocities and velocity gradients measured by color M-mode tissue Doppler imaging in healthy cats. J Vet Intern Med 2003; 17: 510-24.

[23] Chetboul V, Athanassiadis N, Carlos C, et al. Quantification, repeatability, and reproducibility of feline radial and longitudinal left ventricular velocities by tissue Doppler imaging. Am J Vet Res 2004; 65: 566-72.

[24] Chetboul V, Carlos Sampedrano C, Tissier R, et al. Quantitative assessment of velocities of the annulus of the left atrioventricular valve and left ventricular free wall in healthy cats by use of two-dimensional color tissue Doppler imaging. Am J Vet Res 2006; 67: 250-8.

[25] Chetboul V, Athanassiadis N, Carlos C, et al. Assessment of repeatability, reproducibility, and effect of anesthesia on determination of radial and longitudinal left ventricular velocities via tissue Doppler imaging in dogs. Am J Vet Res 2004; 65: 909-15.

[26] Chetboul V, Carlos Sampedrano C, Concordet D, et al. Use of quantitative two-dimensional color tissue Doppler imaging for assessment of left ventricular radial and longitudinal myocardial velocities in dogs. Am J Vet Res 2005; 66: 953-61.

[27] Simak J, Keller L, Killich M, et al. Color-coded longitudinal interventricular septal tissue velocity imaging, strain and strain rate in healthy Doberman Pinschers. J Vet Cardiol 2011; 13: 1-11.

[28] Chetboul V, Carlos Sampedrano C, Gouni V, et al. Quantitative assessment of regional right ventricular myocardial velocities in awake dogs by Doppler tissue imaging: repeatability, reproducibility, effect of body weight and breed, and comparison with left ventricular myocardial velocities. J Vet Intern Med 2005; 19: 837-44.

[29] Koffas H, Dukes-McEwan J, Corcoran BM, et al. Pulsed tissue Doppler imaging in normal cats and cats with hypertrophic cardiomyopathy. J Vet Intern Med 2006; 20: 65-77.

[30] Kukulski T, Hübbert L, Arnold M, et al. Normal regional right ventricular function and its change with age: a Doppler myocardial imaging study. J Am Soc Echocardiogr 2000; 13: 194-204.

[31] Nikitin NP, Witte KK, Thackray SD, et al. Longitudinal ventricular function: normal values of atrioventricular annular and myocardial velocities measured with quantitative two-dimensional color Doppler tissue imaging. J Am Soc Echocardiogr 2003; 16: 906-21.

[32] Derumeaux G, Douillet R, Redonnet M, et al. Detection of acute rejection of heart transplantation by Doppler color imaging. Arch Mal Coeur Vaiss 1998; 91: 1255-62.

[33] Derumeaux G, Douillet R, Troniou A, et al. Distinguishing between physiologic hypertrophy in athletes and primary hypertrophic cardiomyopathies: importance of tissue color Doppler. Arch Mal Coeur Vaiss 1999; 92: 201-10.

[34] Nagueh SF, Bachinski LL, Meyer D, et al. Tissue Doppler imaging consistently detects myocardial abnormalities in patients with hypertrophic cardiomyopathy and provides a novel means for an early diagnosis before and independently of hypertrophy. Circulation 2001; 104: 128-30.

[35] Palka P, Lange A, Donnelly JE, et al. Doppler tissue echocardiographic features of cardiac amyloidosis. J Am Soc Echocardiogr 2002; 15: 1353-60.

[36] Nagueh SF, McFalls J, Meyer D, et al. Tissue Doppler imaging predicts the development of hypertrophic cardiomyopathy in subjects with subclinical disease. Circulation 2003; 108: 395-8.

[37] Chetboul V, Carlos C, Blot S, et al. Tissue Doppler assessment of diastolic and systolic alterations of radial and longitudinal left ventricular motions in Golden Retrievers during the preclinical phase of cardiomyopathy associated with muscular dystrophy. Am J Vet Res 2004; 65: 1335-41.

[38] Chetboul V, Blot S, Carlos Sampedrano C, et al. Tissue Doppler imaging for detection of radial and longitudinal myocardial dysfunction in a family of cats affected by dystrophin-deficient hypertrophic muscular dystrophy. J Vet Intern Med 2006; 20: 640-7.

[39] Carlos Sampedrano C, Chetboul V, Gouni V, et al. Systolic and diastolic myocardial dysfunction in cats with hypertrophic cardiomyopathy or systemic hypertension. J Vet Intern Med 2006; 20: 1106-15.

[40] MacDonald KA, Kittleson MD, Kass PH, Meurs KM. Tissue Doppler imaging in Maine coon cats with a mutation of myosin binding protein C with or without hypertrophy. J Vet Intern Med 2007; 21: 232-7.

[41] Serres F, Chetboul V, Gouni V, et al. Diagnostic value of echo-Doppler and tissue Doppler imaging in dogs with pulmonary arterial hypertension. J Vet Intern Med 2007; 21: 1280-9.

[42] Koffas H, Dukes-McEwan J, Corcoran BM, et al. Colour M-mode tissue Doppler imaging in healthy cats and cats with hypertrophic cardiomyopathy. J Small Anim Pract 2008; 49: 330-8.

[43] Carlos Sampedrano C, Chetboul V, Mary J, et al. Prospective echocardiographic and tissue Doppler imaging screening of a population of Maine coon cats tested for the A31P mutation in the myosin-binding protein C gene: a specific analysis of the heterozygous status. J Vet Intern Med 2009; 23: 91-9.

[44] Chetboul V, Gouni V, Carlos Sampedrano C, et al. Assessment of regional systolic and diastolic myocardial function using tissue Doppler and strain imaging in dogs with dilated cardiomyopathy. J Vet Intern Med 2007; 21: 719-30.

[45] Borenstein N, Chetboul V, Bruneval P, et al. Non-cultured cell transplantation in an ovine model of non-ischemic heart failure. Eur J Cardiothorac Surg 2007; 31: 444-51.

[46] Uematsu M, Miyatake K, Tanaka N, et al. Myocardial velocity gradient as a new indicator of regional left ventricular contraction: detection by a two-dimensional tissue Doppler imaging technique. J Am Coll Cardiol 1995; 26: 217-23.

[47] Lucats L, Monnet X, Bizé A, et al. Regional and temporal heterogeneity of postsystolic wall thickening is associated with left ventricular asynchrony in normal and experimental stunned myocardium. Basic Res Cardiol 2008; 103: 385-96.

[48] D'Hooge J, Heimdal A, Jamal F, et al. Regional strain and strain rate measurements by cardiac ultrasound: principles, implementation and limitations. Eur J Echocardiogr 2000; 1: 154-70.

[49] Urheim S, Edvardsen T, Torp H, et al. Myocardial strain by Doppler echocardiography: validation of a new method to quantify regional myocardial function. Circulation 2000; 102: 1158-64.

[50] Thibault H, Derumeaux G. Assessment of myocardial ischemia and viability using tissue Doppler and deformation imaging: the lessons from the experimental studies. Arch Cardiovasc Dis 2008; 101: 61-8.

[51] Nesbitt GC, Mankad S. Strain and strain rate imaging in cardiomyopathy. Echocardiography 2009; 26: 337-44.

[52] Yip G, Abraham T, Belohlavek M, Khandheria BK. Clinical applications of strain rate imaging. J Am Soc Echocardiogr 2003; 16: 1334-2.

[53] Greenberg NL, Firstenberg MS, Castro PL, et al. Doppler-derived myocardial systolic strain rate is a strong index of left ventricular contractility. Circulation 2002; 105: 99-105.

[54] Hoffmann R, Altiok E, Nowak B, et al. Strain rate measurement by Doppler echocardiography allows improved assessment of myocardial viability in patients with depressed left ventricular function. J Am Coll Cardiol 2002; 39: 443-9.

[55] Chetboul V, Carlos Sampedrano C, Gouni V, et al. Ultrasonographic assessment of regional radial and longitudinal systolic function in healthy awake dogs. J Vet Intern Med 2006; 20: 885-93.

[56] Chetboul V, Gouni V, Carlos Sampedrano C, et al. Assessment of regional systolic and diastolic myocardial function using tissue Doppler and strain imaging in dogs with dilated cardiomyopathy. J Vet Intern Med 2007; 21: 719-30.

[57] Wess G, Keller LJ, Klausnitzer M, et al. Comparison of longitudinal myocardial tissue velocity, strain, and strain rate measured by two-dimensional speckle tracking and by color tissue Doppler imaging in healthy dogs. J Vet Cardiol 2011; 13: 31-43.

[58] Wess G, Sarkar R, Hartmann K. Assessment of left ventricular systolic function by strain imaging echocardiography in various stages of feline hypertrophic cardiomyopathy. J Vet Intern Med 2010; 24: 1375-82.

[59] Perk G, Tunick PA, Kronzon I. Non-Doppler two-dimensional strain imaging by echocardiography-from technical considerations to clinical applications. J Am Soc Echocardiogr 2007; 20: 234-43.

[60] Helle-Valle T, Crosby J, Edvardsen T, et al. New noninvasive method for assessment of left ventricular rotation: speckle tracking echocardiography. Circulation 2005; 112: 3149-56.

[61] Nesser HJ, Winter S. Speckle tracking in the evaluation of left ventricular dyssynchrony. Echocardiography 2009; 26: 324-36.

[62] Artis NJ, Oxborough DL, Williams G, et al. Two-dimensional strain imaging: a new echocardiographic advance with research and clinical applications. Int J Cardiol 2008; 123: 240-8.

[63] Chetboul V, Serres F, Gouni V, et al. Radial strain and strain rate by two-dimensional speckle tracking echocardiography and the tissue velocity based technique in the dog. J Vet Cardiol 2007; 9: 69-81.

5

経食道心臓超音波検査法

CLAUDIO BUSSADORI IN COLLABORATION WITH ORIOL DOMENECH

導入と技術 *100*

検者 *100*

合併症 *101*

プロトコール *101*

指標と適応 *104*

結論 *107*

導入と技術

　マルチプレーン経食道心臓超音波検査法（TEE）は、内視鏡に似たフレキシブルなデバイスの先に取り付けられた2Dフェーズドアレイプローブを食道の中に挿入して、食道壁を介して心臓構造のクリアな画像を得る方法である。このデバイスには光源や吸引、バイオプシー用のチャンネルはないが、超音波プローブと電気的な接続子を有している。経食道心臓超音波検査用プローブと心臓超音波検査装置との接続は、経胸壁心臓超音波検査（TTE）用プローブと同様である。ハンドルには2つのコントロールつまみがある。1つはプローブを0〜180度まで回転させるためのつまみで、もう1つはエコープローブの先端を屈曲させたり反り返らせたりするためのつまみである。プローブの先端を選択した角度で止めておくロックも備わっている（Figure 5-1）。

　最適な心臓超音波画像を得るために、経食道心臓超音波検査中は下記に記したようにプローブ操作をするべきである。

- 頭側、尾側のポジションを確認するためにプローブを前後させてみる。
- 時計回りあるいは反時計回りに回転させて動物の右側と左側それぞれに対して超音波ビームを当てる。

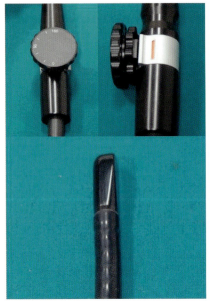

- **Figure 5-1**　経食道心臓超音波検査用プローブのコントロールつまみ。
大きなつまみは超音波ビームの角度を調整するつまみで（上）、小さなつまみは先端を屈曲させたり反り返らせたりするためのつまみである（下）。プローブ先端にトランスデューサーが付いている。
(Photo credit: Claudio Bussadori.)

- 背側、腹側方向に屈曲あるいは反り返らせて超音波ビームを頭側と尾側に振って当ててみる。

　よい画像を得るためには、これらのポジションそれぞれで微妙な角度調整が必要となる。マルチプレーンプローブのアングルを0から180度に変えていくことを順回転と呼び、逆向きに180から0度に向けて変えていくことを逆回転と呼ぶ。この専門用語は画像を撮ったときにどういった操作をしたかを記述するためのもので、アメリカ心エコー図学会（ASE：American Society of Echocardiography）と心血管麻酔学会（SCA：Society of Cardiovascular Anesthesiologists）のガイドラインに記載されている[1]。これらすべてのプローブのポジションや角度によって、数多くの心臓超音波検査画像が得られる。ほとんどの企業が小児用（8〜10.7 mm幅）と成人用（13〜14 mm幅）の2種類の経食道心臓超音波検査用プローブをつくっている。非常に小さなプローブ（7.5 mm幅）も最近生産されている。人医学では、小児用プローブは体重2.5〜5 kgの乳幼児に用いられる。極小プローブはさらに小さな新生児（1.7〜5 kg）にも使用できるようになってきている[2]。獣医学では、成人用を5 kg以上の犬に、乳幼児用プローブを1.5 kg以上の犬に使用しているが、人で言われているような合併症は発生していない。これは犬の食道が人よりも広く拡張性があることによるのかもしれない。犬のこういった性質から、体重に比してより大きなプローブの挿入が可能であるのであろう。筆者らの経験では、乳幼児用プローブは1.4〜3.4 kgの犬で、成人用プローブは注意深く実施すれば3〜4 kg以上の犬で使用可能である。

　経食道心臓超音波検査では、経胸壁心臓超音波検査よりも良質な画像を得ることができる。特に房室結節よりも上部に位置する構造物を見る場合に顕著で、経食道心臓超音波検査は心臓により近いことや、胸壁や肺に邪魔されないということが、理由として考えられる[3-5]。

検者

　経食道心臓超音波検査の実施にあたっては、必要な知識と技術を備えた検者が行うべきであるということを強調したい。1992年にASEは経食道心臓超音波検査トレーニングに関するガイドラインを発表した。このガイドラインでは、研修生は少なくとも心臓超音波検査訓練の第2レベル（300例以上の監督官付き訓練を終了していること）に到達していて、少なくとも50例以上の経食道心臓超音波検査を行い、その結果を解釈する必要があるだろうと述べら

れている[6]。これらのガイドラインは，術中や手術時以外の経食道心臓超音波検査訓練を想定している。2002年に実施されたASEとSCAの共同ワークグループでは，周術期の経食道心臓超音波検査に関する似たようなガイドラインを公表している[7]。もし我々が人医学で推奨されているようなガイドラインを参照しようとすると，獣医療での経食道心臓超音波検査は経胸壁心臓超音波検査の訓練も積んだ1人の心臓超音波検者によって行われなければならないということになる。筆者らの施設では経胸壁心臓超音波検査と経食道心臓超音波検査は訓練（少なくとも経胸壁心臓超音波検査150頭，経食道心臓超音波検査20頭について指導医付きの訓練を受けてもらう）が終わった後に実施してもらうようにしている。これらの検査は周術期に多く遭遇する病変をすべて含んでいなければならない。さらに，研修生は周術期の経食道心臓超音波検査を実施し，結果を解釈し，経胸壁心臓超音波検査と同じレポートを自分で書かなければならない。このように適切な訓練を受けた経食道心臓超音波検者は1人で検査もでき，初心者の指導にあたることができる。筆者らは，約200症例の様々な疾患（動脈管開存症〈PDA〉，肺動脈狭窄〈PS〉，心室中隔欠損症〈VSD〉，心房中隔欠損症〈ASD〉，大動脈肺動脈瘻〈AoPF〉，心臓腫瘍〈CT〉，肝内門脈体循環〈PSS〉など）について，経食道心臓超音波検査を行ってきた。

経食道心臓超音波検者はプローブの正しい挿入法，質のよい画像の描出法，検査中に画像を正しく解釈する方法について知っていなければならない。この検査は麻酔を必要とする半侵襲的な検査方法で繰り返し実施することは難しいため，画像を再確認することで不適切な検査を補うということはできない。大部分の症例では完全な経胸壁心臓超音波検査を実施する前に経食道心臓超音波検査を行うべきではなく，不完全な経胸壁心臓超音波検査の代わりとするべきではない[3,5]。

合併症

経食道心臓超音波検査は，通常はリスクの低い手技であり，適切な方法で行えば動物を正確に検査することが可能である。しかしながら，まれなケースではあるものの重篤な合併症を起こすことがある[8,9]。経食道心臓超音波検査への完全なアプローチは，禁忌となりうること（徴候性食道狭窄，食道憩室，食道に関連する手術を検査日近くに行っている，裂孔ヘルニア，食道腫瘍）を除外していくことから始まる。食道疾患がある場合には経食道心臓超音波

検査を行うにあたってリスクがあることを考えなければならないし，検査を行うリスクとメリットを比較検討すべきである。プローブを食道へ挿入し場所の調整をしているときに，決して過度な力を加えてはならない。実際に食道穿孔が報告されている[10,11]。5kg未満の犬にプローブを挿入する場合には，特に注意深く行うべきである。過去の研究では適切な訓練を積んで注意深く行えば，小児や抗凝固剤を投与された小型の動物でも食道粘膜を傷つけずに，あるいは最小限の損傷で経食道心臓超音波検査を行うことができたと報告されている[12,13]。筆者らが行った200例の中では，食道を傷つけてしまったような徴候を示す動物はいなかった。経食道心臓超音波検査にかかる時間が特に長かったという事実にもかかわらず，この点は過去の研究と一致している[4]。他に起こりうる合併症としては，麻酔事故（特に重度の動物において多い），動物間での病気の伝染，不整脈，内視鏡によって起こる菌血症に続発する感染性心内膜炎などがある[8]。検査ごとにプローブの消毒を行うべきである。

プロトコール

よい経食道心臓超音波検査を実施するには，麻酔を導入し気管チューブを挿管した後にプローブを挿入すべきである。通常，右側横臥位で行う。動物の体位は画像の質に影響しないため，プローブやつまみを操作するのに検者がやりやすいかどうかによって決められる[4]。動物の体位は，手術やインターベンションの種類にも依存する。診断を目的としている場合や，インターベンションを用いた動脈管閉鎖術や肺動脈狭窄に対するバルーン弁形成術時には，筆者らは通常右側横臥位で経食道心臓超音波検査を行う。経皮的心室中隔欠損閉鎖術や肝内門脈体循環に対するコイル塞栓術時には，仰臥位が好まれる。

経食道心臓超音波検査用プローブは，コントロールつまみをロックせずに優しく挿入しなければならない（決して無理に押し進めてはならない）。経食道心臓超音波検査を麻酔下で行っているときでも，歯でプローブを傷つけられるのを避けるため，念のために開口器は着けておくべきである。胸腔内に入っていったときに，抵抗がある場合もあるが，その場合にはプローブや首の位置を優しく操作して通過させる必要がある。いったん経食道心臓超音波検査用プローブを挿入したら，心臓と大血管の一連の画像を撮るように操作しなければならない。経食道心臓超音波検査による心臓構造の検査では，プローブを所望の領域まで動か

し，下記に記した画像を得るためにプローブを操作して超音波ビームを適切な位置と角度に調整する。スクリーン上のプローブの深度マーカーやマルチプレーン角度アイコンよりも，むしろプローブ操作中に観察される画像を頼りにした方がうまくいく。これらのマーカーや角度表示はプローブや超音波ビームの一般的な方向や位置を示してはいるが，最終的には，ディスプレイに表示された画像を頼りに画像選択をすることになる。心臓構造の画像はマルチプレーン角を前後に操作することで調整する（このとき対象は画像の中心に維持するようにする）。毎回同じように操作することが望ましい。どういった順序で観察していくかは個々の好みによって変わるであろうが，毎回必ずすべての心臓構造を確実に評価するようにしなければならない。可能であれば各構造物は2つ以上の位置から異なった像で観察するべきである。

経食道心臓超音波検査像は「食道−頭側，中央，尾側」の3つの食道内ポジションと経胃ポジションから得られる。加えて横断および縦断面を見ることができる。画像を見る場合の標準はASE/SCAガイドラインを遵守する[1]。画像はプローブの位置で表示される。プローブに近い方が画像の上部に，遠い方が下部に表示される。マルチプレーンの0度は水平あるいは横断面像を表示し，ディスプレイの左側が動物の右側である。時計回りに90度回転したアングルでは長軸像が表示され，頭側が左に，心尖部が右に表示される。長軸像の表示は過去の報告とは異なる[1,4]。しかしながら，筆者らの表示方法は解剖学的空間配置と一致するので，この方が動脈管閉鎖術などの手技を行う場合に分かりやすいだろう。最後に，180度は0度の鏡面像を表示する。筆者らが使用している画像の命名法は，プローブの位置（頭側，中央，尾側，経胃）と断面（横断あるいは短軸，縦断あるいは長軸）に基づいている。単純に右か左に振れば2つの構造物を表示できる場合には，主要な解剖学的構造物も画像の名前に入れている。筆者らの研究室では，基本的で完全な経食道心臓超音波検査は7つの主要な画像からなる。

Ⅰ．*頭側短軸像*（Figure 5-2）。肺動脈弁と肺動脈を観察するのに適した像である。この像は肺動脈弁輪サイズを正確に計測し，バルーン弁形成術をガイドするために用いられる。

Ⅱ．*頭側長軸像*（Figure 5-3）。動脈管を表示するのに適した像である。この像は動脈管の最小径と膨大部径を正確に測定でき，閉鎖術のガイドに有用である。

Ⅲ．*頭側長軸像*（Figure 5-4）。肺動脈弁と主肺動脈を表

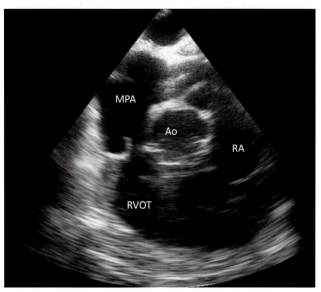

• **Figure 5-2** 犬の頭側短軸像（Ⅰ）。
プローブの先端は心臓頭側に置き，超音波ビームをやや前方へ回転させ，プローブの先端と超音波ビームの方向を少し修正すれば最適な画像が得られる。右頭側の構造物は画面左側に，左尾側の構造物は画面右側に表示される。左側には主肺動脈（MPA）の長軸断面と閉じた肺動脈弁の弁尖が見える。右室流出路（RVOT）と右心室は画面の下側に表示されている。画像中央には大動脈（Ao）の短軸断面が見える。右心房（RA）は画像右側に見える。（Photo credit: Claudio Bussadori.）

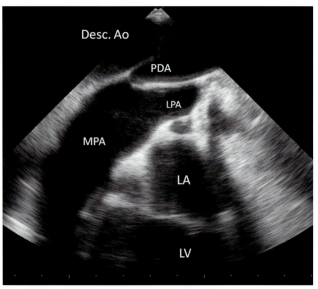

• **Figure 5-3** 大動脈と動脈管の頭側長軸像（Ⅱ）。
この像はプローブを心臓頭側に置き，超音波ビームを90度ちょうどにセットすると得られる。少しだけ反時計回りに回してプローブ先端を屈曲させると上行大動脈がきれいに見えるかもしれない。やや時計回りに回転させると主肺動脈（MPA）の長軸と動脈管（PDA）を描出できる。動脈管は下行大動脈（Dec. Ao）と主肺動脈の間にある。この構造物をより明瞭に描出するためには，プローブの先端を少しだけ時計回りか反時計回りに回転させるとよい。LA；左心房，LPA；左肺動脈，LV；左心室。（Photo credit: Claudio Bussadori.）

示するのに適した像である。この像では肺動脈弁輪径を正確に測定できる。

Ⅳ．*中央短軸像*（Figure 5-5）。この像では左心房，僧帽弁，左心室と右心室，右心房の一部を観察することができる。

Ⅴ．*中央長軸像*（Figure 5-6）。膜様部心室中隔欠損を描出するのに適した像である。

Ⅵ．*尾側短軸像*（Figure 5-7）。肺動脈弁と主肺動脈を観察するのに適した像である。この像は肺動脈弁輪サイズを正確に計測し，バルーン弁形成術をガイドするために用いられる。

Ⅶ．*尾側長軸像*（Figure 5-8）。この像は膜様部と筋性部心室中隔欠損の前伸展や大動脈の形態を評価するのに適している。

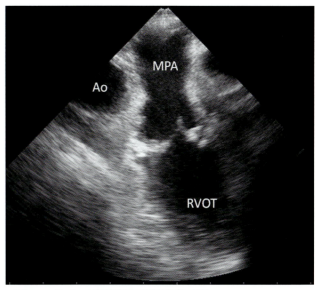

• **Figure 5-4**　主肺動脈の頭側長軸像（Ⅲ）。
この像はプローブの先端を心臓の頭側に置き，超音波ビームを90度ちょうどにすれば描出できる。Figure 5-3 から少しだけ時計回りに回した像である。頭側の構造物は左側に，尾側の構造物は右側に表示される。肺動脈弁輪と右室流出路（RVOT）とともに主肺動脈（MPA）全体を画面中央に表示できる。MPA の左側には上行大動脈（Ao）が描出されている。（Photo credit: Claudio Bussadori.）

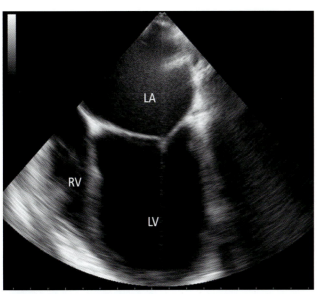

• **Figure 5-5**　中央短軸像（Ⅳ）。
この像はプローブの先端を心臓の真上に置くと得られる。少しだけ時計回りに回転させて前に屈曲させる。頭側右側の構造物は画面左側に，尾側右側の構造物は画面右側に表示される。左心房（LA）が画面上部に見え，中央に僧帽弁が，画面下部に左心室（LV）が見える。僧帽弁中隔尖と心室中隔が画面左側に，僧帽弁壁側尖と左室自由壁は画面右側に描出されている。右心房，三尖弁，右心室（RV）の一部が画面左側に表示されている。（Photo credit: Claudio Bussadori.）

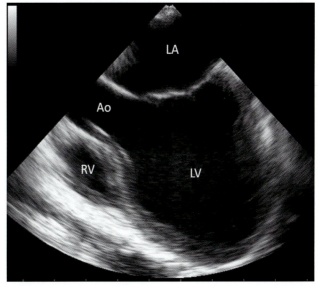

• **Figure 5-6**　中央長軸像（Ⅴ）。
この像はプローブの先端を心臓中央の上に置いて超音波ビームをちょうど90度に合わせると得られる。前方へ屈曲させる必要がある。頭側の構造物が画面左側に，尾側の構造物が画面右側に表示されている。左心房（LA）は画面上部に表示されている。この画像では左室流出路が中央に，大動脈弁（Ao）が左に表示されている。左心房，僧帽弁，左心室（LV）が描出されている。画面左側に右心室（RV）のごく一部も見える。（Photo credit: Claudio Bussadori.）

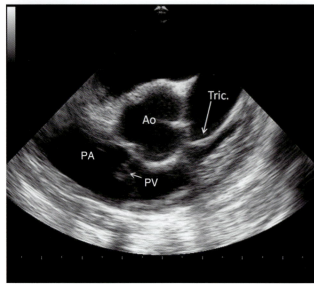

• Figure 5-7　尾側短軸像（Ⅵ）。
この像はプローブの先端を心臓の尾側に置いて前方へしっかりと屈曲させることで得られる。左心房の短軸像が近位に観察できる。その下に右心房の一部，三尖弁（Tric.），右室流出路，肺動脈弁（PV），主肺動脈（PA）が描出される。この像は右室流出路に重点を置いている。Ao；大動脈。(Photo credit: Claudio Bussadori.)

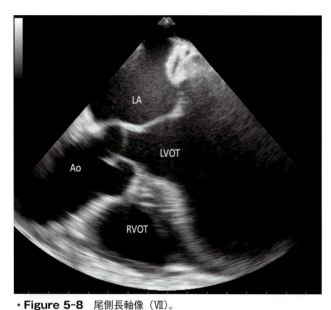

• Figure 5-8　尾側長軸像（Ⅶ）。
この像はプローブの先端を心臓の尾側に置いて前方へしっかりと屈曲させることで得られる。頭側の構造物は画面左側に，尾側の構造物は画面右側に表示される。左心房（LA）が近位に見えている。僧帽弁と特に前尖，左心室が右側に描出されている。この像では左室流出路（LVOT），弁，大動脈起始部（Ao），心室中隔を中心に見ることができる。遠位には右室流出路（RVOT）が見えている。(Photo credit: Claudio Bussadori.)

指標と適応

　経食道心臓超音波検査を行う上でいくつかの指標がある[14-16]。

- 胸壁に異常（重度の漏斗胸など）があり，技術的に経胸壁心臓超音波検査が困難な場合
- 慢性肺疾患（肺気腫など）
- 腫瘤，腫瘍，塞栓の識別や評価
- 経胸壁心臓超音波検査よりも経食道心臓超音波検査の方が適しているような先天性心疾患の診断や正しい評価
- 複合心奇形の評価

　心室中隔欠損症（Figure 5-9）や心房中隔欠損症（Figure 5-10）に罹患している犬に対して経食道心臓超音波検査を行うと，経胸壁心臓超音波検査よりも形態異常に関して質の高い画像を得ることができ，インターベンション術で欠損孔を閉鎖することができるかどうかについて，より正確な評価を下すことができる。筆者らは重度の漏斗胸に罹患している犬で，経胸壁心臓超音波検査ではうまく描出できなかった右室二腔症を診断することができた。経食道心臓超音波検査を用いると，肺動脈狭窄の症例で冠動脈起始異常が疑われる犬の冠動脈の走行も評価することが可能である。経胸壁心臓超音波検査では気付かなかったバルーン弁形成術後の二次的な肺動脈乖離を経食道心臓超音波検査で診断した症例もいた。これらの血管異常はリアルタイム3D経食道心臓超音波検査の方がよく研究されていて，3D経食道心臓超音波検査を用いることでより多くの解剖学的情報とより正確な診断を下すことができる。経食道心臓超音波検査は動脈管開存症や肺動脈狭窄などの先天性心疾患の動物で，体肺側副動脈の診断を可能とする（Figure 5-11）。経食道心臓超音波検査を用いると動脈管開存症や肺動脈狭窄といった心奇形の正確な解剖学的情報も得られる。

　経食道心臓超音波検査は，手術やインターベンション術の手技のモニターとしても用いられる。心臓の動きを直接評価することが可能なので，周術期に心臓がどういう状態にあるかを素早く正確に把握することができる[15]。経食道心臓超音波検査は多くの先天性心疾患に対するインターベンション術中に使用され，X線透視時間を短縮し，造影剤の投与量も減らすことができる[14,16]。さらに，そのまま結果を評価でき，合併症も素早く検出することができる。経食道心臓超音波検査は人医療でも獣医療でも，心房中隔欠損，心室中隔欠損，動脈管の閉鎖術や経皮的バルーン弁形成術に用いられる[17-24]。これらの状況下で経食道心

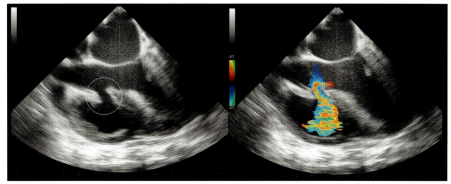

・**Figure 5-9**　膜様部心室中隔欠損（丸）を描出するためにやや時計回りに回転させた尾側長軸像。左室流出路から右心室に向かって流れる乱流がカラードプラ像で示されている。（Photo credit: Claudio Bussadori.）

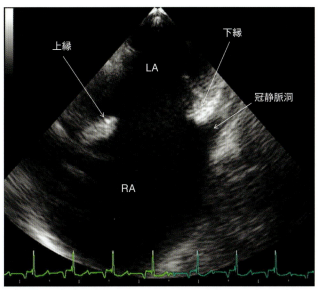

・**Figure 5-10**　心房中隔欠損を評価するためにプローブを顕著に屈曲させた中央短軸像。
冠静脈洞とともに欠損孔の上縁と下縁が観察できる。LA；左心房，RA；右心房。（Photo credit: Claudio Bussadori.）

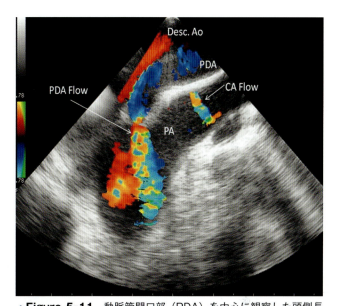

・**Figure 5-11**　動脈管開口部（PDA）を中心に観察した頭側長軸像。
この像では PDA の乱流（PDA Flow）とともに大動脈肺動脈側副血管を通る小さな乱流（CA Flow）が新たに観察された。Desc. Ao；下行大動脈，PA；動脈管。（Photo credit: Claudio Bussadori.）

臓超音波検査を用いることでより心房中隔欠損，心室中隔欠損，動脈管のサイズと形態を詳細に知ることができる。そうして最終的な閉鎖デバイスのサイズを選択し，閉鎖デバイス設置をモニターする（位置，閉鎖デバイス設置の最終確認，設置後の閉鎖効果の評価）。

　犬では，経食道心臓超音波検査を用いて動脈管を描出し，径を正確に測定できる（Figure 5-12）。経食道心臓超音波検査で測定した動脈管径は，最小径部，膨隆部，長さにおいて血管造影で測定した数値とよく相関する[23-28]。さらに，Amplatz® canine duct occlude（ACDO，閉鎖デバイス）を用いた動脈管閉鎖術を行った犬において，経食道心臓超音波検査が解剖学的情報や手術記録の情報を得るのに役立ったと最近報告された[28]。経食道心臓超音波検

査はリアルタイムに手技をモニターすることができる（ACDO のデタッチ，遠位と近位のディスクが膨大部と肺動脈側の孔にフィットしているかどうか，最適なサイズかどうかの評価，閉鎖デバイスの安定性，動脈管が完全に閉鎖したかどうか）。X 線透視では閉鎖デバイスの位置や安定性の評価という点において前後への移動が限られてしまい，閉鎖デバイスと周辺組織を直接的に観察できないので，前述した点では経食道心臓超音波検査は X 線透視と比較して優れている。しかしながら，経食道心臓超音波検査から得られる情報の方が X 線透視で得られる情報よりも多いからといって，このタイプの手技に X 線透視は必要ないという意味ではない。さらに X 線透視は経食道心臓超音波検査では到達できない場所でカテーテルやガイド

ワイヤーを誘導することができるため，カテーテルを用いた閉鎖術を行う場合にX線透視は経食道心臓超音波検査の強力な手助けとなる。加えて，たとえ経食道心臓超音波検査を用いれば大部分の症例で造影剤が必要ないとしても，血管造影は常に行えるようにしておかなければならない。

経食道心臓超音波検査は肺動脈狭窄に対してバルーン弁形成術を行う際にも使える。最近の研究では，経食道心臓超音波検査を用いれば，血管造影と同様に肺動脈弁輪径や肺動脈狭窄の形態に関する解剖学的情報も得ることができると報告されている[29]。しかしながら，経胸壁ウィンドウが非常に限られてしまうような少数の症例において経食道心臓超音波検査は経胸壁心臓超音波検査よりも正確で役に立つとされている。筆者らの経験では，経食道心臓超音波検査を用いると右室流出路と肺動脈弁を非常によく観察でき，手技の全段階を正確にモニターできる。バルーンが弁の上の適切な位置にあるかの確認，バルーンをふくらませたり解除したりしている間の心室機能のリアルタイムなモニター，手技終了直後の効果や合併症の判定などが可能である。しかし，狭窄弁によるバルーンの絞扼（くびれ）はX線透視で最もよく確認できる。このくびれがなくなることは効果的にバルーン拡張ができたかどうかの一番の指標となるが，これが最もよくモニターできるのはX線透視であって，経食道心臓超音波検査ではない。

経食道心臓超音波検査は，犬糸状虫成虫摘出時のアリゲーター鉗子のガイドとしても使用できる。実際に頸静脈を確保する前に，肺動脈内の犬糸状虫を描出し（Figure 5-13），犬糸状虫を摘出できるかどうかの評価もできる。経食道心臓超音波検査でフレキシブルアリゲーター鉗子の動きのモニターもできるが，X線透視の方がこの点では優れている。最後に，症例が覚醒する前に経食道心臓超音波検査で手技の結果をすぐに確認できる。X線透視と経食道心臓超音波検査のどちらで犬糸状虫摘出成功率が高いかを比較した研究では，両者に差はなかったと報告している[30]。しかしながら，経食道心臓超音波検査ガイド下では放射線被曝することなく，心腔内や肺動脈内の虫体を観察しやすいので，臨床上は経食道心臓超音波検査ガイド下の方が有用であるようだ。

すぐに治療効果の判定が可能であるため，高周波カテーテルアブレーションの操作時や弁閉鎖に対するレーザー穿孔術時にも経食道心臓超音波検査は役に立つ[16]。肝内門脈体循環のような先天性血管異常といった心臓以外の箇所にも，経食道心臓超音波検査は使用できる。経静脈コイル塞栓術は，犬で肝内門脈体循環に対して近年行われるようになってきた放射線診断技術を用いた治療法である。この方法は経食道心臓超音波検査を用いることで短絡の位置や大きさを測定でき，実施している間，術者をガイドできることが分かった（Figure 5-14）。コイル設置前の生理学的血清投与がカテーテルの正確な位置を確認するのに有用であるため，使用する造影剤の量を減らす必要がある。過去の研究では，経静脈的コイル塞栓術による肝内門脈体循環に対する治療のガイドとして多様な画像診断法（スキャ

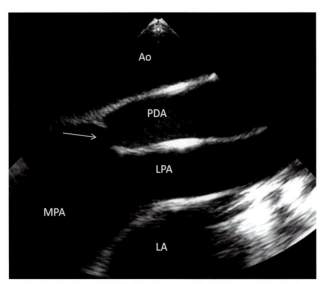

• **Figure 5-12** 動脈管（PDA）を中心に観察した頭側長軸像。この拡大画像では動脈管（矢印）の最小径と長さ，幅を測定することができる。Ao；下行大動脈，LA；左心房，LPA；左肺動脈，MPA；主肺動脈。（Photo credit: Claudio Bussadori.）

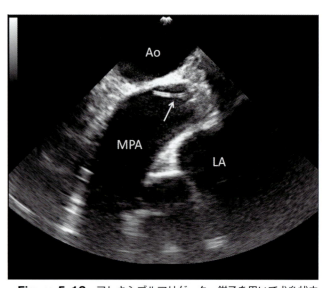

• **Figure 5-13** フレキシブルアリゲーター鉗子を用いて犬糸状虫の摘出を行っている際に記録した頭側長軸像。経食道心臓超音波検査で主肺動脈（MPA）内の犬糸状虫（矢印）が観察できる。犬糸状虫体が完全にいなくなったら手技を終了とする。Ao；大動脈，LA；左心房。（Photo credit: Claudio Bussadori.）

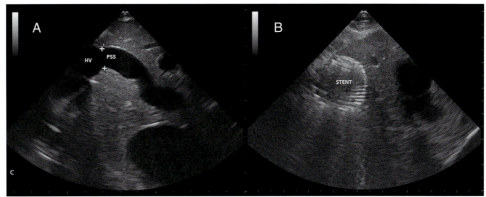

• **Figure 5-14** A；肝臓の経食道像。肝内門脈体循環（PSS）と肝静脈（HV）が観察できる。
B；横断面で後大静脈内のステント（STENT）が観察できる。
(Photo credit: Claudio Bussadori.)

ナー，経食道心臓超音波検査，X線透視）について調査を行っている。その研究では，スキャナーと経食道心臓超音波検査を組み合わせるとX線透視の時間と造影剤の量を減らすことができ，動物と術者双方にとって利益があると結論付けている。さらに，スキャナーと経食道心臓超音波検査によって得られた短絡径は完全に一致していた[31]。

結論

経食道心臓超音波検査は，心疾患の診断にもインターベンション術にも役立つ画像診断ツールである。実際に，経食道心臓超音波検査は正確な解剖学的および機能的情報を提供し，経胸壁心臓超音波検査で得られた情報を補う。この心臓超音波検査法は強力な診断ツールとして有用であり，プランニングと治療法の決定に影響を与える。インターベンション術を行っている間，経食道心臓超音波検査はよい画質を保ちつつその手技をモニターできる。経食道心臓超音波検査を用いることで，インターベンション術の安全性，正確性や効果を増すことができる。

REFERENCES

[1] Shanewise JS, Cheung AT, Aronson S, et al. ASE/SCA guidelines for performing a comprehensive intraoperative multiplane transesophageal echocardiography examination: recommendations of the American Society of Echocardiography Council for Intraoperative Echocardiography and the Society of Cardiovascular Anesthesiologists Task Force for Certification in Perioperative Transesophageal Echocardiography. J Am Soc Echocardiogr 1999; 12: 884-900.

[2] Zyblewski S, Shirali G, Forbus G, et al. Initial experience with a miniaturized multiplane transesophageal probe in small infants undergoing cardiac operations. Ann Thorac Surg 2010; 89: 1990-4.

[3] Armstrong WF, Feigenbaum H. Echocardiography. In: Braunwald E, Zipes DP, Libby P, editors. Heart disease: a textbook of cardiovascular medicine. 6th ed. Philadelphia: WB Saunders; 2001, p. 160-228.

[4] Loyer C, Thomas WP. Biplane transesophageal echocardiography in the dog: technique, anatomy, and imaging planes. Vet Radiol Ultrasound 1995; 36: 212-26.

[5] Kienle RD, Thomas WP, Rishniw M. Biplane transesophageal echocardiography in the normal cat. Vet Radiol Ultrasound 1997; 38: 288-98.

[6] Pearlman AS, Gardin JM, Martin RP, et al. Guidelines for physician training in transesophageal echocardiography: recommendations of the American Society of Echocardiography Committee for physician training in echocardiography. J Am Soc Echocardiogr 1992; 5: 187-94.

[7] Cahalan MK, Abel M, Goldman M, et al. American Society of Echocardiography and Society of Cardiovascular Anesthesiologists task force guidelines for training in perioperative echocardiography. Anesth Analg 2002; 94: 1384-8.

[8] Daniel WG, Erbel R, Kasper W, et al. Safety of transesophageal echocardiography: a multicenter survey of 10419 examinations. Circulation 1991; 83: 817-21.

[9] Kallmeyer IJ, Collard CD, Fox JA, et al. The safety of intraoperative transesophageal echocardiography: a case series of 7200 cardiac surgical patients. Anesth Analg 2001; 92: 1126-30.

[10] Brinkman WT, Shanewise JS, Clements SD, et al. Transesophageal echocardiography: not an innocuous procedure. Ann Thorac Surg 2001; 72: 1725-6.

[11] Muhiudeen-Russell IA, Miller-Hance WC, Silverman N. Unrecognized esophageal perforation in a neonate during transesophageal echocardiography. J Am Soc Echocardiogr 2001; 14: 747-9.

[12] Greene MA, Alexander JA, Knauf DG, et al. Endoscopic evaluation of the esophagus in infants and children immediately following intraoperative use of transesophageal echocardiography. Chest 1999; 116: 1247-50.

[13] O'Shea JP, Southern JF, Ambra MN, et al. Effects of prolonged transesophageal echocardiographic imaging and probe manipulation on the esophagus: an echocardiographic-pathologic study. J Am Coll Cardiol 1991; 17: 1426-9.

[14] Schiller NB, Maurer G, Ritter SB, et al. Transesophageal echocardiography. J Am Soc Echocardiograph 1989; 2: 354-7.

[15] Ayres NA, Miller-Hance W, Fyfe DA, et al. Indications and guidelines for performance of transesophageal echocardiography in the patient with pediatric acquired or congenital heart disease: a report from task force of the pediatric council of the American Society of Echocardiography. J Am Soc Echocardiogr 2005; 18: 91-8.

[16] Cheitlin MD, Armstrong WF, Aurigemma GP, et al. ACC/AHA/ASE 2003 guideline update for the clinical application of echocardiography. Summary article. A report of the American College of Cardiology/American Heart Association Task Force on Practice Guidelines (ACC/AHA/ASE Committee to Update the 1997 Guidelines for the Clinical Application of Echocardiography). Circulation 2003; 108: 1146-62.

[17] Elzenga NJ. The role of echocardiography in transcatheter closure of atrial septal defects. Cardiol Young 2000; 10: 474-83.

[18] Van der Velde ME, Sanders SP, Keane JF, et al. Transesophageal echocardiographic guidance of transcatheter ventricular septal defect closure. J Am Coll Cardiol 1994; 23: 1660-5.

[19] Masani ND. Transesophageal echocardiography in adult congenital heart disease. Heart 2001; 86: 1130-40.

[20] Tumbarello R, Sanna A, Cardu G, et al. Usefulness of transesophageal echocardiography in the pediatric catheterization laboratory. Am J Cardiol 1993; 71: 1321-5.

[21] Gordon S, Miller M, Roland M, et al. Transcatheter atrial septal defect closure with the Amplatzer atrial septal occluder in 13 dogs: short- and mid-term outcome. J Vet Intern Med 2009; 23: 995-1002.

[22] Bussadori C, Carminati M, Domenech O, et al. Transcatheter closure of a perimembranous ventricular septal defect in a dog. J Vet Intern Med 2007; 21: 1396-400.

[23] Domenech O, Laynez E, Oliveira P, Bussadori C. Echocardiographic and angiographic comparison of patent ductus arteriosus measurements and their role on device size selection in 46 dogs. In: ECVIM-CA Congress. Porto, Portugal; 2009.

[24] Domenech O, Bussadori C, Sancho J, et al. Utilidad de la ecocardiografía transesofágica para el estudio de la morfología del conducto arterioso persistente en perros y su comparación con la angiocardiografía. Clin Vet Peq Anim 2009; 29: 110-4.

[25] Domenech O, et al. Patent ductus arteriosus measurements obtained by transthoracic (TTE) and transesophageal echocardiography (TEE) compared with angiography. In: ACVIM Congress. Seattle; 2007.

[26] Pariaut R, Sydney Moise N, Kraus MS, et al. Use of transesophageal echocardiography for visualization of the patent ductus arteriosus during transcatheter coil embolization. J Vet Cardiol 2004; 6: 32-9.

[27] Saunders AB, Miller MW, Gordon SG, Bahr A. Echocardiographic and angiographic comparison of ductal dimensions in dogs with patent ductus arteriosus. J Vet Intern Med 2007; 21: 68-75.

[28] Saunders AB, Achen SE, Gordon SG, Miller MW. Utility of transesophageal echocardiography for transcatheter occlusion of patent ductus arteriosus in dogs: influence on the decision-making process. J Vet Intern Med 2010; 24: 1407-13.

[29] Locatelli C, Domenech O, Oliveira P, et al. Transesophageal echocardiography in dogs with pulmonic stenosis. In: Proceedings ECVIM-CA Congress. Seville, Spain; 2011.

[30] Arita N, Yamane I, Takemura N. Comparison of canine heartworm removal rates using flexible alligator forceps guided by transesophageal echocardiography and fluoroscopy. J Vet Med Sci 2003; 65: 259-61.

[31] Rossi F, Domenech O, Bussadori R, Bussadori C. Role of multi-modality imaging to guide procedures of transveous coil embolisation for the treatment of canine intrahepatic portosystemic shunt. Rio de Janeiro: IVRA (International Veterinary Radiology Association); 2009.

6

3D 心臓超音波検査法

CLAUDIO BUSSADORI IN COLLABORATION WITH ANTONIA MAVROPOULOU
AND JOEL SILVA

3D 心臓超音波検査法　*110*

様々な 3D 心臓超音波検査法　*110*

獣医療における 3D 心臓超音波検査法　*112*

3D 経食道心臓超音波検査法　*116*

　3D 心臓超音波検査法は他の心臓超音波検査法（TM モード法，2D モード法，ドプラ法）を補足する 1 つの診断ツールである。この方法を用いることで心臓内の構造や大血管の構造を三次元的に観察することが可能となり，心臓の解剖学，心室機能，弁の病理学的変化を直感的に評価することができるようになる。またこの技術を用いることで診断の精度を高めたり，診断する上での選択肢を広げる可能性がある[1-5]。3D 心臓超音波検査法の主な利点は，心臓全体の構造を見ることができる可能性と，得られた画像の中からであれば様々な方向から心臓の構造を観察することができる可能性がある点である。

　すべての技術と同様に検者は 3D 心臓超音波検査法を用いるにあたって，特にデータ解析についてトレーニング期間を必要とする。逆説的ではあるが，従来の 2D 心臓超音波検査法よりも装置は複雑であるが，3D データを取る作業は 2D よりもシンプルで速く行うことができる。右および左傍胸骨像から画像を撮れば，すべての 3D 情報を得るには十分であり，そのデータから 2D 心臓超音波検査法の典型的な画像も得ることができるだろう。生データを切り取って観察する方向を指定することで，見たい画像を得ることができる。この方法自体はほんの少しトレーニングすれば実施可能となる。従来の心臓超音波検査法は，検者が適切な画像を描出できるかどうかに大きく依存している。3D 心臓超音波検査法はよりシンプルであるため，検者のラーニングカーブは画像を得ることよりも解析方法にシフトしている。

3D 心臓超音波検査法

ここ数年で様々な 3D 画像を取得する方法が試されてきた。それらは基本的には 2D 画像に基づいて 3D 画像を再構築するというものであった。これらの再構築法では、一連の 2D 画像を得てから場所に応じて並べ直し、最終的な 3D 画像を再構築する。このプロセスには「ランダム」「ハンズフリー」「シーケンシャル」法が用いられる。「ランダム」や「ハンズフリー」法は 2D 画像の空間配置に依存している。プローブの位置を追跡し、コンピュータが最初の位置に合わせて画像を集合、再配置することで再構築される。プローブの位置を器械に把握させるために、メカニカルアームやプローブの位置を追跡する超音波あるいは磁気追跡装置など、いくつかのメカニズムが画像再構築法のために開発された[1-3, 5, 6]。

シーケンシャル法はあらかじめ設定された動き（扇状、直線状あるいは回転）を用いて観察したい領域をスキャンする方法である。回転法はプローブそのものにシステムを組み込み、それ以外のシステムを使用せずに済ませるために開発された。この手法は経食道心臓超音波検査用プローブにも内蔵されている[1, 2, 5]。再構築法は複雑であるために、リアルタイムに 3D 画像を描出することができなかったので、開発が中止された。これらの方法では空間分解能が 2D 心臓超音波検査法と比較すると満足のいくものではなかった。デカルト軸 3 方向の空間および時間的補間はデータ解析時間が長く難しいため、最終的な画質にネガティブな影響を及ぼす[1, 3-5, 7]。

ここ数年で技術が進歩し、3,000〜6,000 もの素子を持つ新しいプローブが開発されている。この技術によってフェーズドアレイシステムを用いた 3D ボリュームスキャンが可能になった。2D フェーズドアレイシステムと同様に、素子を格子状に配置することで超音波ビームの方向を 1 方向でなく 2 方向にする。結果として X（深さ）、Y（側方向）、Z（仰角）の 3 垂線に沿った複数のラインを記録することで 3D ボリュームの画像を得ることができる[1, 4, 5, 7, 8]。

どの心臓超音波検査法でも空間および時間分解能は超音波の組織通過速度とコンピュータのデータ処理速度により制限を受ける。3D 心臓超音波検査法では単位時間あたりにスキャンする組織量が多く、3D 画像を作製するために解析しなければならないデータ量が多いので、分解能が制限を受けることは他の方法よりも大きな問題となってしまう。長い間この問題が 3D 心臓超音波検査法を臨床応用する場合の制限事項となってしまっていた。新しい技術の開発により多くの超音波インパルスの同時送受信やパルス繰り返し周波数ビーム使用が可能となり、超音波ビームをより深い層まで届かせることができるようになった。結果はピラミッド型 3D ボリューム像として表示される。このデータセットから、先端の欠けたピラミッドとして描出され、画像をトリミングしたり切り取ったりしてどの方向からも観察することができ、3D ボリュームの様々な箇所を評価することができる。観察したい場所を選んだらゲインや深さなどを調節して、動いている 3D 画像やリアルタイム像を見ることができる。保存したボリュームはソフトウェアを使ってオフラインで後から操作することも可能である[1, 4, 5]。

様々な 3D 心臓超音波検査法

最新の 3D 心臓超音波検査法ではリアルタイム 3D 法、3D ズーム法、3D フルボリューム法、3D カラードプラ法などが使用可能となっている。

リアルタイム 3D 法

リアルタイム 3D 画像は画角を狭めてスキャンすることで得られる（Y 軸 60 度、Z 軸 30 度のピラミッド）（Figure 6-1）。画角を狭めることで ROI を速くきれいにスキャンすることができるようになり、リアルタイムに 3D 画像を描出し観察することができるようになる。トラックボールを用いて、画像を回転することや、観察したい構造の一部および表面を見ることができる。房室弁心房からも心室からも観察可能で、心室あるいは心房中隔欠損孔も右からも左からも「正面から」見ることが可能である。しかしこの方法は、比較的小さな限られた領域のみに適応が限られる[1, 2, 4, 5]。

3D ズーム法

このモードのボリュームはリアルタイム 3D 法よりもさらに狭く、画角は Y 軸 Z 軸ともに 30 度に限られるが、時間分解能も空間分解能も高い（Figure 6-2）。3D ズーム法はスキャンするサイズを小さくすることで時間分解能を高める方法である。

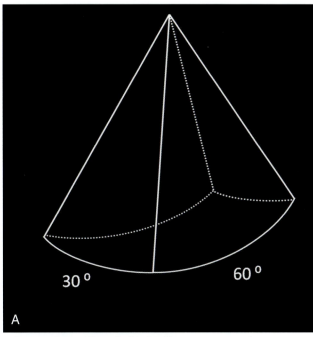

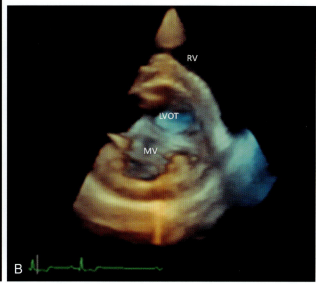

• **Figure 6-1**　リアルタイム 3D 法。
A；Y 軸を 60 度，Z 軸を 30 度に制限した狭いピラミッド。
B；画像を切り取り調整する前のリアルタイム 3D ピラミッド。左心室の一部，右心室（RV），僧帽弁（MV）と左室流出路（LVOT）を含む。
(Photo credit: Claudio Bussadori.)

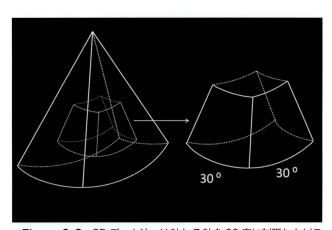

• **Figure 6-2**　3D ズーム法：Y 軸と Z 軸を 30 度に制限したピラミッド。
観察したい領域の時間・空間分解能を上げるためにボリュームを絞っている。(Photo credit: Claudio Bussadori.)

3D フルボリューム法

　新たなプローブの性能と計算能力の向上により，3D フルボリューム法が使用可能となった。この方法は 90 度 × 90 度のピラミッドまでスキャン幅を広げてより広いボリューム像を得られる方法である（Figure 6-3）。これは心電同期をして複数のスキャン像を重ね合わせることで画像を構築する方法である。リアルタイム 3D 法や 3D ズーム法と同様に，切り取ったり回転させたりして見たい領域を表示させることができる（Figure 6-4）。コンピュータ解析により得られる画質は R-R 変動率に影響を受ける。一定のリズムのときに最もよい画像を得ることができる。リズムが一定でない場合や呼吸の動きによってアーチファクトが発生し，得られる画質も制限される[1, 2, 4, 5]。動物では洞不整が起こりやすく，動物に「呼吸を止めてください」というリクエストをすることはできないので，獣医学領域でのこの方法の使用は制限を受けることになるだろう。

3D カラードプラ法

　このテクニックを用いることで，3 つのデカルト軸の中にドプラ情報を重ね，血流の 3D 情報を得ることができる。方向，エイリアシングスピード，乱流の可能性などの情報が得られる。画像は様々な短軸断面を選択することで，後で回転させて様々な角度から血流を表示させることができる（Figure 6-5）[9, 10]。

マルチプレーンによる再構築

　3D 心臓超音波検査法で得られた各ボリュームは X 軸，Y 軸，Z 軸それぞれの情報を含んでいる。結果としてプローブの位置にかかわらず，すべての角度の 2D 画像も得

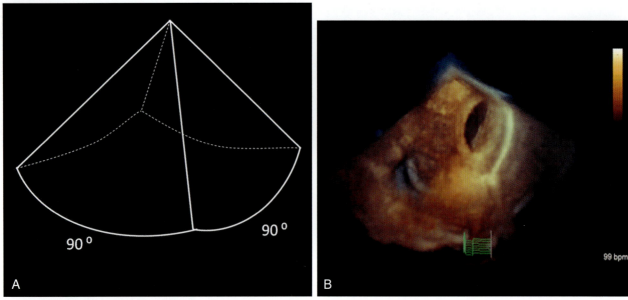

• **Figure 6-3** 3D フルボリューム法。
A；各軸を 90 度まで広げた狭い画角のピラミッド。
B；画像の切り取りや選択前の，心臓全体を含む 3D フルボリューム像。
(Photo credit: Claudio Bussadori.)

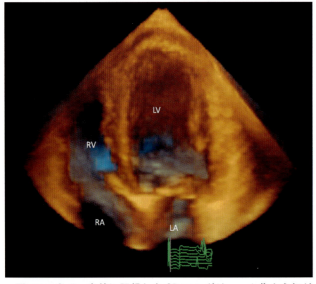

• **Figure 6-4** 事前に記録した 3D フルボリューム像から切り
取った四腔像。
LA；左心房，LV；左心室，RA；右心房，RV；右心室。(Photo cred-
it: Claudio Bussadori.)

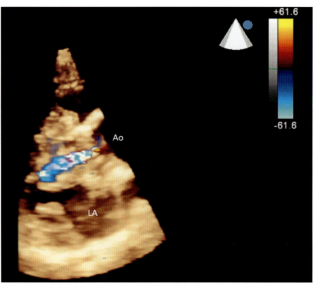

• **Figure 6-5** 大動脈弁逆流の 3D カラードプラ像。
Ao；大動脈，LA；左心房。(Photo credit: Claudio Bussadori.)

ることができる（Figure 6-6）[1, 2, 4, 5]。

　よりシンプルで新しい方法（特にリアルタイム 3D 法）
は，従来の方法が持つ多くの制限を受けない。以前の方法
では画像を記録している間は息を止めなければならなかっ
たため 3D 心臓超音波検査法は成人にしか適応ができず，
子供や獣医療といった患者の協力がほとんど得られない領
域での適応は難しかったが，新しい方法ではその必要がな
い。現在ではサイズの小さい高周波のプローブが使用でき

るため，2D 心臓超音波検査法でさえとても良質な画像を
描出できるようになっている。これらの技術革新によっ
て，3D 心臓超音波検査法を獣医心臓病学でも普通に使用
できるようになった。

獣医療における 3D 心臓超音波検査法

　獣医療においてはじめて使用された 3D 心臓超音波検査

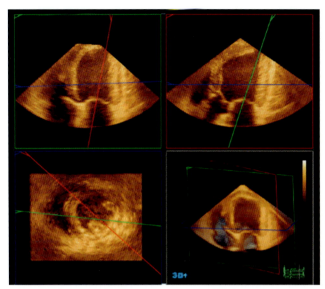

• **Figure 6-6**　心臓全体のボリュームから再構築した像。画像に表示されているカラーバーを選択して動かすだけで像が簡単に得られる。左側心尖四腔像（左上）と心尖像左室流出路（右上），右傍胸骨短軸像乳頭筋レベル（左下）が表示されている。それぞれ選択された断面の上に色付きの線で他の断面がどこを切っているのかが表示されている。3D 再構築された画像（右下）にも同様の線が表示されている。(Photo credit: Claudio Bussadori.)

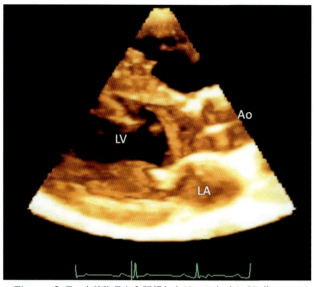

• **Figure 6-7**　右傍胸骨から記録したリアルタイム 3D 像。右傍胸骨像左室流出路に対応している。Ao；大動脈，LA；左心房，LV；左心室。(Photo credit: Claudio Bussadori.)

法である 3D 経胸壁および経食道心臓超音波検査法は，特に弁病理と経皮的インターベンション術のモニターのために，再現性のある有用な検査法であると示されている。超大型犬や心拡大が超重度である場合を除いて，ほとんどの犬では，3D フルボリューム法を用いることで心臓全体を含むボリュームを得ることができ，リアルタイム 3D 法を用いて特定領域をリアルタイムに検査することができる。

データの取得

　3 つのボリュームを取得すれば，心臓全体の構造を検査するのに十分な情報が得られる。最初に右傍胸骨ポジションで画像を記録し，次の 2 つは左側からで，心尖部四腔像と頭尾側方向像を心基部および大血管構造の情報を得るために記録する。3D 心臓超音波検査法では 2D 心臓超音波検査法よりも検者の技術に依存するところが小さい。実際，様々な心臓構造を評価するのにプローブを動かす必要はない。全ボリュームをスキャンでき，トラックボールを動かして適切な画像を選べば特定の領域を表示することができる。

　リアルタイム 3D モード法で得られる画像は，普段から見慣れている 2D 法での画像と似通っている。そのため，リアルタイム 3D モード法から始めることをお勧めする。右傍胸骨像ではプローブの位置を変えずに長軸方向（Fig-

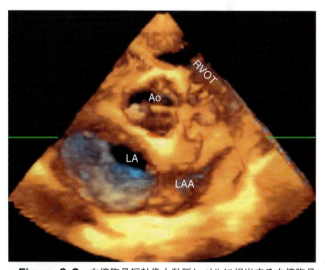

• **Figure 6-8**　右傍胸骨短軸像大動脈レベルに相当する右傍胸骨から記録したリアルタイム 3D 像。Ao；大動脈，LA；左心房，LAA；左心耳，RVOT；右室流出路。(Photo credit: Claudio Bussadori.)

ure 6-7）から短軸方向（Figure 6-8）へ変えることができる。3D データを取得することで，正面像構造の詳細と同様に異なる角度の像を同時に表示させることができる（Figure 6-9〜6-11）。標準的な 2D 法では得ることのできない角度から各解剖構造を確認でき，先天性心疾患や後天性心疾患のほとんどの解剖学的特徴を直感的に識別可能となる。オフライン解析で同じ画像を用いて，様々な角度から心臓構造を観察できる。

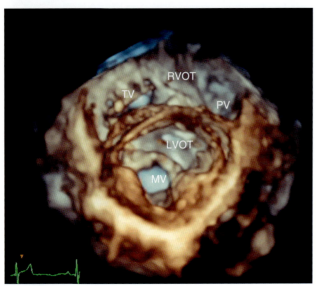

• **Figure 6-9** 右傍胸骨短軸像乳頭筋レベル。
左室流出路（LVOT），僧帽弁装置の一部（MV），三尖弁（TV），右室流出路（RVOT），肺動脈弁（PV）が表示されている。(Photo credit: Claudio Bussadori.)

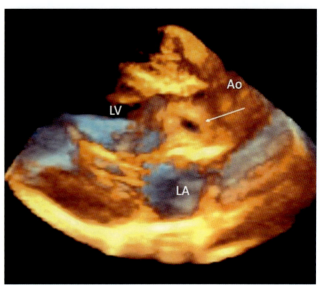

• **Figure 6-10** 左室流出路に焦点を当てた右傍胸骨長軸像。
大動脈起始部で右冠動脈の開口部（矢印）が観察できる。Ao；大動脈，LA；左心房，LV；左心室。(Photo credit: Claudio Bussadori.)

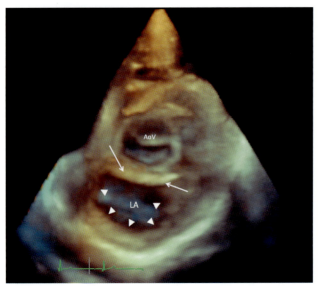

• **Figure 6-11** 拡張期左心室のリアルタイム 3D 像。
僧帽弁中隔尖は解放し（矢印），僧帽弁輪（矢頭）とその向こうに左心房（LA）が見える。AoV；大動脈弁。(Photo credit: Claudio Bussadori.)

左心室容積の測定

2D 心臓超音波検査法を用いた左心室容積の量的解析は繊細で幾何学的な仮定に基づいたもので，修正値を用いた場合には特に誤差を生じえる[11, 12]。3D にすることで容積計測の信頼性を向上させ，斜位像であるため誤差を減少させる[13]。3D 心臓超音波検査法を用いた左心腔の容積測定はMRIを用いた測定とよく相関すると報告されている[14-17]。犬では心疾患の有無にかかわらず，3D 心臓超音波検査法を用いて得られた容積は，2D 心臓超音波検査法に基づいた方法で得られたものと一致する[18]。

左心室全体が含まれるように典型的な左側心尖四腔像を得る位置にプローブを当てることで，左心室容積を得られる。オフラインソフトウェアを使用し，短軸像，長軸四腔像および長軸二腔像に相当する３つの直交断面に分割することで，左心室の真の長さと径を得ることができる。僧帽弁輪と心尖部を長軸像で指定し，心室の心内膜側をなぞるために，短軸像乳頭筋レベルで左心室壁を指定する。最後に辺縁を自動検出して収縮期と拡張期容積が算出される（Figure 6-12）。

3D 心臓弁の評価

僧帽弁は複雑な三次元構造体で，2D 心臓超音波検査法ではその構造変化を完全に評価することはできないことが分かっている。3D 心臓超音波検査法によって，よりよい僧帽弁の形態や機能評価を得られる[19, 20]。僧帽弁の正面像（心房側）（Figure 6-13）と腹側像（心室側）（Figure 6-14），それから斜位像（Figure 6-15）で逸脱の程度や僧帽弁全体を見て構造変化や弁膜症の程度を評価することができる（Video 6-1）。さらに，僧帽弁平面を最適な断面でなぞることができるので，逆流量評価に用いる僧帽弁輪の

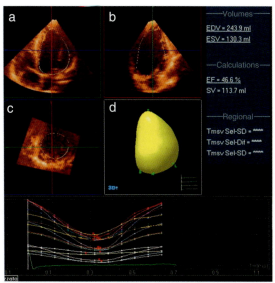

• **Figure 6-12**　3D 心臓超音波検査法から計測した左心室容積。左側心尖四腔像（a）と左側心尖二腔像（b）と短軸像（c）に相当する3つの直交断面を使用して測定する。左心室容積3Dモデルが（d）に表示されている。(Photo credit: Claudio Bussadori.)

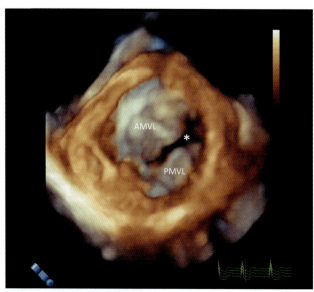

• **Figure 6-13**　収縮期の僧帽弁領域の 3D フルボリューム像。弁尖間に隙間（＊）が観察される。AMVL；僧帽弁中隔尖，PMVL；僧帽弁壁側尖。(Photo credit: Claudio Bussadori.)

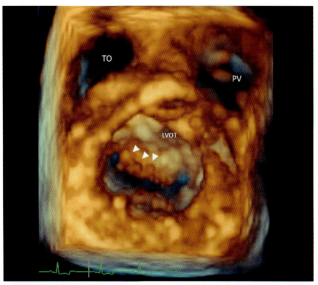

• **Figure 6-14**　拡張期の左心室 3D 像。僧帽弁尖は不整で肥厚している。コブが中隔尖に確認でき（矢頭），弁尖の尖端がギザギザしている。LVOT；左室流出路，PV；肺動脈弁，TO；三尖弁口。(Photo credit: Claudio Bussadori.)

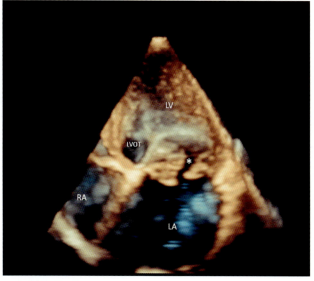

• **Figure 6-15**　リアルタイム収縮期心尖像。僧帽弁尖は不整で接合していない（＊）。LA；左心房，LV；左心室，LVOT；左室流出路，RA；右心房。(Photo credit: Claudio Bussadori.)

面積を正確に測定することができる。3D カラードプラ法では Vena contracta（逆流ジェット幅）も 2D より正確に測定できる（Chapter 11 参照）[19, 20]。3D 心臓超音波検査法を用いた左心室容積と左心房容積の測定は信頼度が高く，僧帽弁疾患の早期発見を可能とする[18, 21, 22]。

　細菌性心内膜炎は犬ではまれな疾患で，多くは疣贅（vegetation）や様々な程度の弁の損傷を伴う。僧帽弁と大動脈弁に起こることが多い[23]。3D 経食道心臓超音波検査で複数の像を確認することで，弁病変の範囲や進行度合

いを評価することができる（Figure 6-16）。弁の病変部位のボリュームを素早く記録することで，状態の不安定な動物に対してもストレスを最小限にしつつ，病変の完全な評価が可能であろう。

　先天性心疾患の正確な評価は，画像診断に強く依存している。2D 心臓超音波検査法で捉えた先天性奇形を頭の中で複雑な 3D 画像として再構築することは難しく，検者の能力に強く依存することになる。3D 心臓超音波検査法を用いれば 2D 心臓超音波検査法では得がたい最もよい断面

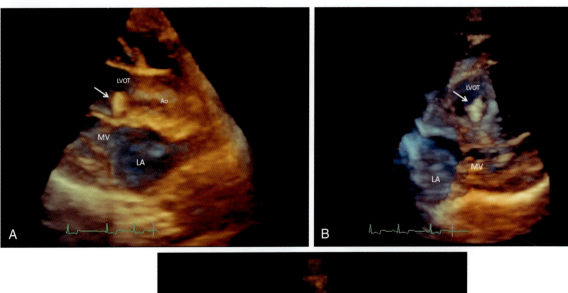

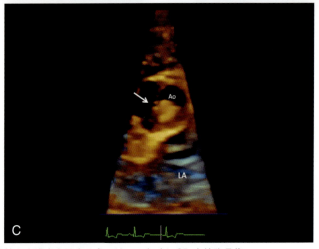

• **Figure 6-16** 大動脈弁に細菌性心内膜炎を呈する犬のリアルタイム 3D 右傍胸骨像。
疣贅（矢印）が流出路に逸脱している像を様々な角度から描出している。
A；左室流出路（LVOT）長軸像。
B；左心室からみた像。
C；大動脈（Ao）からみた背側像。大動脈弁が侵され重度大動脈弁逆流を起こしている（ここには画像は示していない）。
LA；左心房，MV；僧帽弁。(Photo credit: Claudio Bussadori.)

を選ぶことができるので，心臓超音波検査の診断精度を高めることができる（Figure 6-17，6-18）。

3D 経食道心臓超音波検査法

人のインターベンション心臓病学における 3D 経食道心臓超音波検査法

2D 経食道心臓超音波検査法は，インターベンション術を用いた人の心臓治療に広く用いられている。血管内の機器を観察すること，軟部組織との位置関係をリアルタイムに知ることができる点が血管造影よりも優れている。獣医療では経食道心臓超音波検査法は動脈管や心室中隔欠損閉鎖術，肺動脈弁狭窄症に対するバルーン弁口拡大術などの

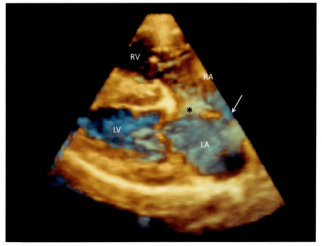

• **Figure 6-17** 不完全型房室管を呈する犬のリアルタイム 3D 像とマルチプレーン再構築像。
この像は右傍胸骨長軸像に相当する。2 つの心房中隔欠損が確認できる（心房中隔背側にある二次孔欠損〈矢印〉，腹側の大きな一次孔欠損〈＊〉）。LA；左心房，LV；左心室，RA；右心房，RV；右心室。(Photo credit: Claudio Bussadori.)

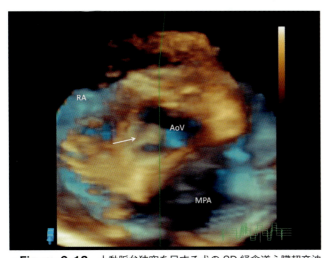

Figure 6-18　大動脈弁狭窄を呈する犬の 3D 経食道心臓超音波検査。
左冠尖と無冠尖の間に結節（矢印）が確認できる。弁尖は癒合している。AoV；大動脈弁，MPA；主肺動脈，RA；右心房。(Photo credit: Claudio Bussadori.)

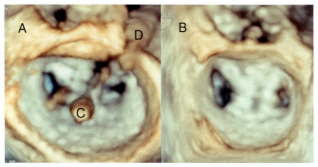

Figure 6-19　人の重度機能性僧帽弁逆流症例に対するマイトラクリップの設置。
A：マイトラクリップ（C）付きの経中隔カテーテル（D）が描出されている。
B；術後の僧帽弁。
(Photo credit: Gianni La Canna.)

経皮的インターベンション術をモニターするために用いられている[24-27]（Chapter 5，18 参照）。2D 経食道心臓超音波検査法では超音波ビーム上しか描出されないため，2D 経食道心臓超音波検査法を用いて得られた画像はカテーテルやガイドワイヤー，閉鎖デバイスを追跡するにはやや不十分である。血管内デバイスは動いてしまい，同時に周囲の構造も評価しないといけないので，血管内デバイスを追跡し続けることが不可能なときもある。3D 法は心臓構造とインターベンションデバイスをリアルタイムで同時に描出可能であり，2D 心臓超音波検査法の欠点を緩和することができる[28]。人の医療ではインターベンション術の実施に心臓内科医が懐疑的で，扱いに長期間のトレーニングを必要としたことや，第 1 世代の機械では画像の質が十分でなかったことからその導入が遅くなった。現在では多くのインターベンション術を行う心臓内科医に広く受け入れられている。3D 経食道心臓超音波検査は，下記のインターベンション術をガイドするのに主に使用されている。

- 経皮的心房中隔欠損，卵円孔[29-37]，心室中隔欠損[29, 38-41]閉鎖術。心房細動や僧帽弁疾患を呈する動物の血栓予防のための左心耳閉鎖術[29, 42-44]。
- 機能性僧帽弁逆流に対するマイトラクリップを用いた経カテーテル的弁形成術（Figure 6-19）[29, 45, 46]。
- 僧帽弁狭窄症に対するバルーン弁形成術[29, 47, 49]。
- 経カテーテル的大動脈弁置換術。
- 電気生理学的インターベンション術のガイド[29]。

中隔欠損サイズの計測や形態評価，動物選択，閉鎖デバイスの選択と適切に設置するためのガイドとして，3D 経食道心臓超音波検査法は 2D 経食道心臓超音波検査法よりも優れていると証明されている。

現在では，経食道心臓超音波検査法用プローブも小型化している。新生児の心臓病においても使用可能で，もちろん大人に使用する場合の不快感も緩和されている。獣医療においてはプローブの小型化によって，どのような体格の犬や猫でも使用可能になってきている。

獣医療インターベンション術における 3D 経食道心臓超音波検査法

ここ 20 年の間，2D 経食道心臓超音波検査法の技術的進歩により，先天性心疾患の評価[50-53]や経皮的インターベンション術のモニター法[24-27]は改良されてきている。経食道心臓超音波検査用プローブの解像度は経胸壁用のものよりも高く，さらに対象構造物までの距離が近く，他の構造物からの干渉が少ないため，経食道心臓超音波画像の質は経胸壁心臓超音波画像よりも優れていることが多い[51]。

動脈管閉鎖術や肺動脈弁狭窄症に対するバルーンカテーテルを用いた弁形成術といった心臓に対するインターベンション術に，3D 経食道心臓超音波検査（X7-2t 経食道心臓超音波検査用プローブを用いた Philips iE33 システム）は 2D 経食道心臓超音波検査と血管造影と組み合わせて用いられる。

動脈管開存症

経皮的動脈管閉鎖術では，動脈管開口部の形態とサイズに基づいて閉鎖デバイスのタイプとサイズを選択しなければならない。この手術が成功するかどうかは様々な画像診

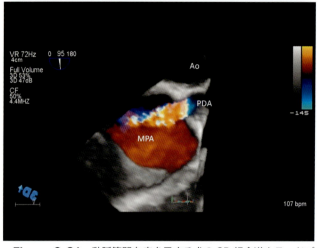

• **Figure 6-20** 動脈管開存症を呈する犬の 3D 経食道心臓超音波検査像。
短軸像と長軸像を頭側位から描出している。Ao；下行大動脈, MPA；主肺動脈, PDA；動脈管。(Photo credit: Claudio Bussadori.)

• **Figure 6-21** 動脈管開存症を呈する犬の 3D 経食道カラードプラ像。
動脈管（PDA）を通した乱流が認められる。Ao；下行大動脈, MPA；主肺動脈。(Photo credit: Claudio Bussadori.)

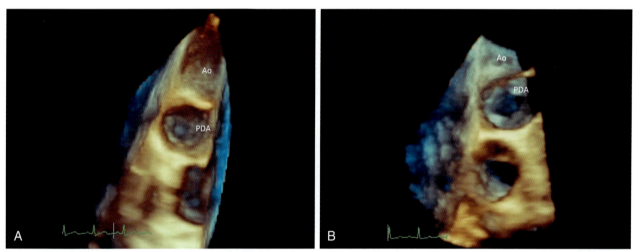

• **Figure 6-22** 動脈管開存症を呈する犬のリアルタイム 3D 経食道心臓超音波検査像。
頭側位から背側面を描出している。肺動脈への開口部は様々な形をしている：円形（**A**），楕円形（**B**）。このように観察することで動脈管の形態をより理解でき，閉鎖デバイス選択時に開口部の径を過小評価することを避けられる。Ao；下行大動脈, PDA；動脈管開口部。(Photo credit: Claudio Bussadori.)

断法から得られる情報に強く依存している。3D および 2D 経食道心臓超音波検査では，血管内器具（ガイドワイヤー，カテーテル，閉鎖デバイス）と軟部組織をリアルタイムに描出するので，造影剤を入れなくても術中にそれらを観察することができる。さらに 3D 経食道心臓超音波検査は，2D 経食道心臓超音波検査では得られない動脈管開口部の正面像をみることができるので，動脈管開存症を簡単に識別し，カテーテルが適切な位置にあるかどうかも簡単に確認することができる（Figure 6-20〜6-22；Video 6-2）。閉鎖前後の動脈管開口部を簡単に描出し，閉鎖デバイスの位置と安定性を様々な角度からよく確認することが

できる（Figure 6-23, 6-24）。

肺動脈弁形成術

肺動脈弁形成術中，3D 経食道心臓超音波検査は同時に 2 つの直行する肺動脈弁長軸像を描出することができ，手術前後の弁形態評価を容易にする（Figure 6-25）。正面像を描出することで弁を肺動脈側と右室流出路側の両側から描出して正確に評価することができる。

弁を解剖学的に検査することは，動脈弁狭窄の術前評価として潜在的な役割を担っている。右室流出路と大動脈基部を 3D 構築することで冠動脈を描出することができる。

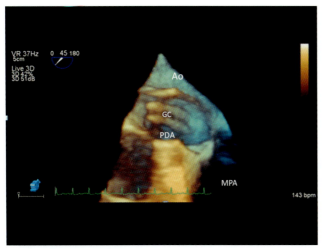

・**Figure 6-23**　動脈管閉鎖術時の手技モニター。
閉鎖デバイス付きのガイドカテーテル（GC）が動脈管に入っている様子。周囲の構造物との空間関係がはっきりと確認できる。Ao；下行大動脈，MPA；主肺動脈，PDA；動脈管開口部。(Photo credit: Claudio Bussadori.)

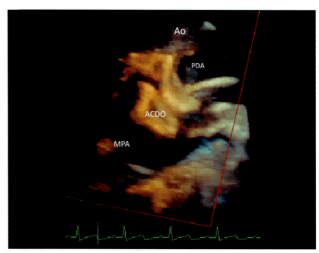

・**Figure 6-24**　動脈管閉鎖術時の手技モニター。
閉鎖デバイス（ACDO）による完全な閉鎖。Ao；下行大動脈，MPA；主肺動脈，PDA；動脈管開口部。(Photo credit: Claudio Bussadori.)

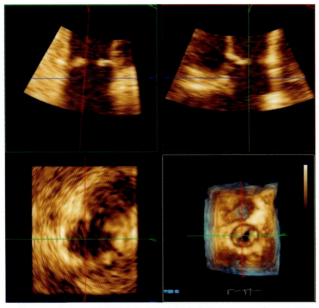

・**Figure 6-25**　肺動脈弁狭窄症を呈する犬のマルチプレーン再構築 3D 像。
肺動脈弁の直交長軸像（上）；弁下部の短軸像（左下）；肺動脈側から観察した肺動脈弁の正面像（右下）。(Photo credit: Claudio Bussadori.)

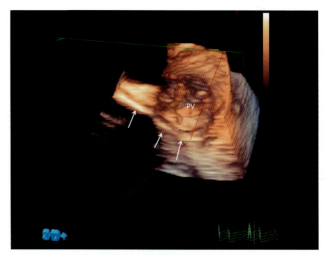

・**Figure 6-26**　R2A 型の冠動脈異常がある肺動脈弁狭窄症を呈するブルドッグの 3D 経食道心臓超音波検査像。
右室流出路周囲を囲む異常な冠動脈（矢印）が確認できる。PV；肺動脈弁。(Photo credit: Claudio Bussadori.)

冠動脈起始異常である R2A 型異常に二次的に起こる肺動脈狭窄では，3D 経食道心臓超音波検査で冠動脈を明瞭に描出できる。通常この異常があるかどうかは選択的冠動脈造影を行わなければならないが，それよりも 3D 経食道心臓超音波検査の方がメリットは大きい（Figure 6-26）。

　3D 経食道心臓超音波検査はバルーンを描出し，バルーンと弁や血管組織との位置関係を可視化することができ，バルーン拡張による交連切開術の程度を主観的に評価することに役立つ（Figure 6-27）。

　最後に，3D 経食道心臓超音波検査は，術後合併症の可能性を検出するのに役立つ。バルーン弁口拡大術を行った肺動脈狭窄症症例において，3D 経食道心臓超音波検査で肺動脈近位の乖離を検出できた（Figure 6-28）。3D 経食道心臓超音波検査を用いることでインターベンション術を施す時間が長くなるようなことはないが，明るさやコントラストの調整，描出野や画角の選択が必要で，2D 経食道心臓超音波検査と比較すると調整しなければならない項目は多い。

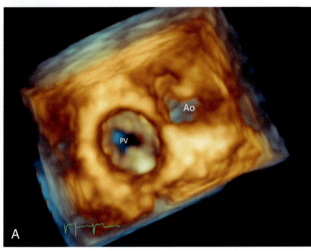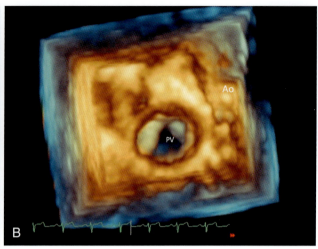

• **Figure 6-27** 頭側位から観察した肺動脈弁狭窄症を呈する犬の収縮末期におけるリアルタイム 3D 経食道心臓超音波検査像。
A；主肺動脈から見た肺動脈弁（PV）の正面像。弁尖は融合し，弁の開放が制限されている。
B；バルーン弁形成術後の肺動脈弁尖の可動性と弁の開放がの改善されている像。
Ao；大動脈。（Photo credit: Claudio Bussadori.）

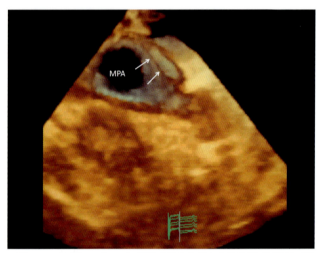

• **Figure 6-28** バルーン弁形成術実施後の主肺動脈（MPA）3D
フルボリューム経食道心臓超音波検査像。
動脈壁から乖離した組織片（矢印）が確認できる。（Photo credit:
Claudio Bussadori.）

謝辞

技術サポートをしていただいた Philips Healthcare 社の
Antonino Bonanno 氏と Andrea Laghi 氏に感謝の意を表
する。

REFERENCES

[1] Chuang H, Gunasegaran K. Evolution of technology and machine basics. In: Takashiro S, editor. 3D echocardiography. London: Informa UK Ltd; 2007, p. 1-9.

[2] Pandian NG, Roelandt J, Nanda NC, et al. Dynamic three-dimensional echocardiography: methods and clinical potential. Echocardiography 1994; 11: 237-59.

[3] King DL, King Jr DL, Shao MY. Three-dimensional spatial registration and interactive display of position and orientation of real-time ultrasound images. J Ultrasound Med 1990; 9: 525-32.

[4] Wang XF, Deng YB, Nanda NC, et al. Live three-dimensional echocardiography: imaging principles and clinical application. Echocardiography 2003; 20: 593-604.

[5] Houck RC, Cooke JE, Gill EA. Live 3D echocardiography: a replacement for traditional 2D echocardiography? Am J Roentgenol 2006; 187: 1092-106.

[6] Hung J, Lang R, Flachskampf F, et al. 3D echocardiography: a review of the current status and future directions. J Am Soc Echocardiogr 2007; 20: 213-33.

[7] Wang XF. Real time three-dimensional echocardiography: new breakthrough in the field of ultrasonic technique. Chin J Ultrasonogr 2003; 12: 71-5.

[8] Ahmad M. Real-time three-dimensional echocardiography in assessment of heart disease. Echocardiography 2001; 18: 73-7.

[9] De Simone R, Glombitza G, Vahl CF, et al. Three-dimensional color Doppler reconstruction of intracardiac blood flow in patients with different heart valve diseases. Am J Cardiol 2000; 86: 1343-8.

[10] Zhou ZW, Xu YW, Ashraf M, Sahn DJ. Three-dimensional echocardiography of colour Doppler flow. Arch Cardiovasc Dis 2010; 103: 333-9.

［11］Lang RM, Bierig M, Devereux RB, et al. Chamber Quantification Writing Group, American Society of Echocardiography's Guidelines and Standards Committee, European Association of Echocardiography. Recommendations for chamber quantification: a report from the American Society of Echocardiography's Guidelines and Standards Committee and the Chamber Quantification Writing Group, developed in conjunction with the European Association of Echocardiography, a branch of the European Society of Cardiology. J Am Soc Echocardiogr 2005; 18: 1440-63.

［12］Kupferwasser I, Mohr-Kahaly S, Stähr P, et al. Transthoracic three-dimensional echocardiographic volumetry of distorted left ventricles using rotational scanning. J Am Soc Echocardiogr 1997; 10: 840-52.

［13］Lang RM, Mor-Avi V, Sugeng L, et al. Three-dimensional echocardiography: the benefits of the additional dimension. J Am Coll Cardiol 2006; 48: 2053-69.

［14］Hozumi T, Yoshikawa J. Left ventricle. In: Takashiro S, editor. 3D echocardiography. London: Informa UK Ltd; 2007, p. 11-25.

［15］Stoylen A. Strain echocardiography. In: Takashiro S, editor. 3D echocardiography. London: Informa UK Ltd; 2007, p. 141-51.

［16］Chang SA, Lee SC, Kim EY, et al. Feasibility of single-beat full-volume capture real-time three-dimensional echocardiography and auto-contouring algorithm for quantification of left ventricular volume: validation with cardiac magnetic resonance imaging. J Am Soc Echocardiogr 2011; 24: 853-9.

［17］Shimada YJ, Shiota T. A meta-analysis and investigation for the source of bias of left ventricular volumes and function by three-dimensional echocardiography in comparison with magnetic resonance imaging. Am J Cardiol 2011; 107: 126-38.

［18］Tidholm A, Westling AB, Höglund K, et al. Comparisons of 3-, 2-dimensional, and M-mode echocardiographical methods for estimation of left chamber volumes in dogs with and without acquired heart disease. J Vet Intern Med 2010; 24: 1414-20.

［19］Bhave NM, Lang RM. Quantitative echocardiographic assessment of native mitral regurgitation: two- and three-dimensional techniques. J Heart Valve Dis 2011; 20: 483-92.

［20］Zeng X, Levine RA, Hua L, et al. Diagnostic value of vena contracta area in the quantification of mitral regurgitation severity by color Doppler 3D echocardiography. Circ Cardiovasc Imaging 2011; 4: 506-13.

［21］Ljungvall I, Höglund K, Carnabuci C, et al. Assessment of global and regional left ventricular volume and shape by real-time 3-dimensional echocardiography in dogs with myxomatous mitral valve disease. J Vet Intern Med 2011; 25: 1036-43.

［22］Tidholm A, Bodegård-Westling A, Höglund K, et al. Comparisons of 2- and 3-dimensional echocardiographic methods for estimation of left atrial size in dogs with and without myxomatous mitral valve disease. J Vet Intern Med 2011; 25: 1320-7.

［23］Sykes JE, Kittleson MD, Chomel BB, et al. Clinicopathologic findings and outcome in dogs with infective endocarditis: 71 cases (1992-2005). J Am Vet Med Assoc 2006; 228: 1735-47.

［24］Saunders AB, Achen SE, Gordon SG, Miller MW. Utility of transesophageal echocardiography for transcatheter occlusion of patent ductus arteriosus in dogs: influence on the decision-making process. J Vet Intern Med 2010; 24: 1407-13.

［25］Pariaut R, Sydney Moïse N, Kraus MS, et al. Use of transesophageal echocardiography for visualization of the patent ductus arteriosus during transcatheter coil embolization. J Vet Cardiol 2004; 6: 32-9.

［26］Saunders AB, Miller MW, Gordon SG, Bahr A. Echocardiographic and angiographic comparison of ductal dimensions in dogs with patent ductus arteriosus. J Vet Intern Med 2007; 21: 68-75.

［27］Bussadori C, Carminati M, Domenech O. Transcatheter closure of a perimembranous ventricular septal defect in a dog. J Vet Intern Med 2007; 21: 1396-400.

［28］Tsang W, Lang RM, Kronzon I. Role of real-time three dimensional echocardiography in cardiovascular interventions. Heart 2011; 97: 850-7.

［29］Perk G, Lang RM, Garcia-Fernandez MA, et al. Use of real time three-dimensional transesophageal echocardiography in intracardiac catheter based interventions. J Am Soc Echocardiogr 2009; 22: 865-82.

［30］Oto MA, Aytemir K, Ozkutlu S, et al. Percutaneous closure of interatrial septal defects: mid-term follow-up results. Turk Kardiyol Dern Ars 2011; 39: 385-95.

［31］Acar P, Aggoun Y, Le Bret E, et al. 3D-transthoracic echocardiography: a selection method prior to percutaneous closure of atrial septal defects. Arch Mal Coeur Vaiss 2002; 95: 405-10.

［32］Acar P, Bonhoeffer P, Saliba Z, et al. Three-dimensional reconstruction by transesophageal echocardiography of Amplatzer and CardioSEAL prosthetic devices after percutaneous closure and atrial septal defects. Arch Mal Coeur Vaiss 2000; 93: 539-45.

[33] Saric M, Perk G, Purgess JR, Kronzon I. Imaging atrial septal defects by real-time three-dimensional transesophageal echocardiography: step-by-step approach. J Am Soc Echocardiogr 2010; 23: 1128–35.

[34] Podnar T, Martanovic P, Gavora P, Masura J. Morphological variations of secundum-type atrial septal defects: feasibility for percutaneous closure using Amplatzer septal occluders. Catheter Cardiovasc Interv 2001; 53: 386–91.

[35] Martin-Reyes R, López-Fernández T, Moreno-Yangüela M, et al. Role of real-time three-dimensional transoesophageal echocardiography for guiding transcatheter patent foramen ovale closure. Eur J Echocardiogr 2009; 10: 148–50.

[36] Nasis A, Harper RW, Mottram PM. Real-time three-dimensional transoesophageal echocardiography for guidance of transcatheter closure of a complex multifenestrated atrial septal defect. Heart Lung Circ 2011; 20: 343–4.

[37] Mehmood F, Vengala S, Nanda NC, et al. Usefulness of live three-dimensional transthoracic echocardiography in the characterization of atrial septal defects in adults. Echocardiography 2004; 21: 707–13.

[38] Acar P, Abdel-Massih T, Douste-Blazy MY, et al. Assessment of muscular ventricular septal defect closure by transcatheter or surgical approach: a three-dimensional echocardiographic study. Eur J Echocardiogr 2002; 3: 185–91.

[39] Wei Y, Wang X, Zhang S, et al. Transcatheter closure of perimembranous ventricular septal defects (VSD) with VSD occluder: early and mid-term results. Heart Vessels 2011. E-pub ahead of print.

[40] Halpern DG, Perk G, Ruiz C, et al. Percutaneous closure of a post-myocardial infarction ventricular septal defect guided by real-time three-dimensional echocardiography. Eur J Echocardiogr 2009; 10: 569–71.

[41] Chen FL, Hsiung MC, Nanda N, et al. Real time three-dimensional echocardiography in assessing ventricular septal defects: an echocardiographic-surgical correlative study. Echocardiography 2006; 23: 562–8.

[42] Hara H, Matthews R, Virmani R, et al. Percutaneous left atrial appendage obliteration. JACC Cardiovasc Imaging 2008; 1: 92–3.

[43] Bayard YL, Omran H, Neuzil P, et al. PLAATO (percutaneous left atrial appendage transcatheter occlusion) for prevention of cardioembolic stroke in non-anticoagulation eligible atrial fibrillation patients: results from the European PLAATO study. EuroIntervention 2010; 6: 220–6.

[44] García-Fernández MA, Pérez-David E, Quiles J, et al. Role of left atrial appendage obliteration in stroke reduction in patients with mitral valve prosthesis: a transesophageal echocardiographic study. J Am Coll Cardiol 2003; 42: 1253–8.

[45] Biner S, Perk G, Kar S, et al. Utility of combined two-dimensional and three-dimensional transesophageal imaging for catheter-based mitral valve clip repair of mitral regurgitation. J Am Soc Echocardiogr 2011; 24: 611–7.

[46] Altiok E, Becker M, Hamada S, et al. Optimized guidance of percutaneous edge-to edge repair of the mitral valve using real-time 3-D transesophageal echocardiography. Clin Res Cardiol 2011; 100: 675–81.

[47] Eng MH, Salcedo EE, Quaife RA, Carroll JD. Implementation of real time three-dimensional transesophageal echocardiography in percutaneous mitral balloon valvuloplasty and structural heart disease interventions. Echocardiography 2009; 26: 958–66.

[48] Applebaum RM, Kasliwal RR, Kanojia A, et al. Utility of three-dimensional echocardiography during balloon mitral valvuloplasty. J Am Coll Cardiol 1998; 32: 1405–9.

[49] Korkmaz S, Demirkan B, Güray Y, et al. Acute and long-term follow-up results of percutaneous mitral balloon valvuloplasty: a single-center study. Anadolu Kardiyol Derg 2011; 11: 515–20.

[50] Loyer C, Thomas WP. Biplane transesophageal echocardiography in the dog: technique, anatomy and imaging planes. Vet Radiol Ultrasound 1995; 36: 212–26.

[51] Quintavalla C, Pradelli D, Domenech O, Bussadori C. Transesophageal echocardiography of the left ventricular outflow tract, aortic valve and ascending aorta in Boxer dogs with heart murmurs. Vet Radiol Ultrasound 2006; 47: 307–12.

[52] Shively BK. Transesophageal echocardiographic (TEE) evaluation of the aortic valve, left ventricular outflow tract, and pulmonic valve. Cardiol Clin 2000; 18: 711–29.

[53] Miller-Hance WC, Silverman NH. Transesophageal echocardiography (TEE) in congenital heart disease with focus on the adult. Cardiol Clin 2000; 18: 861–92.

PART III

血行動態評価

7　全体的な左心室収縮機能評価　*125*

8　拡張機能評価　*141*

9　左室充満圧の心臓超音波検査　*153*

10　全体的な右心室収縮機能評価　*165*

7

全体的な左心室収縮機能評価

ÉRIC DE MADRON

左心室の解剖　*126*

短軸方向収縮機能の評価：短縮率　*126*

左心室容積から求められる収縮期の指標　*129*

長軸方向収縮機能の評価　*132*

スペクトルドプラ法から求められる収縮期の指標：
　収縮期間隔と心筋機能指標（Tei index）　*134*

スペックルトラッキング法から求められる指標　*135*

結論　*136*

　全体的な左心室の収縮機能を評価することは，心臓超音波検査における最大の目標の１つである。多くの心臓超音波検査における指標が提案されてきた。その指標は技術的な発展に伴い増え続け，TM モード法，2D モード法，スペクトルドプラ法，組織ドプラ法，最終的にスペックルトラッキング法から求められてきた。収縮期における心室の球体幾何学的複雑さや，前負荷，後負荷の影響，また，無徴候の収縮障害を検出するために，多方向からのアプローチはますます必要となってきている。

　ここでは全体的な左心室収縮機能の指標の測定方法について論じる。局所的な短縮率の指標は，Chapter 4 で述べるスペックルトラッキング法から求められる左心室のねじれの測定と同様に，組織ドプラ法やスペックルトラッキング法によって求められる。

左心室の解剖

犬の場合と同様に[2]，人においても左心室の解剖学的研究で[1]縦横方向に整列した心筋線維が明らかになっている。左心室の心基部において短軸方向に配置された心筋線維は，長軸方向へと配置された心筋線維よりも優勢である。この優勢な短軸方向の心筋線維は，心尖部に向かって減少していく（Figure 7-1）。

さらに長軸方向の心筋線維が心内膜下層と心外膜下層で認められる一方で，短軸方向の心筋線維は主に左心室壁の中間層を占めている[2]。負荷のかかっていない筋節が10～20％しか収縮しない一方で，収縮期の左心室の半径は25～40％収縮する[1]。この特筆すべき左心室壁の厚みは，短軸方向の心筋線維が収縮することと，それを横断する長軸方向の心筋線維が厚くなることの組み合わせによって説明される[1]。さらに長軸方向の心筋線維の傾きは左心室の心基部から心尖部へと大きくなり，結果としてらせん状の配置を形成する。心内膜下層と心外膜下層のらせんは逆の方向を向き，心内膜下層の心筋線維の方が心外膜下層の心筋線維よりも早く収縮する。この結果，心尖部から俯瞰したとき，左心室の心基部は時計回りに回転し，心尖部は反時計回りに回転するという左心室のねじれへとつながる[2]（Figure 7-2）。反対に，拡張早期における心臓の「ねじれ戻り」（はね返り）は心室充満に重要な役割を果たす（Chapter 4「健常心筋の動力学」参照）。

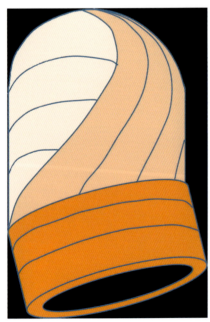

• **Figure 7-1** 左心室心筋線維の方向。(Adapted from Henein MY, Gibson DG. Nor- mal long axis function. Heart 1999; 81: 111-3.)

したがって，収縮機能の研究では，これらの現象のすべてを考慮する必要がある。

短軸方向収縮機能の評価：短縮率

心内膜収縮機能

短縮率（SF）は，収縮機能の指標として最も早く発展した指標のうちの１つである[3]。短縮率は計測が簡便で最も頻繁に使用されている。左心室（右傍胸骨短軸像）のTMモード法を用いて，収縮期における左心室の短軸内径の短縮率（短軸方向収縮）を計測する。これは，以下のように計算される。

$$SF(\%) = |(LVd - LVs)/LVd| \times 100$$

LVdとLVsはそれぞれ左心室の拡張末期内径と収縮末期内径を表す。これらの直径は心室中隔の心内膜から左室自由壁の心内膜の間（Figure 7-3）で計測されることから，この指標は後述するmid-wall短縮率と比較され，ときに心内膜短縮率（eSF）と呼ばれる。

Chapter 2で論じたように，心内膜短縮率はTMモード法のカーソルと左室自由壁のなす角度に影響を受ける。心内膜短縮率を正確に計測するために，この角度はできる限り90度に近づけなければならない。

収縮障害のときには心内膜短縮率が低下するが，この指標には多くの制限がある。まず，心内膜短縮率は短軸方向の収縮しか計測できない。しかしながら多くの場合，短軸方向の収縮異常が認められるより先に，長軸方向の収縮異常が発生する[4]。

次に，心内膜短縮率は血行力学的動態を考慮して解釈されなければならない。実際に，心内膜短縮率は心筋の収縮力のみに影響を受けるだけでなく，前負荷，後負荷の状況によっても影響を受ける。例えば，心筋収縮力の低下，循環血液量の減少，血管収縮のすべてで心内膜短縮率は低下する[5,6]。僧帽弁逆流があるときに，明らかに後負荷が減少した状況では，たとえ収縮障害が顕然化していても心内膜短縮率は健常または上昇する（Chapter 11 参照）。

さらに，心内膜短縮率は心拍数と逆の相関をする。つまり，心室が充満する時間が短ければ心内膜短縮率は低下する[7]。

健常犬および健常猫の心内膜短縮率を Table 7-1 に示した[8]。ドーベルマンの健常な心内膜短縮率は24±7.2％で他の犬種の心内膜短縮率よりも低い。このように，品種が心内膜短縮率に明らかな影響を及ぼすということは重要な

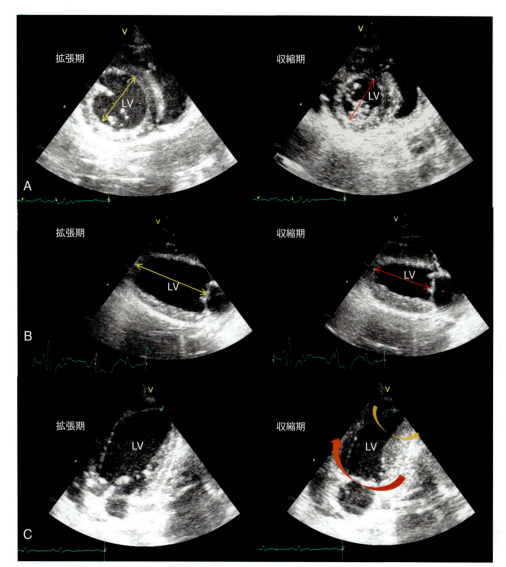

• **Figure 7-2**　収縮期の間の幾何学的な変化を示す 2D モード像。
A；短軸方向の収縮，B；長軸方向の収縮，C；左心室心尖部と心基部の反時計回りのねじれ。
（Photo credit: Éric de Madron.）

事実である[9]。

mid-wall 短縮率

　前述したように左心室壁を形成している心筋線維は，心内膜下層と心外膜下層に存在する長軸方向の心筋線維と，中間層（mid-wall）に存在している短軸方向の心筋線維からなる。収縮障害が発生したとき，長軸方向の心筋線維の収縮力の低下は心外膜の動きを悪化させ[10]，心内膜の可動域を拡大し，結果として心内膜短縮率は偽健常化する。それゆえに，人では心外膜の運動の影響を除いたmid-wall 短縮率（SFmw）と呼ばれる左心室壁の中間層の短縮率を評価する指標が用いられてきた[4, 11-13]。

mid-wall 短縮率は以下のように計算される[11]。

$$SFmw = [\{(LVd + LVFWd/2 + IVSd/2) - (LVs + IVSs/2 + LVFWs/2)\} / (LVd + LVFWd/2 + IVSd/2)] \times 100$$

LVd と LVs は左心室の拡張末期内径と収縮末期内径をそれぞれ表す。LVFWd と LVFWs は左室自由壁の拡張末期壁厚と収縮末期壁厚をそれぞれ表す。そして，IVSd と IVSs は心室中隔壁の拡張末期壁厚と収縮末期壁厚をそれぞれ表す。

　例として，20 kg の犬を考えてみる。20 kg の犬の左心室の大きさは Chapter 2 の Table 2-1 から求められる：LVd = 3.7 cm，LVs = 2.4 cm，LVFWd = IVSd = 0.8 cm，LVFWs = IVSs = 1.2 cm。

Table 7-1 健常犬および健常猫における心内膜短縮率[8]		
パラメータ	犬(n=53)平均±2 標準偏差(平均値；最小値－最大値)	猫(n=32)平均±2 標準偏差(平均値；最小値－最大値)
心内膜短縮率(%)	34.4 ± 6.5(33.6；25.3-49.9)	51.9 ± 6.3(52.2；39.9-64.3)

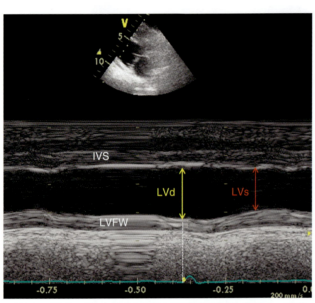

• **Figure 7-3** 犬における左心室内径短縮率の計算（TM モード法）。IVS；心室中隔，LVd；拡張末期の左心室径，LVFW；左室自由壁，LVs；収縮末期の左心室径。(Photo credit: Éric de Madron.)

心内膜短縮率は以下のようになる。

$$eSF = \{(3.7 - 2.4)/3.7\} \times 100 = 35\%$$

mid-wall 短縮率は以下のようになる。

$$SFmw = [\{(3.7 + 0.4 + 0.4) - (2.4 + 0.6 + 0.6)\} / (3.7 + 0.4 + 0.4)] \times 100 = 20\%$$

この例は全体的な短軸方向への短縮率に及ぼす長軸方向の心筋線維の影響を示している。

mid-wall 短縮率は心内膜短縮率よりも収縮障害の検出により鋭敏と思われる[14]。

収縮末期壁応力の評価

短縮率と収縮期壁応力の関係性の研究は，収縮力を評価するもう１つの方法である[5,6]。実際，短縮率と後負荷の間には逆の相関がある[15]。壁応力は後負荷の指標である。正確な短縮率の重要性を理解するために，その瞬間の後負荷のレベル（あるいは壁応力）が適正であるかどうか知ることは重要なことである。体高血圧症のように後負荷が上昇したときや，僧帽弁閉鎖不全症のように明らかに後負荷が減少したときに，この概念は特に重要である。

心臓超音波検査上での収縮末期壁応力（ESWS）の計算方法は，1982 年に Reichek らによって提案された[15]

$$ESWS(dyn/cm^2) = 0.334\,P(LVs) / \{LVFWs(1 + LVFWs/LVs)\}$$

P は収縮期血圧である。LVs は収縮末期の左心室内径であり，LVFWs は収縮末期の左室自由壁厚を意味する。心臓超音波検査上で収縮末期壁応力はこの方法で計算され，これは観血的な壁応力の検査（微圧検査法）とよく相関する。健常範囲は 36～213×103 dyn/cm² である。壁応力は駆出率の低下した動物で上昇する[15]。

前述の 20 kg の犬で計算したとする。20 kg の犬の収縮期血圧が 140 mmHg であったと仮定すると，収縮末期壁応力は以下のとおりになる。

$$ESWS = 0.334 \times 140 \times 2.4 / \{1.2(1 + 1.2/2.4)\} = 62.34 \times 10^3 \, dyn/cm^2$$

近年では，数学的な仮説として円筒モデルを用いた，収縮期全身血圧と心臓超音波検査上の左心室の距離から収縮末期円周方向壁応力（PSS，g/cm²）の頂点を計算する別の方法が報告された[16]。

$$PSS = P \times a^2 \{1 + (b^2/r^2)\} / (b^2 - a^2)$$

P は収縮期動脈血圧であり，a は内腔の半径（心内膜），b は外部の半径（心外膜），そして r は左心室の mid-wall の半径を示す。

もし，この公式を前述の例に当てはめて計算すると，

PSS は以下のとおりになる。

$$PSS = 140 \times (2.4/2)^2 [1 + (\{2.4 + 1.2 + 1.2\}/2\}^2$$
$$\{(2.4 + 0.6 + 0.6)/2\}^2] / \{(2.4 + 1.2 + 1.2)/2\}^2 -$$
$$(2.4/2)^2 = 129.73 \text{ g/cm}^2 (\text{or } 127.19 \times 10^3 \text{ dyn/cm}^2)$$

この点から，短縮率 / 収縮末期円周方向壁応力を用いることによって壁応力で短縮率を健常化することができる[4, 12, 13, 16]。

これらの指標（mid-wall 収縮率と短縮率 / 収縮末期円周方向壁応力）の役割は未だ獣医療では確立していないが，僧帽弁閉鎖不全症のような後負荷の減少する場合において収縮障害を検出する可能性を有するかもしれない。

左心室容積から求められる収縮期の指標

いくつかの球体としての左心室収縮機能の指標は，拡張末期容積および収縮末期容積から算出される。

心室容積の推定

左心室容積の推定には幾何学的方法か平面処理法が用いられる。

幾何学的方法

左心室容積（V）は横行内径（D）から得られ，幾何学的方法（平面処理法）の計測に基づく。1 つないし複数の左心室内径の大きさに基づいていくつかの方法が提案されてきた[17-24]。犬において，最も頻繁に用いられる方法は 1 つの心室内径の大きさに基づいて計算される以下の方法である。

$$V = D^3$$
$$V = D^3 \times 7/(2.4 + D)$$
$$V_{\text{拡張期}} = 0.85 \times LVd^3 ; V_{\text{収縮期}} = 1.20 \times LVs^3$$
$$V = D^{3.16}$$

ほかにも，短軸の直径と長さをその領域の長さとして用いた，Wyatt Area-length 法がある[18, 22]。

$$V = (\pi/6) \times D^2 \times L$$

L は左心室の長さである。

これらの方程式の中で，Teichholz の公式[20]「$V = D^3 \times 7/(2.4 + D)$」は日常的に使用されている。犬でこの部分的な公式を用いるには，制限があると理解することが重要である。実際のところ，この式は 2 つの要素からなる。1 つ目の要素は，得られた容積（D^3）と描かれた幾何学的形態「$7/(2.4 + D)$」である。2 つ目の要素は，人の血管造影に基づく回帰方程式から得る。人では長さ / 直径（L/D）比は以下の式を用いて求められる。L/D = 13.33/(2.4 + D)[20]。したがって，健常な人の拡張末期の左心室内径は約 5 cm であるから，L/D 比は 13.33/(2.4 + 5) = 1.8 となる。この条件を用いると以下の公式，つまり，$V = (\pi/6) \times D^2 \times L$ から心室容積の参照範囲が求められる。しかしながら犬と猫には，この公式は有効ではない。例えば，拡張末期の左心室内径が 1.5 cm の猫の場合，L/D 比は 13.33/(2.4 + 1.5) = 3.5 となる。これはかなり細長い左心室を意味する。このような場合，Teichholz 法では左心室容積は 2 倍に過大評価されてしまう。この状況を打開する 1 つの方法として，Teichholz 法での D 値を大きさに依存しない値，例えば体重に関連付けた値に置き換える方法がある。結果，L/D = 13.33/(2.4 + k × LV$_{\text{体重}}$) という式が求められる。

LV$_{\text{体重}}$ の健常な拡張期の値は 1.6 である（Chapter 2 参照）。もし，犬と猫に健常な 1.6 という L/D 比を用いると拡張期の k 値は 3.7 になる。

LV$_{\text{体重}}$ の健常な収縮期の値は犬で 1，猫で 0.8 である（Chapter 2 参照）。L/D 比が収縮期に変化しないと考えると，収縮期の k 値は犬で 5.9，猫で 7.4 になる[25]。

この Teichholz 法の「獣医師版」の変法の概要を Table 7-2 で示した（しかし，これはまだ有効性が確認できていない）。

「獣医師版」の変法より得られた健常な収縮末期容積係

Table 7-2	「獣医師版」Teichholz 法計算[25]		
	犬		**猫**
拡張期容積	LVd^3×7/{2.4+3.7×LVd/(0.795×W$^{1/3}$)}		LVd^3×7/{2.4+3.7×LVd/(0.567×W$^{1/3}$)}
収縮期容積	LVs^3×7/{2.4+5.9×LVs/(0.795×W$^{1/3}$)}		LVs^3×7/{2.4+7.4×LVs/(0.567×W$^{1/3}$)}

LVd；拡張末期の左心室内径(cm)，LVs；収縮末期の左心室内径(cm)，W；体重(kg)

数（ESVI）と拡張末期容積係数（EDVI）を Table 7-3 に示した。これらの値は体重とともに増加することが見てとれるだろう。ESVI と EDVI を解釈するときには，このことを考慮しなければならない（以下参照）。これらの健常値は，獣医学では未だ確認されていないままである。

平面処理法

平面処理法は幾何学的形態の近似を必要としない。心室容積は 2D 心臓超音波検査画像上（右傍胸骨長軸像ないしは左側心尖二腔像か左側心尖四腔像）で左心室心内膜の輪郭を追跡することによって得られる。計測法としては，Simpson 法と 2 つの異なる Area-length 法が犬で評価されている[17,26]。これら 3 種類の方法では，拡張末期と収縮末期の 2 つの左側心尖四腔像が必要とされる。左心室内面積は（閉鎖時の僧帽弁輪域）は心内膜の輪郭を描出することで得られる。Simpson 法はこの面積を同じ厚みのマルチディスクに分割する（Figure 7-4）。

2 つの Area-length 法では以下の式を使用する。

$$V = 0.85\ A^2/L$$

V は左心室容積であり，A は左心室内面積を表し，L は左心室内腔長軸長を意味する[17]。あるいは，

$$V = 5/6\ A \times L$$

（いわゆる「弾丸」方法）[27]（Figure 7-5）。

古典的な Teichholz 法と Simpson 法と $V = 0.85 \times A^2/L$ 式が犬で比較検討された[17]。訓練を受けた検者では，いかなる方法を用いても，再現性は良好だった。しかしながら Teichholz 法は左心室容積を過大評価する傾向があり，動物では使用が推奨されない。それゆえに，平面処理法と違い，幾何学的方法では左心室の長軸長ではなく，左心室の横径だけを使用する。

体表面積によって標準化し，左心室容積への体格の影響を除する。これら容積の健常値は計算式によって導き出される。それらは Table 7-4 にまとめられている。これらの

Table 7-3	犬の収縮末期容積係数と拡張末期容積係数（ESVI と EDVI　mL/m²），Table 7-2 の計算式を使用，Cornell ら[25]（Chapter 2 Table 2-1 参照）	
体重(kg)	ESVI 平均値（最小値−最大値）	EDVI 平均値（最小値−最大値）
3	8.05(0.21-16.7)	33.63(23.7-54.3)
4	9.86(0.25-16.7)	36.60(23.7-56.9)
6	11.04(0.33-19.6)	40.72(27.8-60.5)
9	11.97(0.44-22.1)	43.95(28.5-62.9)
11	12.35(0.5-24.2)	46.97(31.4-70.0)
15	13.45(0.61-26.9)	50.80(32.6-77.5)
20	14.51(0.74-27.6)	54.49(36.3-84.7)
25	15.83(0.86-30.8)	55.86(38.1-66.1)
30	17.34(0.98-32.35)	61.19(40.3-90.7)
35	17.59(1.08-34.2)	63.71(40.2-97)
40	17.96(1.18-34.2)	63.35(43.0-99.7)
50	20.28(1.37-36.7)	66.72(43.9-102.4)
60	21.46(1.55-39.6)	70.88(45.3-110.3)
70	21.43(1.72-40.9)	72.45(47.20-115.1)

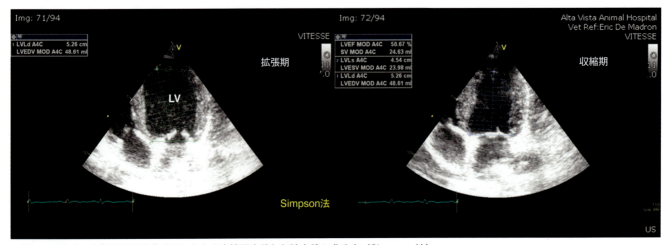

• **Figure 7-4**　左側心尖四腔像を用いた左心室拡張容積と収縮容積の求め方（Simpson 法）。拡張末期容積は拡張末期の左室心内膜の輪郭を追跡することによって，また，収縮末期容積は収縮末期の左室心内膜の輪郭を追跡することによって求められる。それから，この領域は等しい厚みのディスクに等分される。つまり，左心室容積はこのディスクの合計に等しい。LV；左心室。(Photo credit: Éric de Madron.)

値を Table 7-3 の値と比較してみてほしい。

左心室収縮末期容積係数

　左心室収縮末期容積係数（ESVI）は収縮機能を評価するのに非常に有効な方法である。健常な状況と後負荷が減少した状況の2つを考えなければならない。

重度の僧帽弁閉鎖不全症を伴わない収縮障害

　これは拡張型心筋症の場合である。ドーベルマンで，収縮末期容積係数が 55 mL/m² 以上であった場合，感度94.4％，特異度97.4％で収縮障害を検出できる（Chapter 12 参照）。

重度の僧帽弁閉鎖不全症を伴う収縮障害

　左心室内径短縮率は後負荷の減少によって促進するために（Chapter 11 参照），収縮障害が隠されてしまう。収縮末期容積係数の使用は，短縮率では隠されてしまう収縮障害を明らかにするのに有効である。人では 30 mL/m² 以下であれば収縮機能は保たれている一方，90 mL/m² 以上であれば収縮障害が明らかとされている。そして，それは短縮率では明らかにならない[28]。このアプローチは Teichholz 法に基づいており，僧帽弁閉鎖不全症の犬でも用いられている。しかしながら，前述したように，この方法は小型犬で容積を過大評価してしまうために理想的なものではない[29]。平面処理法は犬により適していると考えられるが，明らかな収縮障害を示す収縮末期容積係数のカットオフ値はまだ決まっていない（Chapter 11 参照）[17]。

駆出率

　駆出率（EF）は，人の医療において最も頻繁に計測される左心室の収縮機能を表すパラメータの1つである。駆出率は血管造影法や核心室造影法（NV），そして心臓超

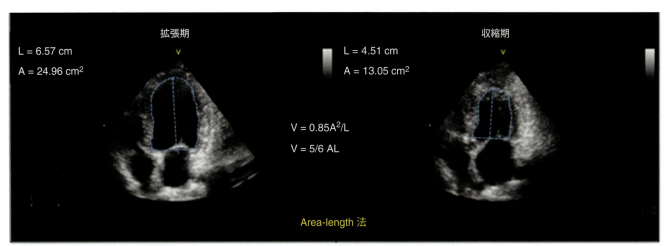

• **Figure 7-5**　左側心尖四腔像を用いた左心室拡張容積および収縮容積の求め方（Area-length 法）。
この方法では A の領域を平面幾何学によって求めている。拡張末期容積は拡張末期の左心室心内膜の輪郭を追跡することによって，また，収縮末期容積は収縮末期の左心室心内膜の輪郭を追跡することによって求められる。左心室内腔長軸長（L）を計測し，左心室容積（V）は以下の公式を用いて求める。V＝0.85×A²/L または V＝5/6A×L。（Photo credit: Éric de Madron.）

Table 7-4	異なる方法を用いた健常犬における拡張末期容積と収縮末期容積および駆出率（平均値±標準偏差）[17]		
方法	Simpson 法	Area-length 法　V=0.85A²/L	Teichholz 法　V=D³×7/(2.4+D)
EDVI(mL/m²)	47.6 ± 8.4	49.5 ± 10.3	80.4 ± 18.6
ESVI(mL/m²)	15.9 ± 3.9	16.9 ± 4.3	23.4 ± 7.3
EF(%)	66.5 ± 6.4	65.5 ± 6.7	70.9 ± 6.0

EDVI；拡張末期容積係数，ESVI；収縮末期容積係数，EF；駆出率
これらの容積は 2〜14 kg（8.1±2.8 kg）の犬 24 頭において計算された

音波検査によって算出される。駆出率は左心室容積から得られ，以下のように計算される。

$$EF(\%) = \{(左心室拡張末期容積 - 左心室収縮末期容積) / (左心室拡張末期容積)\} \times 100$$

短軸方向および長軸方向への変化についてよりよい説明ができるので，駆出率は短縮率よりも左心室収縮機能について総合的な見解を与えることができる。心室容積の計測はこの計算をするのに必要である。Table 7-4 にまとめられているように，この値は左心室容積を評価する方法に依存して求められる[17]。

一般的に犬において駆出率＜40％のときに収縮障害と言われている（Chapter 12 参照）。

人と犬で異なる駆出率の計算方法が比較検討された[27,30,31]。この2つの動物種において，平面処理法で得られた駆出率は Teichholz 法で求められた駆出率よりも核心室造影法から得られた値に相関が認められた。Simpson法と核心室造影法から得られた駆出率の間の一致の程度は±18％であった[31]。犬において核心室造影法から得られた駆出率と心臓超音波検査法から得られた駆出率との間の相関係数は0.79〜0.88であった。また，相関係数はTMモード法よりも2Dモード法を使用したときの方がより良好であった[27]。

駆出率を収縮機能の基準とするには技術的な問題（心室心内膜の超音波検査で良好に四腔がすべて描出されている必要がある），血行動態的な問題（短縮率のように前負荷と後負荷，心拍数の影響を受ける）などの制限がまだある。収縮障害の犬の場合，個体差のためTMモード法から得られた容積は当てにならないことが示された[32]。

長軸方向収縮機能の評価

長軸方向収縮機能の評価方法にはいくつかあり，短軸方向収縮機能よりも先に長軸方向収縮機能が影響を受けると言われている[4,10]。これらの方法はTMモード法ないしは組織ドプラ法での僧帽弁輪運動を分析することで求められる。

僧帽弁輪運動

収縮期の間，長軸方向に短縮している心筋線維によって，結果として房室面は心尖部の方へ変位する。この僧帽弁輪の「下降」は等容性収縮時間に始まり，短軸方向への

短縮よりもおよそ25 ms早く先行する。この心尖部方向への運動は左心室の拍出が終了するまで継続し，左心房の拡大と左心室の縮小に貢献する。拡張期が始まるとすぐに房室面は素早く左心房方向へと上昇する。左心房の収縮によって房室面はさらに左心房側へ動く[33]。心尖部は全収縮期の間動くことはない[33]。左心室は収縮期の間，反時計回りにねじれる[34,35]。

人では，僧帽弁輪運動（MAM）は駆出率と相関する[36,37]。加えて，長軸方向の運動性の低下は短軸方向の運動性の低下に先行する[4,13]。しかしながら，僧帽弁輪運動は収縮機能だけではなく，拡張機能の影響も受けるので僧帽弁輪運動と駆出率の間には相違点がある[38]。

僧帽弁輪運動は犬でも評価されている[33]。

僧帽弁輪運動は左側心尖四腔像の僧帽弁輪からTMモード法で測定される。その際にTMモード法のカーソルは僧帽弁輪の中隔縁を横断するようにする。そのときカーソルはできる限り垂直になるようにしなければならない。僧帽弁輪の中隔縁の全可動域が測定できる（Figure 7-6）。

僧帽弁輪運動は体表面積で標準化できる。短軸方向および長軸方向への左心室の短縮率への僧帽弁輪運動の相対的寄与率（MAM％）は以下の公式で求められる。

$$MAM\% = MAM / \{(LVd - LVs) + MAM\} \times 100$$

LVdとLVsはそれぞれ，左心室拡張末期内径と左心室収縮末期内径を示しており，TMモード法の右傍胸骨短軸像から得られる。

犬の僧帽弁輪運動と僧帽弁輪運動の相対的寄与率の健常値を Table 7-5 に表記した[33]。

0.45 cm（＜15 kg），0.8 cm（15〜40 kg），1.2 cm（＞40 kg）の僧帽弁輪運動の参照値を用いて，Schoberらは僧帽弁閉鎖不全症および大動脈狭窄症の犬では僧帽弁輪運動が変化しない，あるいは上昇することを報告した[33]。一方で，拡張型心筋症の犬の81％で参照値よりも低下することが報告されており，長軸方向への収縮機能の低下を示唆している。心内膜短縮率は僧帽弁輪運動に相関しないものの，僧帽弁輪運動の相対的寄与率に逆相関することが分かっている。

僧帽弁輪の組織ドプラ法

僧帽弁輪 S′ 波の速度

僧帽弁輪S′波の最大速度はパルス波組織ドプラ法

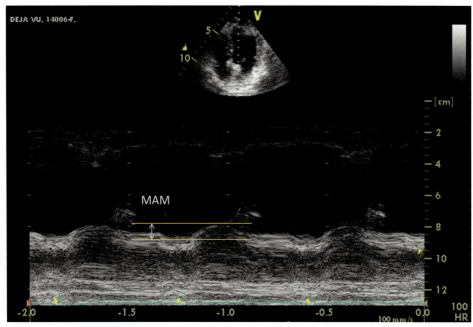

• Figure 7-6　僧帽弁輪運動（MAM）は左側心尖四腔像から計測される。
このときに TM モード法のカーソルは可能な限り僧帽弁輪の心室中隔縁に垂直でなければならない。
(Photo credit: Éric de Madron.)

Table 7-5	健常犬における僧帽弁輪運動（95%信頼区間[33]）		
	<15 kg(n=44)	15～40 kg(n=55)	>40 kg(n=4)
MAM(cm)	0.70(0.65-0.75)	1.08(1.03-1.13)	1.51(1.21-1.81)
Indexed MAM(cm/m²)	1.65(1.47-1.83)	1.11(1.04-1.18)	1.03(0.89-1.17)
MAM %(%)	40(38-42)	42(40-44)	44(39-49)
SF(%)	38(36-40)	33(31-55)	33(29-37)

MAM；僧帽弁輪運動，MAM%；収縮期の左心室の短軸・長軸両方向の短縮率への MAM の相対的寄与率，SF；短縮率

（TDI）で得られる。人では，局所で著しい運動障害がなければ駆出率に相関すると言われている[39]。また，僧帽弁閉鎖不全症の有無にかかわらず，非常に駆出率が低下しているようなうっ血性心不全の患者ではS′波の速度は低下する[40]。僧帽弁輪S′波の最大速度は前負荷の減少によっても影響を受ける[41]。収縮期体高血圧症や動脈硬化の犬で，僧帽弁輪S′波の低下を伴った長軸方向の収縮障害が認められたとの報告がある。これらの犬では収縮率は健常値である[42]。これは長軸方向の収縮力は短軸方向の収縮力の影響を受けないということを示している。

犬の収縮障害時のS′波の異常については Chapter 12 でより詳しく述べる。犬と猫におけるS′波の健常値についてはすでに Chapter 4 で述べた。

左心室心基部の下降時間

近年，犬の心基部全体の収縮機能の組織ドプラ法時間的指標が評価された。これらは左心室心基部の下降時間である[43]。この下降時間を得るために，心室中隔ないしは左室自由壁のS′波を，組織ドプラ法を用いて以下のタイミングで測定しなければならない。つまり，Q波からS′波の開始まで，Q波からS′波のピークまで，Q波からS′波の終了までとS′波の継続時間である（Figure 7-7）。

これらの健常値は Table 7-6 に示した。

同じ研究の中で，健常犬と拡張型心筋症を呈する犬の各時間を比較した結果，拡張型心筋症の犬はQ波からS′波の開始までの時間とQ波からS′波の終了までの時間が延長し，S′波の最大速度が上昇すると報告されている。ま

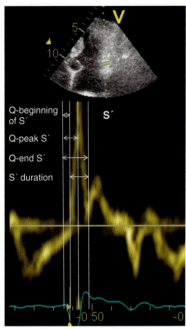

• **Figure 7-7** 左心室心基部の下降時間は組織ドプラ法から求められる。

ここで，左室自由壁の心基部の心筋収縮速度（S´）を記録する。次の継続時間は以下のように測定される。Q波からS´波の開始まで，Q波からS´波のピークまで，Q波からS´波の終了まで，S´波の継続時間。(Photo credit: Éric de Madron.)

Table 7-6	健常犬における心拍数で標準化した左心室心基部の下降時間（√ R-R〈秒〉で除した[43]）

	心室中隔基部	左室自由壁の心基部
Q波からS´波の開始まで(s)	0.085 ± 0.018	0.085 ± 0.028
Q波からS´波のピークまで(s)	0.128 ± 0.021	0.124 ± 0.028
Q波からS´波の終了まで(s)	0.2865 ± 0.030	0.283 ± 0.039
S´波の継続時間(s)	0.201 ± 0.018	0.199 ± 0.029
S´波のピーク (cm/s)	8.113 ± 1.726	10.363 ± 2.190

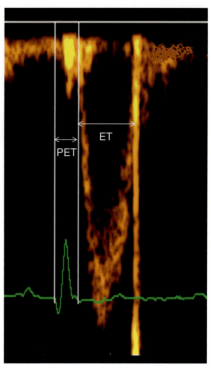

• **Figure 7-8** スペクトルドプラ法を用いた大動脈血流から収縮期間隔の測定。

ET；駆出時間（大動脈血流の継続時間），PET；前駆出時間（Q波から大動脈血流開始までの時間）。(Photo credit: Éric de Madron.)

Table 7-7	健常犬における収縮期間隔と左心室（LV）心筋機能指標（IMP）[47]

	3～15 kg (n=15)（平均値±標準偏差）	15.1～35 kg (n=15)（平均値±標準偏差）	35.1～55 kg (n=15)（平均値±標準偏差）
LV IMP	0.380 ± 0.104	0.414 ± 0.102	0.445 ± 0.104
LV PET(ms)	43.6 ± 8.70	59.6 ± 11.8	66 ± 10.12
LV ET(ms)	172 ± 18	173 ± 16	170 ± 17
LV PET/ET 比	0.267 ± 0.055	0.350 ± 0.662	0.377 ± 0.075

PET；前駆出時間，ET；駆出時間

た，S´波の継続時間は収縮障害の影響を受けなかった[43]。

スペクトルドプラ法から求められる収縮期の指標：収縮期間隔と心筋機能指標（Tei index）

収縮期間隔

収縮障害は前駆出時間（PET，Q波から左心室駆出開始までの時間）の延長をもたらし，左心室駆出時間（ET）の短縮をもたらす。結果として，前駆出時間／駆出時間比が上昇する[44,45]。

これらの収縮期間隔はTMモード法の右傍胸骨短軸像から求められるが，そのためには大動脈弁の各弁尖の運動が良好に描出されていなければならない[46]。あるいは，スペクトルドプラ法の大動脈流出波形からも収縮期間隔は得られる[47]（Figure 7-8）。

犬における健常な収縮期間隔はTable 7-7に示した。前駆出時間／駆出時間比が0.4を超えるときは，収縮障害が考えられる（Chapter 12参照）。

心筋機能指標

　心筋機能指標（IMP）は収縮期および拡張期の両方の総合的な心室機能の指標である。これは Tei によって考え出された指標であり[48]，拡張型心筋症の動物でより鋭敏に収縮および拡張機能を反映すると考えられている。実際のところ，この指標は心臓カテーテルで得られた dP/dt やタウ緩和定数のようなパラメータとよく相関している。これは拡張型心筋症における予後の予測に役に立つ[49]。

　左心室の心筋機能指標は駆出時間によって分けられる，左心室駆出時間と等容性弛緩時間の合計に等しい。左心室の心筋機能指標を算出するためには，A 波の終了時点と E 波の開始時点を左心室流入血流から求める必要がある（時間 a とする）。続いて，左心室の駆出時間を計測する（時間 b とする）。心筋機能指標は（a−b）/b と等しい（Figure 7-9）。犬における健常な左心室の心筋機能指標を Table 7-7 に示した[47]。

　ニューファンドランドで行われた研究では，健常か拡張型心筋症であるかにかかわらず，心筋機能指標は年齢，性別，体表面積，心拍数に依存しないとの報告がある[50]。心筋機能指標は収縮障害の重症度に相関するが，前駆出時間／駆出時間比のような他のパラメータより優れているわけではない。これら 2 つの指標は早期の収縮障害を鋭敏に検出するのには力不足である[50]。

スペックルトラッキング法から求められる指標

　左心室のストレインとストレインレートに基づいて得られるスペックルトラッキング法の指標は，Chapter 4 と Chapter 12 で詳細を述べる。全体の指標として，グローバルストレインとねじれを含む（Chapter 4 参照）。

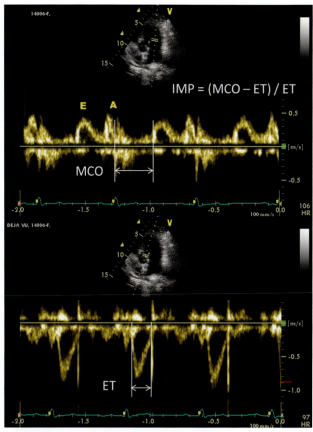

• Figure 7-9　心筋機能指標（IMP）測定法。僧帽弁閉鎖から僧帽弁解放までの時間（MCO）と左心室駆出時間（ET）を計測。IMP は（MCO−ET）/ET で表される。（Photo credit: Éric de Madron.）

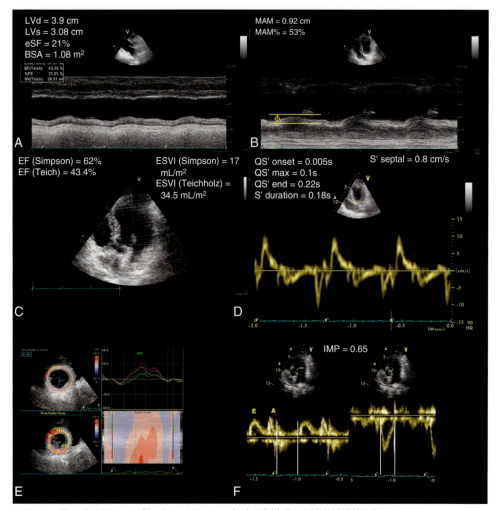

・**Figure 7-10** 35 kg の雌のドーベルマンにおける多様式の心臓収縮機能評価。

A：左心室 TM モード像：心内膜短縮率（eSF）は 21％と健常値よりも低下している。この短縮率は曖昧である。

B：僧帽弁輪部の TM モード像：僧帽弁輪運動（MAM）と MAM の相対的寄与率（MAM％）はこの体重では健常値であった。

C：容積と駆出分画（EF）の評価。この EF は健常であった（Simpson 法）。

D：僧帽弁輪部の組織ドプラ像。S′波の速度と心基部の下降の間隔は心拍数で標準化した後の数値で健常であることが認められた。MAM は健常であった。これはすなわち，長軸方向への収縮機能は非常に良好であることを示している。

E：スペックルトラッキング法を用いた左心室の短軸ストレイン像。この値は健常であった。

F：左心室の心筋機能指標（IMP）。この値は健常範囲の上限だった。

この雌のドーベルマンの心臓収縮機能指標のうち，6 つある心臓収縮機能指標の中で 4 つの指標は明らかに健常値であり，うち 2 つは曖昧な結果となった。結論として収縮機能が健常であっても，経過観察が必要であるということである。

（Photo credit: Éric de Madron.）

結論

　心臓超音波検者には多くの独自の収縮機能指標がある。長軸方向の収縮機能の評価がより重要になってきている。

それでもなお，これらの指標には限界がある。特に早期または軽度の収縮障害時の評価が十分ではない。それゆえ，できる限り誤診を減らすために多方面からのアプローチが必要なのである（Figure 7-10，7-11，Table 7-8）。

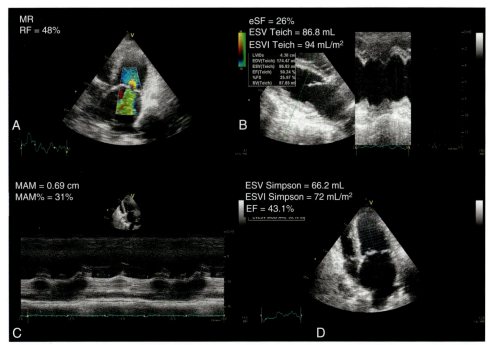

• **Figure 7-11**　27 kg の僧帽弁閉鎖不全症を呈するボーダー・コリーにおける多様式の心臓収縮機能評価。

A；スペクトルドプラ法とパルス波スペクトルドプラ法を用いて僧帽弁逆流量の定量化を実施した。逆流量は中等度で 48％の逆流率であった。

B；TM モード法。心内膜短縮率は健常値下限（25％）ぎりぎりであり，後負荷が減少した状況では異常である。収縮末期容積係数（ESVI）は Teichholz 法で計算され，明らかに増加している。

C；僧帽弁輪部の TM モード法：僧帽弁輪運動（MAM）と MAM の相対的寄与率（MAM％）がこの体重の犬にしては減少していることから，長軸方向の収縮障害が疑われる。

D；左心室容積と駆出率（EF）の評価。Simpson 法を用いて計算した駆出率は低値であった。また，Simpson 法を用いて計算した収縮末期容積係数は標準を大いに上回る。このように収縮障害は表される。

(Photo credit: Éric de Madron.)

Table 7-8	収縮障害時の異なる心臓超音波検査におけるパラメータ

パラメータ	収縮不全時の傾向
eSF（%）	↓
EF（%）	↓
ESVI	↑
MAM	↓
MAM %	↓
PET	↑
ET	↓
PET/ET 比	↑
IMP	↑
Q波からS′波の開始まで	↑
Q波からS′波のピークまで	↑
Q波からS′波の終了まで	↑
S′波の継続時間	変化なし
S′波の最大流速	↓

eSF；心内膜短縮率，EF；駆出率，ESVI；収縮末期容積係数，MAM；僧帽弁輪運動，MAM%；収縮期における長短軸方向の短縮率のMAMの相対的寄与率，PET；左心室前駆出時間，ET；左心室駆出時間，IMP；心筋機能指標，Vmax；最大流速

REFERENCES

[1] Henein MY, Gibson DG. Normal long axis function. Heart 1999; 81: 111-3.

[2] Streeter DD, Spotnitz HM, Patel DP, et al. Fiber orientation in the canine left ventricle during systole and diastole. Circ Res 1969; 24: 339-47.

[3] Feigenbaum H. Echocardiography. In: Baunwald E, editor. Heart disease: a textbook of cardiovascular diseases. 4th ed. Philadelphia: WB Saunders; 1992, p. 84-115.

[4] Ballo PC, Quatrini I, Giacomin E, et al. Circumferential versus longitudinal systolic function in patients with hypertension: a non-linear relation. J Am Soc Echocardiogr 2007; 20: 298-306.

[5] Grossman W. Evaluation of systolic and diastolic function of the myocardium. In: Grossman W, editor. Cardiac catheterization and angiography. 3rd ed. Philadelphia: Lea & Febiger; 1985. p. 301-19.

[6] Borow KM, Green LH, Grossman W, Braunwald E. Left ventricular end systolic stress-shortening and strength-length relations in human. Normal values and sensitivity to inotropic state. Am J Cardiol 1982; 50: 1301-8.

[7] Jacobs G, Knight DH. M-mode echocardiographic measurements in non-anesthetized healthy cats: effects of body weight, heart rate, and other variables. Am J Vet Res 1985; 46: 1705-11.

[8] Brown DJ, Rush JE, Mac Gregor J, et al. M-mode echocardiographic ratio indices in normal dogs, cats, and horses: a novel quantitative method. J Vet Intern Med 2003; 17: 653-62.

[9] O'Sullivan ML, O'Grady MR, Minors SL. Assessment of diastolic function by Doppler echocardiography in normal Doberman Pinschers and Doberman Pinschers with dilated cardiomyopathy. J Vet Intern Med 2007; 21: 81-91.

[10] Henein MY, Gibson DG. Long axis function in disease. Heart 1999; 81: 229-31.

[11] De Simone G, Devereux RB, Roman MJ, et al. Assessment of left ventricular function by the midwall fractional shortening/end systolic wall stress relation in human hypertension. J Am Coll Cardiol 1994; 23: 1444-51.

[12] Palmieri V, Capaldo B, Russo C, et al. Left ventricular chamber and myocardial systolic function reserve in patients with type 1 diabetes mellitus: insight from traditional and Doppler tissue imaging echocardiography. J Am Soc Echocardiogr 2006; 19: 848-56.

[13] Aurigemma GP, Silver KH, Priest MA, Gaasch WH. Geometric changes allow normal ejection fraction despite depressed myocardial shortening in hypertensive left ventricular hypertrophy. J Am Coll Cardiol 1995; 26: 195-202.

[14] Gaasch WH, Zile MR, Hoshini PK, et al. Stresssshortening relations and myocardial blood flow in compensated and failing canine hearts with pressure-overload hypertrophy. Circulation 1989; 79: 872-83.

[15] Reichek N, Wilson J, St John Sutton M, Plappert TA, Goldberg S, Hirshfield JW. Non-invasive determination of left ventricular end-systolic stress: validation of the method and initial application. Circ 1982; 65: 99-108.

[16] Palmieri V, Russo C, Arezzi E, et al. Relations to longitudinal left ventricular systolic function to left ventricular mass, load, and Doppler stroke volume. Eur J Echocardiogr 2006; 7: 348-55.

[17] Serres F, Chetboul V, Tissier R, et al. Comparison of 3 ultrasound methods for quantifying left ventricular systolic function: correlation with disease severity and prognostic value in dogs with mitral valve disease. J Vet Intern Med 2008; 22: 566-77.

[18] Wyatt HL, Heng MK, Meerbaum S, et al. Cross-sectional echocardiography: II. Analysis of mathematic models for quantifying volume of the formalin-fixed left ventricle. Circulation 1980; 61: 1119-25.

[19] Weiss JL, Eaton LW, Kallman CH, Maughan ML. Accuracy of volume determination by two-dimensional echocardiography: defining requirements under controlled conditions in the ejecting canine left ventricle. Circulation 1983; 67: 889-95.

[20] Teichholz LE, Kreulen T, Herman MV, Gorlin R. Problem in echocardiographic volume determinations: echocardiographic-angiocardiographic correlations in the presence or absence of asynergy. Am J Cardiol 1976; 37: 7-11.

[21] Pombo JF, Troy BL, Russel RO. Left ventricular volumes and ejection fraction by echocardiography. Circulation 1971; 43: 480-90.

[22] Wyatt HL, Heng MK, Meerbaum S, et al. Cross-sectional echocardiography: I. Analysis of mathematic models for qualifying mass of the left ventricle in dogs. Circulation 1979; 60: 1104-13.

[23] Mashiro I, Nelson RR, Cohn JN. Ventricular dimensions measured non-invasively by echocardiography in the awake dog. J Appl Physiol 1976; 41: 953-9.

[24] Suga H, Sagawa K. Assessment of absolute volume from diameter of the intact canine left ventricular cavity. J Appl Physiol 1974; 36: 496-9.

[25] Brown DJ. Personal communication. 2009.

[26] Cornell CC, Kittleson MD, Della Torre P, et al. Allometric scaling of M-mode cardiac measurements in normal adult dogs. J Vet Intern Med 2004; 18: 311-1.

[27] Sisson DD, Daniel GB, Twardock AR. Comparison of left ventricular ejection fractions determined in healthy anesthetized dogs by echocardiography and gated equilibrium radionuclide ventriculography. Am J Vet Res 1989; 50: 1840-7.

[28] Borow K, Green LH, Mann T, et al. End systolic volume as a predictor of post-operative left ventricular performance in volume overload from mitral regurgitation. Am J Med 1980; 68: 355-63.

[29] Borgarelli M, Tarducci A, Zanatta R, Haggstrom J. Decreased systolic function and inadequate hypertrophy in large and small breed dogs with chronic mitral valve insufficiency. J Vet Intern Med 2007; 21: 61-7.

[30] Wandt B, Bojö L, Tolagen K, Wranne B. Echocardiography assessment of ejection fraction in left ventricular hypertrophy. Heart 1999; 82: 192-8.

[31] McGowan JH, Cleland JGF. Reliability of reporting left ventricular systolic function by echocardiography: a systematic review of 3 methods. Am Heart J 2003; 146: 388-97.

[32] Atkins CE, Curtis MB, McGuirk SM, et al. The use of M-mode echocardiography in determining cardiac output in dogs with normal, low, and high output states: comparison to thermodilution method. Vet Radiol Ultrasound 1992; 33: 297-304.

[33] Schober KE, Luis Fuentes V. Mitral annulus motion as determined by M-mode echocardiography in normal dogs and dogs with cardiac disease. Vet Radiol Ultrasound 2001; 42: 52-61.

[34] Alam R, Rosenhammer G. Atrioventricualr plane displacement and left ventricular function. J Am Soc Echocardiogr 1992; 5: 427-33.

[35] Tsakiris AG, Gordon GA, Padiyar R, et al. The role of displacement of the mitral annulus in left atrial filling and emptying in the intact dog. Can J Physiol Pharmacol 1978; 56: 447-57.

[36] Simonson JS, Schiller NB. Descent of the base of the left ventricle: an echocardiographic index of left ventricular function. J Am Soc Echocardiogr 1989; 2: 25-35.

[37] Pai RG, Bodenheimer MM, Pai SM, et al. Usefulness of systolic excursion of the mitral annulus as an index of left ventricular function. Am J Cardiol 1990; 67: 222-4.

[38] Willenheimer R, Israelsson B, Cline C, et al. Left atrioventricular plane displacement is related to both systolic and diastolic left ventricular performance in patients with chronic heart failure. Eur Heart J 1999; 20: 612-8.

[39] Vinereanu D, Khokhar A, Tweddel AC, et al. Estimation of global left ventricular function from the velocity of longitudinal shortening. Echocardiography 2002; 19: 177-85.

[40] Alam M, Wardell J, Andersson E, et al. Assessment of left centricular function using mitral annular velocities in patients with congestive heart failure with or without the presence of significant mitral regurgitation. J Am Soc Echocardiogr 2003; 16: 240-5.

[41] Andersen NH, Terkelsen CJ, Sloth E, Poulsen SH. Influence of preload alterations on parameters of systolic left ventricular long-axis function: a Doppler tissue study. J Am Soc Echocardiogr 2004; 17: 941-7.

[42] Nicolle AP, Carlos Sampedrano C, Fontaine JJ, et al. Longitudinal left ventricular myocardial dysfunction assessed by 2D colour tissue Doppler imaging in a dog with systemic hypertension and severe arteriosclerosis. J Vet Med 2005; 52: 83-7.

[43] Simpson KE, Devine BC, Woolley R, et al. Timing of left heart base descent in dogs with dilated cardiomyopathy and normal dogs. Vet Radiol Ultrasound 2008; 49: 287-94.

[44] Ahmed SS, Levinson GE, Schwartz OJ, Ettinger PO. Systolic time intervals as measures of the contractile state of the left ventricular myocardium in man. Circulation 1972; 46: 559-71.

[45] Burwash IG, Otto CM, Pearlman AS. Use of Doppler-derived left ventricular time intervals for non-invasive assessment of systolic function. Am J Cardiol 1993; 72: 1331-3.

[46] Pipers FS, Andrysco RM, Hamlin RL. A totally non-invasive method for obtaining systolic time intervals in the dog. Am J Vet Res 1978; 39: 1822-6.

[47] Baumwart RD, Meurs KM, Bonagura JD. Tei index of myocardial performance applied to the right ventricle in normal dogs. J Vet Intern Med 2005; 19: 828-32.

[48] Tei C. New non-invasive index for combined systolic and diastolic ventricular function. J Cardiol 1995; 26: 135-6.

[49] Dujardin KS, Tei C, Yeo TC, et al. Prognostic value of a Doppler index combining systolic and diastolic performance in idiopathic dilated cardiomyopathy. Am J Cardiol 1998; 82: 1072-6.

[50] Byeong-Han L, Dukes Mc-Ewan J, French AT, Corcoran BM. Evaluation of a novel Doppler index of combined systolic and diastolic myocardial performance in Newfoundland dogs with familial prevalence of dilated cardiomyopathy. Vet Radiol Ultrasound 2002; 43: 154-65.

8
拡張機能評価

ÉRIC DE MADRON

拡張期相と拡張機能の決定因子　*142*

拡張障害の分類　*143*

拡張機能の指標　*144*

拡張期相と拡張機能の決定因子

拡張期相

　拡張期は大動脈弁が閉鎖した時点から始まり，僧帽弁を介して血流が心室に流れ込み，心室が満たされるまで続く。拡張期は4つの段階に細分化される。1. 等容性弛緩時間，2. 心室の拡張に伴い心室内圧が低下することで生じる急速充満期，3. 心拍静止期，4. 心房収縮期である[1,2]。等容性弛緩時間は大動脈弁の閉鎖時点から始まり，僧帽弁が開放された時点で終了する。この等容性弛緩時間の間はずっと，左心室圧が左心房圧よりも下回っている。このことにより，房室弁が開放され，左心室が血液で充満される。はじめに，この心室充満は急速に生じる。これは心房と心室の間に圧較差が維持されているためである。この圧較差は拡張期の開始時期の左心房圧と左心室の弛緩率に影響される。この時相は心室充満の70～80％に寄与する[1,2]。この時相は左心房圧と左心室圧が平衡に達すると終了する。心拍静止期はこの時点から始まる。したがって，僧帽弁を通過する心室への血流は最小限である。心室充満の約5％がこの時相に生じる。心房収縮によって左心房と左心室の間に圧較差が生じ，これによって拡張末期にさらなる心室充満が発生する（これは心室充満の約20～30％に寄与する）。左心室圧が急速に上昇することによって房室弁が閉鎖し（等容性収縮時間），拡張期が終了する（Figure 8-1）[1,2]。

拡張機能の決定因子

　拡張機能の決定因子は，1. 心筋の能動的弛緩，2. 左心室のコンプライアンス，3. 左心房と肺静脈のポンプとしての機能，4. 心拍数，5. 年齢である。

心筋の能動的弛緩

　心筋の能動的弛緩ではエネルギー，つまりアデノシン3リン酸（ATP）を必要とする。この過程の間，カルシウムイオンは濃度勾配に反して細胞質から取り除かれる。これによってアクチン-ミオシン複合体が切り離される[3]。この能動的弛緩は心筋線維の状態や前負荷，後負荷のレベル（能動的弛緩に先行した拡張末期容積や壁ストレス，末梢血管抵抗），そして心筋の変力状態に影響される。等容性弛緩時間の間，左心室圧が低下する速度によって急速弛緩率が決まる。これは拡張早期の急速流入期に特に影響を

及ぼす。この左心室圧の急速な低下は時定数タウで表される。弛緩が遅延することで時定数タウは延長し，与えられた圧力によって左心室容積を減量させる。それゆえにこの容積を維持するためには充満圧の上昇が必要である[3]。もう1つの重要な因子は変力作用の程度である。収縮期の間，心筋線維は平衡点を超えて圧縮され，そのエネルギーは蓄積される。このエネルギーは弛緩期に放出され（弾性反跳），心室の吸引力を担う。この変力作用を失うと，心室の吸引力は弱くなる[3]。

左心室のコンプライアンス

　コンプライアンスは受動的な機能であり，左心室充満がなされている間の心室の進展性によって決定される[3]。圧容積関係は曲線を描く。これは心筋線維の持つ粘弾性や心

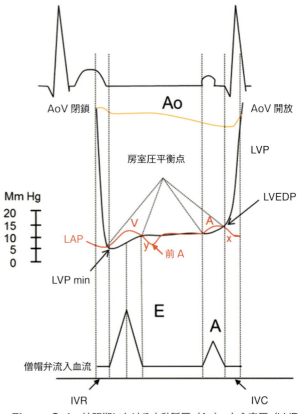

• Figure 8-1　拡張期における大動脈圧（Ao），左心室圧（LVP），左心房圧（LAP），左室流入血流速波形との間の相関関係の略図。等容性弛緩時間（IVR）の間，左心室圧は急速に低下し，左心房圧と同程度まで低下する。僧帽弁が解放され，左心室の充満が開始する（E波）。E波のピークは房室圧較差が生じたときに発生し，左心室の吸引能力が最大となったタイミングで起こる。これは，LAP曲線のV波のピークに相当する。心室圧と心房圧は再度平衡に達し，拡張期の左室流入血流速波形は終了する。心房圧は心室圧よりも低下し（y下降脚），最小値へと達する。つまり，前A波である。心房の収縮はさらに房室圧較差を発生させる。その圧較差により，能動的な心室充満が生じる（A波）。等容性収縮時間（IVC）と心房圧の低下（x下降脚）により，僧帽弁が閉鎖する。AoV；大動脈弁，LVEDP；左心室拡張末期圧，LVP min；左心室の最低血圧。(Photo credit: Éric de Madron.)

室の大きさと構造，心室壁の厚さ，左心室と右心室の相互関係，胸膜と心膜圧，冠血管の腫脹，不十分な心筋の弛緩などの相互作用によってもたらされる。左心室コンプライアンスは主に拡張期の後半に影響を及ぼす。左心室コンプライアンスの減少は左心室の圧容積曲線の傾きを増加させる。これはつまり，左心室容積の増加によって左心室圧が顕著に上昇するということである。左心室コンプライアンスの減少は，心筋の線維化や心筋虚血および心筋への腫瘍浸潤に伴って認められる。

左心房と肺静脈のポンプとしての機能

左心房の収縮機能は，弛緩異常が認められる場合には非常に重要である。なぜならば，後期拡張期充満によって，早期拡張期充満不足を補うからである。これは収縮障害のときには心拍出量を維持するために必要不可欠である。

心拍数

心拍数は拡張期充満に影響を与える。心拍数の増加は等容性弛緩時間と急速充満期を短縮させる[4, 5]。

年齢

Schober ら[5]は，92 頭の健常犬を年齢ごとのグループに分けると，年齢に従って左心室の弾力性は低下すると報告している。これは左心室の能動的弛緩のパラメータに影響を及ぼす（以下参照）。

拡張障害の分類

拡張障害は 3 つに分類される。その分類は連続した心臓病の進行に相当する。拡張障害は猫の肥大型心筋症や甲状腺機能亢進症関連の心筋症（Chapter 13 参照），猫や犬で認められる高血圧症関連の心筋症（Chapter 14 参照）で認められる。収縮障害の犬で拡張障害が関連して認められることもある。これらの拡張障害は収縮障害に先行することがある（Chapter 12 参照）。

弛緩遅延

筋小胞体におけるカルシウムチャネルの異常やカルシウムの再取り込みの減少に伴う細胞内カルシウム濃度の上昇によって，心筋線維の緊張が高まる[1-3, 6, 7]。その結果，心房収縮による拡張末期の心室充満が優勢になり，左心室の充満は拡張後期にシフトする。つまり，等容性弛緩時間が延長する（Figure 8-2）。

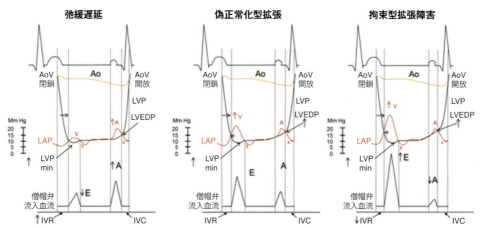

•**Figure 8-2**　3 種の拡張障害のときの心房圧（LAP）と心室圧（LVP）曲線の相関関係の略図。
弛緩遅延の場合，LVP の低下率は減少し，僧帽弁流入血流の開始が遅れる（等容性弛緩時間〈IVR〉が延長する）。左心室の最低血圧（LVP min）は不完全弛緩の後に上昇し，拡張早期の房室圧較差は減少する。そして，E 波の減衰が生じる。心房収縮は充満不足を補う。
偽正常化型拡張では，心房圧の上昇とコンプライアンスの欠如が加わる。これにより，IVR は短縮され（現時点では「健常」の範囲内），心房圧の上昇により E 波の増高が生じる。そして，コンプライアンスの減少に伴い A 波の減衰（LVEDP）が増加する。拡張末期左心室圧（LVEDP）が増加する。
拘束型拡張障害では，心房圧の上昇が特徴であり，E 波の増高と IVR のさらなる短縮が特徴的である。コンプライアンスの低下はより明瞭であり，心房機能は消失している。これにより，拡張末期の房室圧較差はさらに減少し，A 波は減衰する。Ao；大動脈圧，AoV；大動脈弁，IVC；等容性収縮時間。(Photo credit: Éric de Madron.)

偽正常化型拡張

拡張障害の次の段階は偽正常化型拡張と言われる。左心房圧の上昇に伴い，拡張早期の心室充満と等容性弛緩時間が一見「健常」であるかのように見える（Chapter 9参照）。さらに，左心房圧の上昇により，肺静脈での拡張末期血液逆流が増加する（以下参照）。コンプライアンスも変化することで，左心室圧の上昇と，心房心室間の圧較差の減少が生じ，それにより拡張末期における心室充満が低下する（Figure 8-2）[1-4]。

拘束型拡張障害

拘束型拡張障害では，間質の線維化や左室充満圧の上昇が左心室の弾性特性にさらに影響を与え，左心室充満の特徴が再度変化する。つまり，拡張早期充満は充満圧が上昇するために優勢となる。また，その一方で，拡張末期充満は左心室の弾性や心房収縮の喪失が生じるために減弱となる。これにより，拡張末期の房室圧較差の減少がもたらされる（Figure 8-2）[1-4, 6, 7]。

拡張機能の指標

心臓超音波検査は人，犬や猫において非侵襲的な拡張機能の評価を可能にした。大動脈，僧帽弁，肺静脈血流速波形，パルス波組織ドプラ法で得られる拡張期僧帽弁輪運動や心室筋運動速度，ならびにカラー TM モード法で得られる左室内血流伝搬速度から，多くの拡張機能の指標が求められる（Figure 8-3）[1-12]。

これらの指標は複数の要因によって変動する。例えば，心房のコンプライアンスや心房圧，左心室弛緩や左心室の弾性，前負荷，後負荷の影響を受ける[1-4]。拡張障害を分類するにあたって，多方面からのアプローチが必要とされる。最も困難なのは偽正常化型拡張を評価することである。

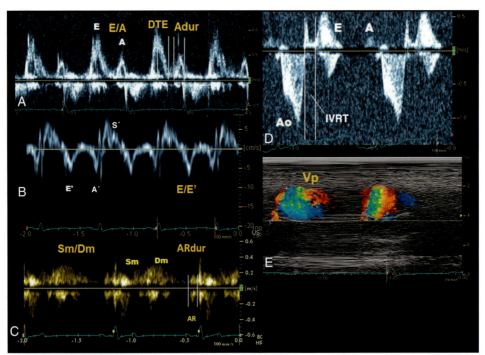

• **Figure 8-3** 心臓超音波検査での拡張期の評価。
A：左室流入血流速波形。E 波と A 波の最大流速，A 波の持続時間（Adur），E 波減衰時間（DTE），E/A 比の測定を行う。
B：僧帽弁輪の組織ドプラ像。E′波，A′波，E/E′比を測定。
C：肺静脈のパルス波スペクトルドプラ法。Sm 波，Dm 波，AR 波を評価する。つまり，Sm/Dm 比，AR 波持続時間（ARdur），Adur/ARdur 比を評価する。
D：パルス波スペクトルドプラ法による大動脈血流（Ao）と僧帽弁輪の同時記録。これにより，大動脈駆出終了時間と E 波の開始時間までの左心室の等容性弛緩時間（IVRT）の測定が可能になる。
E：カラー TM モード法の僧帽弁輪。これにより，左室内血流伝搬速度（Vp）が測定可能となる。
(Photo credit: Éric de Madron.)

健常な拡張機能指標

左室流入血流速波形の最大速度 E 波と A 波の比（パルス波スペクトルドプラ法）

　E 波は複数の相互要因によって決定付けられる。例えば，房室圧較差や心房充満（つまり前負荷），弛緩時間や弾性反跳，最低血圧，心室圧較差といった左心室の拡張期の特性がその要因として挙げられる[13-16]。一方で A 波は拡張末期の房室圧較差によって決定付けられる。この房室圧較差は心房収縮力の強さと同様に，左心室のコンプライアンスに影響を受ける。E/A 比は拡張機能の重要な指標である。E/A 比の猫と犬における健常値を Table 8-1 に示した。E/A 比は犬で加齢とともに減少する（Table 8-2）。

E 波減衰時間

　E 波減衰時間（DTE）の健常値を Table 8-1，8-2 に掲載した。犬において E 波減衰時間は加齢，体重とともに増加し，心拍数が上昇するに従って減少する（Table 8-2）[5]。

等容性弛緩時間

　等容性弛緩時間（IVRT）は動脈駆出時間の終了から心室充満までの時間のことを示す。等容性弛緩時間は大動脈

Table 8-1　複数の筆者による健常犬と健常猫における拡張機能のパラメータ

変数	犬（6～10 歳）[5]（n=11）中央値（10 パーセンタイル値-90 パーセンタイル値）	犬（1～3 歳）[23]（n=7）平均値（最小値-最大値）	ドーベルマン[10]（n=10）平均値±標準偏差	猫[11]（n=87）平均値±標準偏差	猫[22]（n=100）平均値±標準偏差	猫[12]（n=20）平均値±標準偏差
IVRT(ms)	47(41-65)	53(43-62)	83 ± 14	46.2 ± 7.6	43 ± 9	55.4 ± 13.24
Emax(m/s)	0.69(0.52-0.82)	0.83(0.53-1.08)	0.768 ± 0.131	0.70 ± 0.14	0.7 ± 0.1	0.67 ± 0.13
Amax(m/s)	0.57(0.45-0.70)	0.43(0.38-0.52)	0.557 ± 0.101	0.65 ± 0.14	0.5 ± 0.1	0.59 ± 0.14
E/A 比	1.08(0.98-1.70)	1.66(1.23-2.84)	1.4 ± 0.3	1.12 ± 0.22	1.5 ± 0.3	1.19 ± 0.30
DTE(ms)	80(49-98)	100(75-130)	131 ± 24	ND	ND	59.90 ± 14.07
Adur(ms)	90(68-103)	84(62-93)	82 ± 7	52.9 ± 13.5	ND	ND
E′ septal(cm/s)	ND	6.8(5.7-13.2)	ND	ND	ND	ND
E/E′ septal 比	ND	11.8(4.0-15.1)	ND	ND	ND	ND
E′ lat(cm/s)	ND	9.3(7.5-11.9)	16.5 ± 3.6	ND	5.5 ± 1.6	ND
A′ lat(cm/s)	ND	ND	11.3 ± 1.9	ND	2.9 ± 1.3	ND
E′/A′ lat 比	ND	ND	1.6 ± 0.7	ND	2.2 ± 1.1	ND
E/E′ lat 比	ND	8.9(6.5-10.8)	ND	ND	ND	ND
Smmax(m/s)	0.34(0.24-0.70)	ND	0.506 ± 0.059	0.48 ± 0.14		0.39 ± 0.12
Dmmax(m/s)	0.50(0.36-0.75)	ND	0.494 ± 0.042	0.47 ± 0.10		0.44 ± 0.09
Sm/Dm 比	0.79(0.47-1.12)	ND	1.0 ± 0.1	ND		0.90 ± 0.29
ARmax(m/s)	0.24(0.19-0.30)	ND	0.278 ± 0.044	0.23 ± 0.06		0.22 ± 0.07
ARdur(ms)	67(57-80)	58(56-79)	58 ± 9	53.5 ± 10.3		ND
Adur/ARdur 比	1.33(1.03-1.73)	1.33(1.00-1.60)	1.5 ± 0.3	1.01 ± 0.28		ND
収縮機能(%)	ND	ND	ND	ND		62.55 ± 11.54
Vp(cm/s)	ND	63.1(50.9-77.9)	59.7 ± 11.1	ND		ND

IVRT；等容性弛緩時間，Emax；左室流入血流速波形 E 波の最大速度，Amax；左室流入血流速波形 A 波の最大速度，DTE；E 波減衰時間，Adur；A 波の持続時間，E′ septal；僧帽弁輪中隔部における E′ 波の最大速度，E′ lat；僧帽弁輪側部における E′ 波の最大速度，A′ lat；僧帽弁輪側部における A′ 波の最大速度，Smmax；肺静脈血流速波形 Sm 波の最大速度，Dmmax；肺静脈血流速波形 Dm 波の最大速度，ARmax；肺静脈血流速波形 AR 波の最大速度，ARdur；肺静脈血流速波形 AR 波持続時間，Vp；左室内血流伝搬速度，ND；未確定

Table 8-2　92 頭の健常犬で測定された年齢ごとの拡張期ドプラパラメータ，中央値（10 パーセンタイル値－90 パーセンタイル値）[5]

変数	年齢				
	2 歳未満(n=30)	2 歳以上 4 歳未満(n=30)	4 歳以上 6 歳未満(n=13)	6 歳以上 10 歳未満(n=11)	10 歳以上(n=8)
IVRT(ms)	46(31-62)	47(40-65)	43(43-63)	47(41-65)	63(41-73)
Emax(m/s)	0.77(0.63-0.93)	0.72(0.54-0.92)	0.73(0.52-0.91)	0.69(0.52-0.82)	0.69(0.52-0.81)
Amax(m/s)	0.48(0.37-0.68)	0.52(0.35-0.67)	0.49(0.39-0.64)	0.57(0.45-0.70)	0.65(0.45-0.78)
E/A 比	1.65(1.16-1.98)	1.35(0.93-1.86)	1.44(1.10-1.60)	1.08(0.98-1.70)	1.28(0.68-1.42)
DTE(ms)	67(53-79)	73(53-107)	90(54-110)	80(49-98)	80(73-98)
Adur(ms)	87(63-112)	87(77-109)	93(77-123)	90(68-103)	80(61-99)
Smmax(m/s)	0.41(0.30-0.60)	0.40(0.31-0.53)	0.45(0.30-0.60)	0.34(0.24-0.70)	0.40(0.34-0.75)
Dmmax(m/s)	0.57(0.44-0.69)	0.55(0.39-0.82)	0.51(0.38-0.82)	0.50(0.36-0.75)	0.57(0.41-0.86)
Sm/Dm 比	0.72(0.46-1.23)	0.68(0.53-1.18)	0.75(0.55-1.38)	0.79(0.47-1.12)	0.93(0.53-1.09)
ARmax(m/s)	0.21(0.16-0.26)	0.21(0.16-0.29)	0.21(0.15-0.29)	0.24(0.19-0.30)	0.26(0.22-0.28)
ARdur(ms)	67(53-80)	70(53-87)	70(53-103)	67(57-80)	57(48-60)
Adur/ARdur 比	1.19(1.05-1.64)	1.35(1.05-1.70)	1.47(0.92-1.64)	1.33(1.03-1.73)	1.42(1.26-1.65)

IVRT；等容性弛緩時間，Emax；左室流入血流速波形 E 波の最大速度，Amax；左室流入血流速波形 A 波の最大速度，DTE；E 波減衰時間，Adur；A 波持続時間，Smmax；肺静脈血流速波形 Sm 波の最大速度，Dmmax；肺静脈血流速波形 Dm 波の最大速度，ARmax；肺静脈血流速波形 AR 波の最大速度，ARdur；肺静脈血流速波形 AR 波持続時間

血流と僧帽弁血流波形を同時に記録して求められる（Figure 8-3）。この画像を描出するためには，ドプラのカーソルを左室流出路と僧帽弁にまたがるように置く。サンプルボリュームはこの 2 つの血流波形を記録するために大きくする必要がある。続いて，スペクトルドプラ法を使用する。

等容性弛緩時間の犬と猫における健常値を Table 8-1，8-2 に示した。犬において，等容性弛緩時間は加齢とともに増加し，心拍数の増加に伴って減少する[5]。

肺静脈血流速波形（パルス波スペクトルドプラ法）

肺静脈血流速波形は技術的に測定が難しいが，もし測定できればそれは左心房圧を推測するにあたって非常に重要な情報となる。また，どの種類の拡張障害なのかを判断するときに有用である[1-4,8,9]。肺静脈血流速波形を計測するにあたって，サンプルボリュームを左側心尖四腔像で，内側あるいは側肺静脈に置かなければならない。

健常な肺静脈血流速波形は，ときに二峰性の波形となる順行性収縮期波（Sm 波）と順行性拡張期波（Dm 波），逆行性拡張期波（AR 波）から形成される。Sm 波は心房充満によって生じる。Dm 波は僧帽弁解放と拡張末期の心室の陰圧によって生じる。AR 波は心房収縮によって生じる[2]。

主に使用されるパラメータは Sm/Dm 比と AR 波の持続時間（ARdur）である。これらのパラメータの健常値は Table 8-1，8-2 に示した。犬において，AR 波の振幅は加齢と心拍数の増加に伴って増加するとされている[5]。

僧帽弁輪の組織ドプラ法

僧帽弁輪部速度はパルス波組織ドプラ法を用いて測定される。サンプルボリュームは左側心尖四腔像における心室中隔と側壁側の僧帽弁レベルに置く。拡張早期 E′ 波は心室筋の弛緩によって生じる。これは，房室圧較差と前負荷の影響を受けにくいとされているが，前負荷の影響に関しては疑問の余地がある（Chapter 9 参照）[2,8,17-21]。E′ 波は有意にタウ変数と相関する[8]。その他の E′ 波の決定因子は心室の弛緩と心室の最小圧である[8,18]。

A′ 波は心房機能と左室拡張末期圧によって決定付けられる[8]。犬と猫における E′ 波と A′ 波の健常値を Table 8-1，8-2 に示した。

拡張期僧帽弁血流のカラー TM モード法

左室内血流伝搬速度（Vp）は拡張期僧帽弁血流をカラー TM モード法で測定することで得られる[1,2,4,8]。これ

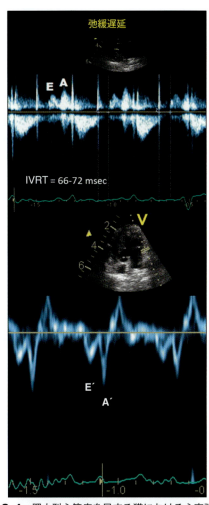

• **Figure 8-4**　肥大型心筋症を呈する猫における心室弛緩遅延。等容性弛緩時間（IVRT）の延長とE/A比（左室流入血流速波形：上）とE′/A′比（僧帽弁輪組織ドプラ像：下）の逆転が認められる。(Photo credit: Éric de Madron.)

は，左側心尖四腔像から求められる。カーソルは僧帽弁のできる限り中央を通るように設定し，カラーTMモード法で測定する。最良な画像を記録するために，ナイキスト限界はE波の50％まで減少させ，記録速度は200 cm/sまで増加させる。左室内血流伝搬速度は拡張早期に一番初めに認められる0〜4 cmの曲線である（Figure 8-3）。左室内血流伝搬速度は，人と犬において前負荷の影響を受けにくい心室弛緩の指標とされている[23]。左室内血流伝搬速度の主な決定因子は心基部と心尖部の心室間圧較差とされている[1]。健常犬における左室内血流伝搬速度の平均値，最小値，最大値を Table 8-1 に示した[24]。

拡張障害

弛緩遅延

　能動的弛緩が遅延した場合，E波は減衰し，A波は増高し，E/A比は減少する（Figure 8-4）[1-4, 25]。E波とA波が融合しているときや心房細動の際は，これらの変化を鑑別することは不可能である。この問題は等容性弛緩時間を測定することで打破することができる。なぜなら，等容性弛緩時間はいかなる状況であろうとも測定できるからである（Figure 8-4, 8-5）。等容性弛緩時間は弛緩遅延とともに延長する[1-4, 25]。この遅延は肺静脈血流速波形Dm波の

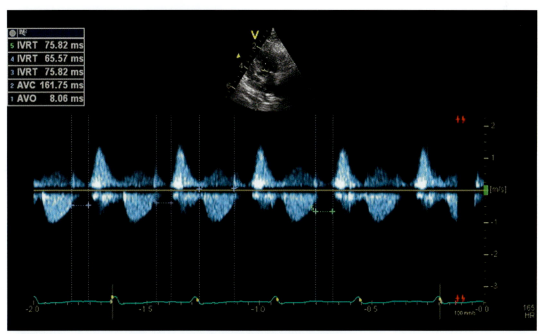

• **Figure 8-5**　肥大型心筋症を呈する猫における僧帽弁および大動脈血流。等容性弛緩時間（IVRT）は延長し（66〜76 ms），心室弛緩遅延を意味している。E波とA波の融合により，E/A比の逆転を確認することができない。(Photo credit: Éric de Madron.)

減少によるものであって，僧帽弁血流 E 波の減少を繰り返す。AR 波は左心室のコンプライアンスが健常であれば変化しない[3]。僧帽弁輪拡張早期 E′ 波は減衰するが[1,2]，A′ 波は増高する（Figure 8-4）。

実験的に冠動脈の回旋枝を狭窄させた犬は，弛緩遅延を起こす。これは，E 波の開始から E′ 波の開始時間（$T_{E-E′}$）までの間隔が延長することによる（Figure 8-6）[26]。犬における $T_{E-E′}$ の健常平均値は 12 ms（−1〜38）であった[24]。

偽正常化型拡張

偽正常化型拡張では E/A 比と等容性弛緩時間は健常値として測定される[1-4, 8, 25]。左心房圧が上昇すると，偽正常化型拡張が生じ，Sm 波の減衰と Dm 波の増高が生じる。そして，Sm/Dm 比は減少する[1]。この状態でコンプライアンスが減少すると，心房収縮に次ぐ拡張後期の左心室充満の抵抗性が増す。AR 波は広がり，速度が増す。左心房圧が増加するにつれて，A 波持続時間／AR 波持続時間比（Adur/ARdur 比）が減少し，左心房圧が 20 mmHg 以上になると，Adur/ARdur 比は 1 以下になる[24, 27]。E′ 波は減衰したままである。左心室のコンプライアンスが消失した状態では A′ 波は減衰する（Figure 8-7）。E/E′ 比は左心房圧の指標であり，左心房圧とともに増加していく傾向にある（Chapter 9 参照）[9, 27-29]。

拘束型拡張機能障害

拘束型拡張機能障害の場合，左心房圧は著しく上昇し，それによって E 波の増高がもたらされる。コンプライアンスの減少は A 波の低下をもたらす。それゆえに E/A 比は著しく上昇する（>2）（Table 8-3，8-4，Figure 8-3）。左心房圧の上昇は等容性弛緩時間を健常よりも短縮させる[24]。左心室のコンプライアンスの低下は房室圧較差の減少を早める。それにより，E 波減衰時間が短縮する[16]。Sm 波は非常に低下する。一方で，Dm 波は増高する。理論的には，AR 波も増高しているはずである。しかし，このような状況ではしばしば認められるが，心房筋収縮力の低下が AR 波の増高を減弱させてしまうか，消失させてしまう[1]。E′ 波と A′ 波は非常に低下する（Figure 8-8）。

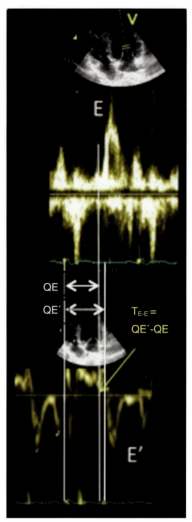

• Figure 8-6 スペクトルドプラ法における左室流入血流速波形および，僧帽弁輪組織ドプラ法の E 波の開始時間と E′ 波の開始時間（$T_{E-E′}$）の計測。
心電図上の Q 波の開始時間と E および E′ 波の開始時間の間隔を測定する。$T_{E-E′}$ は QE′−QE に等しい。（Photo credit: Éric de Madron.）

猫と犬における拡張障害のステージ分類の診断基準を Table 8-3，8-4 に示した。

人では，拡張障害が進行すると左室内血流伝搬速度が低下する傾向がある[1, 4]。しかしながら，駆出率が健常な弛緩遅延では左室内血流伝搬速度は健常範囲にとどまる[8]。左室内血流伝搬速度はその変動の大きさのために犬では期待外れとなってしまった[24]。

Figure 8-9 には，拡張障害の進行を伴った場合の僧帽弁，肺静脈血流波形，僧帽弁輪心筋速度，左室内血流伝搬速度を掲載した。

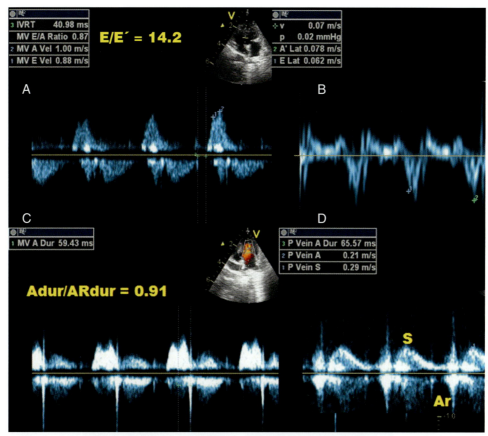

・**Figure 8-7** 肥大型心筋症でうっ血性心不全を呈する猫の偽正常化型拡張。
E/A 比および等容性弛緩時間（IVRT）（左上）は健常であった。E′波とA′波の高さは健常（右上）であったが，E/E′比は高く，左心房圧の上昇と矛盾しない。AR 波の持続時間（ARdur）（右下）がA 波の持続時間（Adur）（左下）を超えていることも，左心房圧の上昇を示唆している。(Photo credit: Eric de Madron.)

Table 8-3	猫における拡張障害のステージ分類の診断基準[12, 22, 25]				
パラメータ	健常な拡張	弛緩遅延 （ステージ1a； 左室充満圧は健常）	弛緩遅延 （ステージ1b； 左室充満圧は上昇）	偽正常化型拡張 （ステージ2）	拘束型拡張障害 （ステージ3）
E/A 比	1.12 ± 0.22 [22]	<1	<1	≈1	>2
IVRT（ms）	43 ± 9 [22]	>60	>60	37-60	<37
Adur/ARdur 比	1.01 ± 0.28 [22]	≈1	≈1	≈1	<1
ARmax（m/s）	0.23 ± 0.06 [22]	N	N	↑	↑↑
Sm/Dm 比	0.90 ± 0.29 [12]	>1	>1	≈1	<<1
E/E′比	<10	<10	≧10	≧10	≧10

E/A 比；左室流入血流速波形 E 波と A 波の比，IVRT；等容性弛緩時間，Adur/ARdur 比；A 波持続時間と肺静脈血流速波形 AR 波持続時間の比，ARmax；肺静脈血流速波形 AR 波の最大速度，Sm/Dm 比；肺静脈血流速波形 Sm 波と肺静脈血流速波形 Dm 波の最大速度の比，E/E′比；左室流入血流速波形 E 波と E′波の比，N；健常

Table 8-4　犬における拡張障害のステージ分類の診断基準

パラメータ	健常な拡張[5] （6～10歳）	弛緩遅延（ステージ1a； 左室充満圧は健常）	弛緩遅延（ステージ1b； 左室充満圧は上昇）	偽正常化型拡張 （ステージ2）	拘束型拡張障害 （ステージ3）
E/A比	1.08（0.98-1.70）	<1	<1	≈1	>2
IVRT（ms）	47（41-65）	>65	>65	41-65	<41
Adur/ARdur比	1.33（1.03-1.73）	≈1.3	≈1.3	≈1.3	<1
ARmax（m/s）	0.24（0.19-0.30）	N	N	↑	↑↑
Sm/Dm比	0.79（0.47-1.12）	>0.8	>0.8	≈0.8	<<0.8
E/E′比	<12	<12	≧12	≧12	≧12

E/A比；左室流入血流速波形E波とA波の比，IVRT；等容性弛緩時間，Adur/ARdur比；A波持続時間と肺静脈血流速波形AR波持続時間の比，ARmax；肺静脈血流速波形AR波の最大速度，Sm/Dm比；肺静脈血流速波形Sm波と肺静脈血流速波形Dm波の最大速度の比，E/E′比；左室流入血流速波形E波とE′波の比，N；健常

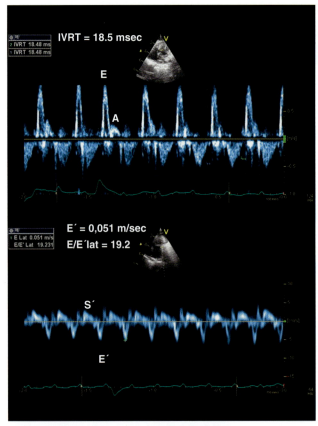

・Figure 8-8　拘束型心筋症を呈する猫における拘束型拡張障害。
E波の振幅が非常に上昇している一方でA波の振幅は減少している。E/A比は2より大きくなっている。等容性弛緩時間（IVRT）は減少している。E′波とA′波は融合している。E′A′融合波の最大速度は低下している。E/E′比は非常に上昇しており，左心房圧の上昇を示唆している。（Photo credit: Éric de Madron.）

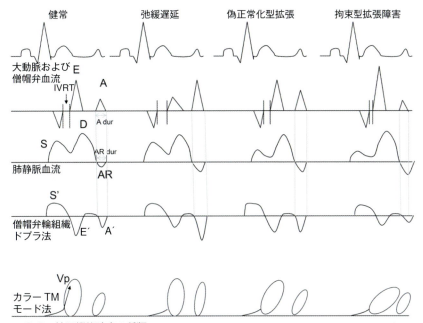

健常　　　　弛緩遅延　　　偽正常化型拡張　　拘束型拡張障害

大動脈および
僧帽弁血流　E
　IVRT　　A
　　　D　A dur
S
　　AR dur
肺静脈血流　AR

S'
僧帽弁輪組織
ドプラ法　E'　A'

Vp
カラーTM
モード法

• **Figure 8-9**　拡張機能障害の種類。
能動的弛緩の遅延は等容性弛緩時間（IVRT）の延長として現れ，E/A 比と E′/A′ 比が逆転する。左室内血流伝搬速度（Vp）は変化しなかった。左心房圧の上昇により拡張機能が偽正常化すると，E/A 比はむしろ健常化し，同じく IVRT も健常へと戻る。また，A′波と Vp は減少する。拘束型拡張障害へと移行すると，E 波の増高（左心房圧の上昇のために）と A 波の減衰（コンプライアンスの低下による）のために E/A 比は急速に上昇する。IVRT は左心房圧が上昇するために減少する。E′波と A′波の減衰が生じる。AR 波の持続時間（ARdur）が延長し，Adur/ARdur 比が 1 未満となる。Vp は非常に減少する。（Lin G, Oh JK. Echocardiographic assessment of diastolic function and diagnosis of diastolic heart failure. In: Smiseth OA, Michal T, editors. Diastolic heart failure. London: Springer; 2008, p. 149-62.）

REFERENCES

[1] Gabriel RS, Klein AL. Modern evaluation of left ventricular diastolic function using Doppler echocardiography. Curr Cardiol Rep 2009; 11: 231-8.

[2] Lin G, Oh JK. Echocardiographic assessment of diastolic function and diagnosis of diastolic heart failure. Diastolic heart failure. London: Springer; 2008, p. 149-62.

[3] Yamamoto K, Redfield MM, Nishimura RA. Analysis of left ventricular diastolic function. Heart 1996; 75: 27-35.

[4] Desai MY, Klein AL. Assessment of diastolic function by echocardiography: the practice of clinical echocardiography 2007; 3: 237-61.

[5] Schober KE, Luis Fuentes V. Effects of age, body weight, and heart rate on transmitral and pulmonary venous flow in clinically normal dogs. Am J Vet Res 2001; 62: 1447-54.

[6] Fuentes VL. Diastolic function: is it the key to successful management of many feline cardiomyopathies? J Feline Med Surgery 2003; 5: 51-6.

[7] Kittleson MD, Meur KM, Munro MJ, et al. Familial hypertrophic cardiomyopathy in Maine coon cats: an animal model of human disease. Circulation 1999; 99: 3172-80.

[8] Nagheh SF. Echocardiographic evaluation of left ventricular diastolic function. Curr Cardiovasc Imag Rep 2008; 1: 30-8.

[9] Schober KE, Stern JA, DaCunha DNQT, et al. Estimation of left ventricular filling pressure by Doppler echocardiography in dogs with pacing-induced heart failure. J Vet Intern Med 2008; 22: 578-85.

[10] O'Sullivan ML, O'Grady MR, Minors SL. Assessment of diastolic function by Doppler echocardiography in normal Doberman Pinschers and Doberman Pinschers with dilated cardiomyopathy. J Vet Intern Med 2007; 21: 81-91.

[11] Disatian S, Bright JM, Boon J. Association of age and heart rate with pulsed-wave Doppler measurements in healthy, non-sedated cats. J Vet Intern Med 2008; 22: 351-6.

[12] Santilli RA, Bussadori C. Doppler echocardiographic study of the left ventricular diastole in non-anesthetized healthy cats. Vet J 1998; 156: 203-15.

[13] Choong CY, Abascal VM, Thomas J, et al. Combined influence of ventricular loading and relaxation on the transmitral flow velocity profile in dogs measured by Doppler echocardiography. J Am Coll Cardiol 2000; 36: 1664-9.

[14] Firstenberg MS, Smedira NG, Greenberg NL, et al. Relationship between early diastolic intraventricular pressure gradients, an index of elastic recoil, and improvements in systolic and diastolic function. J Am Coll Cardiol 2000; 35: 201-8.

[15] Masuyama T, Yamamoto K, Uematsu M, et al. Contributors of characteristic mitral flow velocity pattern in congestive heart failure: from clinical observations back to experimental validations. J Am Soc Echocardiogr 1993; 6: 245-54.

[16] Ohno M, Cheng CP, Little WC. Mechanism of altered patterns of left ventricular filling during the development of congestive heart failure. Circulation 2004; 89: 2241-50.

[17] Nagueh SF, Sun H, Kopelen HA, et al. Hemodynamic determinants of the mitral annulus diastolic velocities by tissue Doppler. Circulation 1999; 99: 254-61.

[18] Jacques DC, Pinsky MR, Severyn D, Gorcsan J. Influence of alterations in loading on mitral annular velocity by tissue Doppler echocardiography and its associated ability to predict filling pressures. Chest 2004; 126: 1910-8.

[19] Nagueh SF, Sun H, Kopelen HA, et al. Hemodynamic determinants of the mitral annulus diastolic velocities by tissue Doppler. Circulation 1999; 99: 254-61.

[20] Firstenberg MS, Greenberg NL, Main ML, et al. Determinants of diastolic myocardial tissue Doppler velocities: influences of relaxation and preload. J Am Soc Echocardiogr 2005; 18: 1277-84.

[21] Ruan Q, Rao L, Middleton KJ, et al. Assessment of left ventricular diastolic function by early diastolic mitral annulus peak acceleration rate: experimental studies and clinical application. J Am Coll Cardiol 2001; 37: 278-85.

[22] Chetboul V, Carlos Sampedrano C, Tissier T, et al. Quantitative assessment of velocities of the annulus of the left atrioventricular valve and left ventricular free wall in healthy cats by use of two-dimensional color tissue Doppler imaging. Am J Vet Res 2006; 67: 250-8.

[23] Garcia MJ, Smedira NG, Greenberg NL, et al. ColorM-mode Doppler flow propagation velocity is a preload insensitive index of left ventricular relaxation: animal and human validation. Ultrasound Med Biol 2001; 27: 499-507.

[24] Schober KE, Bonagura JD, Scansen BA, et al. Estimation of left ventricular filling pressure by use of Doppler echocardiography in healthy anesthetised dogs subjected to acute volume loading. Am J Vet Res 2008; 69: 1034-49.

[25] Schober KE, Maerz I. Assessment of left atrial appendage flow velocity and its relation to spontaneous echocardiographic contrast in 89 cats with myocardial disease. J Vet Intern Med 2006; 20: 120-30.

[26] Rivas-Gotz C, Khourty DS, Manolios M, et al. Time interval between onset of mitral inflow and onset of early diastolic velocity by tissue Doppler: a novel index of left ventricular relaxation: experimental studies and clinical application. J Am Coll Cardiol 2003; 42: 1463-70.

[27] Nagueh SF. Non-invasive estimation of left ventricular filling pressures. In: Smiseth OA, Michal T, editors. Diastolic heart failure. London: Springer; 2008, p. 187-202.

[28] Oyama MA, Sisson DD, Bulmer BJ, Constable PD. Echocardiographic estimation of mean left atrial pressure in a canine model of acute mitral valve insufficiency. J Vet Intern Med 2004; 18: 667-72.

[29] Bonagura JD, Schober KE. Can ventricular function be assessed by echocardiography in chronic canine mitral valve disease? J Small Anim Pract 2009; 50: 12-24.

9

左室充満圧の心臓超音波検査

ÉRIC DE MADRON

左心房圧曲線　*154*

左心房圧心臓超音波検査指標　*155*

その他の心臓超音波検査指標　*160*

左室充満圧（LVFP）は，原因となる心疾患にかかわらず，その動物がうっ血性心不全（CHF）に移行するリスクを検出する上で有用な指標である。左室充満圧の評価により，予後の予測が可能となり，また，呼吸器症状の原因が左心室障害であるかの判断が可能となる。

左心房圧曲線

左室充満圧は僧帽弁狭窄症がない場合には拡張期房室圧較差に等しくなる。拡張期房室圧較差は本質的に左心房圧（LAP）によって決定される。左心房圧曲線の特徴は僧帽弁が最大開放（y下降脚）した後の降圧によって形成される拡張早期頂上波（V波）で，A波の前に現れる波形である。拡張期の間，心房と心室の圧は等しく，同時にゆっくりと圧が上昇していく。第2の波のピークは心房の収縮（A波）に伴って生じる。これは，拡張末期左心室充満に伴って生じた第2の降下（x下降脚）によって発生する（Figure 9-1）[1]。

左心房圧は通常心臓カテーテルで直接的に計測する，あるいは，スワンガンツカテーテルを用いて肺動脈楔入圧（PCWP）を測定することで間接的に求められる。肺動脈楔入圧は左心房圧に近似しているが，左心房圧の上下が肺毛細血管に影響を及ぼすまでにわずかではあるが時間を要

するため，左心房圧と比較して肺動脈楔入圧は時間的に遅れを生じる（Figure 9-1）[1]。

犬における健常な左心房圧を Table 9-1 に掲載した。心周期の間，平均左心房圧は左心房圧曲線の下の領域に対応する。平均左心房圧あるいは肺動脈楔入圧が 20 mmHg を超えている場合や肺動脈楔入圧が 15 mmHg を超えている場合は，うっ血性左心不全が生じる[1]。

それゆえに，正確な肺動脈楔入圧を測定することは心臓超音波検査の最終目標となっている。

Table 9-1	犬における健常な左心房圧（LAP）の中央値（最小値－最大値）[2]		
A波ピーク (mmHg)	V波ピーク (mmHg)	前A波 (mmHg)	平均LAP (mmHg)
9.3(4.8-14.5)	8.6(4.6-15.8)	5.6(1.9-11.9)	7.2(2.4-14.4)

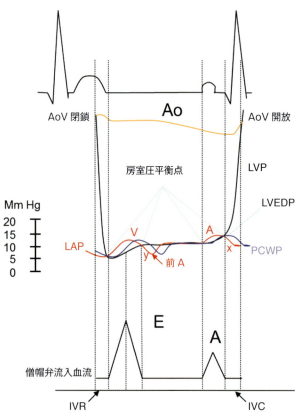

• **Figure 9-1** 健常な人における拡張期の左心房圧（LAP），肺動脈楔入圧（PCWP），左心室圧（LVP），左室流入血流速波形の関係性の略図。
E波およびA波はLAPがLVPを超過した2点に相当する。つまり，V波とA波である。前A波はA波が始まる直前の左心房の最低血圧を表す。左室充満圧はLAPとLVP間の差に相当する。左室充満圧は拡張早期に最大値に達し，E波のピークに相当する。PCWPのピークはLAPの影響を受け，わずかに遅れる。Ao；大動脈拡張期圧，AoV；大動脈弁，IVC；等容性収縮時間，IVR；等容性弛緩時間，LVEDP；左心室拡張末期圧。（Photo credit: Eric de Madron.）

左心房圧心臓超音波検査指標

左室流入血流速波形

E 波最大速度

　E 波最大速度は房室間圧較差から生じる。つまり，左心房充満（前負荷）[3]，弛緩速度や弾性反跳，最低血圧，心室内圧較差に代表されるような左心室の拡張期の特性によって影響を受ける[3, 4]。左室流入血流速波形は心房・心室血圧よりも房室間圧較差の変化によって説明される[5]。房室間圧較差の変化は房室圧平衡点，左心房のコンプライアンスや左心室の収縮障害や心臓以外の要因に影響を受ける[6]。E 波最大速度はある特定の時点までは，前負荷の増大に従って増大する傾向にある。急速なペーシングによって人為的にうっ血性心不全を発症させた犬では，左心室の弛緩速度がうっ血性心不全の早期で低下するとの報告がある。弛緩速度が低下することで，房室圧較差が減少し，その結果として心室の充満時間が減少する。うっ血性心不全が進行すると，左心房圧が増大し，それによって左心室の弛緩遅延の影響が減少する。つまり，E 波の増高が認められるようになる[6]。前負荷がある特定のレベルを超えると，左心房圧の低下がより早くなるために E 波の振幅は減少する[7]。

　つまり，E 波の振幅は唯一左心房圧に相関している。僧帽弁閉鎖不全症に罹患した犬で E 波の最大速度が 1.25 m/s（Figure 9-2）を超えてくる場合，それは左心房圧の上昇と予後不良に関連付けられる[8]。

　猫では拡張不全がより明白であり，偽拘束型あるいは拘束型が認められる場合，人と同様に左心房圧の上昇を意味する（Chapter 13 参照）[5]。

E 波減衰時間

　左心室のコンプライアンスの減少は房室間圧較差の減少をもたらし，それによって E 波減衰時間（DTE）が短くなる（Figure 9-3）[6]。人で E 波減衰時間が短縮し E 波の増高が認められる場合には，左心房圧の上昇と左心室のコンプライアンス低下を意味するとされている[9]。E 波減衰時間のカットオフ値を 120 ms としたときに肺動脈楔入圧が 20 mmHg 以上である場合，感度と特異度はそれぞれ 100％と 99％とされている[9]。収縮障害を合併した僧帽弁閉鎖不全症の患者では，E 波減衰時間は肺動脈楔入圧と最も相関するパラメータであるという報告もある[10]。老齢の犬における E 波減衰時間の健常範囲は 80〜100 ms と言

われている[11]。人と違い，左心房圧と E 波減衰時間の相関は僧帽弁閉鎖不全症の犬[12]や容量負荷を伴う健常犬[2]で十分に認められなかった。他の研究では，ISACHC（国際小動物心臓保健会議）のクラス I，II，III の僧帽弁閉鎖不全症の犬において，他のクラスの犬と E 波減衰時間に違いが認められなかったという報告がある[8]。

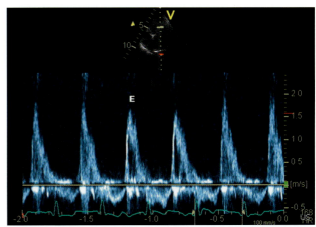

• **Figure 9-2**　重度の僧帽弁逆流と肺水腫を呈する犬の左室流入血流速波形。
E 波は 1.5 m/s まで増高し，左心房圧が高いことを示唆している。（Photo credit: Éric de Madron.）

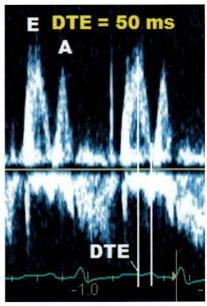

• **Figure 9-3**　重度の僧帽弁逆流と肺水腫を呈する犬の左室流入血流速波形。
この犬では E 波減衰時間（DTE）が 50 ms に短縮している。（Photo credit: Éric de Madron.）

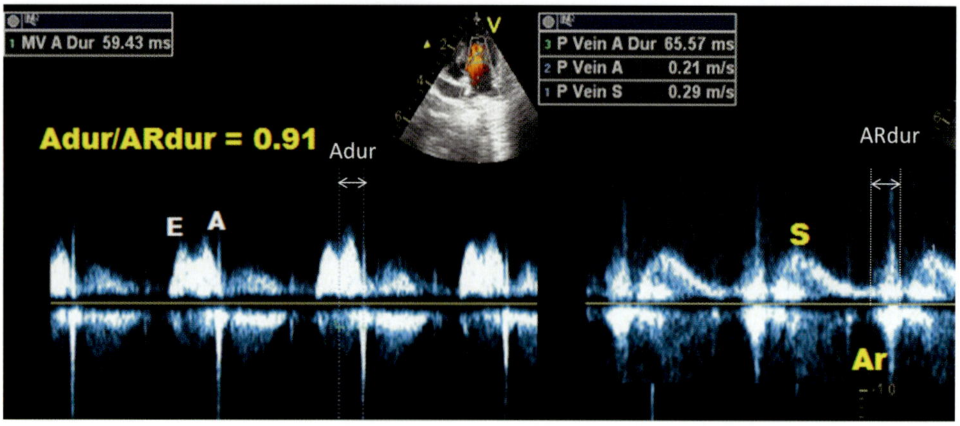

• **Figure 9-4** うっ血性心不全を伴う肥大型心筋症を呈する猫の左室流入血流速波形（右）と肺静脈血流速波形（左）。
Adur/ARdur 比は 1 未満であり，左心房圧が上昇していることが分かる。(Photo credit: Éric de Madron.)

肺静脈血流

左心房圧の増加は AR 波の振幅と持続時間を延長させる。左心房圧が増加するに従って，A 波と AR 波の持続時間の比（Adur/ARdur 比）は減少していく。Adur/ARdur 比が 1 以下であるとき，左心房圧は 20 mmHg 以上となる（Figure 9-4）[2]。

しかしながら，犬と猫において，肺静脈血流の測定は技術的に難しい。さらに，この血流は僧帽弁閉鎖不全症の逆流ジェットによって隠されてしまう[13]。

左室流入波 E 波と僧帽弁輪最大速度（E′波）の比：E/E′比

僧帽弁輪速度 E′波は心筋の拡張の結果生じ，房室圧較差と前負荷に影響を受ける。E/E′比は E 波上での心室弛緩の影響を「排除」し，より正確な左心房圧の指標となる。一定容量の拍出ができていると仮定した場合，理論上健常な E/E′比は 3 である[14]。検証実験で得られた E/E′比は，実際のところ 4.2 ± 1.11 であり，人では左室充満圧に直線的に相関するとされている[14]。肥大型[15]および拡張型[16]心筋症に罹患している人では，E/E′比と左室充満圧に良好な相関関係がある。この指標は洞頻脈で E 波

と A 波が融合している場合でも使用できる[17]。

いくつかの研究で，前負荷が E′波への影響を与えないとする提言に疑問があがっている。E′波上での後負荷，前負荷，収縮性への影響が犬において明らかにされた[18]。この影響は拡張障害が悪化するにつれて薄れていくとされている[18-21]。前負荷は別とすると，E′波を決める他の決定因子は左心室の弛緩と最低血圧である[8, 18]。

僧帽弁閉鎖不全症

実験的に急性腱索断裂を生じさせた 9 頭の犬の報告がある。この報告では，ヒドララジンやニトロプルシドなどの血管拡張薬を用いて左心房圧を修正している[13]。E/E′比と平均左心房圧の間には良好な相関関係が得られている（Figure 9-5）。しかしながら，その信頼区間は非常に広く，上限が 20 mmHg まであった（Table 9-2）。つまり，E/E′が変化するには顕著な左心房圧の上昇が必要とされる。左心房圧を計算しなければならないということが，この指標の使用を制限する。しかしながら，この研究では E/E′比が 9.1 より高値であったとき，95％の確率で左心房圧が 20 mmHg よりも高値であるという報告もある。反対に，E/E′比が 6 未満であった場合，95％の確率で左心房圧が 20 mmHg 未満とされている。

この研究では，検者間における E/E′比の変動係数は

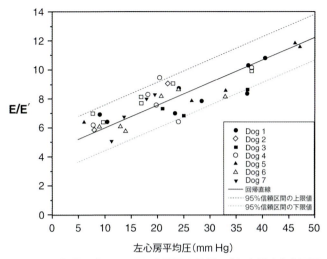

• **Figure 9-5** イソフルラン麻酔下の 7 頭の犬における左心房平均圧での E 波と E′ 波の関係性。
これらの値は急性腱索断裂によって実験的に僧帽弁閉鎖不全症を発生させた犬から測定された。この犬たちはニトロプルシドやヒドララジンを使用して状態を安定させた。CI；信頼区間。(Oyama MA, Sisson DD, Bulmer BJ, Constable PD: Echocardiographic estimation of mean left atrial pressure in a canine model of acute mitral valve insufficiency. J Vet Intern Med 2004; 18: 667-72.)

Table 9-2	急性腱索断裂を実験的に発生させた犬における E/E′ 比に基づいた左心房圧（LAP）の予測値[13]	
E/E′ 比	**平均 LAP 予測値（mmHg）**	**95%信頼区間（mmHg）**
5.0	3.6	−6.4-13.6
6.0	10.0	0.0-20.0
7.0	16.4	6.4-26.4
8.0	22.8	12.8-32.8
9.0	29.2	19.2-39.8
10.0	35.6	25.6-45.6
11.0	41.9	31.9-51.9
12.0	48.3	38.3-58.3

8.0%±9.2%，E 波の変動係数は 5.4%±3.8%であった。同一検者内における E/E′ 比の変動係数は 6.4%±3.6%，E 波の変動係数は 7.9%±3.7%であった。

　急性僧帽弁閉鎖不全症が左心室の弛緩に与える影響は複雑である。急性の僧帽弁閉鎖不全症は左心室のエラスタンス（弾性）を減少させ，弛緩遅延をもたらすとの報告もある[22,23]。僧帽弁閉鎖不全症が重度であった場合，左心房圧は顕著に上昇する。さらに，後負荷の減少は収縮末期左心室容積の減少をもたらすことで，それに続く弾性反跳を強める[22]。この症状によって左心室の拡張障害が隠されてしまう。最終的な目標は見た目の「改善」であり，それは，弛緩時間の遅延にかかわらず，E′ 波の増加などで表わされる[13]。

　慢性的な僧帽弁閉鎖不全症の犬で，実験的に得られた左室充満圧を外挿することは困難である。加えて，進行した僧帽弁閉鎖不全症では，拡張早期の房室圧較差は明らかに上昇する（Figure 9-6）。この房室圧較差の上昇は拡張障害がない場合に，E 波と E′ 波の振幅を増加させる[19]。それゆえに E/E′ 比は左室充満圧を推測する際に有用ではないときもある[18]。

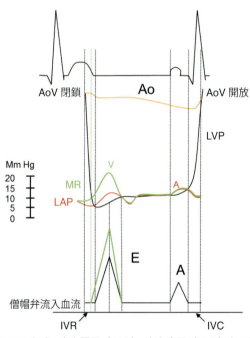

• **Figure 9-6** 左心房圧（LAP），左心室圧（LVP）との関連性および健常対照（赤曲線）と僧帽弁閉鎖不全症の症例（緑曲線）の左室流入血流速波形。
僧帽弁閉鎖不全症では大きな V 波が認められる。これは，等容性弛緩時間（IVR）に僧帽弁が開放されることによって早期に圧較差が平衡になってしまうために生じる。また，この等容性弛緩時間は短縮してしまう。房室圧較差の上昇は E 波の増高をもたらす。Ao；大動脈拡張期圧，AoV；大動脈弁，IVC；等容性収縮時間。(Photo credit: Éric de Madron.)

E/E' 比のカットオフ値は，自然発症の僧帽弁閉鎖不全症の左室充満圧よりも収縮障害を有する僧帽弁閉鎖不全症の方で高くなる。そして房室圧較差はより上昇の程度が穏やかであり，拡張障害はより明瞭となる。それゆえにTeshima ら[24]はカットオフ値を 13 とすることが望ましいとした。このカットオフ値は僧帽弁閉鎖不全症の犬でうっ血性心不全の診断をするにあたって，感度は 80％，特異度が 83％であった。E/E' 比と左心房 / 大動脈径比の相関も認められた。同様に，Schober らは僧帽弁閉鎖不全症の犬においてレントゲン上でうっ血性心不全の併発を認めるときは，E/E' 比が 12 を超え，かつ，E 波の最大流速が1.25 m/s を超えるとした[25]。

人では僧帽弁閉鎖不全症の肺動脈楔入圧の予測をするにあたって，E 波減衰時間はよりよい指標とされている[10]。

収縮障害

人において虚血性心疾患では，E/E' 比が 8 未満である場合，左室充満圧は健常であるとされており，一方で，E/E' 比が 15 を超えている場合には左室充満圧は高値であるとされている。他のドプラ法の指標としては左室充満圧をより反映するために E/E' 比の範囲は 8〜15 が望ましいとされている[16]。他の研究では E/E' 値が 15 以上で，左心房容積が 23 mL/m^2 以上でうっ血性心不全の危険性があるとされている[26]。

E/E' 比は，急速ペーシングを用いてうっ血性心不全を誘発した収縮障害の犬において，信頼できないとされている[27]。この報告では，明らかな前負荷の E' 波への影響は顕著な拡張障害や明らかな左心房圧の上昇によって減弱されることなく，E/E' 比のパフォーマンスの欠如と報告されている。同じ心不全モデルにおいては，他の研究では E' 波は遅れ，もはや房室圧較差に依存していないとされている[28]。しかしながら，その他の指標として等容性弛緩時間はより信用できるという報告がある（以下参照）[27]。

猫における E/E' 比

E/E' 比は人の肥大型心筋症の患者では左室充満圧の良好な指標となることが報告されている[29]。猫において E/E' 比が 10 を超えているようだと，左心房圧が上昇しているとの指標となる（Figure 9-7）[30]。

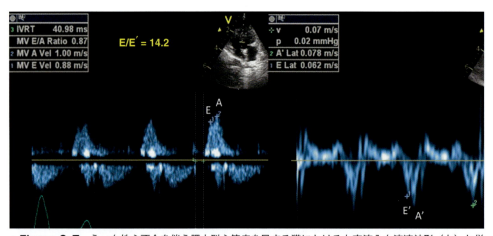

• **Figure 9-7** うっ血性心不全を伴う肥大型心筋症を呈する猫における左室流入血流速波形（左）と僧帽弁弁輪の組織ドプラ像（右）。
E/E' 比は 14.2 であり，左心房圧の上昇と強い相関を持つ。(Photo credit: Éric de Madron.)

E波最大速度と急速充満期の
左室内血流伝搬速度（Vp）比：E/Vp比

　急速充満期の左室内血流伝搬速度（Vp）は，カラーTMモード法で測定され，人と犬において心室弛緩の比較的独立した指標となっている（Figure 9-8）[31]。しかしながら，独立性を疑問視する研究もある[32]。E/E′比のように，E/Vp比で左室充満圧を予測できるか評価された。90頭の様々な程度の心室障害を持つ患者では，心室障害が重度になるにつれて，左室内血流伝搬速度が減少し，E/Vp比が上昇していくとの報告がある。E/Vp比はときとして最良で唯一の肺うっ血の予測因子となる[33]。しかしながら，左室内血流伝搬速度の測定は特に健常な収縮機能の人においては変動が非常に激しいとされている[34]。

　犬では，E/Vp比の報告はSchoberらが発表しているも

のが唯一である[1,27]。この研究では，E/Vp比は左室充満圧に相関せず，その他の指標とくらべると感度と特異度が低かったとの報告がある。

等容性弛緩時間（IVRT）とE/IVRT比

　等容性弛緩時間（IVRT）は大動脈駆出時間の終了から心室充満時間の開始までのことを示す。等容性弛緩時間は大動脈と左室流入血流速波形を同時に測定することで得られる（Figure 9-9）。

　老齢の健常犬の等容性弛緩時間は41〜73 msの間である[11]。弛緩遅延は等容性弛緩時間を延長させる一方で，左心房圧の上昇は等容性弛緩時間を短縮させる[2]。この等容性時相は（ただし，Figure 9-6のとおり僧帽弁閉鎖不全症は真の等容性ではない），左心室の弛緩時間や房室圧

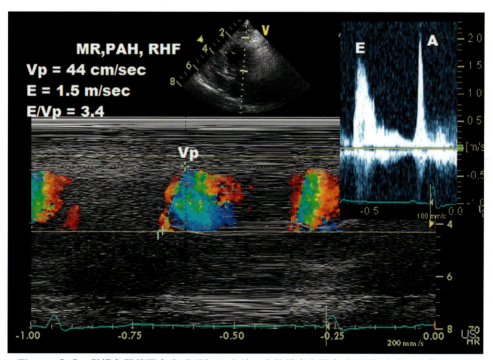

• Figure 9-8　僧帽弁閉鎖不全症（MR）により二次的肺高血圧症（PAH）とうっ血性右心不全（RHF）を呈する犬におけるカラーTMモード像と僧帽弁血流入速波形。
左室内血流伝搬速度は44 cm/sであった。E波の最大速度は1.5 m/sであった。E/Vp比は3.4であり，健常と比較して有意に高い。（Photo credit: Éric de Madron.）

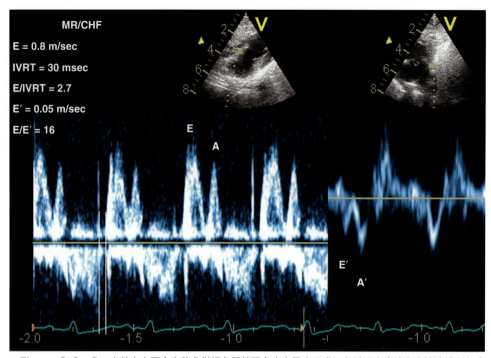

MR/CHF

E = 0.8 m/sec

IVRT = 30 msec

E/IVRT = 2.7

E′ = 0.05 m/sec

E/E′ = 16

• **Figure 9-9** うっ血性左心不全を伴う僧帽弁閉鎖不全症を呈する犬における左室流入血流速波形と大動脈血流波形（左），および僧帽弁輪の組織ドプラ像（右）。
E/E′比は16であり，E/IVRT比は2.7であった。これは，左心房圧の上昇を示唆している。興味深いことにE波の最大速度はこの犬では上昇していない。IVRT；等容性弛緩時間。(Photo credit: Éric de Madron.)

較差，左心房圧の程度などの複雑で，かつ，ときとして相反する因子の影響を受ける。犬において，左心房圧の影響は進行した僧帽弁閉鎖不全症で顕著である。原発性僧帽弁疾患（逆流や狭窄）を有する人では，心房細動のときでさえ，等容性弛緩時間と肺動脈楔入圧の間には相関が認められるとされている[35]。最も優秀なパラメータはIVRT/$T_{E-E′}$比である。$T_{E-E′}$とはE波の開始とE′波の開始までの時間を示す（Chapter 8 参照）。

Schoberら[1]は，容量過負荷にした健常犬において，等容性弛緩時間，E/IVRT比，$T_{E-E′}$と左心房圧との間に相関が認められたと報告している。E/IVRT比が2.2を超えたとき，洞調律の健常犬では感度90％，特異度92％の確率で平均左心房圧が15 mmHg以上であると報告した。

他の研究では，急速ペーシングを用いてうっ血性心不全を発症させ，フロセミドで治療を受けた犬では，最も良好な左心房圧の指標はE/IVRT比であったとの報告がある（Figure 9-10）。この報告の中で以下の回帰式が提示された。

$$LVEDP = 12.3 + (18.4 \times E/IVRT) \ (r = 0.70 ; p < 0.01)$$

LVEDPは左心室の拡張末期圧を意味し，Eはcm/s，IVRTはmsで測定される[27]。

この回帰式を日常の診察に外挿することは困難である。なぜならば，この研究では健常犬や人為的に作成された収縮機能あるいは拡張機能不全のモデル犬が用いられたが，これらのモデル犬の病態は我々が日々遭遇する自然発生の僧帽弁閉鎖不全症の犬とは病態を異にするからである。これらを踏まえ，BonaguraとSchober[12]は自然発生の僧帽弁閉鎖不全症罹患犬では左室充満圧の上昇程度を評価するにあたり，等容性弛緩時間は45 msより低く，E/IVRT比は2.5よりも高いというカットオフ値を用いるべきと推奨した。

Table 9-3に犬における左室充満圧が高値の際のドプラ法の指標を提示した。

その他の心臓超音波検査指標

多くの左室充満圧の上昇を示す間接的な心臓超音波検査指標があり，左室充満圧の評価に有用である。

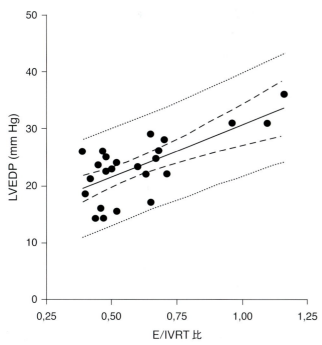

• **Figure 9-10** 高頻度刺激によって心不全を発症させた5頭の犬におけるE波の最大速度と等容性弛緩時間（IVRT）と左室拡張末期圧（LVEDP）の関係性。
この犬はフロセミドで治療を受けた。破線は95%信頼区間を意味する。点線は95%予測区間を意味する。（Schober KE, Stern JA, DaCunha DNQT, et al. Estimation of left ventricular filling pressure by Doppler echocardiography in dogs with pacing-induced heart failure. J Vet Intern Med 2008; 22: 578-85.）

Table 9-3	左室充満圧（LVFP）の上昇を呈する犬におけるドプラ法の健常値[2, 11, 12]		
パラメータ	健常値：平均値（最小値−最大値）	LVFP上昇時の傾向	LVFP上昇を示唆する値
E(m/s)	0.69(0.52-0.82)	↑	>1.2
DTE(ms)	80-100	↓	ND
E/E′比	<6	↑	>12
IVRT(ms)	41-73	↓	<45
E/IVRT比	1.62(1.12-1.80)	↑	>2.5
E/Vp比	1.09(0.9-2.02)	↑	ND

DTE；E波減衰時間，IVRT；等容性弛緩時間，Vp；左室内血流伝搬速度，ND；未確定

僧帽弁閉鎖不全症

慢性的な僧帽弁閉鎖不全症では逆流量によってうっ血性心不全が発症する。実際，うっ血性左心不全を伴う44頭の僧帽弁閉鎖不全症罹患犬[36]で，Borgarellらの基準によると[8]明らかに左心房の拡大（LA/Ao比＝1.9±0.4），および左心室の拡大（Teichholz法による拡張末期容積係数：143.6±49.2mL/m^2）が認められた。近位部等流速表面（PISA）法（Chapter 11参照）で計算される逆流率も57.5%±17.9%で，Gouniらの基準[37]によると意義のあるものだった。収縮末期容積はTeichholz法で算出され，40.4±30.8 mL/m^{2}とわずかに上昇していたが，この計算式は犬では疑問視されている（Chapter 7, 11参照）（Figure 9-11）。

左心房圧が上昇している場合では，僧帽弁逆流血流ジェットのスペクトルドプラ法の波形は三角形の形状をなし，これは，収縮末期に急速に房室圧較差が減弱していることを示している（Figure 9-12）。

猫の心筋症

猫のうっ血性心不全のほとんどでは，少なくとも中等度以上の心房拡大が認められている。しかしながら，重度のうっ血性心不全でありながら，ときに主だった心臓超音波検査上の異常を認めない猫がいる[38]。それゆえに拡張障害の程度を評価することは必須である。偽正常型あるいは拘束型心筋症の猫では（Chapter 13参照）左心房圧の上昇が典型的であり，E/E′比の上昇を確認する必要がある（Figure 9-13）。

REFERENCES

[1] Schober KE, Bonagura JD, Scansen BA, et al. Estimation of left ventricular filling pressure by use of Doppler echocardiography in healthy anesthetised dogs subjected to acute volume loading. Am J Vet Res 2008; 69: 1034-49.

[2] Grossman W. Cardiac catheterization. In: Braunwald E, editor. Heart disease. A Textbook of cardiovascular medicine. 4th ed. Philadelphia: WB Saunders; 1992. p. 180-203.

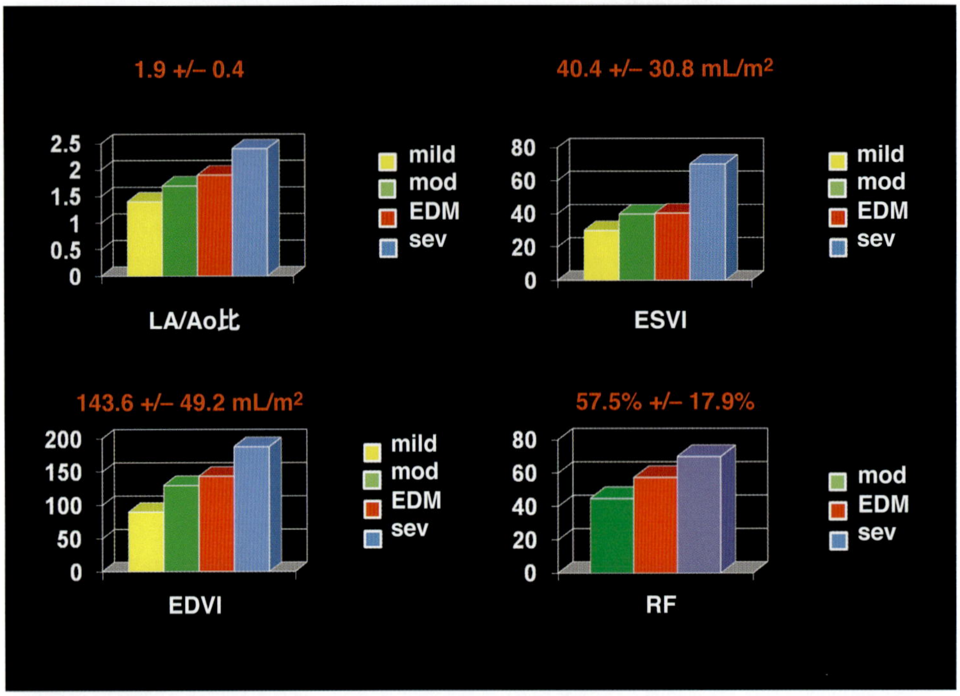

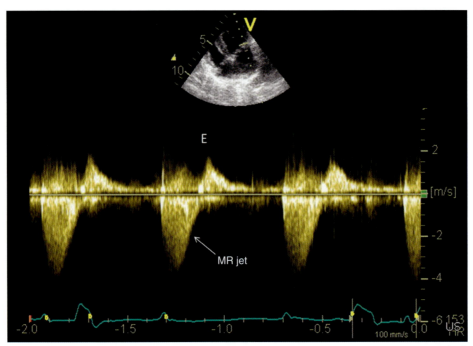

• **Figure 9-11** 44頭の犬においてうっ血性心不全（肺水腫）を発症した時点での僧帽弁閉鎖不全症の重症度（赤の棒グラフ：EDM）。
LA/Ao比（左心房／大動脈比），Teichholz法で算出された拡張末期容積係数（EDVI）＞130 mL/m^2，逆流率（RF）42〜70％といった指標によると，僧帽弁閉鎖不全症の重症度は少なくとも中等度である。Teichholz法で算出された収縮末期容積係数（ESVI）もわずかに上昇している（＞30 mL/m^2）。黄，緑，青の棒グラフは，Borgarelliら[8]とGouniら[37]が報告した重症度ごとのカットオフ値を示している（mild＝軽度，mod＝中等度，sev＝重度）。(Photo credit: Éric de Madron.)

• **Figure 9-12** 僧帽弁閉鎖不全症およびうっ血性心不全を呈する犬における連続波スペクトルドプラ像。僧帽弁逆流血流ジェット（MR jet）は三角形で，収縮期の2番目の期間における房室圧較差の急速な減少と左心房圧の上昇を示唆している。(Photo credit: Éric de Madron.)

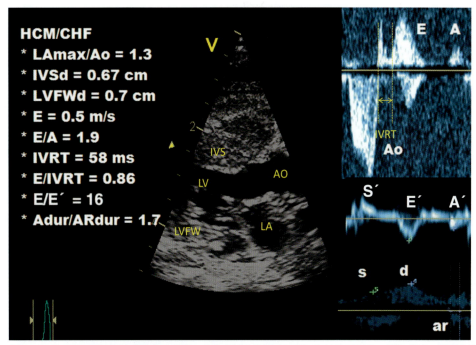

・**Figure 9-13** 肥大型心筋症およびうっ血性心不全を呈する猫における 2D モード像（左），僧帽弁輪側部の組織ドプラ像（中央），僧帽弁および大動脈血流の連続波スペクトルドプラ像（右上），肺静脈血流の連続波スペクトルドプラ像（右下）。
心室中隔（IVS）および左室自由壁（LVFW）の肥大がみられるが，健常な左心房／大動脈比（LAmax/Ao 比）に示されるように左心房拡張は認められない。E/A 比＞1 および健常な等容性弛緩時間（IVRT）は，健常または偽正常型の心室充満を示唆している。左心房圧の上昇と一致して，E/E′ 比が 16 であることから，偽正常型の充満と結論付けられる。しかし，E/IVRT 比および Adur/ARdur 比は健常範囲である。LA；左心房，LV；左心室。(Photo credit: Éric de Madron.)

[3] Choong CY, Abascal VM, Thomas J, et al. Combined influence of ventricular loading and relaxation on the transmitral flow velocity profile in dogs measured by Doppler echocardiography. J Am Coll Cardiol 2000; 36: 1664-9.

[4] Firstenberg MS, Smedira NG, Greenberg NL, et al. Relationship between early diastolic intraventricular pressure gradients, an index of elastic recoil, and improvements in systolic and diastolic function. J Am Coll Cardiol 2000; 35: 201-8.

[5] Masuyama T, Yamamoto K, Uematsu M, et al. Contributors of characteristic mitral flow velocity pattern in congestive heart failure—from clinical observations back to experimental validations. J Am Soc Echocardiogr 1993; 6: 245-54.

[6] Ohno M, Cheng CP, Little WC. Mechanism of altered patterns of left ventricular filling during the development of congestive heart failure. Circulation 2004; 89: 2241-50.

[7] Yamamoto K, Masuyama T, Tanouchi J, et al. Peak early diastolic filling velocity may decrease with preload augmentation: effect of concomitant increase in the rate of left atrial pressure drop in early diastole. J Am Coll Cardiol 2003; 41: 1590-7.

[8] Borgarelli M, Savarino P, Crosara S, et al. Survival characteristics and prognostic variables of dogs with mitral regurgitation attributable to myxomatous valve disease. J Vet Intern Med 2008; 22: 120-8.

[9] Giannuzzi P, Imparato A, Temporelli PL, et al. Doppler-derived mitral deceleration time of early filling as a strong predictor of pulmonary capillary wedge pressure in postinfarction patients with left ventricular systolic dysfunction. J Am Coll Cardiol 1994; 23: 1630-7.

[10] Temporelli PL, Scapellato F, Corra U, et al. Chronic mitral regurgitation and Doppler estimation of left ventricular filling pressures in patients with heart failure. J Am Soc Echocardiogr 2001; 14: 1094-9.

[11] Schober K, Luis Fuentes V. Effect of age, body weight, and heart rate on transmitral and pulmonary venous flow in clinically normal dogs. Am J Vet Res 2001; 62: 1447-54.

[12] Bonagura JD, Schober KE. Can ventricular function be assessed by echocardiography in chronic canine mitral valve disease? J Small Anim Pract 2009; 50: 12-24.

[13] Oyama MA, Sisson DD, Bulmer BJ, Constable PD. Echocardiographic estimation of mean left atrial pressure in a canine model of acute mitral valve insufficiency. J Vet Intern Med 2004; 18: 667-72.

[14] Lisauskas J, Singh J, Courtois M, Kovacs SJ. The relation of the peak Doppler E-wave to peak mitral annulus velocity ratio to diastolic function. Ultrasound Med Biol 2001; 27: 499-507.

[15] Nagueh SF, Lakkis NM, Middleton KJ, et al. Doppler estimation of left ventricular filling pressures in patients with hypertrophic cardiomyopathy. Circulation 1999; 99: 254-61.

[16] Ommen SR, Nishimura RA, Appleton CP, et al. Clinical utility of Doppler echocardiography and tissue Doppler imaging in the estimation of left ventricular filling pressures: a comparative simultaneous Doppler-catheterization study. Circulation 2000; 102: 1788-94.

[17] Nagueh SF, Mikati I, Kopelen HA, et al. Doppler estimation of left ventricular filling pressure in sinus tachycardia: a new application of tissue Doppler imaging. Circulation 1998; 98: 1644-50.

[18] Jacques DC, Pinsky MR, Severyn D, Gorcsan J. Influence of alterations in loading on mitral annular velocity by tissue Doppler echocardiography and its associated ability to predict filling pressures. Chest 2004; 126: 1910-8.

[19] Nagueh SF, Sun H, Kopelen HA, et al. Hemodynamic determinants of the mitral annulus diastolic velocities by tissue Doppler. Circulation 1999; 99: 254-61.

[20] Firstenberg MS, Greenberg NL, Main ML, et al. Determinants of diastolic myocardial tissue Doppler velocities: influences of relaxation and preload. J Am Soc Echocardiogr 2005; 18: 1277-84.

[21] Ruan Q, Rao L, Middleton KJ, et al. Assessment of left ventricular diastolic function by early diastolic mitral annulus peak acceleration rate: experimental studies and clinical application. J Am Coll Cardiol 2001; 37: 278-85.

[22] Zile MR, Tomita M, Nakano K, et al. Effects of left ventricular volume overload produced by mitral regurgitation on diastolic function. Am J Physiol 1991; 261: 1471-80.

[23] Katayama K, Tajimi T, Guth BD, et al. Early diastolic filling dynamics during experimental mitral regurgitation in the conscious dog. Circulation 1988; 78: 390-400.

[24] Teshima K, Asano K, Sasaki Y, et al. Assessment of left ventricular function using pulsed tissue Doppler imaging in healthy dogs and dogs with spontaneous mitral regurgitation. Japan J Vet Science 2005; 67: 1207-15.

[25] Schober KE, Bonagura JD, Samii V, Zekas L. Unpublished observations. 2009.

[26] Liang HY, Cauduro S, Pellikka P, et al. Comparison of usefulness of newer echo-Doppler variables to left ventricular end diastolic pressure in predicting heart failure. J Am Coll Cardiol 2006; 47: 100A-1A.

[27] Schober KE, Stern JA, DaCunha DNQT, et al. Estimation of left ventricular filling pressure by Doppler echocardiography in dogs with pacing-induced heart failure. J Vet Intern Med 2008; 22: 578-85.

[28] Hasegawa H, Little WC, Ohno M, et al. Diastolic mitral annular velocity during the development of heart failure. J Am Coll Cardiol 2003; 41: 1590-7.

[29] Nagueh SF, Lakkis NM, Middleton KJ, et al. Doppler estimation of left ventricular filling pressures in patients with hypertrophic cardiomyopathy. Circulation 1998; 98: 1644-50.

[30] Schober KE, Maerz I. Assessment of left atrial appendage flow velocity and its relation to spontaneous echocardiographic contrast in 89 cats with myocardial disease. J Vet Intern Med 2006; 20: 120-30.

[31] Garcia MJ, Smedira NG, Greenberg NL, et al. Color M-mode Doppler flow propagation velocity is a preload insensitive index of left ventricular relaxation: animal and human validation. Ultrasound Med Biol 2001; 27: 499-507.

[32] Hsiao SH, Huang WC, Sy LC, et al. Doppler tissue imaging and color M-mode flow propagation velocity: are they really preload independent? J Am Soc Echocardiogr 2005; 18: 1277-84.

[33] Schwammenthal E, Popescu BA, Popescu AC, et al. Association of left ventricular filling parameters assessed by pulsed wave Doppler and color M-mode Doppler echocardiography with left ventricular pathology, pulmonary congestion, and left ventricular end diastolic pressure. Am J Cardiol 2004; 94: 488-99.

[34] Kidawa M, Coignard L, Drobinski G, et al. Comparative value of tissue Doppler imaging and M-mode color Doppler mitral flow propagation velocity for the evaluation of left ventricular filling pressure. Chest 2005; 128: 2544-50.

[35] Diwan A, McCulloch M, Lawrie GM, et al. Doppler estimation of left ventricular filling pressures in patients with mitral valve disease. Am J Cardiol 1999; 83: 724-7.

[36] De Madron E. Unpublished observations. 2009.

[37] Gouni V, Serres FJ, Pouchelon JL, et al. Quantification of mitral valve regurgitation in dogs with degenerative mitral valve disease by use of the proximal isovelocity surface area method. J Am Vet Med Assoc 2007; 231: 399-406.

[38] Bright JM, Golden AL, Daniel GB. Feline hypertrophic cardiomyopathy: variations on a theme. J Small Anim Pract 1992; 33: 266-74.

10
全体的な右心室収縮機能評価

ÉRIC DE MADRON

短軸方向収縮機能の評価：短縮率　*166*

長軸方向収縮機能の評価　*166*

組織ドプラ法から求められる指標　*168*

結論　*169*

　予後の推測のために右心室収縮機能の評価は注目されている[1]。人では，右心室収縮機能を評価するために三尖弁輪運動（あるいは三尖弁輪収縮期移動距離；TASPE），心室壁と三尖弁輪の組織ドプラ法，および右心室心筋機能指標（RVIMP）が測定されている。まれな例では，様々な右心室短縮率や右室駆出時間が Simpson 法を用いて計算されてきた。獣医療では，組織ドプラ法や右心室壁のスペックルトラッキング法，RVIMP，TAPSE が現在までに評価されている。

短軸方向収縮機能の評価：短縮率

いくつもの右心室の短縮率が計算されてきた[2]。

- 基本的な右心室の短縮率は左心室の短縮率と同様に TM モード法の右傍胸骨短軸像で求められる。
- 右室流出路短縮率は TM モード法の右傍胸骨短軸像で求められる。
- 右心室領域の短縮率は右心室の収縮期と拡張期の面積を比較することで得られる。これは左側心尖四腔像を用いて測定する。

しかしながら，これらの方法は検者内／検者間変動があるために，信頼性が十分ではない[2]。

長軸方向収縮機能の評価

三尖弁輪運動

三尖弁輪収縮期移動距離（TAPSE）は僧帽弁輪運動（MAM）と同様の手技で測定され，TM モード法で左側心尖四腔像から三尖弁輪部を描出し測定する（Chapter 7 参照）。この計測法は人において検者内および検者間変動が少ないと言われている[2]。人において，1.5 cm 未満の三尖弁輪収縮期移動距離は94％の特異性で右室駆出率が50％以下であることを示している。また，71％の陽性適中率，89％の陰性適中率である[3]。慢性閉塞性肺疾患に続発した肺高血圧症では，三尖弁輪収縮期移動距離が減少することが知られている[4]。犬における三尖弁輪収縮期移動距離の健常値が設定された。三尖弁輪収縮期移動距離と体重の間には曲線的な関係が認められている。三尖弁輪収縮期移動距離と体重（kg：W）の関係性は以下の式で表される。

$$TAPSE(cm) = 0.17 + 0.52\,W^{1/3}$$

この式によれば，三尖弁輪収縮期移動距離の健常値は以下のように分類される。つまり，0～10 kg では 1～1.5 cm，10～20 kg では 1.5 cm，20～40 kg では 1.5～2 cm となる。

検者内および検者間変動係数は10％以下であり，適切なものであった。重度の肺高血圧症を有する犬（三尖弁逆流速度の最大値が 4.7～6.9 m/s：Chapter 14 参照）では，三尖弁輪収縮期移動距離が参照範囲以下となった[5]。

三尖弁輪の組織ドプラ法

三尖弁輪の S′-波の最大速度は人で検者内および検者間変動が少ない有用な検査であると言われている[2]。人において，S′-波の値が 10 cm 未満のときに92％の特異度で右室駆出率が50％と言われている。また，67％の陽性適中率，89％の陰性適中率である[3]。

左室駆出率が40％以下でうっ血性心不全を発症した患者において，三尖弁輪における組織ドプラ法を評価するという研究が過去にあった[1]。この中で，筆者は S′波が 10.8 cm/s 未満，拡張早期 E′波 8.9 cm/s 未満，等容性収縮時間の三尖弁輪加速度が 2.52 m/s 未満を予後不良因子とした。特に S′波 10.8 cm/s 未満，かつ拡張早期 E′波 8.9 cm/s 未満では，さらに予後が悪化する[1]。

S′波と E′波の最大速度の減少は人において肺血栓塞栓症の患者で，特に右心室収縮期圧の上昇しているときに認められる[6]。

S′波の低下は術後数年経過したファロー四徴症の患者で認められ，右心室収縮障害の存在を示唆する[7]。

これらの指標は犬や猫ではまだ，評価されていない。

| Table 10-1 | 64 頭の健常犬におけるカラー 2D 組織ドプラ法を用いた左右心室心基部および心尖部長軸方向の運動速度，平均値±標準偏差（最小値－最大値）[8] |

	右室自由壁		左室自由壁	
	心基部セグメント	心尖部セグメント	心基部セグメント	心尖部セグメント
収縮期 S′波(cm/s)	12.5 ± 3.2[a,b,c,*](7.7-18.5)	4.7 ± 1.9*(0.7-10.4*)	7.7 ± 2.5[a,b,c,*](3.7-17.2)	2.0 ± 1.6(0.2-6.7)
拡張期 E′波(cm/s)	10.3 ± 2.6[a,c,†](5.8-17.1)	4.1 ± 1.7*(0.4-7.9)	9.1 ± 2.5[a,c](3.2-14.7)	2.4 ± 1.5(0.2-6.2)
拡張期 A′波(cm/s)	6.7 ± 1.8[a,b,*](3.0-11.3)	1.7 ± 0.9*(0.2-3.9)	5.5 ± 1.7[a,b](2.1-9.9)	0.6 ± 0.5(0.1-2.5)
拡張期 E′/A′比	1.6 ± 0.6(1.0-3.4)	3.2 ± 2.6(1.1-11.7)	1.8 ± 1.6(0.9-4.0)	5.6 ± 5.8(0.5-34.0)
検査中の心拍数(bpm)	93 ± 21(48-141)		95 ± 23(52-147)	

a：同じ壁の心尖部と比較して有意差あり（$p<0.001$）
b：同じセグメントの E′波速度と比較して有意差あり（$p<0.001$）
c：同じセグメントの A′波速度と比較して有意差あり（$p<0.001$）
*：$p<0.001$
†：$p<0.01$。同一心周期および同一セグメント（心基部または心尖部）における右心室心筋速度および左心室心筋速度の比較

右室自由壁の心筋運動速度

　右室自由壁の心筋運動速度は犬でも評価されてきた[8]。6 頭のビーグルと 64 頭の他犬種で，右心室心基部と右心室心尖部の健常な収縮期と拡張期における右室自由壁の運動速度が評価された。組織ドプラ法の検査での日間および日内変動は，心基部では少なく（3.5～16.1％）良好であったが，心尖部では大きかった（>15％）。心基部での心筋運動速度は心尖部での心筋運動速度よりも速く，また，左室自由壁心基部の心筋運動速度よりも速い（Table 10-1）。体重と犬種の違いはこれらの測定値に大きな影響を及ぼさない[8]。

　収縮期と拡張期の右心室壁心基部の運動速度の減少は，肺高血圧症の犬において認められる（Chapter 14 参照）。

　心基部と心尖部の圧較差の消失と同様に，右心室壁の収縮期運動速度の低下は，不整脈原性右室心筋症の人で認められている[9]。

収縮期間隔と心筋機能指標（Tei index）

　右心室の収縮期間隔は肺動脈血流速のスペクトルドプラ法で計測される。右心室心筋機能指標あるいは右心室 Tei index は，スペクトルドプラ法を用いて三尖弁流入血流速波形および肺動脈血流速波形から計算される（Figure 10-1）。これは左心室心筋機能指標（LVIMP）の計算と同様の手法で求められる（Chapter 7 参照）。

　人では右心室心筋機能指標は右心室および左心室の収縮障害の検出に有用であるとされている。右心室心筋機

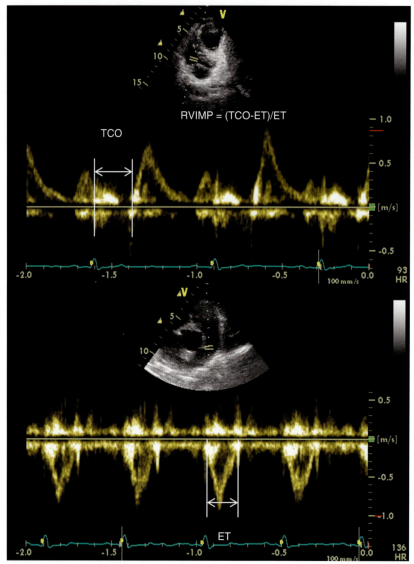

・Figure 10-1 三尖弁流入血流速波形および肺動脈血流速波形から得られた右心室心筋機能指標（RVIMP）。ET；右室駆出時間，TCO；三尖弁開閉間隔。（Photo credit: Éric de Madron）

標は肺高血圧症や原発性[10]，二次性[4]の慢性閉塞性肺疾患，肺血栓塞栓症[6]で上昇することが知られている。左室駆出率が40％未満になったうっ血性心不全の患者では，右心室心筋機能指標が1.2以上になると予後不良とされている[1]。しかしながら，この指標は特異度が高いわけではない。人では右心室心筋機能指標が0.4未満のときは右室駆出率が50％未満であり，この特異度は35％，陽性適中率は29％，陰性適中率は100％である[3]。

犬における健常な右心室心筋機能指標と右心室の収縮期間隔が定められた[11]。Table 10-2 にその健常値を示した。また，この報告の中で右心室心筋機能指標は心拍数と体重の影響を受けないとの報告がある。右心室心筋機能指

標は左心室心筋機能指標よりも低くなる。右室駆出率は左室駆出率よりも延長する[11]。

また，他の報告では，不整脈原性右室心筋症のボクサーで，心筋機能指標のみならず収縮期間隔も，健常なボクサーとの間に違いが認められなかったとの報告がある[12]。

組織ドプラ法から求められる指標

これらの指標は右心室のストレイン法，ストレインレート法から測定され，詳細は Chapter 4 で述べた。犬における健常な右心室の組織ドプラ法の値は確立されており[13]，Table 10-3 に詳細を示した。

Table 10-2　収縮期間隔と右心室心筋機能指標の指標[11]

体重（kg）	3〜15（n=15） （平均値±標準偏差）	15.1〜35（n=15） （平均値±標準偏差）	35.1〜55（n=15） （平均値±標準偏差）
RVIMP	0.224 ± 0.099	0.261 ± 0.105	0.264 ± 0.077
RV PEP（ms）	46.8 ± 7.23	57.4 ± 5.15	59.8 ± 9.59
RV ET（ms）	185 ± 16	183 ± 16	194 ± 18
RV PEP/ET 比	0.253 ± 0.037	0.318 ± 0.050	0.309 ± 0.052

RVIMP；右心室心筋機能指標，RV；右心室，PEP；前駆出時間，ET；駆出時間

Table 10-3　多様な犬種 30 頭における右心室心基部および心尖部のストレイン法，ストレインレート法によって算出された長軸方向収縮ストレインの指標

	変数	最小値−最大値	相関性		
			年齢	心拍数（bpm）	短縮率（%）
心基部ピーク収縮ストレイン（%）	−39.5 ± 5.5[†‡]	−50.2 - −29.5	NS	NS	NS
心基部ピーク収縮ストレイン期間（ms）	223 ± 56	126 - 346	NS	NS	NS
心基部ピーク収縮ストレインレート（s^{-1}）	−5.2 ± 0.8[†‡]	−7.1 - −4.0	NS	NS	NS
心尖部ピーク収縮ストレイン（%）	−36.3 ± 4.3[*†‡]	−45.7 - −28.4	NS	NS	−0.44（p=0.020）
心尖部ピーク収縮ストレイン期間（ms）	198 ± 46	67 - 228	NS	NS	NS
心尖部ピーク収縮ストレインレート（s^{-1}）	−4.7 ± 1.1[*†‡]	−7.1 - −2.7	NS	NS	NS

NS；有意差なし
注釈：指標を平均値±標準偏差および最小値 - 最大値で表す。年齢，心拍数，短縮率の相関性に有意差がある場合には p 値を示す。GE Vivid 5 によって得られた未発表データ
* ：心基部と比較して有意差あり（p<0.01）
† ：左室自由壁と比較して有意差あり（p<0.001）
‡ ：心室中隔と比較して有意差あり（p<0.001）

結論

　前述した新しい手法は右心室機能の評価を可能にした。いくつかのパラメータ，例えば短縮率や右室自由壁心尖部の組織ドプラ法などは，実際に使用するにあたっては変動率が大きいといった問題もある。三尖弁輪収縮期移動距離と三尖弁輪運動は人において一番有望なパラメータと期待されているが，犬ではまだその指標の導入は始まったばかりである。犬でも右心室壁心基部の組織ドプラ法はストレイン法，ストレインレート法と同様に有用な指標であるとの報告もある。また，右心室 Tei index や右心室心筋機能指標は，計測が簡単だが感度に欠けるという欠点がある。

REFERENCES

[1] Meluzin J, Spiranova L, Hude P, et al. Prognostic importance of various echocardiographic right ventricular functional parameters in patients with symptomatic heart failure. J Am Soc Echocardiogr 2005; 18: 435-44.

[2] Pinedo M, Villacorta E, Tapia C, et al. Inter- and intra-observer variability in the echocardiographic evaluation of right ventricular function. Rev Esp Cardiol 2010; 63: 802-9.

[3] Miller D, Farah MG, Liner A, et al. The relation between quantitative right ventricular ejection fraction and indices of tricuspid annular motion and myocardial performance. J Am Soc Echocardiogr

2004; 17: 443-7.

[4] Yilmaz R, Gencer M, Ceylan E, Demirbag R. Impact of chronic obstructive pulmonary disease with pulmonary hypertension on both left ventricular systolic and diastolic performance. J Am Soc Echocardiogr 2005; 18: 873-81.

[5] Pariaut R, Saelinger C, Strickland KN, Beaufrère H, Reynolds CA, Vila J. Tricuspid annular plane systolic excursion (TAPSE) in dogs: reference values and impact of pulmonary hypertension. J Vet Intern Med 2012; 26: 1148-54.

[6] Rydman R, Larsen F, Caidhal K, Alam M. Right ventricular function in patients with pulmonary embolism: early and late findings using Doppler tissue imaging. J Am Soc Echocardiogr 2010; 23: 531-7.

[7] Harada K, Toyono M, Yamamoto F. Assessment of right ventricular function during exercise with quantitative Doppler tissue imaging in children late after repair of tetralogy of Fallot. J Am Soc Echocardiogr 2004; 17: 863-9.

[8] Chetboul V, Carlos Sampedrano C, Gouni V, et al. Quantitative assessment of regional right ventricular myocardial velocities in awake dogs by Doppler tissue imaging: repeatability, reproducibility, effect of body weight and breed, and comparison with left ventricular myocardial velocities. J Vet Intern Med 2005; 19: 837-44.

[9] Parthenakis FI, Patrianakos AP, Pagonidis K, et al. Arryhthmogenic right ventricular cardiomyopathy: echocardiographic and magnetic resonance imaging in a patient presenting with ventricular tachycardia. J Am Soc Echocardiogr 2007; 20. 1319.

[10] Yeo TC, Dujardin KS, Tei C, et al. Value of a Doppler-derived index combining systolic and diastolic time intervals in predicting outcome in primary pulmonary hypertension. Am J Cardiol 1998; 81: 1157-61.

[11] Baumwart RD, Meurs KM, Bongaura JD. Tei index of myocardial performance applied to the right ventricle in normal dogs. J Vet Intern Med 2005; 19: 828-32.

[12] Baumwart RD, Meurs KM. An index of myocardial performance applied to the right ventricle of Boxers with arrhythmogenic right ventricular cardiomyopathy. Am J Vet Res 2008; 69: 1029-33.

[13] Chetboul V, Carlos Sampedrano C, Gouni V, et al. Ultrasonographic assessment of regional radial and longitudinal systolic function in healthy awake dogs. J Vet Intern Med 2006; 20: 885-93.

PART IV

後天性心疾患

11　犬の後天性弁閉鎖不全症　*173*

12　犬の原発性拡張型心筋症とその他の心筋症　*195*

13　猫の心筋症　*221*

14　肺高血圧症　*243*

15　犬糸状虫症：特異的な 2D 心臓超音波検査所見　*257*

16　全身性疾患による循環器症状　*261*

17　心膜疾患　*275*

18　心臓腫瘍　*287*

11

犬の後天性弁閉鎖不全症

ÉRIC DE MADRON

僧帽弁閉鎖不全症 *174*

三尖弁閉鎖不全症 *189*

大動脈弁閉鎖不全症 *190*

肺動脈弁閉鎖不全症 *192*

僧帽弁閉鎖不全症

　僧帽弁逆流は，僧帽弁弁尖の接合不良によって収縮期に起こる左心室から左心房への僧帽弁からの血液の漏出である。ここでは，原発性の僧帽弁の病態によって引き起こされる僧帽弁閉鎖不全症について解説する。僧帽弁輪の拡大や僧帽弁の動力学的な吸引によって起こる二次的な僧帽弁閉鎖不全症については，それぞれ Chapter 12 と Chapter 13 で説明する。僧帽弁異形成に関しては Chapter 19 で言及する。

　犬における僧帽弁閉鎖不全症の主な原因は，以前は心内膜炎や粘液腫様変性として知られていた変性性僧帽弁疾患である。これは，犬の心疾患のうち最も頻繁に遭遇する疾患であり，小型犬（20 kg 以下）で多く認められる[1]。キャバリア・キング・チャールズ・スパニエルは特に変性性僧帽弁疾患に罹患しやすい[1,2]。キャバリア・キング・チャールズ・スパニエル以外の犬種では，この心疾患の罹患率は 14～40 ％である[3]。罹患率は加齢に伴って上昇し[3-5]，11 歳以上のキャバリア・キング・チャールズ・スパニエルではほぼ 100 ％が罹患する[3]。ジャーマン・シェパード・ドッグのような大型犬は変性性僧帽弁疾患を発症する可能性があるが，その頻度は低い[6]。大型犬における変性性僧帽弁疾患の特徴は，いくつかの点において小型犬と異なっている（「大型犬の変性性僧帽弁疾患」参照）。

2D モード法と TM モード法

僧帽弁と腱索の異常

　変性性僧帽弁疾患は，腱索の肥厚と弁葉の縁における小結節によって特徴付けられる。小結節は増大するにつれて融合し，僧帽弁全体の肥厚を引き起こす[7,8]。さらに，弁葉や腱索伸張が通常認められ，これが左心房への弁の逸脱を引き起こす[9]。腱索は断裂を起こすことがあり，これにより弁尖の支持がなくなることでさらに逆流が増悪する[10]。弁の変形や退縮の程度，腱索の状態によって僧帽弁閉鎖不全症の重症度は変化する。この過程は主に僧帽弁で認められるが，三尖弁や，まれに大動脈弁や肺動脈弁にもみられる。

2D モード法

僧帽弁のリモデリング：2D モード法では，不規則な小結節を伴った僧帽弁弁尖のリモデリングや肥厚が観察される[11,12]（Figure 11-1）。

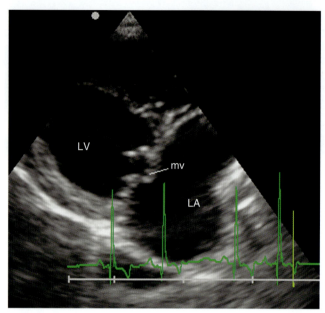

• **Figure 11-1**　変性性僧帽弁疾患を呈する犬の 2D モード像（右傍胸骨長軸四腔像）。
顕著な僧帽弁（mv）リモデリングが認められる。左心房（LA）は重度に拡大している。左心室（LV）も拡大し，球形になり始めている。(Photo credit: Éric de Madron.)

僧帽弁の逸脱：僧帽弁の逸脱は，頻繁に認められる（3 歳以上のキャバリア・キング・チャールズ・スパニエルのコホート研究で 97 ％）[9]。これは，収縮期における僧帽弁輪が輪郭となる断面を逸脱する 1 枚あるいは 2 枚の弁尖のドーミングが特徴である（Figure 11-2；Video 11-1）。腱索断裂が認められる際は，影響を受けた弁のすべての部分が収縮期に左心房内に逸脱する[10]。犬において僧帽弁の逸脱は中隔尖で起こるものが 48.4 ％，壁側尖で起こるものが 7.1 ％，両尖で起こるものが 44.5 ％である。主に壁側尖で逸脱が起こる人とは対照的である。この違いは，犬の中隔尖が壁側尖の 2 倍の大きさであることによる[3]。弁の逸脱の重症度は僧帽弁閉鎖不全症のステージや国際小動物心臓保健会議（ISACHC）のクラス分類と相関性がある[13]。

> **僧帽弁逸脱の程度**
> 　僧帽弁の逸脱の程度を評価するために 2 つの基線が利用されている（Figure 11-2）。
> • 基線 1：心室側で僧帽弁輪上の心室中隔尖と壁側尖の付着部をつないだ線
> • 基線 2：心房側で僧帽弁輪上の心室中隔尖と壁側尖の付着部をつないだ線
> 　軽度の僧帽弁逸脱では，収縮期に僧帽弁の片方ある

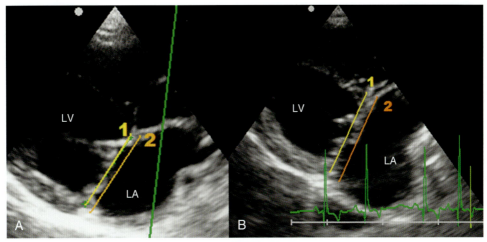

• **Figure 11-2** 変性性僧帽弁疾患を呈する 2 頭の犬における 2D モード像（右傍胸骨長軸四腔像）。中等度の僧帽弁壁側尖の逸脱（A）と中等度の僧帽弁中隔尖の逸脱（B）が認められる。LA；左心房，LV；左心室。（Photo credit: Éric de Madron.）

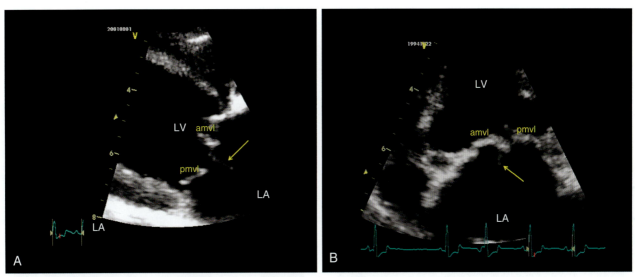

• **Figure 11-3** 腱索断裂を伴う変性性僧帽弁疾患を呈する犬の 2D モード像。
A；腱索断裂の間接的な 2 つの微候が認められる（右傍胸骨長軸四腔像）。①腱索断裂による左心房（LA）での収縮期における 2 枚の弁（ここでは僧帽弁中隔尖［amvl］）の接合の消失。②左心房内に浮遊している僧帽弁中隔尖に付着したままの断裂した腱索の一部（矢印）。
B；左側心尖五腔像において，僧帽弁中隔尖（amvl）に付着したままの断裂した腱索が収縮期に左心房内に浮遊しているのが明らかに認められる（矢印）。中隔尖は異常に湾曲し，左心房へ隆起している。
LV；左心室，pmvl；僧帽弁壁側尖。（Photo credit: Éric de Madron.）

いは両方の弁尖が基線 1 まで隆起する。中等度の逸脱では 1 枚あるいは 2 枚の弁尖の一部分が基線 1 を超えるが基線 2 まで到達しない（Figure 11-2）。重度の逸脱では弁尖が基線 2 を超えて隆起する。

腱索断裂：腱索は収縮末期における僧帽弁の位置や弁尖の張力を決定し，収縮期の僧帽弁閉鎖に寄与している[14]。変性性僧帽弁疾患は腱索断裂を引き起こす可能性があり，これは僧帽弁閉鎖不全症をさらに悪化させる。この僧帽弁閉鎖不全症の悪化は，冒された腱索の種類（一次腱索あるいは二次腱索）によって，軽度にも重度にもなる。一次腱索の断裂によって 1 枚の僧帽弁の張力がすべて失われ，僧帽弁の動揺が起こる。このことはしばしば失神や急性うっ血性心不全を伴う急激な僧帽弁閉鎖不全症の悪化を引き起こす。二次腱索あるいは三次腱索の断裂は，無徴候の動物で認められる。2D モード法で腱索の断裂を確認できることがある（Figure 11-3；Video 11-2, 11-3）[10, 15]。706 例の変性性僧帽弁疾患犬で行われた研究では，一次腱索の断裂が 16％の症例で認められ，これらの症例では僧帽弁閉

鎖不全症が重症化していた[10]。圧倒的に多数の症例で（96.5％）僧帽弁中隔尖の腱索断裂が確認された（Figure 11-3）。3.5％のみが壁側尖の腱索断裂を起こしていた。腱索断裂を起こした症例の大部分（75％）は，一般的に僧帽弁閉鎖不全症が重度で臨床徴候を発現している[10]。

TM モード法

TM モード法では，僧帽弁中隔尖の肥厚も明確になる。逆流による左室流入速度の上昇によって僧帽弁中隔尖が開く速度は増加し，中隔尖が拡張早期に心室中隔にぶつかる（僧帽弁 E 点・心室中隔間距離の減少）（Figure 11-4）[11, 12]。

左心腔の拡大

左心房

左心房の拡大の程度は逆流の重症度によって決定される[16-18]。Chapter 2 で言及したように，右傍胸骨長軸五腔像では左心房の拡大を過小評価してしまう。左心房の拡大は，右傍胸骨長軸四腔像と右傍胸骨短軸像大動脈レベルで完全に評価できる（Figure 11-5, 11-6）。左側心尖四腔像では，左心房につながるにつれて拡大した肺静脈が確認できる（Figure 11-7；Video 11-4）。

腱索断裂に起因する僧帽弁逆流は，特別な状態である。この状況で，僧帽弁閉鎖不全症は突然起こるため，検査する時点では左心房がまだ拡大していないことがある。

左心室

2D モード法

拡大　僧帽弁閉鎖不全症が顕著になると左心室は拡大する。最初は拡張期，続いて収縮期に拡大が起こる。僧帽弁輪の拡張と乳頭筋の配置不良によって左心室内径の拡大が起こり，これはさらなる僧帽弁閉鎖不全症の悪化を引き起こす[14]。

幾何学的変化　左心室は，球形度指数（SI＝拡張末期の左心室長径／拡張末期の左心室短径）（Table 11-1）の減少によって表されるように，球形に拡大する（Figure 11-1）[19]。

TM モード法

「不適当な」遠心性肥大　左心室の拡大は，h/r 比（h：拡張期の左心室壁厚，r：拡張期の左心室短径）の減少に

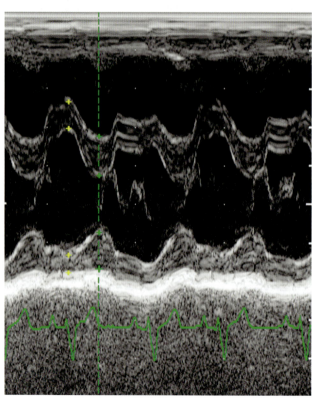

• **Figure 11-4**　変性性僧帽弁疾患を呈する犬の経僧帽弁 TM モード像。
拡張早期に心室中隔と接している僧帽弁が確認できる。(Photo credit: Éric de Madron.)

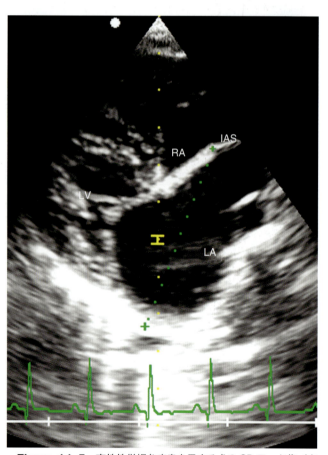

• **Figure 11-5**　変性性僧帽弁疾患を呈する犬の 2D モード像（右傍胸骨長軸四腔像）。
著しい左心房拡張が認められる。心房中隔（IAS）が右心房（RA）に向かって隆起している。LA；左心房，LV；左心室。(Photo credit: Éric de Madron.)

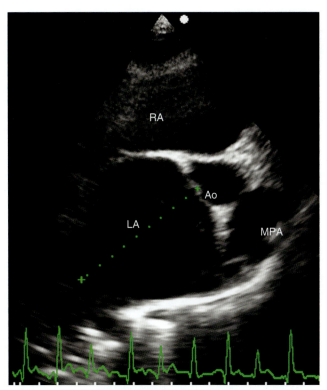

• **Figure 11-6**　変性性僧帽弁疾患を呈する犬の 2D モード像（右傍胸骨短軸像大動脈レベル）。
著しい左心房の拡張が認められる。Ao；大動脈，LA；左心房，RA；右心房。(Photo credit: Éric de Madron.)

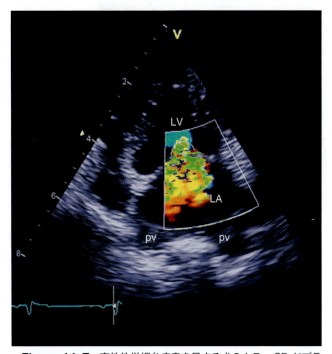

• **Figure 11-7**　変性性僧帽弁疾患を呈する犬のカラー 2D ドプラ像（左側心尖四腔像）。
著しい左心房と肺静脈（pv）の拡張が認められる。LA；左心房，LV；左心室。(Photo credit: Éric de Madron.)

よって表されるような「不適当な」遠心性肥大と関連して起こることがある[19]。

左心室の運動亢進　僧帽弁閉鎖不全症では，他の要因によって収縮期における左心室の駆出が増加し，左心室内径短縮率が上昇する（Figure 11-8）[16, 19, 20]。実際に僧帽弁閉鎖不全症の場合には，大動脈弁が開いて血液を大動脈に駆出できる程度に心室内圧が上昇する前に，心室の 1 回拍出量の大部分がより低圧の左心房に流入する。左心室圧が上昇している間の左心室の部分的な駆出は交感神経系の活性化に従って起こり，TM モード法ではっきりと確認できる左心室の運動亢進を引き起こす[11, 12]。健常犬とは反対に，収縮期における心室中隔の可動域は左室自由壁の可動域よりも大きい（Figure 11-8）。これは，心室中隔の右側への逸脱や左室自由壁の局所的な障害に関連して起こる（下記参照）[21, 22]。この運動亢進は，単純な弁性（損傷性）僧帽弁閉鎖不全症と，拡張型心筋症に続発する弁輪拡大に起因する機能性僧帽弁閉鎖不全症を区別するのに役立つ。後者の場合は左心室の短縮率が顕著に減少する。

しかし，重度の慢性僧帽弁閉鎖不全症では，短縮率は前述のとおり初期に増加した後，低下して健常あるいはほぼ健常の値に戻る。そのため，重度の僧帽弁閉鎖不全症症例における健常な短縮率は，収縮障害の存在を示唆している[21, 22]。この状況では，しばしば左室自由壁の運動低下および心室中隔の運動亢進が認められる。末期の僧帽弁閉鎖不全症では短縮率は健常以下に低下する（Figure 11-9）。

収縮末期容積　初期の僧帽弁閉鎖不全症における後負荷の減少は，左心室の収縮機能の正確な評価を困難にする。早期に起こる収縮障害は腱索断裂によって作成された実験的僧帽弁閉鎖不全症モデル犬で認められているが，これらのモデル犬は自然発生の変性性僧帽弁疾患の慢性経過を示さない[23, 24]。収縮期の左心室拡大の程度は，実際の左心室の収縮機能をよりよく反映する（Chapter 7 参照）。収縮末期容積係数（ESVI）は短縮率にくらべて後負荷の影響を受けにくいので，僧帽弁閉鎖不全症症例の収縮機能のより優れた指標とみなされている[25]。収縮末期容積係数の計測には Chapter 7 で示したいくつかの方法が用いられている[19, 20]。平面処理法（Simpsom 法と Area-length 法）は，犬における心室容積の計算方法としてより適している[20]。Teichholz 法は，心室容積を 3D 心臓超音波検査にくらべて 2 倍に過大評価してしまうため，収縮末期容積係数評価法として推奨されない[26]。

収縮末期容積係数は，僧帽弁閉鎖不全症の重症度に伴い徐々に増加し（Table 11-1）[19, 20]，5 カ月生存率と負の相

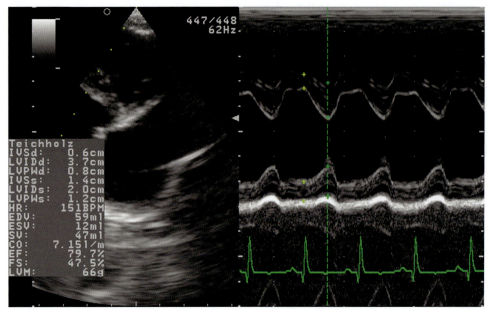

• **Figure 11-8** 変性性僧帽弁疾患を呈する犬の TM モード像。
心室運動が亢進している。中隔の動きが自由壁の動きよりも大きい。(Photo credit: Éric de Madron.)

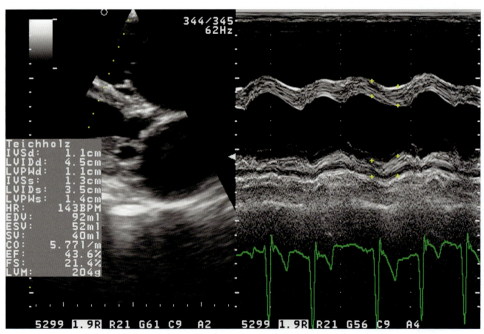

• **Figure 11-9** 変性性僧帽弁疾患を呈する犬の TM モード像。
左室内径短縮率（FS）の低下が認められる。(Photo credit: Éric de Madron.)

関性がある[20]。しかし，人では収縮末期容積係数が 30 mL/m² で収縮障害が示唆されるが[25]，犬では収縮障害があるかどうかのカットオフ値は確立されていない。

拡張末期容積 収縮末期容積係数と同様に，拡張末期容積係数（EDVI）は左心室の拡張期における拡張の重要性を評価するために利用される。拡張末期容積係数は僧帽弁閉鎖不全症の進行に伴って収縮末期容積係数よりも直線的に，速く増加する（Table 11-1)[27]。変性性僧帽弁疾患のキャバリア・キング・チャールズ・スパニエルで，うっ血性心不全の発症前や発症時に左心房と左心室の径の変化を測定した報告もある。そこでは，左心の径はうっ血性心不全の発症に先行して急激に増加することが述べられている。このことは，左心拡大の程度が，差し迫った心不全の指標として利用できることを示している[28]。

Table 11-1　犬における僧帽弁閉鎖不全症の重症度

基準	軽度	中等度	重度
心臓リズム障害	なし	なし	上室性および心室性早期収縮拍動，洞性頻脈，心房細動
僧帽弁障害	わずかなリモデリング，軽度の逸脱	明らかなリモデリング，中等度の逸脱	検索および弁の重症所見，重度の逸脱（腱索断裂を伴う場合もある）
左心房内径			
LA/Ao 比（TM モード法）[17]	<1.7	1.7−2.4	>2.4
LAArea/AoArea 比（2D モード法）[17]	<4.5	4.5−8	>8
拡張期の左心室内径			
EDVI（mL/m², Simpson 法）[20]	63.6 ± 17.9	77.4 ± 25.0	101.1 ± 33.8
SI[20]	1.38 ± 0.17	1.24 ± 0.14	1.25 ± 0.17
右心系内径			
RA	健常	健常	増加
RV	健常	健常	増加
MPA	健常	健常	増加
心膜液	なし	まれ	よく認められる
左心室短縮率			
SF（%）	42.0 ± 7	47.8 ± 6.9	52.7 ± 10.1
ESVI（mL/m², Simpson 法）[20]	17.9 ± 5.2	18.9 ± 7.2	23.0 ± 10.1
僧帽弁血流のカラードプラ法所見			
RF（%, PISA 法）[16]	<40%	40〜70%	>70%
RJArea/LAArea 比[29]	<30%	30〜70%	>70%
僧帽弁血流の連続波スペクトルドプラ法所見			
心周期	収縮早期	全収縮期	全収縮期
シグナルの強さ	中等度	強い	強い
波形	長方形	長方形 / 三角形	三角形 / 円形
左心房圧の増加度			
僧帽弁血流の連続波スペクトルドプラ法波形	長方形	長方形 / 三角形	三角形 / 円形
Emax（m/s）[27]	<1	1−1.2	>1.2
IVRT（ms）[41]	>45	>45	<45
E/IVRT 比[41]	<2	2−2.5	>2.5
E/E′ 比[40]	<6	6−9.1	>9.1
収縮期の肺動脈圧（mmHg，スペクトルドプラ法による三尖弁逆流速度から算出）[20]	39.1 ± 17	56 ± 31.1	74.5 ± 27.4

LA；左心房，Ao；大動脈，LAArea；左心房の面積，AoArea；大動脈の面積，EDVI；拡張末期容積係数，SI；球形度指数，RV；右心室，RA；右心房，MPA；主肺動脈，SF；短縮率，ESVI；収縮末期容積係数，RF；逆流率，RJArea；逆流面積，Emax；左室流入血流速波形 E 波の最大速度，IVRT；等容性弛緩時間，E/E′比；左室流入血流速形 E 波と E′波の比

　PREDICT（変性性僧帽弁疾患の犬における初回のうっ血性心不全の発現予測）試験から，以下のうっ血性心不全発症の指標が同定された：①拡張末期の左心室径と大動脈径の比（LVIDd/Ao 比）>3，②血清 N 末端プロ脳性ナトリウム利尿ペプチド（NT-proBNP）濃度>1,500 pmol/L。これら 2 つの指標は，6 つのオッズ比に関連している。こ

の研究では，うっ血性心不全群の犬で心拍数，レントゲン検査における椎骨心臓計測法（VHS）スコア，収縮期と拡張期の左心室径，左心房拡大，三尖弁逆流の程度，NT pro-BNP レベルがすべて高かった[29]。

別の研究では，臨床的な状態の急激な悪化に関連する重要なパラメータが示された：拡張末期の左心室径と大動脈径の比（LVIDd/Ao 比），拡張末期の左心室径と左室自由壁厚の比（LVIDd/LVFWd 比），僧帽弁の E 波振幅および E/A 比である。左心房径と大動脈径の比（LA/Ao 比）が１カ月に２％以上増加する場合，心臓死のリスクが増加する。心臓病によって死亡した犬において，E/A 比が10％増加するのにかかる時間は４カ月であった[30]。

右心腔の拡大

変性性僧帽弁疾患が弁の障害に限局していないことを理解することは重要である。前述のように，リモデリングの過程は左心房や左心室にも起こる[19, 20, 23, 24]。さらに，14％の症例で血管の合併症である肺高血圧症が起こる[31]。肺高血圧症の罹患率は，僧帽弁閉鎖不全症の重症度に伴って上昇する（Table 11-1，11-2；後述の「肺高血圧症の有病率」参照）[31]。

いったん肺高血圧症が顕著になると右心腔が拡大する（Figure 11-10；Video 11-5）。

主肺動脈および弁輪の拡大が観察されることがある。重度の肺高血圧症では，右傍胸骨短軸像において収縮期および拡張期に奇異性運動につながる心室中隔の扁平化が観察されることがある[32]。うっ血性右心不全の場合は，心臓超音波検査において胸水や肝臓のうっ血所見，腹水が確認できる。

心膜液貯留

進行した症例では，心膜静脈血圧の上昇により心膜液の貯留が認められる（Figure 11-11；Video 11-6）。まれに，逆流ジェットによる左心房壁のびらんによる心膜内出血が左心房破裂を引き起こすことがある。また，これが心タンポナーデにつながることもある。この場合，心膜内の血腫がしばしば観察される（Figure 11-12）[33]。

心房中隔の破裂

心房中隔の破裂は，犬の重度僧帽弁閉鎖不全症において，ごくまれな合併症である。この破裂は，通常心房中隔の最も薄い部分である卵円孔周辺で発生する（Figure 11-

Table 11-2	変性性僧帽弁疾患を呈する 617 頭の犬における僧帽弁逆流の程度と ISACHC の臨床ステータスに基づく肺高血圧症＊有病率と肺動脈圧（収縮期，拡張期）		
基準	肺高血圧症有病率（％）	PAPs（mmHg）	PAPd（mmHg）
ISACHC Ⅰa	3	46 ± 17.8	16
ISACHC Ⅰb	16.9	56.5 ± 20	21.2 ± 6.0
ISACHC Ⅱ	26.7	52.4 ± 19.9	20.8 ± 4.9
ISACHC Ⅲ	72.2	65 ± 22.6	22.7 ± 6.9
RJArea/LAArea 比 <30%	0	NE	NE
RJArea/LAArea 比 30～70%	2.3	41.5 ± 5	NE
RJArea/LAArea 比 >70%	19.9	56.3 ± 21.5	21.4 ± 5.8

＊肺高血圧症；三尖弁逆流最大速度＞2.5 m/s または拡張末期の肺動脈弁逆流速度＞2 m/s
ISACHC；国際小動物心臓保健会議，PAPs；スペクトルドプラ法から算定された収縮期肺動脈圧，PAPd；スペクトルドプラ法から算定された拡張期肺動脈圧，RJArea；逆流面積，LAArea；左心房の面積，NE；未評価

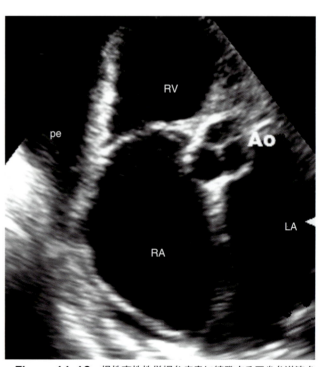

• Figure 11-10 慢性変性性僧帽弁疾患に続発する三尖弁逆流を呈する犬の 2D モード像（左側心尖五腔像）。右心房（RA）および右心室（RV）の重度の拡張が認められる。右心室壁に沿って心膜液（pe）が確認できる。左心房（LA）も重度に拡大している。Ao；大動脈。（Photo credit: Éric de Madron.）

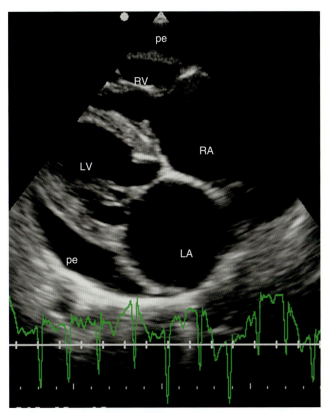

• **Figure 11-11** 進行した慢性変性性僧帽弁疾患を呈する犬の2Dモード像（右傍胸骨長軸四腔像）。
重度の心膜液（pe）貯留が認められる。右心房（RA）および左心房（LA）が拡張している。LV；左心室，RV；右心室。(Photo credit: Éric de Madron.)

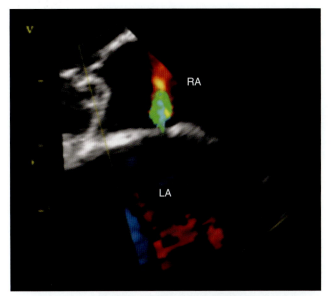

• **Figure 11-13** 変性性僧帽弁疾患を呈する犬で認められた小さい心房中隔欠損（1.8 mm）（右傍胸骨長軸四腔像）。
カラードプラ法で右心房（RA）内に左右に短絡する乱流が認められる。連続波スペクトルドプラ法による計測で最大速度は2.5 m/s，左心房（LA）と右心房（RA）の圧較差は24 mmHgであった。心房中隔が左心房圧の上昇により右側にずれている。(Photo credit: Valérie Chetboul.)

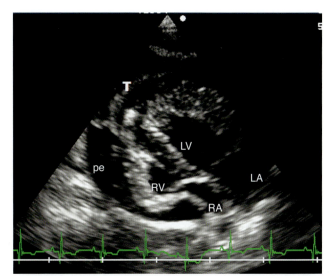

• **Figure 11-12** 慢性変性性僧帽弁疾患による左心房破裂を呈する犬の2Dモード像（左側心尖四腔像）。
心膜液（pe）が右心房壁の虚脱に沿って認められ，心尖部の心膜内に血栓（T）が確認できる。LA；左心房，LV；左心室，RA；右心房，RV；右心室。(Photo credit: Éric de Madron.)

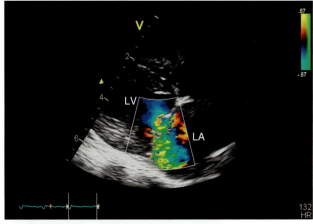

• **Figure 11-14** 慢性変性性僧帽弁疾患を呈する犬のカラー2Dドプラ像（右傍胸骨長軸四腔像）。
左心房壁（後方）に向かう僧帽弁逆流のジェットが認められる。LA；左心房，LV；左心室。(Photo credit: Éric de Madron.)

13)[34]。この心房中隔の欠損孔は，通常左右の短絡を生じるため，左心房圧の減少をもたらし，実際には有益である可能性がある。しかし，心房中隔の大きな短絡はうっ血性右心不全を引き起こす可能性がある。

カラードプラ法とスペクトルドプラ法

カラードプラ法

　僧帽弁閉鎖不全症はカラードプラ法により直接描出される。左心房内のモザイク部分の乱流ジェットは収縮期に観察される。このジェットは偏心性（Figure 11-14；Video

11-7）のことも，中心に向かって流れる（Figure 11-15；Video 11-8）こともあり，偏心性の場合は心房中隔あるいは左心房の側壁に直接向かうため，左心房破裂を起こす可能性がある[16, 17, 35, 36]。

　左側心尖四腔像において，僧帽弁逆流ジェットは3つの要素からなる（Figure 11-15）。まず，左心室において，僧帽弁のちょうど上流（収束領域または近位部等流速表面 [PISA] 領域）に半球状の乱流が認められる。次に，弁の間を通過する際にジェットは狭い「静脈」のような縮流を形成する。最後に，血流は左心房内に分散する。

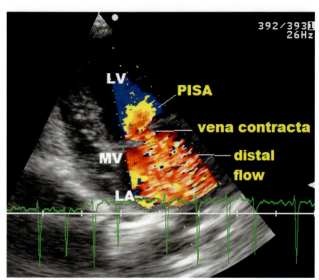

• Figure 11-15　僧帽弁逆流ジェットのカラードプラ像。左心房（LV）において，僧帽弁（MV）のちょうど上流である収束領域（PISA）で認められるやや半球状の乱流，弁の間を通過する縮流（vena contracta），左心房（LA）内に逆流血流が分散する遠位領域（distal flow）がみられる。（Photo credit: Éric de Madron.）

スペクトルドプラ法

逆流血流

　連続波スペクトルドプラ法では，高速血流の乱流が検出される（Figure 11-16）[37-39]。

　実際に，この血流の最大速度は，ベルヌーイ式（Chapter 2 参照）による左心室−左心房の収縮期圧較差と相関する。この左心室−左心房圧較差は，収縮期の全身の動脈圧によって変動する[40]。僧帽弁逆流ジェットの連続波スペクトルドプラ法による波形の形状から，心筋の収縮性および左心房内圧の状態が明らかになる。長方形の波形は，健常な左心室収縮機能と左心房圧を示している。円形の波形は，左心室収縮力の低下を表している。Figure 11-16 に示したように，三角形の波形は左心房内圧の上昇を意味している[37-39]。

拡張期左心室流入血流

　左心室流入血流のパルス波スペクトルドプラ法は，左心

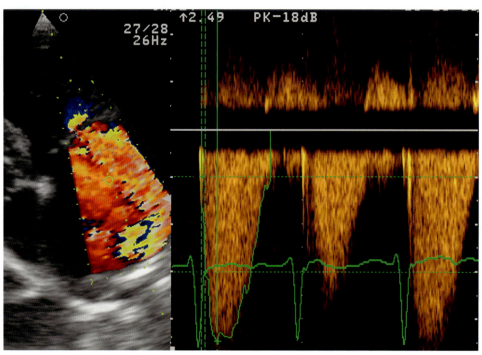

• Figure 11-16　僧帽弁閉鎖不全症を呈する犬の連続波スペクトルドプラ像。左側心尖四腔像（左）においてドプラのカーソルを僧帽弁逆流の位置に合わせる。連続波スペクトルドプラ法で記録された逆流の血流は，収縮期にプローブから遠ざかるので画面上は陰性の波形になる（右）。逆流ジェットの波形が三角形であることから，左心房圧が上昇していることが示唆される。（Photo credit: Éric de Madron.）

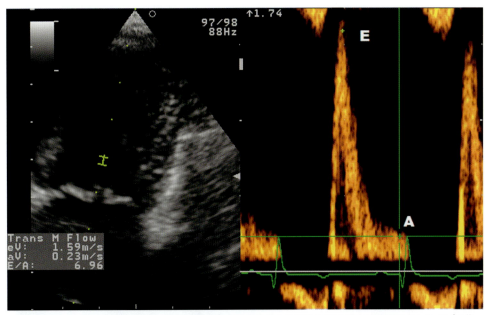

• Figure 11-17 慢性変性性僧帽弁疾患を呈する犬の左心室流入血流のパルス波スペクトルドプラ像。A 波速度（0.23 m/s）と比較して E 波速度が著しく増加している（1.59 m/s）。これは，左心房圧の上昇を伴う非常に重度な僧帽弁逆流を示す。(Photo credit: Éric de Madron.)

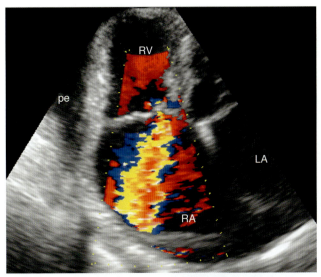

• Figure 11-18 慢性変性性僧帽弁疾患に続発した肺高血圧症による重度の三尖弁逆流のカラー 2D ドプラ像（左側心尖四腔像）。LA；左心房，pe；心膜液，RA；右心房，RV；右心室。(Photo credit: Éric de Madron.)

室流入血流量の増加による E 波の増高によって特徴付けられる（Figure 11-17）[27, 35]。

大動脈血流

　大動脈血流のパルス波スペクトルドプラ法は，大動脈拍出量減少による駆出時間の短縮を検出する[35]。

三尖弁血流

　三尖弁逆流はしばしば健常犬においても生理的に存在す

ることがあるが，肺高血圧症（収縮期肺動脈圧＞30 mmHg）では悪化し（Figure 11-18），最大流速は2.5 m/s 以上に上昇する（Figure 11-19）[31]（Chapter 14 参照）。受動性肺高血圧症と活動性肺高血圧症を鑑別する必要がある。受動性肺高血圧症は，左心房圧の上昇を反映して起こり，前毛細血管肺血管収縮に関連して起こるわけではない。受動性肺高血圧症は，通常心原性肺水腫に伴って認められる。三尖弁逆流の流速は 3.5 m/s まで上昇する可能性がある。活動性肺高血圧症では，前毛細血管収縮が存在するため，三尖弁逆流速度が 3.5 m/s 以上に上昇する。活動性肺高血圧症では，右心系の前方障害（失神，運動不耐性）および後方障害（腹水，胸水）を伴うのが一般的である。肺は，肺水腫から「守られる」ようになる。

肺血流

　肺高血圧症では，肺動脈の血流波形が非対称的になる（Chapter 14 参照）。

　肺動脈逆流の測定は，拡張末期の肺動脈の最大逆流速度が 2 m/s を超えるときに肺高血圧症と確定することができる（Figure 11-20）[31]。

組織ドプラ法

僧帽弁輪のパルス波組織ドプラ法

　僧帽弁閉鎖不全症が拡張早期の僧帽弁輪運動に及ぼす作

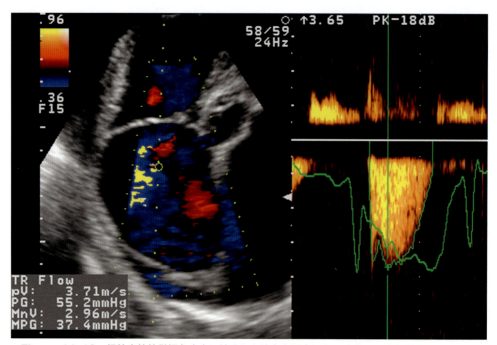

• **Figure 11-19**　慢性変性性僧帽弁疾患に続発した肺高血圧症による重度の三尖弁逆流の連続波スペクトルドプラ像。
最大流速は 3.71 m/s にまで上昇し，右心室と右心房間の推定圧較差は 55 mmHg である。(Photo credit: Éric de Madron.)

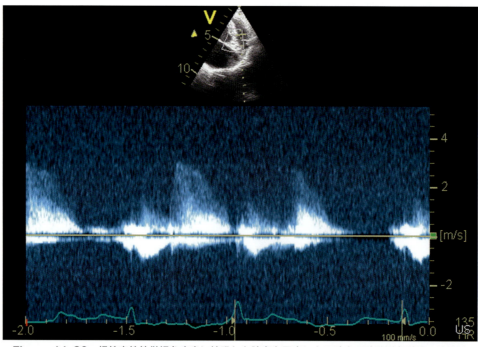

• **Figure 11-20**　慢性変性性僧帽弁疾患に続発した肺高血圧症による重度の肺動脈弁逆流の連続波スペクトルドプラ像。
拡張早期における流速が 3 m/s まで上昇し，主肺動脈と右心室の圧較差は 36 mmHg と推定される。これは，拡張末期には速やかに 1 m/s をわずかに上回る程度まで低下する。拡張期における肺動脈逆流血流速の急速な低下は拡張期の右心室圧の上昇を意味している。(Photo credit: Éric de Madron.)

用（パルス波組織ドプラ法で分析した E′波）は複雑である。急性期の僧帽弁閉鎖不全症が，左心室の弾性の減少だけでなく弛緩の遅延をも引き起こすことがいくつかの研究で示されている[41, 42]。理論上，これは E′波の減少を引き起こす。しかしながら，E′波の振幅は前負荷の増加による影響も受ける[43]。さらに，左心室から左心房への逆流による後負荷の軽減は，収縮末期における左心室容積の減少につながり，弾性収縮力の増加を引き起こす。これによ

り，左心室の弛緩遅延にもかかわらず，拡張機能は「改善する」[41,44]。拡張障害が最小限である限り，その最終結果は E′波の増加である。

右心室の組織ドプラ法

　変性性僧帽弁疾患と関連する組織ドプラ法所見に関するデータは現在ほとんど存在しない。ある研究では，（うっ血性心不全の有無にかかわらず）変性性僧帽弁疾患を呈する犬61頭と健常犬10頭における組織ドプラ法とストレイン法，ストレインレート法のパラメータを比較した。これらの2群は年齢が同等ではなかったが，いくつかの重要な測定において日内変動係数が>15%であった[45]。変性性僧帽弁疾患を呈する犬において，収縮障害は認められなかった。これに対して，健常犬およびうっ血性心不全を伴わない犬と比較してうっ血性心不全を呈する犬では，左心室の長軸方向基部および自由壁心尖部における速度増加が認められた。同様に，長軸方向および短軸方向の拡張期のパラメータの増加が認められ，この傾向はうっ血性心不全に関連し心拍数が増加することに起因すると考えられる。最後に，左室自由壁と心室中隔における長軸方向の速度のピーク間隔までの時間の差は，対照群と比較して変性性僧帽弁疾患を呈する犬において有意に大きかった。このことは，心室中隔の同期障害を示している可能性がある。しかしながら，このパラメータの日内変動が非常に大きい（変動係数：43.8%）ため，この所見の確証を得るためには多くの前向き研究が必要である[45]。

肺動脈高血圧症における組織ドプラ法

　Chapter 14 で解説する。

スペックルトラッキング法

　スペックルトラッキング法は，左心室壁の「短軸方向あるいは長軸方向の収縮期のストレインやストレインレート」を評価することが可能となり，局所の同期性を解析できる。僧帽弁閉鎖不全症に関連した部分的な機能障害は，左室自由壁で起こることが重要である（Figure 11-21）[46]。

左心室 Tei index

　左心室の Tei index（Chapter 7 参照）は，僧帽弁閉鎖不全症を呈する犬において，駆出時間短縮による臨床徴候の進行に伴って上昇する。これは，重度の僧帽弁閉鎖不全症における収縮障害を示唆している[47]。

僧帽弁逆流の定量

カラードプラ法
逆流面積の評価

　この半定量法では，カラードプラ法（左側心尖四腔像）で得られる逆流フローの輪郭をトラッキングして，逆流ジェット領域（RJArea）と左心房領域（LAArea）を計測し，両者の比（RJArea/LAArea 比）を求める（Figure 11-22）。

　この方法の反復性と再現性は，熟練した検者では高い（日内および日差変動係数：<10%）[16]。RJArea/LAArea 比が30%未満であれば軽度，30〜70%であれば中等度，70%以上であれば重度の僧帽弁閉鎖不全症を示している（Table 11-1）[16,31]。しかし，RJArea/LAArea 比には限界があり，収縮期の心房圧や左心房圧ジェットの方向（壁側または中隔側），プローブの周波数，ゲインの強さなどによって影響を受ける[16,17]。

PISA 法の原理

　PISA（近位部等流速表面）法は，通過血流量が一定であることを応用し，血流が円形の逆流口に近づくときに，その血流の面が減少し流速が増加して，逆流口に向かって同じ流速の半球を形成するという原理に基づいている[48]。僧帽弁閉鎖不全症の状況に当てはめると，円形の逆流口は僧帽弁の接合部における逆流口であり，同じ流速の半球は弁の上流に生じる等速の領域（PISA 領域，収束領域）である（Figure 11-15；Video 11-9）。質量保存の法則によれば，収束領域での流量は逆流量に相当する。収束領域は比較的半球状をしている。この領域における流量は，等速の領域の半径から算出した半球 $2\pi r^2$ の表面積に相当し，流速のナイキスト限界を乗じて求められる。

　質量保存の法則に従って，この流量は逆流速度（RFR）に相当する。いったんこの流速が計算されたら逆流口面積（ROA）は連続波スペクトルドプラ法による最大逆流速（Vmax）で逆流量を除することで求められる。

$$ROA(cm^2) = RFR(mL/s)/Vmax(cm^2/s)$$

　この方法で瞬間最大逆流口面積が得られる。次に，逆流口面積と逆流血流の連続波スペクトルドプラ法による曲線下面積（左心室駆出血流の速度時間積分値［VTI］）を乗じることによって逆流量（RV）を算出する。

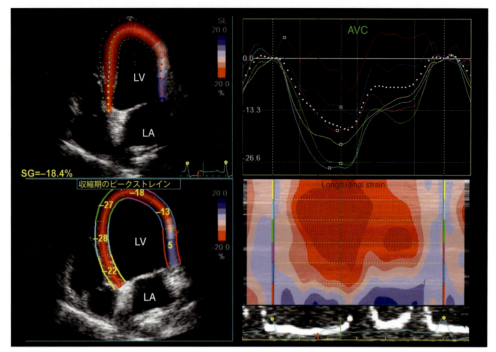

• Figure 11-21　スペックルトラッキング法（左側心尖四腔像）によって解析された慢性変性性僧帽弁疾患を呈する犬における左心室長軸方向ストレイン。
左心室壁は6つのセグメントに等間隔に分けられ，長軸方向ストレインのカラーコードは2Dモード法（左上）と重ねられ，時間関数として表わされている（右下）。解析される6つのセグメントそれぞれの収縮期の長軸方向ストレインのピークは，カラー2D画像に重ねられる（左下）。収縮期に，6つのうち5つのセグメントは短くなる（収縮期に先立つあるいは収縮期のおわりに最大値に達する負のストレイン）。しかし，ストレイン値は不均一（−28〜−13%）である。1つのセグメント（左心室壁の基部；赤曲線）の長軸方向ストレインは異常である（陰性ではなく＋5%の陽性値）。この運動障害は，2Dモード法（上，左下）あるいはカラーTMモード法（右下）の画像でも確認できる。陽性ストレインは青で示されている（赤ではない）。カラーTMモード法でも他の5つのセグメントとは異なることが認められる。AVC；大動脈弁閉鎖，LA，；左心房，LV；左心室。(Photo credit: Valérie Chetboul.)

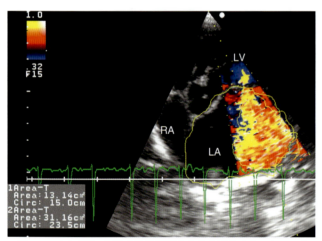

• Figure 11-22　慢性変性性僧帽弁疾患を呈する犬のカラー2Dドプラ像（左側心尖五腔像）。
逆流ジェットの領域（RJArea）を計測し，左心房領域（LAArea）と比較する。この症例では，RJArea/LAArea比が42.2%であり，中等度の僧帽弁逆流と判断する。LA；左心房，LV；左心室，RA；右心房。(Photo credit: Éric de Madron.)

$$RV(mL) = ROA(cm^2) \times VTI(cm)$$

最後に，以下の計算式を用いて逆流率（RF）を計算できる。

$$RF(\%) = RV(mL) / \{RV(mL) + AOSV(mL)\}$$

AOSVは，大動脈拍出量（大動脈領域における大動脈血流速度時間積分値を3回計測した平均値）である[16, 17, 48]。

PISA法を用いて逆流率を計算するために，左側心尖四腔像における僧帽弁逆流血流のカラードプラ法を習得しなければならない。血流の収束領域の半径は僧帽弁の上で計測するべきである。この領域をできるだけ半球状にするために，ベースラインをナイキスト限界が約18〜39cm/sになるまで低くする（Figure 11-23，A）。ナイキスト限界が低すぎると収束領域の過大評価につながり，高すぎると過小評価につながる。収束領域半径は，3回以上の心周期において計測するのが望ましい[17]。

2つ目の測定では，連続波スペクトルドプラ法で逆流ジェット波形の輪郭をトレースする必要がある。これにより，波形の最大速度（cm/s）および速度時間積分値（cm）が計算できる（Figure 11-23，B）。

3つ目の測定では，大動脈拍出量を計算するために大動脈流速の速度時間積分値を計測する（Figure 11-23，C）。

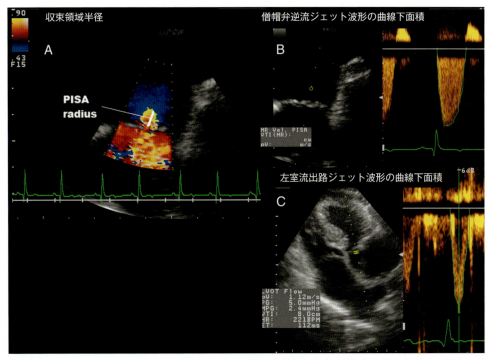

• **Figure 11-23**　近位部等流速表面（PISA）法を利用した僧帽弁逆流（僧帽弁閉鎖不全症）の定量。
A；ナイキスト限界を 18〜19 cm/s まで低下させた後のカラードプラ法による僧帽弁逆流ジェットの収束領域測定。
B；僧帽弁逆流ジェットのスペクトル波形の曲線下面積（速度時間積分値）計測。
C；収縮期の左室流出路流速スペクトル波形の曲線下面積（速度時間積分値）計測。
（Photo credit: Éric de Madron.）

PISA 法に影響を与える因子

形態的要因　PISA 法は中心性の逆流を計測する際に，より正確である。逆流ジェットが偏心性であったり斜めである場合は逆流量を過大評価する場合がある。いくつかの心臓超音波検査機器では，僧帽弁と収束領域の末端の間で角度を測定することによってこの誤差を修正できる可能性がある[48]。しかし，逆流口の正確な位置および収束領域の形を見分けるのは困難である場合がある。この相においては，いかなる誤差も逆流量に影響を与える。PISA 法は，逆流ジェットが全収縮期性である場合に限り用いることができる。さらに，複数の方向に逆流ジェットが存在している場合（重度僧帽弁閉鎖不全症を呈する犬で観察される）は，この方法を利用できない[49, 50]。

技術的要因　収束領域の輪郭は逆流の段階によって変化する。より小さい収束領域は平坦になり（逆流量の過小評価につながる），より大きな収束帯は楕円形（逆流量の過大評価につながる）になる[48]。

計測する際は，血流が半径に対し平行となる収束領域の中心部で行うことが重要である。辺縁では逆流は半径に対し垂直となり，正確ではない。

逆流口の形状は結果に影響を及ぼす。さらに PISA 法では，逆流口が円形であることを前提としている。逆流口が長方形であった場合，逆流量は過小評価されてしまう[48]。

犬における PISA 法

犬において，PISA 法を用いた逆流量の評価を複数の研究者が行った[16, 17]。その再現性は熟練した検者で良好であった（日内および日間変動係数はそれぞれ 8％と 12％であった）[16]。

パルス波スペクトルドプラ法

逆流量（RV）は左心室総拍出量（SVtotal）と大動脈拍出量（AOSV）の差によって求められる。

$$RV(mL) = SVtotal - AOSV$$

左心室総拍出量は平面処理法（Chapter 7 参照）またはパルス波スペクトルドプラ法での拡張期僧帽弁血流によって計測できる（左心室総拍出量＝僧帽弁流速波形の曲線下面積×僧帽弁輪面積）[48]。

僧帽弁閉鎖不全症の重症度鑑別

心臓超音波におけるスペクトルドプラ法の目的は僧帽弁閉鎖不全症の診断だけでなく，予後や最適な治療を確立するために重症度鑑別をすることである。通常僧帽弁閉鎖不全症は，軽度，中等度，重度に分類される。僧帽弁閉鎖不全症の重症度鑑別のためにいくつかの直接的あるいは間接

的な基準が利用されている（Table 11-1）。

左心房拡大の程度

　左心房拡大の程度は，僧帽弁閉鎖不全症の重症度と相関している。LA/Ao 比や LAArea/AoArea 比は僧帽弁閉鎖不全症の重症度を定量化するために用いられてきた。LA/Ao 比と逆流率は収縮期肺動脈圧（PAPs）との間に有意な相関性が報告されている[16]。LA/Ao 比が＞1.7 の場合には予後不良であることが示されている[27]。

左心室のリモデリングと動態

　僧帽弁閉鎖不全症が進行すると左心室の球形化と運動亢進が進む（Table 11-1）。平面処理法により計算した収縮末期容積係数は，僧帽弁閉鎖不全症の ISACHC 重症度分類に伴って有意に増加する。この増加は，変性性僧帽弁疾患の症例の予後を 5 カ月間短縮する[20]。

スペクトルドプラ法における逆流血流のシグナル

　長方形の波形はまだ健常な左心房圧を示している。三角形の波形は左心房圧の上昇を示唆している。円形の波形は左心室の収縮性低下を示している（Figure 11-24）[51]。

逆流率

　無徴候性の変性性僧帽弁疾患を呈する犬における幅広い範囲の僧帽弁閉鎖不全症の重症度が Gouni らによって報告された[16]。このうち 1/3 近くの犬が 30％ 以上の逆流率であった。同じグループの別の論文では，無徴候性の変性性僧帽弁疾患を呈する犬で 30％ 以上の逆流率であった症例は，逆流率が 30％ 未満であった症例より NT-proBNP 濃度が高く，1 年後に代償不全になる傾向が認められた[52]。すなわち，人と同様に逆流率は変性性僧帽弁疾患を呈する犬においても，うっ血性心不全を予測し予後を判定する重要な基準である[53,54]。

　ISACHC クラスⅢの僧帽弁閉鎖不全症を呈する犬（72.8±9.5％）では，ISACHC クラスⅡ（57.9±20.1％）や ISACHC クラスⅠ（40.7±19.2％）の犬より逆流率が上昇していることが示された[9]。同様の結果が少数の動物において Kittleson ら[17]によって報告された（Table 11-1）。逆流率は，心雑音の強度，ISACHC クラス，RJArea/LAArea 比，LA/Ao 比ならびに収縮期肺動脈圧とも相関が認められている[16]。

　人における提言[53]と犬の変性性僧帽弁疾患のデータ[16,17]に基づいて以下の提案ができる。

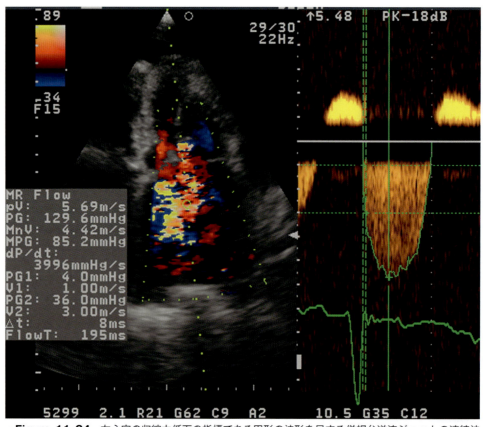

• **Figure 11-24**　左心室の収縮力低下の指標である円形の波形を呈する僧帽弁逆流ジェットの連続波スペクトルドプラ像。（Photo credit: Éric de Madron.）

- 逆流率＜30%：軽度僧帽弁閉鎖不全症
- 逆流率30〜50%：中等度僧帽弁閉鎖不全症
- 逆流率50〜70%：重度僧帽弁閉鎖不全症
- 逆流率＜70%：非常に重度な僧帽弁閉鎖不全症

左心房圧の評価

　僧帽弁閉鎖不全症の進行は左心房圧の増加によって，いくつかのドプラ法のパラメータに影響を及ぼす。さらに，この左心房圧の上昇は，左心室等容性弛緩時間（IVRT）の短縮ならびに左室流入波形E波の最大流速およびE/E′比，E/IVRT比の増加を引き起こす。このことは，Chapter 9で詳しく解説されている。

　変性性僧帽弁疾患を呈する犬で左心房圧の上昇（左心房圧＞20 mmHg）を同定するために提案された基準値は，E波＞1.25 m/s，E/E′比＞12，等容性弛緩時間＜45 ms，およびE/IVRT比＞2.5である[22,25]。

肺高血圧症の有病率

　僧帽弁閉鎖不全症が悪化すればするほど肺高血圧症の有病率は上昇し，3%（ISACHCクラスⅠ）から17%（ISACHCクラスⅠb），27%（ISACHCクラスⅡ），72%（ISACHCクラスⅢ）へと上昇する（Table 11-2）[31]。

大型犬の変性性僧帽弁疾患

　変性性僧帽弁疾患は，中型〜大型犬種でも認められるが（ブリタニー・スパニエル，アイリッシュ・セター，ジャーマン・シェパード・ドッグなど），さほど頻繁ではない[6]。小型犬種の変性性僧帽弁疾患とはいくつかの異なった特徴がある。まず，僧帽弁は小型犬と比較してリモデリングしていない。僧帽弁は通常薄く，伸張し，しばしば逸脱している（Figure 11-25）。次に，大型犬種では，小型犬種と比較して顕著な収縮末期容積係数の増加を伴った左心室収縮機能の低下がよく認められる[19,55]。心房細動もしばしば観察される[55]。肺高血圧症も存在する可能性がある。

僧帽弁の細菌性心内膜炎

　弁膜の細菌性心内膜炎では，心臓の弁膜の表面に血小板，フィブリン，細胞凝集塊からなる腫瘤様の構造物が形成される。この腫瘤様物質は疣贅（vegetation）と呼ばれる。大動脈弁で最も頻繁に起こる。僧帽弁でも起こること

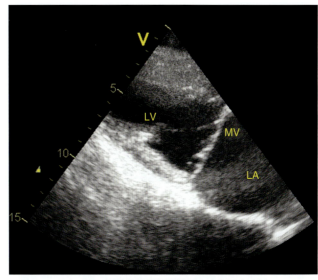

• Figure 11-25　原発性僧帽弁閉鎖不全症を呈するジャーマン・シェパード・ドッグにおける2Dモード像（右傍胸骨長軸四腔像）。僧帽弁（MV）は比較的薄く，わずかに逸脱している。左心房（LA）は著しく拡張している。左心室（LV）のサイズは健常で，収縮力は維持されている（TMモード法による。ここでその画像は示されていない）。(Photo credit: Éric de Madron.)

があり，大動脈弁に関連していたり，単独で起こることもある[4,57]。

　心内膜炎による変化は，多くの弁葉や弁尖のうちの1つが単独の肥厚を起こしてから，広がって石灰化した腫瘤を形成するようになる（Figure 11-26）。

　僧帽弁の疣贅は，変性性僧帽弁疾患病変と区別するのが困難なことがある。臨床的な状況は適切な診断を下すために重要である。細菌性心内膜炎は通常（常にではない），発熱や好中球増多症を伴う。ときに多発性関節炎を合併することもある[57]。

三尖弁閉鎖不全症

　健常犬においても，しばしばわずかなあるいは軽度の三尖弁逆流が認められることがある[36]。三尖弁逆流ジェットは，偏心性で（最も多いのは外側）右心房の5%未満に認められる。臨床上問題となる三尖弁閉鎖不全症は僧帽弁閉鎖不全症よりも頻度が低い。三尖弁の変性性疾患や肺高血圧症に関連した三尖弁閉鎖不全症が存在する[31]。

心臓超音波検査所見
2Dモード法とTMモード法

　三尖弁は小さいため，変性性三尖弁疾患によって肥厚した弁を検出するのは，変性性僧帽弁疾患によってリモデリン

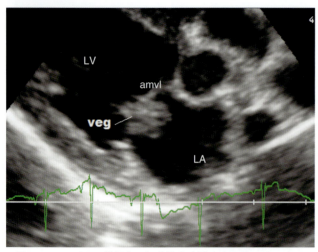

• **Figure 11-26** 僧帽弁の細菌性心内膜炎を呈する犬における2D モード像（右傍胸骨長軸四腔像）。
中隔尖（amvl）に疣贅物（veg）が認められる。LA；左心房，LV；左心室。（Photo credit: Éric de Madron.）

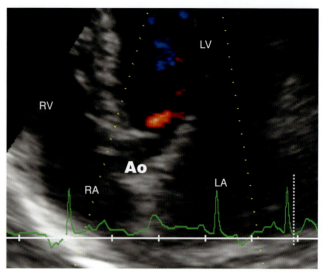

• **Figure 11-27** 大動脈弁逆流（赤シグナル）を呈する犬のカラー 2D ドプラ法（左側心尖五腔像）。
Ao；大動脈，LA；左心房，LV；左心室，RA；右心房，RV；右心室。（Photo credit: Éric de Madron.）

グした僧帽弁より困難である。右心系の拡張（右心房に続いて右心室で起こる）のような三尖弁閉鎖不全症の影響を評価するには，左側心尖四腔像から検出するのが最もよい（Figure 11-10）。三尖弁閉鎖不全症が重度の場合は，右心室の容量負荷によって拡張期の心室中隔の奇異性運動が認められる[32]。重度三尖弁閉鎖不全症では，後大静脈や肝静脈の拡張や，肝腫大，腹水，胸水などが認められることがある[18]。

カラードプラ法

カラードプラ法では，右傍長軸四腔あるいは五腔像において三尖弁逆流血流を確認できる。この三尖弁逆流ジェットは，左側心尖四腔像でより観察しやすい（Figure 11-18）。

スペクトルドプラ法

スペクトルドプラ法による三尖弁閉鎖不全症は，右心房内の乱流として観察される[36-38]。三尖弁逆流の最大流速の計測は右心室と右心房間の圧較差の計算，ならびに右心室圧や収縮期肺動脈圧を評価するために用いられる（Figure 11-19）。

大動脈弁閉鎖不全症

わずかまたは軽度の大動脈弁閉鎖不全症は，生理的な因果関係はなくても老齢の犬でときおり認められる。この大動脈弁閉鎖不全症は，軽度の大動脈弁尖の変性によって生じる（Figure 11-27）。

顕著な大動脈弁閉鎖不全症は小動物領域においてまれで

ある。通常，病理学的な大動脈弁閉鎖不全症は細菌性の弁性心内膜炎の結果として起こる（以下参照）[56-59]。

心臓超音波検査所見

2D モード法と TM モード法
左心室の拡張と僧帽弁の運動異常

大動脈弁閉鎖不全症が重度の場合，主な異常は，短縮率の増加を伴う左心室の拡張や，僧帽弁中隔尖の中央部分の拡張期の振動や僧帽弁の早期閉鎖などである[18,60]。

細菌性心内膜炎による大動脈弁逆流：疣贅の描出

大動脈の細菌性心内膜炎が存在すると，1 つあるいはいくつかの大動脈弁尖が肥厚し，高エコー性になる（Figure 11-28）。疣贅は，ときに腫瘤の一部のように見えることもある[18,56-59]。

カラードプラ法

カラードプラ法では，大動脈弁から左心室に向かう拡張期の乱流が観察される。この乱流は，左室流出路を中心とした右傍胸骨長軸像か左側心尖五腔像において確認できる（Figure 11-29）。

逆流が悪化するほど，逆流ジェットは左心室の中までさらに広がる[37,38,48]。

スペクトルドプラ法

スペクトルドプラ法では，大動脈弁逆流血流は拡張期の

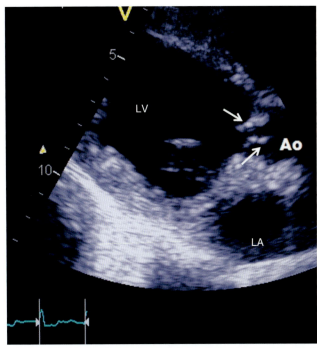

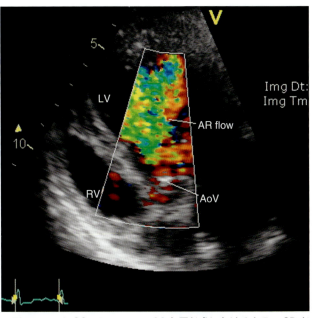

• **Figure 11-28** 大動脈弁の細菌性心内膜炎を呈する犬における2Dモード像（右傍胸骨長軸四腔像）。
大動脈弁先端に高エコー性の肥厚である疣贅（矢印）が確認される。Ao；大動脈，LA；左心房，LV；左心室。(Photo credit: Éric de Madron.)

• **Figure 11-29** Figure 11-28 と同じ犬におけるカラー2Dドプラ像（左側心尖五腔像）。
大動脈弁逆流の乱流（AR flow）が確認できる。カラーの領域がかなり広範囲にわたり，左心室（LV）の心尖部まで達している（Figure 11-27 と比較する）。AoV；大動脈弁，RV；右心室。(Photo credit: Éric de Madron.)

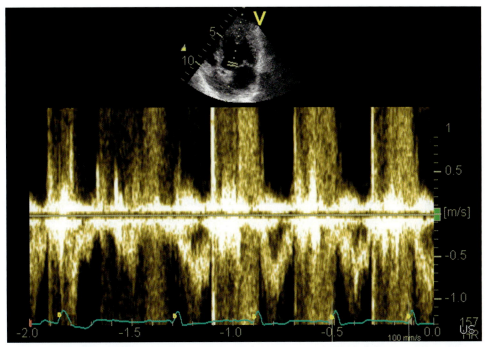

• **Figure 11-30** 大動脈弁の細菌性心内膜炎を呈する犬における大動脈弁逆流のパルス波スペクトルドプラ像（左側心尖五腔像）。
拡張期の大動脈弁逆流が乱流になっている。この高速血流がエイリアシング（折り返し現象）を引き起こす。(Photo credit: Éric de Madron.)

乱流として観察される（Figure 11-30）。

　急性の大動脈弁閉鎖不全症は，通常心内膜炎によるものだが，逆流速度は拡張期に急激に減少する。このことは，

心室内圧の上昇を示唆している[37,38]。

　慢性の大動脈弁閉鎖不全症では，心室が拡張する時間がかかり，大動脈弁逆流血流は典型的な台形の形状を示す。

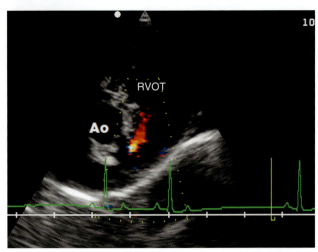

• Figure 11-31　軽度肺動脈弁逆流（赤シグナル）を呈する犬におけるカラー 2D ドプラ像（右傍胸骨短軸像大動脈レベル）。右室流出路（RVOT）に広がる弱いカラーと流速が低速であることから，この肺動脈弁逆流は生理的なものであると考えられる（エイリアシングはない。最大流速：66 cm/s）。Ao；大動脈。(Photo credit: Éric de Madron.)

肺動脈弁閉鎖不全症

わずかまたは軽度の肺動脈弁閉鎖不全症は，しばしば健常犬でも認められる[36]。病理学的な肺動脈弁閉鎖不全症は，弁膜の奇形（肺動脈弁異形成）あるいは動脈管開存症や肺動脈高血圧のような肺動脈の血行動態に異常を来す別の疾患によって生じる[18]。

2D モード法と TM モード法

肺動脈弁異形成から二次的に起こった肺動脈弁閉鎖不全症では，弁葉の肥厚などの弁の変化や主肺動脈の狭窄部後部の拡張が認められる（Chapter 19 参照）[18]。その他の肺動脈弁閉鎖不全症では弁は健常である。肺高血圧症による肺動脈弁閉鎖不全症では，主肺動脈や肺動脈弁弁輪，右室流出路の拡張が認められる。

カラードプラ法

肺動脈弁逆流血流は，右傍胸骨短軸像大動脈レベルで確認される。それは，拡張期に肺動脈弁から右室流出路へ向かう赤いシグナルとして描出されるが，肺高血圧症がある場合は流速が遅いのでエイリアシング（折り返し現象）は起こらない（Figure 11-31：Video 11-10）。

スペクトルドプラ法

拡張期に主肺動脈から右室流出路に向かう血流として記録される。肺動脈圧が健常な場合は，拡張末期の最大流速は通常＜1 m/s である（2 m/s を超えない）[37,38]。肺高血圧症の症例では，この流速は上昇する（Figure 11-20）。

REFERENCES

[1] Sisson D, Kvart C, Darke PGC. Acquired valvular heart diseases of dogs and cats. In: Fox PR, Sisson D, Moise S, editors. Textbook of canine and feline cardiology: principles and clinical practice. 2nd ed. Philadelphia: WB Saunders; 1999, p. 536-65.

[2] Kvart C, Häggstrom J. Acquired valvular heart disease. In: Ettinger SJ, Feldman EC, editors. Textbook of veterinary internal medicine; 2005; 6: 1022-39.

[3] Chetboul V, Tissier R, Villaret F, et al. Epidemiological, clinical, echo-Doppler characteristics of mitral valve endocardiosis in Cavalier King Charles in France: a retrospective study of 451 cases (1995 to 2003). Can Vet J 2004; 45: 1012-5.

[4] Beardow AW, Buchanan JW. Chronic mitral valve disease in Cavalier King Charles Spaniels: 95 cases (1987-1991). J Am Vet Med Assoc 1993; 203: 1023-9.

[5] Serfass P, Chetboul V, Carlos Sampedrano C, et al. Retrospective study of 942 small sized-dogs: prevalence of left apical systolic heart murmur and leftsided heart failure, critical effects of breed, and sex. J Vet Cardiol 2006; 8: 1-8.

[6] D'Agnolo G, Tarducci A, Santilli RA, et al. Comparison of primary mitral valve disease in German Shepherd dogs and in small breeds. Am J Vet Res 2001; 62: 1447-54.

[7] Kogure K. Pathology of chronic mitral valve disease in the dog. Jpn J Vet Sci 1980; 42: 323-35.

[8] Whitney JC. Observations on the effects of age on the severity of heart valve lesions in the dog. J Small Anim Pract 1974; 15: 511-22.

[9] Pedersen HD, Lorentzen KA, Kristensem BO. Echocardiographic mitral valve prolapse on cavalier King Charles Spaniels: epidemiology and prognostic significance for regurgitation. Vet Record 1999; 144: 315-20.

[10] Serres F, Chetboul V, Tissier R, et al. Chordae tendineae rupture in dogs with degenerative mitral valve disease: prevalence, survival, and prognostic factors (114 cases, 2001-2006). J Vet Intern Med 2007; 21: 258-64.

[11] Dennis MO, Nealeigh RC, Pyle RL, et al. Echocardiographic assessment of normal and abnormal valvular function in Beagle dogs. Am J Vet Res 1978; 39: 1591-8.

[12] Pipers FS, Bonagura JD, Hamlin RL, Kittleson M. Echocardiographic abnormalities of the mitral valve associated with left-side heart diseases in the dog. J Am Vet Med Assoc 1981; 179: 580-6.

[13] Terzo E, di Marcello M, McAllister H, et al. Echocardiographic assessment of 537 dogs with mitral valve prolapse and leaflet involvement. Vet Radiol Ultrasound 2009; 50: 416-22.

[14] O'Gara P, Sugeng L, Lang R, et al. The role of imaging in chronic degenerative mitral regurgitation. JACC Cardiovasc Imaging 2008; 1: 221-37.

[15] Jacobs GJ, Calvert CA, Mahaffey MB, Hall DG. Echocardiographic detection of flail left atrioventricular valve cusp from ruptured chordae tendinae in 4 dogs. J Vet Intern Med 1995; 9: 341-6.

[16] Gouni V, Serres FJ, Pouchelon JL, et al. Quantification of mitral valve regurgitation in dogs with degenerative mitral valve disease by use of the proximal isovelocity surface area method. J Am Vet Med Assoc 2007; 231: 399-406.

[17] Kittleson MD, Brown WA. Regurgitant fraction measured by using the proximal isovelocity surface area method in dogs with chronic myxomatous mitral valve disease. J Vet Intern Med 2003; 17: 84-8.

[18] Moise NS. Echocardiography. In: Fox PR, editor. Canine and feline cardiology. New York: Churchill Livingstone; 1988, p. 113-56.

[19] Borgarelli M, Tarducci A, Zanatta R, Haggstrom J. Decreased systolic function and inadequate hypertrophy in large and small breed dogs with chronic mitral valve insufficiency. J Vet Intern Med 2007; 21: 61-7.

[20] Serres F, Chetboul V, Tissier R, et al. Comparison of 3 ultrasound methods for quantifying left ventricular systolic function: correlation with disease severity and prognostic value in dogs with mitral valve disease. J Vet Intern Med 2008; 22: 566-77.

[21] Boon JA. Acquired heart disease: mitral insufficiency. In: Boon JA, editor. Manual of veterinary echocardiography. Baltimore: Williams & Wilkins; 1998. p. 261-86.

[22] Bonagura JD, Schober KE. Can ventricular function be assessed by echocardiography in chronic canine mitral valve disease? J Small Anim Pract 2009; 50: 12-24.

[23] Dell'italia LJ, Balcells E, Meng QC, et al. Volume-overload cardiac hypertrophy is unaffected by ACE inhibitor treatment in dogs. Am J Physiol 1997; 273: H961-70.

[24] Pat B, Killingsworth C, Denney T, et al. Dissociation between cardiomyocyte function and remodeling with beta-adrenergic receptor blockade in isolated canine mitral regurgitation. Am J Physiol Heart Circ Physiol 2008; 295: H2321-7.

[25] Borow KM, Green LH, Mann T, et al. End systolic volume as a predictor of postoperative left ventricular performance volume overload from valvular regurgitation. Am J Med 1980; 68: 655-63.

[26] Tidholm A, Westling AB, Höglund K, et al. Comparisons of 3-, 2-dimensional, and M-mode echocardiographical methods for estimation of left chamber volumes in dogs with and without acquired heart disease. J Vet Intern Med 2010; 24: 1414-20.

[27] Borgarelli M, Savarino P, Corsara S, et al. Survival characteristics and prognostic variables of dogs with mitral regurgitation attributable to myxomatous valve disease. J Vet Int Med 2008; 22: 120-8.

[28] Lord P, Hansson K, Kvart C, Häggström J. Rate of change of heart size before congestive heart failure in dogs with mitral regurgitation. J Small Anim Pract 2010; 51: 210-8.

[29] Reynolds CA1, Brown DC, Rush JE, Fox PR, Nguyenba TP, Lehmkuhl LB, Gordon SG, Kellihan HB, Stepien RL, Lefbom BK, Meier CK, Oyama MA. Prediction of first onset of congestive heart failure in dogs with degenerative mitral valve disease: the PREDICT cohort study. J Vet Cardiol 2012; 14: 193-202.

[30] Hezzell MJ, Boswood A, Moonarmart W, Elliott J. Selected echocardiographic variables change more rapidly in dogs that die from myxomatous mitral valve disease. J Vet Cardiol 2012; 14: 269-79.

[31] Serres FJ, Chetboul V, Tissier, et al. Doppler echocardiography-derived evidence of pulmonary arterial hypertension in dogs with degenerative mitral valve disease: 86 cases (2001-2005). J Am Vet Med Assoc 2006; 229: 1772-8.

[32] De Madron E, Bonagura JD, O'Grady MR. Normal and paradoxical septal motion in the dog: an echocardiographic study. Am J Vet Res 1985; 46: 1832-41.

[33] Sadanaga KK, MacDonald MJ, Buchanan JW. Echocardiography and surgery in a dog with left atrial rupture and hemopericardium. J Vet Intern Med 1990; 4: 216-21.

[34] Peddle GD, Buchanan JW. Acquired atrial septal defects secondary to rupture of the atrial septum in dogs with degenerative mitral valve disease. J Vet Cardiol 2010; 12: 129-34.

[35] Kisslo J, Adams DB, Belkin RN. Doppler color flow imaging. New York: Churchill Livingstone; 1988. p. 87-112.

［36］Miller RW, Bonagura JD. Doppler color flow imaging. In: Report from the VIIth Annual Veterinary Medical Forum; San Diego 1989, p. 823-29.

［37］Hatle L, Angelsen B. Doppler ultrasound in cardiology. Philadelphia: Lea & Febiger; 1985, p. 97-292.

［38］Goldberg SJ, Allen HD, Marx GR, Finn CJ. Doppler echocardiography. Philadelphia: Lea & Febiger; 1985, p. 55-137.

［39］de Madron E. Rôle de l'échocardiographie Doppler en mode continu et pulsé dans le diagnostic et l'évaluation de la sévérité des cardiopathies des petits animaux (1re et 2e parties). Prat Med Chir Anim Comp 1991; 26: 23-42.

［40］Tou SP, Adin DB, Estrada AH. Echocardiographic estimation of systemic systolic blood pressure in dogs with mild mitral regurgitation. J Vet Intern Med 2006; 20: 1127-31.

［41］Zile MR, Tomita M, Nakano K, et al. Effects of left ventricular volume overload produced by mitral regurgitation on diastolic function. Am J Physiol 1991; 261: H1471-80.

［42］Katayama K, Tajimi T, Guth BD, et al. Early diastolic filling dynamics during experimental mitral regurgitation in the conscious dog. Circulation 1988; 78: 390-400.

［43］Nagueh SF, Sun H, Kopelen HA, et al. Hemodynamic determinants of the mitral annulus diastolic velocities by tissue Doppler. Circulation 1999; 99: 254-61.

［44］Oyama MA, Sisson DD, Bulmer BJ, Constable PD. Echocardiographic estimation of mean left atrial pressure in a canine model of acute mitral valve insufficiency. J Vet Intern Med 2004; 18: 667-72.

［45］Tidholm A, Ljungwall I, Hoglund K, et al. Tissue Doppler and strain imaging in dogs with myxomatous mitral valve disease in different stages of congestive heart failure. J Vet Intern Med 2009; 23: 1197-207.

［46］Chetboul V, Tissier R. Echocardiographic and Doppler assessment of canine degenerative mitral valve disease. J Vet Cardiol 2012; 14: 127-48.

［47］Teshima K, Asano K, Iwanaga K, et al. Evaluation of left ventricular Tei index (index of myocardial performance) in healthy dogs and dogs with mitral regurgitation. J Vet Med Sci 2007; 69: 117-23.

［48］Hung J. Quantification of valvular regurgitation. In: Otto CM, editor. The practice of clinical echocardiography. Philadelphia: Saunders Elsevier; 2007; 14: 405-29.

［49］Utsunomiya T, Ogawa T, Doshi R, et al. Doppler color flow "proximal isovelocity surface area" method for estimating volume flow rate: effects of orifice shape and machine factors. J Am Coll Cardiol 1991; 17: 1103-11.

［50］Simpson IA, Shiota T, Gharib M, Sahn DJ. Current status of flow convergence for clinical applications: is it a leaning tower of "PISA"? J Am Coll Cardiol 1996; 27: 504-9.

［51］Asano K, Masui Y, Masuda K, Fujinaga T. Noninvasive estimation of cardiac systolic function using continuous-wave Doppler echocardiography in dogs with experimental mitral regurgitation. Aust Vet J 2002; 80: 25-8.

［52］Serres F, Pouchelon JL, Poujol L, et al. Plasma N-terminal pro-B-type natriuretic peptide concentration helps to predict survival in dogs with symptomatic degenerative mitral valve disease regardless of and in combination with the initial clinical status at admission. J Vet Cardiol 2009; 11: 103-21.

［53］Zoghbi WA, Enriquez-Sarano M, Foster E, et al. American Society of Echocardiography. Recommendations for evaluation of the severity of native valvular regurgitation with two-dimensional and Doppler echocardiography. J Am Soc Echocardiogr 2003; 16: 777-802.

［54］Enriquez-Sarano M, Avierinos JF, Messika-Zeitoon D, et al. Quantitative determinants of the outcome of asymptomatic mitral regurgitation. N Engl J Med 2005; 352: 875-83.

［55］Teshima K, Asano K, Sasaki Y, et al. Assessment of left ventricular function using pulsed tissue Doppler imaging in healthy dogs and dogs with spontaneous mitral regurgitation. Jpn J Vet Science 2005; 67: 1207-15.

［56］Lombard CW, Buergelt CD. Vegetative bacterial endocarditis in dogs: echocardiographic diagnosis and clinical signs. J Small Anim Pract 1983; 24: 325-39.

［57］Miller MW, Sisson D. Infective endocarditis. In: Fox PR, Sisson D, Moise S, editors. Textbook of canine and feline cardiology: principles and clinical practice. 2nd ed. Philadelphia: WB Saunders; 1999, p. 567-80.

［58］Bonagura JD, Pipers FS. Echocardiographic features of aortic valve endocarditis in a dog, a cow and a horse. J Am Vet Med Assoc 1983; 182: 595-9.

［59］Ettinger SJ. Valvular diseases. In: Ettinger SJ, editor. Textbook of veterinary internal medicine: diseases of the dog and cat. 3rd ed Philadelphia: WB Saunders; 1989, p. 1031-50.

［60］Feigenbaum H. Acquired valvular heart diseases. In: Feigenbaum H, editor. Echocardiography. 3rd ed. Philadelphia: Lea & Febiger; 1981, p. 276-84.

12

犬の原発性拡張型心筋症と
その他の心筋症

VALÉRIE CHETBOUL

原発性拡張型心筋症　*196*
その他の心筋症　*208*

心筋症は非常に異質な心疾患であり，過去 20 年の間に主に遺伝子に関する情報が増加したことに関連して，疾病学の議論の種となっている[1, 2]。現時点で，心筋症は機械的および / または電気的機能不全を引き起こす心筋疾患と定義されている[1, 2]。内因性心筋症と外因性心筋症を区別することはあたり前のことである[1]。内因性心筋症とは異なり，未だ「特異的」と呼ばれる外因性心筋症はその名称に示されるように，心血管由来（虚血，弁膜症，心臓リズム障害，動脈性高血圧）または全身性（免疫介在性，栄養，感染，毒素，内分泌，神経筋疾患）の「心筋以外における」障害の結果である。

犬で最も一般的な心筋症は，原発性拡張型心筋症として知られる内因性心筋症である[3-9]。原発性拡張型心筋症は，例えばタウリンまたは L-カルニチン欠乏に続発する他の拡張型心筋症とは対照的に，他の疾患に続発しない変性性心筋症であり，犬では変性性僧帽弁疾患に続いて 2 番目に頻繁に遭遇する後天的心筋症である。ここでは，前半で原発性拡張型心筋症について，後半でその他の心筋症について紹介する。

原発性拡張型心筋症

典型的な型では，原発性拡張型心筋症は２つの心室の一方（通常は左心室）または両方を同時に拡張させる収縮障害を特徴とする。不整脈は，収縮障害（ドーベルマンの心室性不整脈およびアイリッシュ・ウルフハウンドの心房細動）に先行する可能性がある[10, 11]。

原発性拡張型心筋症は，主に雄の犬，特に若い大型犬種に影響を及ぼす（コッカー・スパニエルおよびポーチュギーズ・ウォーター・ドッグを除く）[3, 7, 12]。この疾患の有病率は文献により異なり，特定の品種で非常に高い。アイリッシュ・ウルフハウンドの25％およびドーベルマンの47～58％に影響を及ぼす[4, 7, 11, 13-15]。

原発性拡張型心筋症は，いくつかの犬種において遺伝性であることが示されている[16]。不完全表現性を有する常染色体優性遺伝は，ドーベルマン，アイリッシュ・ウルフ

ハウンドおよびニューファンドランドにおいて報告されている[17-19]。対照的に，常染色体劣性遺伝はポーチュギーズ・ウォーター・ドッグの若齢性原発性拡張型心筋症において認められている。また，X染色体に関係する遺伝はグレート・デーンにおいて示されている[20, 21]。

2Dモード法とTMモード法

概要

原発性拡張型心筋症の典型的な形態に関する2Dモード法とTMモード法における異常所見は，疾患のステージによって異なる[3, 4, 7, 22-27]。

1. 早期の原発性拡張型心筋症は，中等度の収縮力低下を特徴とし，短縮率（SF）の低下および収縮期の左心室の拡張により証明される。拡張期の左心室内径は，他の心腔と同様に健常である（Figure 12-1）。

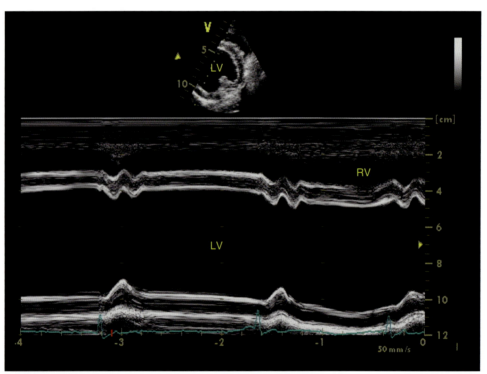

• **Figure 12-1** うっ血性心不全を伴わない早期拡張型心筋症を呈する運動不耐ワインベルガーの経心室 TM モード像。
短縮率のわずかな減少（22％）と収縮期の壁厚の減少（10％程度）が認められる。加えて，TMモード法では確認できないが，左心室は丸みを帯び（球形度指数［SI］＝1），Simpson法を用いて測定した駆出率は＜40％（39％）であった。LV；左心室，RV；右心室。(Photo credit: Valérie Chetboul.)

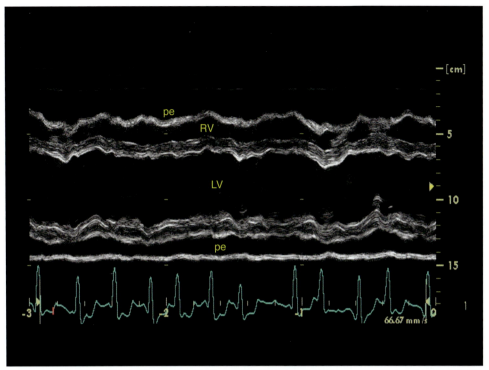

• **Figure 12-2**　進行した拡張型心筋症とうっ血性心不全を呈するボルドー・マスティフの経心室 TM モード像。
顕著な短縮率減少（12%），収縮期の左心室拡張，収縮期の壁厚減少，心膜液（pe）貯留，心電図より心房細動が認められる。LV；左心室，RV；右心室。(Photo credit: Valérie Chetboul.)

2. 病態が進行するにつれて，収縮障害がより顕著になり（短縮率は 10% にまで低下することもある），左心室の拡張は収縮期と拡張期で認められるようになる（Figure 12-2）。ダルメシアンおよびドーベルマンは顕著な心室拡張を起こす傾向があることで知られている。

3. 収縮障害は一般的にび漫性で均一であるが，一部の心筋領域では他より影響を受ける可能性がある。このため，全体的な左心室機能を念頭に入れ，一次元的（TM モード法の短縮率）のみならず，二次元的に左心室の収縮力を評価することが重要である。実際，原発性拡張型心筋症の進行に伴い左心室の形態は変化し，単一の短軸像ではこの三次元的な変化を完全に反映できない。左心室腔の長軸像における心内膜輪郭を使用する平面処理法（Simpson 法など）は，全体的な左心室の形態を考慮に入れている（Figure 12-3）。

このことから，アメリカとヨーロッパの心臓超音波学会は，左心室容積の評価に Simpson 法を推奨している[26]。この式により，収縮末期および拡張末期における左心室容積を計算し，さらに左心室駆出率（EF；% で表し，2 つの容積の差を拡張末期容積で割ったものとして定義される）を求めることができる。犬において 40% 未満の駆出率は典型的な収縮力低下の徴候であると考えられる。

4. Simpson 法を使用して計算された拡張末期および収縮末期の心室容積は，体表面積を指標とすることもできる（拡張末期容積係数［EDVI］および収縮末期容積係数［ESVI］）。これら 2 つの指標は，ドーベルマンにおいて初期の形態を検出する際に TM モード法のパラメータよりも感度が高いことが証明されている。収縮末期容積係数＞55 mL/m² では 94.4% の感度と 97% の特異度で，拡張末期容積係数＞95 mL/m² では

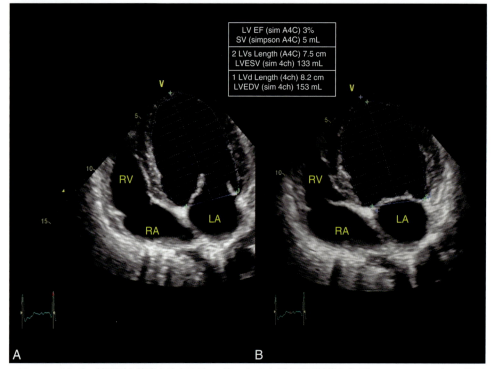

| LV EF (sim A4C) 3% |
| SV (simpson A4C) 5 mL |
| 2 LVs Length (A4C) 7.5 cm |
| LVESV (sim 4ch) 133 mL |
| 1 LVd Length (4ch) 8.2 cm |
| LVEDV (sim 4ch) 153 mL |

A　　　　　　　B

• **Figure 12-3**　拡張型心筋症を呈するドーベルマンの左側心尖四腔像からSimpson monoplane法で測定した左心室容量の拡張末期（A）と収縮末期（B）。
この方法は左心室の心内膜輪郭をトレースする。左心室領域内に心尖から引いた長軸線を，同じ幅で垂直に「スライス」や「ディスク」でカットしていく。それぞれの容量の総和は左心室容量に相当する。そして拡張末期と収縮末期の差から駆出率が計算される。この重症例では減弱している（3%）。LA；右心房，RA；右心房，RV；右心室。(Photo credit: Valérie Chetboul.)

96.9%の感度と94.4%の特異度で，原発性拡張型心筋症を診断できる[23]。対照的に，ドーベルマンの原発性拡張型心筋症の検出においてTMモード法から求められる左心室径は感度が低い（左心室拡張末期径＞49 mmでの最大感度は71.6%）[23]。

5. 心筋壁厚は病態の進行に伴って減少する（最初は収縮期でその後拡張期に及ぶ；Figure 12-1，12-2）。

6. 腔の拡張と収縮力の低下に伴い，左心室はより球状になる（Video 12-1）。この形態的な心室の変化は乳頭筋の発育不全または萎縮によって，より明らかになる（Figure 12-4；Video 12-2）。これは球形度指数（SI）によって計算することができる。球形度指数は，TMモード法で測定した拡張末期の左心室の心基部から心尖部までの長さを左心室拡張末期内径で割った値との比として定義される。心基部から心尖部までの長さは右傍胸骨長軸像または左側心尖四腔像で測定される。心尖部が最適に描出される像を選択することが望ましい。球形度指数は，通常≧1.65であり，原発性拡張型心筋症の進行に伴い徐々に低下する。

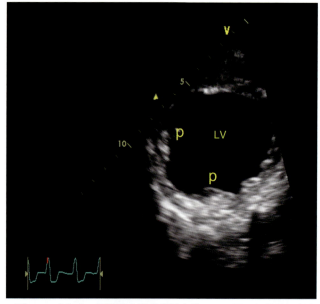

• **Figure 12-4**　拡張型心筋症を呈するニューファンドランドの2Dモード像（右側胸骨傍短軸像）。
2つの左乳頭筋（p）が萎縮し，拡張した左心室（LV）の円形化が認められる（Photo credit: Valérie Chetboul.)

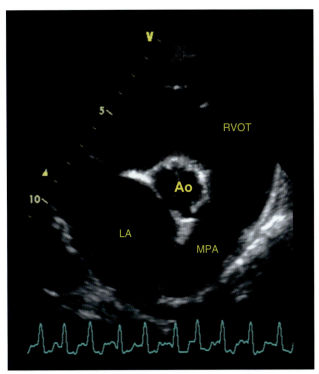

・**Figure 12-5**　拡張型心筋症，心房細動，うっ血性心不全を呈するボクサーに認められた左心房拡大。
右傍胸骨短軸像大動脈レベルにて顕著な左心房拡大（LA/Ao 比＝2.1）が認められる。右室流出路の拡張も認められ，右心系機能低下と肺高血圧症が示唆される。Ao；大動脈，LA；右心房，RVOT；右室流出路，MPA；主肺動脈。(Photo credit: Valérie Chetboul.)

7. 次に，左心房からの駆出を妨げる左心室の収縮末期圧の上昇や，収縮期の僧帽弁逆流の存在（Figure 12-6）などの様々な原因により左心房の拡大が起こる（Figure 12-5）。僧帽弁逆流は僧帽弁および左心室のリモデリングから生じる。左心室のリモデリングによって乳頭筋が収縮し，僧帽弁輪の伸張および腱索における張力の変化が起こる。これらはすべて，収縮期の僧帽弁における血液の逆流を減少させる役割を持つ。

8. より進行した原発性拡張型心筋症の症例では，右心房および右心室の拡張が特徴となる。これらの右心系の変化には，肺高血圧症（前述の左心筋変化に続発する）と右心筋病変の存在という 2 つの原因がある。最も重度な症例の場合，診断時に 4 つの心腔が同時に拡張している。

9. 典型的な原発性拡張型心筋症の最終段階では胸水，心膜液，後大静脈の拡張，肝静脈のうっ血および腹水などのうっ血性心不全の徴候（Figure 12-2）が認められる。

10. 犬の原発性拡張型心筋症に伴う血栓症による合併症はまれである。それらは通常，急性頻拍性不整脈および顕著な腔の拡張を伴う場合にのみ認められる（Figure 12-7）。

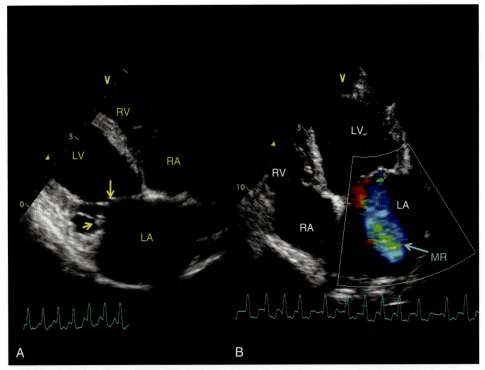

・**Figure 12-6**　拡張型心筋症を呈するボクサーの 2D モード像（Figure 12-5 と同じ犬）。
右傍胸骨長軸四腔像（**A**）とカラードプラ法での左側心尖四腔像（**B**）。**A** より僧帽弁弁尖（2 つの矢印）と腱索の肥厚が認められる。この僧帽弁病変は左心室拡張と関連することから，**B** のカラードプラ法では僧帽弁逆流（MR）が認められる。このため，左側心尖部にて収縮期心雑音が聴取される。LA；左心房，LV；左心室，RA；右心房，RV；右心室。(Photo credit: Valérie Chetboul.)

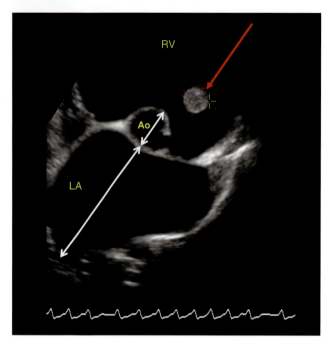

• Figure 12-7　拡張型心筋症を呈する犬の右室流出路の入口に認められる血栓（赤矢印）。
この右傍胸骨短軸像大動脈レベルでは，顕著な左心房拡大が認められる。Ao；大動脈，LA；左心房，RV；右心室。(Photo credit: Valérie Chetboul.)

11.　TM モード法における心筋機能障害の他の二次的徴候は次のとおりである。

A．経僧帽弁像

　　a．僧帽弁 E 点・心室中隔間距離の増加（Figure 12-8）。左心房からの駆出の減少から，僧帽弁尖の動きが対照的に低下することによるこの異常は，収縮障害の初期徴候ではなく，むしろ後期の徴候である。

　　b．「B ノッチ」として知られる，拡張期運動終了後の僧帽弁中隔尖のドーミング（上昇した拡張末期の左心室充満圧に起因する僧帽弁の閉鎖遅延に関連する）。このドーミングはしばしばうっ血性心不全を伴う，著しい左心室拡張でのみ観察される。

　　c．心房細動中の僧帽弁 A 点の欠如（Figure 12-8）。

B．経大動脈像

　　a．大動脈弁尖開口部の狭小化，および一部の心室の収縮を伴う開口部の欠如（Figure 12-9）。

　　b．前駆出時間（PEP）および前駆出時間 / 駆出時間比の増加（PEP/ET 比＞0.4）。しかしながら，PEP/ET 比は心筋障害の指標としてはかなり鈍感であり，進行した原発性拡張型心筋症で

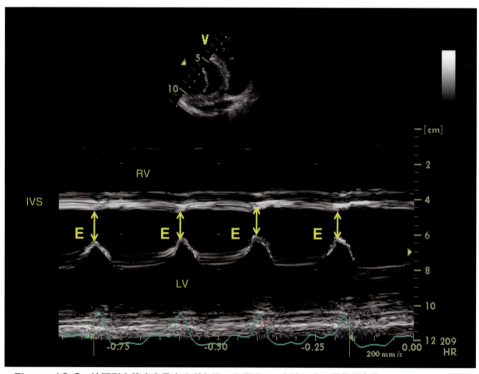

• Figure 12-8　拡張型心筋症を呈するボクサーの TM モード法による経僧帽弁像。
僧帽弁 E 点から心室中隔壁（IVS）までの距離（黄両矢印）は増加している（14 mm）。心房細動による A 点の消失を認める。LV；左心室，RV；右心室。(Photo credit: Valérie Chetboul.)

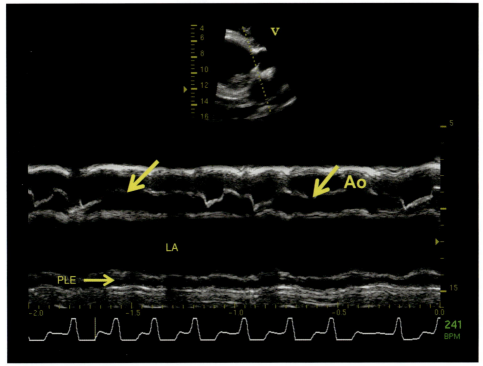

• Figure 12-9　拡張型心筋症と心房細動を呈する犬の TM モード法による経大動脈像。心室脱分極は大動脈弁開放（矢印）と同期していないことが分かる。Ao；大動脈，LA；左心房，PLE；胸水。(Photo credit: Valérie Chetboul.)

あっても健常を保っていることがある。したがって，原発性拡張型心筋症の診断基準としてあまり重要ではない。

欧州獣医学心臓学会（ESVC）は，すでに人の場合[4]と同様に，心臓超音波検査による原発性拡張型心筋症の診断を確立するためのスコアリングシステムを提案している。このシステムでは，大基準と小基準を定義している。

- 大基準：左心室の収縮期または拡張期の拡張，左心室の球形度の増加（球形度指数の低下），短縮率または駆出率の低下（Simpson 法）。
- 小基準：一部の犬種（ボクサー，ドーベルマン）における心室性不整脈，心房細動，僧帽弁 E 点・心室中隔間距離の増加，PEP/ET 比＞0.4，不確かな短縮率，左心房または両心房拡大。

大基準に 3 点ずつ，小基準に 1 点ずつがそれぞれ割り振られ，合計 6 点以上が原発性拡張型心筋症と診断される。このスコアリングシステムは，原発性拡張型心筋症を呈する犬ではまだ検証されていないが，心拍数と正の相関があり，いくつかの収縮機能指標（心内膜下および心外膜下における収縮期の心筋速度，基部長軸方向における収縮期の心筋速度，短軸方向の収縮期ストレイン）と負の相関が示されている[22]。

特別な場合

人と比較して，犬の原発性拡張型心筋症（特に無症候性または「オカルト型」）を診断することの困難さは，主に犬種および体重に関連する心腔や収縮機能指標の違いに由来する。

ドーベルマンでは，左心室内径が拡張期で 49 mm 以上，収縮期で 42 mm 以上は通常他に拡張の原因がない場合には，原発性拡張型心筋症を意味すると考えられている[23, 25]。これらの基準は筆者の間でわずかに異なり（例えば，Calvert らは＞50 mm および＞40 mm[27]），さらに体重によっても異なる可能性がある。僧帽弁 E 点・心室中隔間距離が＞9 mm および短縮率が 25％以下も原発性拡張型心筋症の可能性を示している[27]。短縮率が 26％から 29％の間では不確かであるとみなすことができる[27]。

アイリッシュ・ウルフハウンドでは，左心室内径が拡張期で＞61.2 mm，収縮期で＞41 mm，短縮率が＜25％，拡張末期容積係数が＞41 mL/m²，僧帽弁 E 点・心室中隔間距離が＞10 mm の場合，原発性拡張型心筋症を示す[7, 28]。

鑑別診断

左心室拡張による収縮機能の低下は，他の心疾患の合併

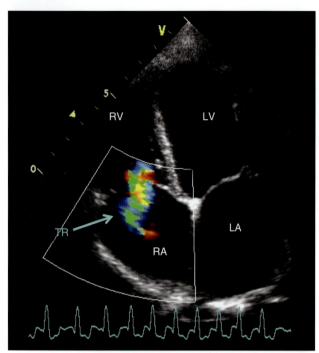

• Figure 12-10 うっ血性心不全（肺水腫と腹水）を伴う拡張型心筋症と収縮性肺高血圧症を呈するボクサー。
左側心尖四腔像にて三尖弁逆流（TR）が認められ，逆流を示すカラー部分の面積は 491 mm² であった。LA；左心房，LV；左心室，RA；右心房，RV；右心室。(Photo credit: Valérie Chetboul.)

症でも起こりうるため，原発性拡張型心筋症を確認する前に以下の可能性を除外しなければならない[4]。

- 一部の先天性心疾患：動脈管開存症，僧帽弁異形成
- 一部の後天性心疾患：変性性僧帽弁疾患（原発性拡張型心筋症のように大型犬種[29]に影響する可能性がある），心内膜炎に続発する大動脈弁逆流。
- 「頻脈誘発性」と呼ばれる心筋症に至る持続性頻拍性不整脈。

収縮力の低下は心臓以外の原因によっても起こる：タウリンおよび L-カルニチンの欠乏，甲状腺機能低下症または投薬（特にアントラサイクリン）。

短縮率の低下は運動神経の発達した動物で観察され，徐脈と合併する可能性がある。

スペクトルドプラ法

従来のスペクトルドプラ法で観察される原発性拡張型心筋症に関連する異常は，単独性または併発性である[4, 24, 30]。

- 僧帽弁逆流の存在（前述の「概要」参照；Figure 12-6）。
- 収縮期肺高血圧症が存在する場合の，高速の三尖弁逆流（Figure 12-10，12-11）。拡張期動脈性肺高血圧症が

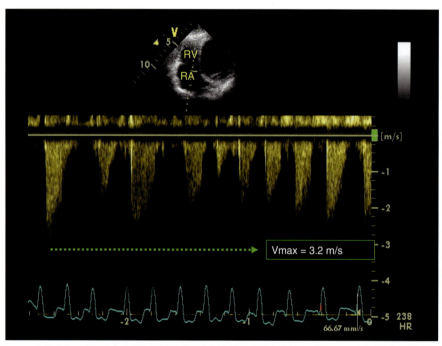

• Figure 12-11 拡張型心筋症と収縮性肺高血圧症を呈するボクサー（Figure 12-10 と同じ犬）。
三尖弁逆流最大流速は，左側心尖四腔像にて連続波スペクトルドプラ法で測定した。波形（逆流ジェット血流がプローブから遠ざかるためマイナス波形が得られる）のバラツキは心房細動によるものと考えられる。最大逆流速度（Vmax）は 3.2 m/s。ベルヌーイ式により，右心室と右心房収縮期の最大圧較差は 4×3.2²＝41 mmHg である。腹水所見（右心不全）より右心房圧は 15 mmHg と推定される。したがって，右心室収縮期圧（一般的に収縮期肺動脈圧と同等）は 41＋15＝56 mmHg と推定される。RA；右心房，RV；右心室。(Photo credit: Valérie Chetboul.)

存在する場合の，高速の拡張期肺動脈弁逆流。

- 左心房圧の上昇による大きなE波，小さなA波および E波減衰時間の短縮を特徴とする，制限された僧帽弁（Figure 12-12）。E波減衰時間の短縮（80 ms未満）は負の予測因子として他の心臓超音波検査所見より良好

で，また心不全のステージと心房細動の存在を示す[30]。

- 心房細動中のA波の欠如（Figure 12-12）。
- 波形が対称になる大動脈血流の最大速度の減少（Figure 12-13）。

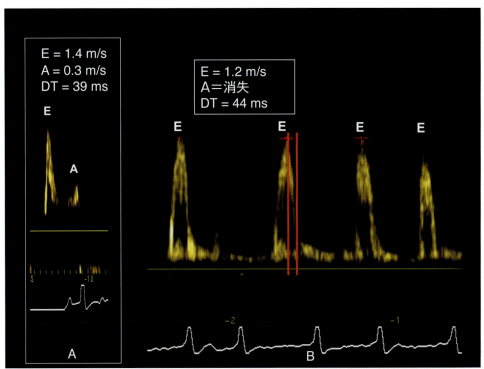

- **Figure 12-12**　拡張型心筋症を伴う僧帽弁ドプラ異常を呈する2頭の犬（パルス波スペクトルドプラ像）。
A；E波とA波はあるが，減衰時間（DT）が短い（39 ms）。
B；A波は心房細動の影響で消失し，減衰時間が短くなる（44 ms）。
（Photo credit: Valérie Chetboul.）

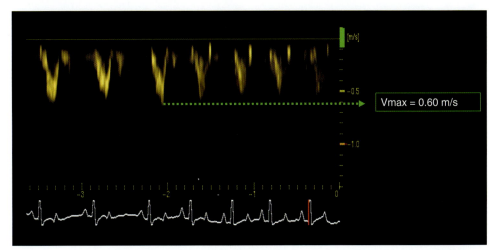

- **Figure 12-13**　拡張型心筋症を伴う大動脈流速異常を呈する犬（パルス波スペクトルドプラ像）。大動脈弁最大速度（Vmax＝0.60 m/s）は減少している（最小基準値＝0.9 m/s[31]）。健常な大動脈のナイフ状波形も消失している（波形は肺動脈血流の波形と似る）。（Photo credit: Valérie Chetboul.）

組織ドプラ法と派生テクニック

カラー2Dモード法で覚醒下の犬において検証されたように，心筋組織ドプラ法（または組織ドプラ法［TDI］；Chapter4参照）によって，犬の原発性拡張型心筋症が，左室自由壁における短軸方向だけでなく長軸方向の心筋障害に関連することがはじめて示された[22, 32, 33]。

短軸方向の障害は主に収縮期にみられ，心内膜・心外膜の収縮期S波の差の減少および心外膜下，心内膜下の収縮速度の低下を特徴とする（Figure 12-14，12-15）[22]。この収縮障害は2Dモード法およびTMモード法における変化が現れる前に存在する可能性があるため，原発性拡張型心筋症の早期診断に役立つ[34]。加えて，まれではあるが，おそらく虚血の影響で駆出後収縮運動（postsystolic contraction）が観察される可能性がある（Figure 12-15）。

左心系の長軸方向の障害は，心基部－心尖部の収縮期勾配の減少をもたらす収縮期の心基部速度の低下を特徴とする[22]。しかしながら，この長軸方向収縮障害は，短軸方向収縮障害よりも重視されておらず，心不全分類，欧州獣医学心臓学会（ESVC）スコア，または球形度指数および短縮率にはよく相関しない。逆に，左心系の長軸方向拡張障害は，短軸方向拡張障害よりも頻繁に起こる（Figure 12-16）。同様に，左心系の長軸方向運動は，駆出後収縮運動により頻繁に関連している[22]。

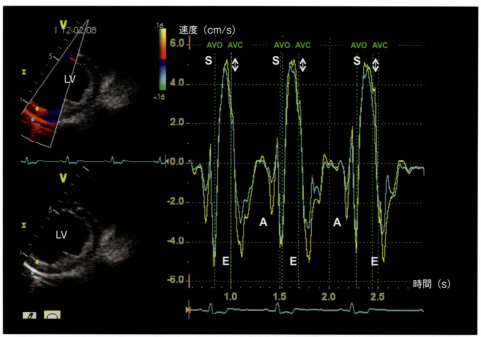

• Figure 12-14 カラー2D組織ドプラ法によって解析された拡張型心筋症を呈する犬における左心系の短軸方向収縮障害および拡張障害。
色分けされた速度が，右傍胸骨短軸像腱索レベルにリアルタイムで重ね合わされている（左上）。左室自由壁心筋速度は，心内膜（黄）および心外膜（緑）にある2mm径円形セグメントで同時に解析される。両方のセグメントにおいて，陽性のS波が収縮期で最大に達し，2つの陰性波（E波およびA波）は拡張早期および拡張末期にそれぞれ観察される。得られた曲線から，収縮期および拡張期の両方において心内膜（黄曲線）が心外膜（緑曲線）よりも速く動き，心周期全体の心筋内速度勾配を決定していることが分かる。その一方で，収縮期勾配（白両矢印）は大きく減少し，短軸方向の収縮障害を示している。AVC；大動脈弁閉鎖，AVO；大動脈弁開放，LV；左心室。（Photo credit: Valérie Chetboul.）

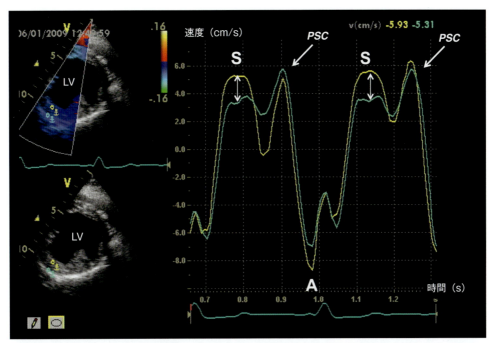

• **Figure 12-15**　カラー 2D 組織ドプラ法によって解析された拡張型心筋症を呈する犬（Figure 12-14 と同じ犬）における左心系短軸方向の収縮障害および拡張障害。
機能的心筋異常として，収縮期勾配の減少（両白矢印），拡張早期 E 波の消失につながる駆出後収縮運動（PSC）の存在および単一の高振幅拡張末期 A 波の存在が確認される。LV；左心室，S；最大収縮期波。（Photo credit: Valérie Chetboul.）

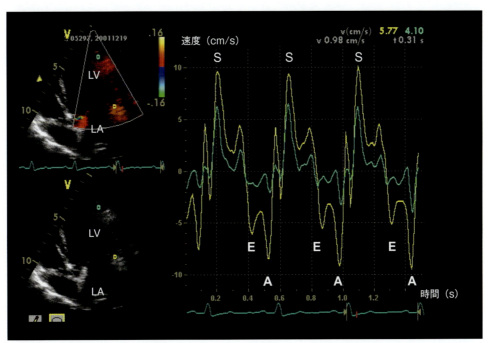

• **Figure 12-16**　カラー 2D 組織ドプラ法によって解析された拡張型心筋症を呈する犬における左心系長軸方向拡張障害。
色分けされた速度が，左側心尖四腔像にリアルタイムで重ね合わされている（左上）。組織ドプラ法による解析は左室自由壁において心基部（黄曲線），心尖部（緑曲線）にある 2 mm 径円形セグメントで行われる。両方のセグメントにおいて，陽性の S 波が収縮期で最大に達し，2 つの陰性波（E 波および A 波）は拡張早期および拡張末期にそれぞれ観察される。心基部では心尖部と同様に，拡張障害が E/A 比＜1 で特徴付けられる。LA；左心房，LV；左心室。（Photo credit: Valérie Chetboul.）

原発性拡張型心筋症に関連する別の組織ドプラ法所見は，右心筋変性および／または肺高血圧症に関連する，右心筋の長軸方向収縮速度の減少である。この右心系の障害は，従来の心臓超音波検査において右心系の変化（心腔の拡張）がみられない場合でも認められる。心内および心室間の非同期性が存在する可能性もある（Figure 12-17）。

左心系の長軸方向および短軸方向の障害は，パーセンテージで表わされる局所心筋ストレインを定量できる組織ドプラ法派生テクニックである，ストレイン法を用いて記録することもできる（Chapter 4参照）[32]。ストレイン法で観察される所見として，左心系の短軸方向および長軸方向の収縮期ストレインの減少および駆出後収縮運動の存在が挙げられる（Figure 12-18，12-19）[22]。欧州獣医学心臓学会（ESVC）スコアと同様に，短軸方向の収縮期ストレインと心不全のステージの間には，負の相関がある。球形度指数とは短縮率と同様，正の相関が認められた。しかし，これらの相関は長軸方向ストレインには認められなかった。

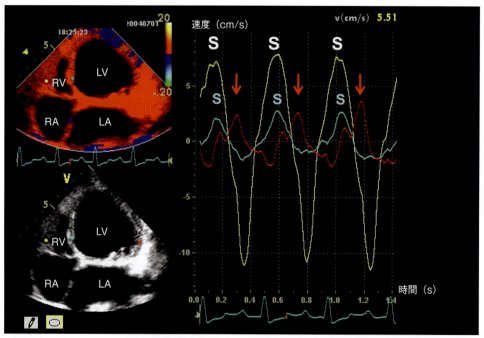

• **Figure 12-17** カラー2D組織ドプラ法によって解析された拡張型心筋症を呈する犬における心室間同期不全。
左室自由壁（赤），心室中隔（緑）および右心室心筋壁（黄）の3つの基本となるセグメントから得られた長軸方向速度から，他の2つのセグメントに対して左室自由壁において収縮期の最大速度が遅れている（矢印）ことが分かる。実際に，最大速度は心電図におけるT波の終了後に記録される（駆出後収縮運動）。色分けされた速度が，左側心尖四腔像にリアルタイムで重ね合わされている（左上）。LA；左心房，LV；左心室，RA；右心房，RV；右心室，S；最大収縮期波。(Photo credit: Valérie Chetboul.)

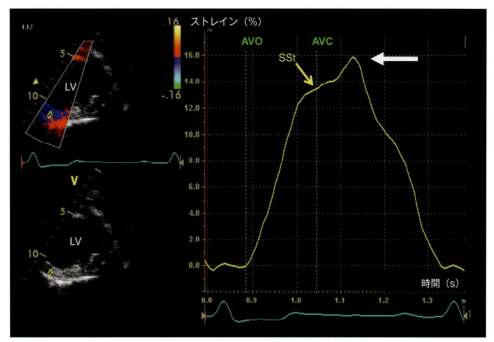

• **Figure 12-18**　ストレイン法によって解析された拡張型心筋症を呈する犬における短軸方向の左室自由壁障害。
短軸方向の収縮期ストレインは，通常予想されるように陽性になる。しかし，大動脈弁開放（AVO）と閉鎖（AVC）との間の収縮期ストレインの最大値（SSt）は，大幅に減少している（13.5％；健常範囲＝45～87％[35]）。さらに，駆出後収縮運動（白矢印）は SSt より大きい振幅となる。ROI（region of interest, 関心領域）のサイズ；5 mm/3 mm。LV；左心室。(Photo credit: Valérie Chetboul.)

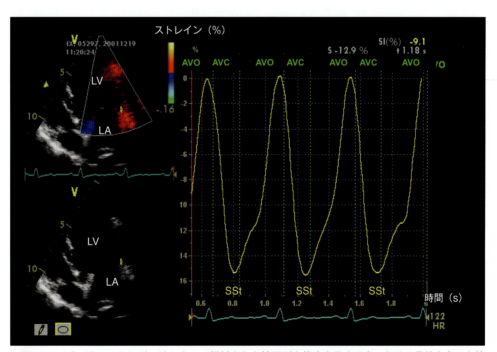

• **Figure 12-19**　ストレイン法によって解析された拡張型心筋症を呈する犬における長軸方向の心筋機能障害。
長軸方向の収縮期ストレインは，通常予想されるように収縮末期で陰性の最大値をとる。しかし，その絶対値の最大値（SSt）は低下する（15.8％；健常範囲＝19～35％）。ROI（region of interest, 関心領域）のサイズ；5 mm/3 mm。AVC；大動脈弁閉鎖，AVO；大動脈弁開放，LA；左心房，LV；左心室。(Photo credit: Valérie Chetboul.)

スペックルトラッキング法

　組織ドプラ法および派生テクニックとは対照的に，グレースケール像に基づくスペックルトラッキング法は，心筋運動を「非ドプラ法」で評価でき，角度に依存しない（Chapter 4 参照）[36]。したがって，原発性拡張型心筋症に関連する短軸方向の心筋障害は，スペックルトラッキング法によって完全に解析される。解析は，組織ドプラ法とは異なり，左心系の心室壁の一部に限定されず，左心系の心筋を構成するすべてのセグメントで同時に行われる（Figure 12-20，12-21）。この短軸方向の機能障害は，単独，または複合した，組織ドプラ法およびストレイン法により得られたものと同じ異常である短軸方向の収縮期ストレインの減少および早期収縮期の伸張にかかわらない駆出後収縮運動の存在を含む（Figure 12-20；Video 12-3）。これらによって，ドプラ法では検出できない短軸方向セグメントの収縮運動のずれを検出できる（Figure 12-21）。

　原発性拡張型心筋症はまた，部分的運動障害および収縮運動のずれを伴う全体的な長軸方向の心筋障害を特徴とし，スペックルトラッキング法によって簡便に検出できる（Figure 12-22；Video 12-4）。スペックルトラッキング法は，原発性拡張型心筋症が左心室全体のねじれの低下につながる左心系の心基部心筋および心尖部のねじれ運動の低下に関与することを示した[37]。

その他の心筋症

　犬の高血圧性心筋症および内分泌障害または代謝障害に続発する心筋症については，Chapter 16 で説明する。ここでは，神経筋疾患，不整脈源性右室心筋症，尿毒症および肥大型心筋症に関連する心筋症について論じる。

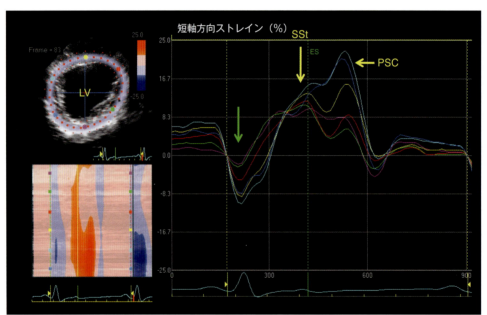

• **Figure 12-20**　スペックルトラッキング法によって解析された拡張型心筋症を呈する犬における左室自由壁短軸方向セグメントストレイン障害。
時間関数として短軸方向ストレイン（%）は左室自由壁心筋および中隔にある 6 つのセグメントで記録される。6 つのセグメントのストレインは異常である。早期収縮期短縮（緑矢印）にはじまり，弱い正のストレイン（SSt）が続き，収縮期の終了後（ES），駆出後収縮運動（PSC）は，一部のセグメントでは SSt よりはるかに大きな振幅を有する。色分けされたストレインが，2D 像（左上）と時間関数像（右下）にリアルタイムで重ね合わされている。LV；左心室。（Photo credit: Valérie Chetboul.）

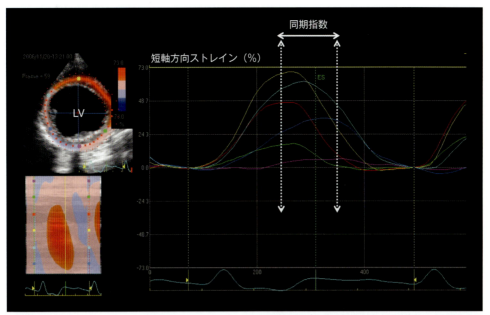

・**Figure 12-21** スペックルトラッキング法によって解析された拡張型心筋症を呈する犬における左室自由壁短軸方向セグメント障害。
時間関数として短軸方向ストレイン（%）は左室自由壁心筋および中隔にある6つのセグメントで記録される。6つのセグメントのストレインは異常である。通常予想されるとおりストレインは正だが，そのピークは一致していない。いくつかは前に現れ，他は収縮期末期（ES）に現れる。同期指数（最初と最後のピーク収縮期ストレインの間隔）は増加する（104 ms；健常範囲[33]＝0〜45 ms）。色分けされたストレインが，2D像（左上）と時間関数像（右下）にリアルタイムで重ね合わされている。右の画像から，6つのセグメント間の非同期性が一目で確認される。LV；左心室。(Photo credit: Valérie Chetboul.)

神経筋疾患

人と同様に，多くの犬の神経筋疾患は，筋骨格の病変および心筋症に関連している。後者は，拡張（Figure 12-23〜12-29）または肥大（Figure 12-30，12-31）のいずれかである。最もよく研究されているのは，ゴールデン・レトリーバー筋ジストロフィー（GRMD）に関連する心筋症であり，X染色体に関連し，ジストロフィンをコードする遺伝子の突然変異に起因する人のデュシェンヌ病に関連する遺伝性疾患である[38]。ゴールデン・レトリーバー筋ジストロフィー心筋症は，線維，脂肪および鉱化帯に置き換えられた壊死性心筋病変が特徴である。はじめ，病変は主に左室自由壁および心室中隔の中央と心基部に位置し，乳頭筋にも同様に存在する。これは2Dモード法およびTMモード法において，腔の拡張や収縮の減少を伴わない高エコー斑として認められる（Figure 12-23）[38]。この段階ですでに，拡張期の長軸方向の機能障害に関連する頻脈性収縮障害が組織ドプラ法によって検出される（Figure 12-24，12-25）[39,40]。スペックルトラッキング法により，収縮期ストレインの減少，収縮期収縮の頻発（長軸方向および短軸方向），運動障害および部分的収縮運動のずれなどの原発性拡張型心筋症の収縮障害の徴候の識別が可能である（Figure 12-26，12-27）。病態が進行するにつれ病変は心筋全体に影響し，収縮障害は片側（Figure 12-28）または両側（Figure 12-29）の左心室壁のいずれかで，2Dモード法およびTMモード法で明らかになる。数カ月間，左心房は健常な大きさのままであり（Figure 12-28），次第に拡大し，うっ血性心不全への第1段階の前兆となる。

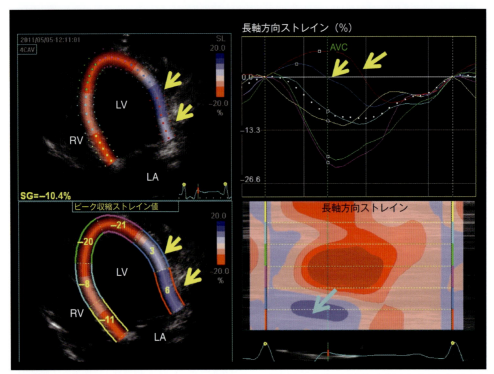

• **Figure 12-22** スペックルトラッキング法によって解析された拡張型心筋症を呈する犬における左心系長軸セグメントストレイン（左側心尖四腔像）。
色分けされたストレインが，解析された6つのセグメントのそれぞれに表示された長軸方向のピーク収縮ストレイン値を用いて2D像（左下）に重ね合わされる（この場合，−21〜6%）。ピーク長軸方向ストレイン（SG）の絶対値は異常に低い（10.4%）。さらに，セグメントの色が異なることから左室自由壁の運動障害の存在が確認される（左室自由壁の異常な青シグナルは正というよりはむしろ負のストレインを示している）。この運動異常は再びストレインの画面上で時間関数として認められる（右下の青矢印）。最後に，時間関数としての長軸方向ストレインを示す6つの曲線（右上）は異なるセグメントストレインの不均一性を確認し，そのうちの2つ（黄矢印）は他の4つと反対の動きを示す（負ではなく正のストレイン）。AVC；大動脈弁閉鎖，LA；左心房，LV；左心室，RV；右心室。(Photo credit: Valérie Chetboul.)

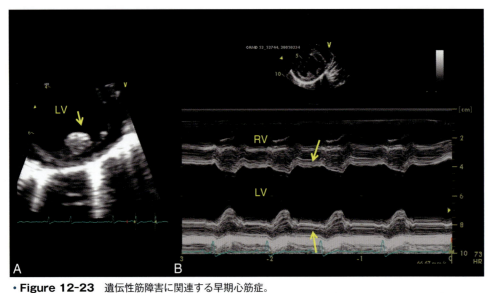

• **Figure 12-23** 遺伝性筋障害に関連する早期心筋症。
ゴールデン・レトリーバー筋ジストロフィーを呈するこの4カ月齢のゴールデン・レトリーバーにおいて，従来の心臓超音波検査所見として，左側乳頭筋（A；右傍胸骨短軸像），心室中隔および左室自由壁（B；経心室TMモード法）での高エコー部位の線維化および石灰化（矢印）が含まれる。この時点では，収縮性は健常を保っているように見える（Bにおける短縮率＝39%）。LV；左心室，RV；右心室。(Photo credit: Valérie Chetboul.)

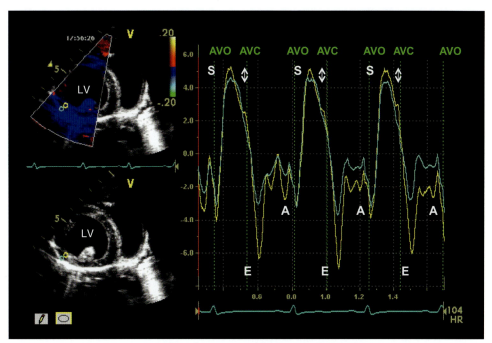

• **Figure 12-24**　カラー 2D 組織ドプラ法によって解析されたゴールデン・レトリーバー筋ジストロフィーを呈する４カ月齢のゴールデン・レトリーバーにおける左室自由壁短軸方向収縮機能の早期障害。この収縮障害は，従来の心臓超音波検査では検出できないが，心内膜の収縮期勾配の著しい減少を特徴とする（白両矢印）。色分けされた速度は右傍胸骨短軸像腱索レベルにリアルタイムで重ね合わされる（左上）。左室自由壁速度は，心内膜下（黄）および心外膜下（緑）の２つの２mm径円形セグメントで同時に分析される。A；収縮末期最大速度，AVC；大動脈弁閉鎖，AVO；大動脈弁開放，E；最大拡張早期波，LV；左心室，S；最大収縮期波。(Photo credit: Valérie Chetboul.)

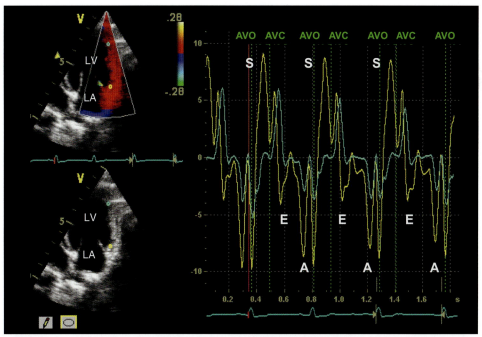

• **Figure 12-25**　カラー 2D 組織ドプラ法によって解析されたゴールデン・レトリーバー筋ジストロフィーを呈するゴールデン・レトリーバーの子犬における左室自由壁長軸方向拡張機能の早期障害。この拡張期障害は，従来のドプラ法では検出できず（E/A 比＞1），拡張早期および拡張末期の波の反転を特徴とする（E/A 比＜1）。色分けされた速度は，左側心尖四腔像にリアルタイムで重ね合わされる（左上）。左心室壁の心筋速度は心基部（黄）および心尖部（緑）の２つの２mm径円形セグメントで同時に分析される。A；収縮末期最大速度，AVC；大動脈弁閉鎖，AVO；大動脈弁開放，E；最大拡張早期波，LA；左心房，LV；左心室，S；最大収縮期波。(Photo credit: Valérie Chetboul.)

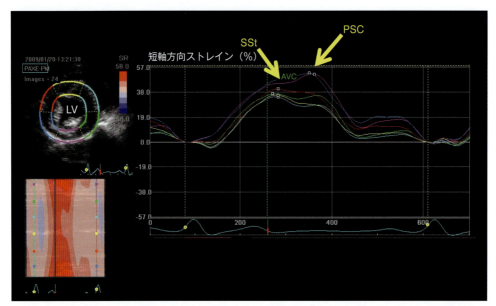

• **Figure 12-26** スペックルトラッキング法によって解析されたゴールデン・レトリーバー筋ジストロフィーを呈する4カ月齢のゴールデン・レトリーバーにおける左室自由壁の短軸ストレイン。
時間関数として短軸方向ストレイン（％）は左室自由壁および中隔にある6つのセグメントで記録される。6つの解析されたセグメントにおいて，短軸方向ストレインは通常予想されるように正である。しかし，その最大値（SSt）には大動脈弁閉鎖（AVC）後に達する。さらに，SStより大きな振幅がある駆出後収縮運動（PSC）が，6つのセグメントのうち2つに存在する。色分けされたストレインは，2D像（左上）にリアルタイムで重ね合わされ，時間関数として示される（左下）。LV；左心室。（Photo credit: Valérie Chetboul.）

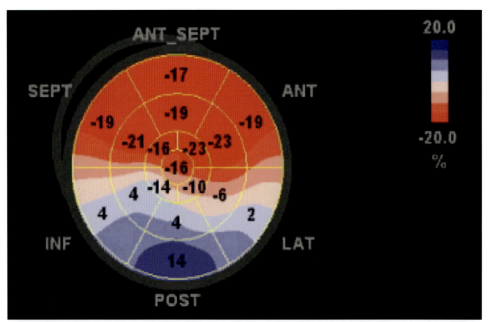

• **Figure 12-27** ブルズアイ表示を用いた AFI（Automated Function Imaging）を使用して検出されたゴールデン・レトリーバー筋ジストロフィーを呈する4カ月齢のゴールデン・レトリーバーにおける非同調性。
異なる心筋セグメント（計18）のピーク長軸方向ストレインは，同じ図（心尖部から見た左心室）上に表示され，その値を色分けして表している。この子犬において，従来の心臓超音波検査で異常は認められなかった。しかし，心室中隔および左室自由壁のいくつかの心筋セグメントは青で表示されており，すでに部分的な運動異常があることが分かる。その長軸方向ストレインは正である（赤で表示された他の正常なセグメントと同様に負ではない）。加えて，長軸方向のピーク収縮ストレイン値の異常な不均一性に注目する。（Photo credit: Valérie Chetboul.）

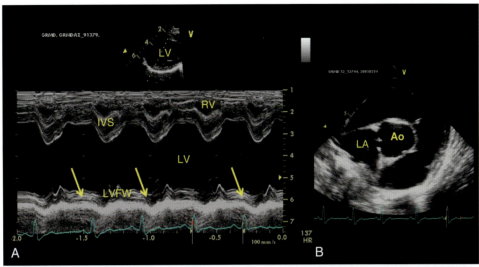

• **Figure 12-28**　遺伝性筋障害（ゴールデン・レトリーバー筋ジストロフィー）に関連する心筋症。
A；ミオパチーを伴う６カ月齢のゴールデン・レトリーバーにおいて，経心室 TM モード法で心室中隔
　（IVS）の強い運動と比較して，左室自由壁（LVFW）の運動低下が示される。高エコー斑（矢印）が
　左室自由壁にみられる。
B；この左心室壁の運動機能低下はまだ左心房拡大を伴わない（右傍胸骨短軸像大動脈レベル）。
Ao；大動脈，LA；左心房，LV；左心室，RV；右心室。（Photo credit: Valérie Chetboul.）

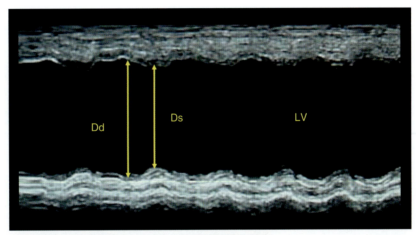

• **Figure 12-29**　遺伝性筋障害に関連する進行性拡張型心筋症。
ゴールデン・レトリーバー筋ジストロフィーを呈するこの成犬において，経心室 TM モード法で著しい左
室自由壁および心室中隔の運動性低下を示される（短縮率＝8％）。拡張期（Dd）および収縮期（Ds）の
左心室（LV）内径の差が小さいことに注目する。（Photo credit: Valérie Chetboul.）

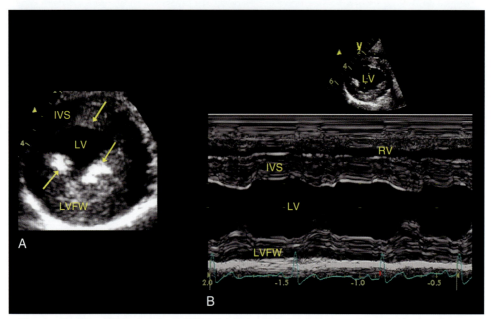

・Figure 12-30 脂質ミオパチーに関連する心筋症を呈する1歳のフォックス・テリアミックス。
A；従来の心臓超音波検査所見としては，左側乳頭筋に高エコー領域（矢印）が存在し，後者は肥大している。
B；健常範囲の上限にある心筋壁厚を除いて，経心室TMモード法では，左心室（LV）の他の動的または形態学的異常はみられない。
IVS；心室中隔，LVFW；左室自由壁，RV；右心室。（Photo credit: Valérie Chetboul.）

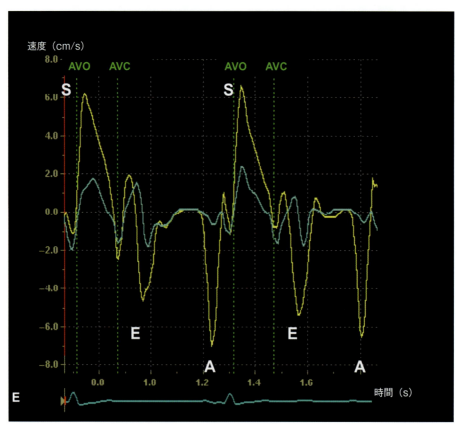

・Figure 12-31 2D組織ドプラ法によって解析された脂質ミオパチーを呈する1歳のフォックス・テリアミックス（Figure 12-30と同じ犬）の左室自由壁の長軸方向拡張障害。
この拡張障害は，従来のドプラ法の使用では検出できず（僧帽弁のE/A比＞1），心尖部ではなく心基部の拡張早期波（黄曲線）および拡張末期波（緑曲線）の反転を特徴とする（E/A比＜1）。A；拡張末期最大速度，AVC；大動脈弁閉鎖，AVO；大動脈弁開放，E；左心室最大拡張早期波，S；最大収縮期波。（Photo credit: Valérie Chetboul.）

不整脈源性右室心筋症

主にボクサーでみられるこの心筋症は，常染色体優性遺伝，不完全浸透度および多様な発現を伴う家族性心疾患で

ある。これは第 17 染色体上にあるストレイン−コーディング遺伝子の突然変異と関連している[16,41-47]。不整脈源性右室心筋症は，疾患が進行するにつれて少なからず左側心筋をも巻き込む右側心筋の脂肪または線維脂肪浸潤を特徴とする。不整脈は疾患の主な臨床徴候であり（主に心室期外収縮および心室頻拍），失神または突然死に至る可能性がある。これらの不整脈は，人と同様に，従来の心臓超音波検査またはパルス波スペクトルドプラ法（右心室 Tei index および PEP/ET 比）に応じた心筋障害と関連しない[47]。しかし，右心室障害は影響を受けたボクサーの磁気共鳴画像法（MRI）において記録されている[46]。したがって，これらの不整脈の診断は，従来のスペクトルドプラ法ではなく，むしろ心電図検査やよりよいホルター心電図検査に左右される。他の症例（Figure 12-32，12-33）では，右心腔（心室または心室と心房）の拡大がときおり認識され（時には動脈瘤も），うっ血性右心不全の徴候（後大静脈の拡大，肝静脈のうっ血，腹水，胸膜の癒着）と関連しているかどうか観察される。心筋梗塞の確定診断をする前に，心臓超音波検査技師は，右心拡大の他の原因（肺高血圧症および三尖弁異形成）を除外しなければならない。

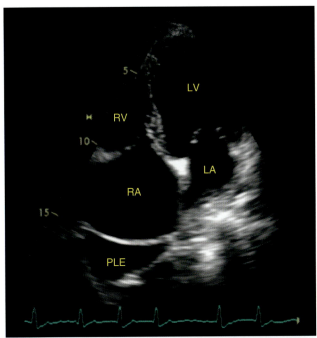

• **Figure 12-32** 心房細動を伴う不整脈源性右室心筋症を呈する犬の左側心尖四腔像。
顕著な右心系の拡大と胸水貯留（PLE）。LA；左心房，LV；左心室，RA；右心房，RV；右心室。(Photo credit: Valérie Chetboul.)

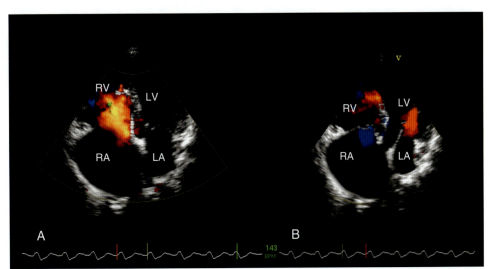

• **Figure 12-33** 心房細動および脚ブロックを伴う不整脈源性右室心筋症を呈するボクサーの左側心尖四腔像。
2 つの像から，顕著な右心系の拡大が明らかである。加えて，著しい房室間の非同調整が認められる。
A；三尖弁の開口時，経三尖弁の流れは赤で示され，僧帽弁は閉鎖している。
B；僧帽弁の開口時，経僧帽弁の流れは赤で示され，三尖弁は閉鎖している（青で示される三尖弁逆流に注目）。
LA；左心房，LV；左心室，RA；右心房，RV；右心室。(Photo credit: Valérie Chetboul.)

尿毒症

慢性腎不全に関連する尿毒症性心筋症の心臓超音波検査に関する犬のデータは，ごくわずかである。人のように[48,49]，尿毒症性心筋症は，ほとんどの場合，腔の拡大に関連するまたはしない心筋肥大を特徴とする（Figure 12-34）。心筋は間質の線維化および石灰化のために，リモデリングされ高エコー性および不均一に見える。拡張障害は，ときに収縮障害と関連し，組織ドプラ法でよく観察される。これらの左心室所見は多因子によるもので，貧血，ナトリウムおよび水分保持（容量負荷の原因となる），体高血圧症，リンおよびカルシウムの代謝の変化，尿毒症，レニン－アンギオテンシン－アルドステロン系および上皮小体ホルモンにかかわる内分泌障害（肥大と壁のリモデリングの原因となる）が原因となる可能性がある。

肥大型心筋症

原発性の肥大型心筋症は，犬ではまれな心疾患であり，その理由はほとんど報告されていない[7,50-53]。2Dモード法およびTMモード法所見として，ほとんどの場合高エコー性の心筋変化に関連する左心室の対称的な同心性の肥大が挙げられ，二次的な左心房拡大の有無にかかわらず心内膜下および乳頭筋においてより顕著である（Figure 12-35）。僧帽弁は変化の影響を最も受ける。猫の場合と同様に，僧帽弁の左室流出路閉塞および収縮期前方運動を伴う大動脈閉鎖が説明されている。鑑別診断には主に，高血圧性心筋症（Chapter 16参照），薬物誘発性心筋症[54]（Figure 12-36），炎症性心筋症（心筋炎）および浸潤性心筋症（アミロイドーシス，腫瘍）が挙げられる。

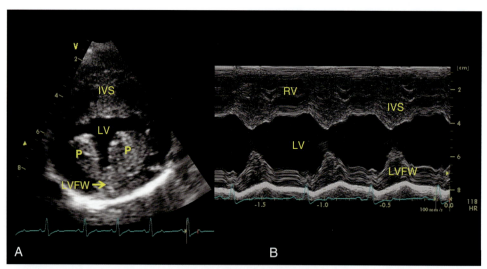

• **Figure 12-34** 1年間にわたる非高血圧性慢性糸球体腎炎を伴う尿毒症性心筋症を呈するジャーマン・シェパード・ドッグ。
A；従来の心臓超音波検査法での所見として，軽度に不均一な心筋が挙げられる（び漫性に分布する高エコー斑は乳頭筋の端でより明らかである）。
B；さらに，経心室TMモード法によって同心性の左心室肥大が記録される。
IVS；心室中隔，LV；左心室，LVFW；左室自由壁，P；乳頭筋，RV；右心室。（Photo credit: Valérie Chetboul.）

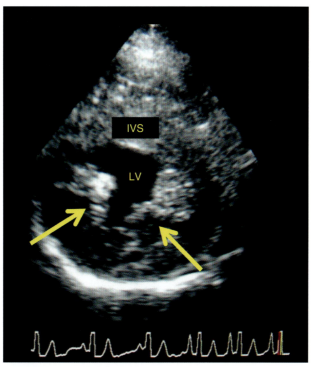

• **Figure 12-35** 原発性肥大型心筋症を呈する５歳のジャック・ラッセル・テリア（右傍胸骨短軸像）。対称的な同心性肥大が顕著である。さらに，心筋全体に分布した高エコー斑が，特に心内膜および左側乳頭筋（矢印）の近くに認められる。IVS；心室中隔，LV；左心室。(Photo credit: Valérie Chetboul.)

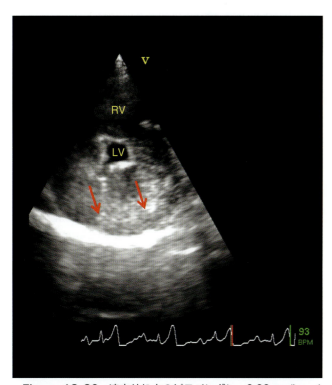

• **Figure 12-36** 適応外処方のピモベンダン，0.66 mg/kg，1日２回を10カ月間投与された（心血管毒性[51]）肥大型心筋症を呈するジャーマン・シャパード・ドッグ。対称的な同心性肥大が顕著である。加えて，心筋に高エコー斑（矢印）が認められる。この収縮末期相は収縮期後の左心室の余力がとても低いことを示している。付随する心電図では心筋肥大に関連する大きなT波の存在（心筋低酸素の徴候）に注意が必要である。LA；左心房，LV；左心室。(Photo credit: Valérie Chetboul.)

REFERENCES

[1] Richardson P, McKenna W, Bristow M, et al. Report of the 1995 World Health Organization/International Society and Federation of Cardiology Task Force on the Definition and Classification of Cardiomyopathies. Circulation 1996; 93: 841-2.

[2] Thiene G, Corrado D, Basso C. Revisiting definition and classification of cardiomyopathies in the era of molecular medicine. Eur Heart J 2008; 29: 144-6.

[3] Kittleson MD, Kienle RD. Primary myocardial disease leading to chronic myocardial failure (dilated cardiomyopathy and related diseases). In: Kittelson MD, editor. Small animal cardiovascular medicine. 2nd ed. St. Louis: Mosby; 1998, p. 319-46.

[4] Dukes-McEwan J, Borgarelli M, Tidholm A, et al. Proposed guidelines for the diagnosis of canine idiopathic dilated cardiomyopathy (The ESVC Taskforce for Canine Dilated Cardiomyopathy). J Vet Cardiol 2003; 2: 7-19.

[5] Tidholm A, Jonsson L. A retrospective study of canine dilated cardiomyopathy (189 cases). J Am Anim Hosp Assoc 1997; 33: 544-50.

[6] Martin MW, Stafford Johnson MJ, Celona B. Canine dilated cardiomyopathy: a retrospective study of signalment, presentation and clinical findings in 369 cases. J Small Anim Pract 2009; 50: 23-9.

[7] Oyama MA. Canine cardiomyopathy. In: Tilley LP, Smith FWK, Oyama MA, Sleeper MM, editors. Manual of canine and feline cardiology 2008; 4: 139-50.

[8] Monnet E, Orton EC, Salman M, Boon J. Idiopathic dilated cardiomyopathy in dogs: survival and prognostic indicators. J Vet Intern Med 1995; 9: 12-7.

[9] Tidholm A, Häggström J, Borgarelli M, Tarducci A. Canine idiopathic dilated cardiomyopathy. Part I: Aetiology, clinical characteristics, epidemiology and pathology. Aust Vet J 162: 92-107.

[10] Calvert CA, Hall G, Jacobs G, Pickus C. Clinical and pathologic findings in Doberman Pinschers with occult cardiomyopathy that died suddenly or developed congestive heart failure: 54 cases (1984-1991). J Am Vet Med Assoc 1997; 210: 505-11.

[11] Vollmar AC. The prevalence of cardiomyopathy in the Irish Wolfhound: a clinical study of 500 dogs. J Am Anim Hosp Assoc 2000; 36: 125-32.

[12] Sleeper MM, Henthorn PS, Vijayasarathy C, et al. Dilated cardiomyopathy in juvenile Portuguese Water Dogs. J Vet Intern Med 2002; 16: 52-62.

[13] Tidholm A, Jonsson L. Dilated cardiomyopathy in the Newfoundland: a study of 37 cases (1983-1994). J Am Anim Hosp Assoc 1996; 32: 465-70.

[14] Calvert CA, Jacobs GJ, Smith DD, et al. Association between results of ambulatory electrocardiography and development of cardiomyopathy during long-term follow-up of Doberman Pinschers. J Am Vet Med Assoc 2000; 216: 34-9.

[15] Wess G, Schulze A, Butz V, et al. Prevalence of dilated cardiomyopathy in Doberman Pinschers in various age groups. J Vet Intern Med 2010; 24: 533-8.

[16] Meurs KM. Genetics of cardiac disease in the small animal patient. Vet Clin North Am Small Anim Pract 2010; 40: 701-15.

[17] Meurs KM, Fox PR, Norgard M, et al. A prospective genetic evaluation of familial dilated cardiomyopathy in the Doberman Pinscher. J Vet Intern Med 2007; 21: 1016-20.

[18] Philipp U, Broschk C, Vollmar A, Distl O. Evaluation of tafazzin as candidate for dilated cardiomyopathy in Irish Wolfhounds. J Hered 2007; 98: 506-9.

[19] Dukes-McEwan J, Jackson IJ. The promises and problems of linkage analysis by using the current canine genome map. Mamm Genome 2002; 13: 667-72.

[20] Werner P, Raducha MG, Prociuk U, et al. A novel locus for dilated cardiomyopathy maps to canine chromosome 8. Genomics 2008; 91: 517-21.

[21] Meurs KM, Miller MW, Wright NA. Clinical features of dilated cardiomyopathy in Great Danes and results of a pedigree analysis: 17 cases (1990-2000). J Am Vet Med Assoc 2001; 218: 729-32.

[22] Chetboul V, Gouni V, Carlos Sampedrano C, et al. Assessment of regional systolic and diastolic myocardial function using tissue Doppler and strain imaging in dogs with dilated cardiomyopathy. J Vet Intern Med 2007; 21: 719-30.

[23] Wess G, Mäurer J, Simak J, Hartmann K. Use of Simpson's method of disc to detect early echocardiographic changes in Doberman Pinschers with dilated cardiomyopathy. J Vet Intern Med 2010; 24: 1069-76.

[24] Boon JA. Acquired heart disease. In: Boon JA, editor. Manual of veterinary echocardiography. Baltimore: The Williams & Wilkins Co; 1998, p. 261-382.

[25] O'Grady MR, O'Sullivan ML, Minors SL, Horne R. Efficacy of benazepril hydrochloride to delay the progression of occult dilated cardiomyopathy in Doberman Pinschers. J Vet Intern Med 2009; 23: 977-83.

[26] Lang RM, Bierig M, Devereux RB, et al. American Society of Echocardiography's Nomenclature and Standards Committee; Task Force on Chamber Quantification; American College of Cardiology Echocardiography Committee; American Heart Association; European Association of Echocardiography; European Society of Cardiology. Eur J Echocardiogr 2006; 7: 79-108.

[27] Calvert CA, Jacobs GJ, Smith DD, et al. Association between results of ambulatory electrocardiography and development of cardiomyopathy during long-term follow-up of Doberman Pinschers. J Am Vet Med Assoc 2000; 216: 34-9.

[28] Vollmar AC. Echocardiographic measurements in the Irish Wolfhound: reference values for the breed. J Am Anim Hosp Assoc 1999; 35: 271-7.

[29] Borgarelli M, Zini E, D'Agnolo G, et al. Comparison of primary mitral valve disease in German Shepherd dogs and in small breeds. J Vet Cardiol 2004; 6: 27-34.

[30] Borgarelli M, Santilli RA, Chiavegato D, et al. Prognostic indicators for dogs with dilated cardiomyopathy. J Vet Intern Med 2006; 20: 104-10.

[31] Chetboul V, Gouni V, Carlos Sampedrano C, et al. Use of quantitative two-dimensional color tissue Doppler imaging for assessment of left ventricular radial and longitudinal myocardial velocities in dogs. Am J Vet Res 2005; 66: 953-61.

[32] Chetboul V. Tissue Doppler imaging: a promising technique for quantifying regional myocardial function. J Vet Cardiol 2002; 4: 7-12.

[33] Chetboul V, Gouni V, Carlos Sampedrano C, et al. Assessment of repeatability, reproducibility, and effect of anesthesia on determination of radial and longitudinal left ventricular velocities via tissue Doppler imaging in dogs. Am J Vet Res 2004; 65: 909-15.

[34] Chetboul V, Carlos Sampedrano C, Testault I, Pouchelon JL. Use of tissue Doppler imaging to confirm the diagnosis of dilated cardiomyopathy in a dog with equivocal echocardiographic findings. J Am Vet Med Assoc 2004; 225: 1877-80.

[35] Chetboul V, Carlos Sampedrano C, Gouni V, et al. Ultrasonographic assessment of regional radial and longitudinal systolic function in healthy awake dogs. J Vet Intern Med 2006; 20: 885-93.

[36] Chetboul V, Serres F, Gouni V, et al. Radial strain and strain rate by two-dimensional speckle tracking echocardiography and the tissue velocity based technique in the dog. J Vet Cardiol 2007; 9: 69-81.

[37] Chetboul V, Serres F, Gouni V, et al. Non-invasive assessment of systolic left ventricular torsion by 2-dimensional speckle tracking imaging in the awake dog: repeatability, reproducibility, and comparison with tissue Doppler imaging variables. J Vet Intern Med 2008; 22: 342-50.

[38] Moise NS, Valentine BA, Brown CA, et al. Duchenne's cardiomyopathy in a canine model: electrocardiographic and echocardiographic studies. J Am Coll Cardiol 1991; 17: 812-20.

[39] Chetboul V, Escriou C, Tessier D, et al. Tissue Doppler imaging detects early asymptomatic myocardial abnormalities in a dog model of Duchenne's cardiomyopathy. Eur Heart J 2004; 25: 1934-9.

[40] Chetboul V, Carlos C, Blot S, et al. Tissue Doppler assessment of diastolic and systolic alterations of radial and longitudinal left ventricular motions in Golden Retrievers during the preclinical phase of cardiomyopathy associated with muscular dystrophy. Am J Vet Res 2004; 65: 1335-41.

[41] Fernández del Palacio MJ, Bernal LJ, Bayón A, et al. Arrhythmogenic right ventricular dysplasia/cardiomyopathyina Siberian Husky. JSmall Anim Pract 2001; 42: 137-42.

[42] Basso C, Fox PR, Meurs KM, et al. Arrhythmogenic right ventricular cardiomyopathy causing sudden cardiac death in Boxer dogs: a new animal model of human disease. Circulation 2004; 109: 1180-5.

[43] Meurs KM. Boxer dog cardiomyopathy: an update. Vet Clin North Am Small Anim Pract 2004; 34: 1235-44.

[44] Meurs KM, Mauceli E, Lahmers S, et al. Genome-wide association identifies a deletion in the 3′ untranslated region of striatin in a canine model of arrhythmogenic right ventricular cardiomyopathy. Hum Genet 2010; 128: 315-24.

[45] Oxford EM, Danko CG, Kornreich BG, et al. Ultrastructural changes in cardiac myocytes from Boxer dogs with arrhythmogenic right ventricular cardiomyopathy. J Vet Cardiol 2011; 13: 101-13.

[46] Baumwart RD, Meurs KM, Raman SV. Magnetic resonance imaging of right ventricular morphology and function in boxer dogs with arrhythmogenic right ventricular cardiomyopathy. J Vet Intern Med 2009; 23: 271-4.

[47] Baumwart RD, Meurs KM. An index of myocardial performance applied to the right ventricle of Boxers with arrhythmogenic right ventricular cardiomyopathy. Am J Vet Res 2008; 69: 1029-33.

[48] London GM, Fabiani F, Marchais SJ, et al. Uremic cardiomyopathy: an inadequate left ventricular hypertrophy. Kidney Int 1987; 31: 973-80.

[49] El-Husseini AA, Sheashaa HA, Hassan NA, et al. Echocardiographic changes and risk factors for left ventricular hypertrophy in children and adolescents after renal transplantation. Pediatr Transplant 2004; 8: 249-54.

[50] Washizu M, Takemura N, Machida N, et al. Hypertrophic cardiomyopathy in an aged dog. J Vet Med Sci 2003; 65: 753-6.

[51] Marks CA. Hypertrophic cardiomyopathy in a dog. J Am Vet Med Assoc 1993; 203: 1020-2.

[52] Pang D, Rondenay Y, Hélie P, et al. Sudden cardiac death associated with occult hypertrophic cardiomyopathy in a dog under anesthesia. Can Vet J 2005; 46: 1122-5.

[53] Sisson D, O'Grady MR, Calvert CA. Myocardial diseases of dogs. In: Fox PR, Sisson D, Moise NS, editors. Textbook of canine and feline cardiology. 2nd ed. Philadelphia: WB Saunders; 1999, p. 601-6.

[54] Tissier R, Chetboul V, Moraillon R, et al. Increased mitral valve regurgitation and myocardial hypertrophy in two dogs with long-term pimobendan therapy. Cardiovasc Toxicol 2005; 5: 43-51.

13

猫の心筋症

ÉRIC DE MADRON

肥大型心筋症　*222*

拘束型心筋症　*232*

拡張型心筋症　*236*

非定型心筋症　*238*

血栓症リスク評価　*239*

　心筋症とは，心筋の疾患である。心筋症は猫の後天性心疾患の中で最も多く遭遇する疾患で，主に３つのタイプに分けることができる：肥大型心筋症（HCM），拘束型心筋症（RCM）および拡張型心筋症（DCM）である。この分類は，形態および血行動態（収縮および拡張機能異常）を基になされている[1]。106 頭の猫を用いた回顧的研究では，肥大型心筋症が最も多い心筋症のタイプであり（57.5%），２番目が拘束型心筋症（20.7%），３番目が拡張型心筋症（10.4%）であった。

　非定型心筋症は，上記の報告の中で残りの少数を占めていた。このタイプの心筋症には，過剰調節帯，右室心筋症，左室緻密化障害が関与している分類不能型心筋症（UCM）が含まれた[2]。

肥大型心筋症

肥大型心筋症は若い成猫で診断されることが多いが，心筋への影響はいかなる年齢でも認めうる。ペルシャ，ブリティッシュ・ショートヘア，ラグドールそしてメインクーンなどの特定の品種に肥大型心筋症は好発する[1, 3]。人と同じように，猫の肥大型心筋症では家族性の発症が認められ，遺伝的な背景が疑われている。ミオシン結合蛋白質C3（*MyBPC3*）の遺伝的変異がメインクーンとラグドールで特定されている[4]。

肥大型心筋症は主に左心室，ときに右心室の心筋肥大に特徴付けられる[5]。この肥大には様々なパターンがあり[6]，拡張異常を生じることによりうっ血性心不全を引き起こすことがある。この拡張異常は疾患の進行とともに悪化していく。同様に心筋リモデリングも時間経過とともに進行していく。最後に，肥大型心筋症の猫では血栓症を起こすことがあり[1]，このリスクを評価することが心臓超音波検査の重要な目的ともなる。

2D モード法と TM モード法

左心室肥大

2D モード法

肥大の多様性：左心室肥大には多くのパターンが存在するため，肥大型心筋症は非常に不均質な疾患である[2]。実際，肥大のパターンは対称性／非対称性，限局性／全周性など多岐にわたり，心室中隔，左室自由壁および乳頭筋への影響の度合いも様々である（Figure 13-1，A〜C）。また，心室の心基部や心尖部が肥大することもある（Figure 13-1，D）。心室中隔の基部のみが限局して肥大する場合もある（Figure 13-1，E）。肥大が全周性で起こることもあり，心室中隔と左室自由壁の両側が対称性に肥厚する場合もある（Figure 13-1，F）。また，側壁もしくは内側が肥大することもある（Figure 13-2）。これら肥大型心筋症の多様な肥大のパターンは Video 13-1〜13-8 で参照できる。

15 頭の肥大型心筋症に罹患した猫を用いた研究で，不均質な肥大のパターンを評価した報告では[6]，11 頭の猫

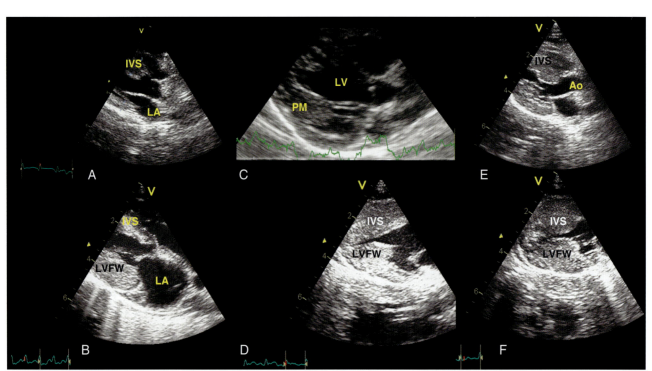

• **Figure 13-1** 　肥大型心筋症を呈する猫の 2D モード像（右傍胸骨長軸像）。肥大様式が症例により異なっていることが分かる。
A；心室中隔の非対称性肥大。
B；左室自由壁の肥大。
C；主に片方の乳頭筋の肥大。
D；心尖部の肥大。
E；心室中隔壁基部の肥大。
F；左心室心筋全体の肥大。心筋のエコー性は不均質で線維化が起きていることを示唆している。
Ao；大動脈，IVS；心室中隔，LA；左心房，LV；左心室，LVFW；左室自由壁，PM；乳頭筋。（Photo credit: Éric de Madron.）

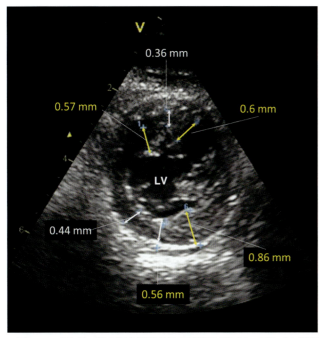

• **Figure 13-2** 肥大型心筋症を呈する猫の2Dモード像（右傍胸骨短軸像）。
画像は拡張末期の時相のもの。肥大の様式は非常に不均一で，左心室の壁の一部のみが肥大している（心室中隔と自由壁の側壁［前壁］）。LV；左心室。(Photo credit: Éric de Madron.)

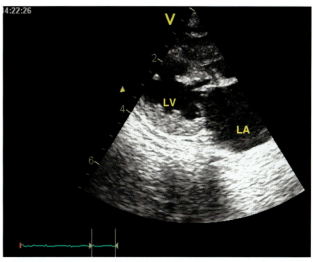

• **Figure 13-3** 肥大型心筋症を呈する猫の2Dモード像（右傍胸骨長軸像）。
心筋の不均一な変化が認められる。自由壁と心室中隔壁厚は多様であり，肥大している部分と菲薄化している部分が認められる。LA；左心房，LV；左心室。(Photo credit: Éric de Madron.)

の肥大は局所性に，3頭ではび漫性に認められた。また，肥大はわずかであるが，僧帽弁の収縮期前方運動（SAM）が認められた猫が1頭いた。左室自由壁は53%の猫で肥大しており，心室中隔壁基部分画では60%，前壁分画では27%，前側壁分画では7%，そして2つ以上の分画で肥大が認められた症例が7%で認められた[6]。

それゆえに，左心室の2Dモード法による評価は長軸像および短軸像，心基部および心尖部，乳頭筋と徹底して包括的に行う必要がある。猫では，拡張末期左心室壁厚が6mm以上で肥大と定義することが一般的である[6-8]。

肥大している心筋の分画では，非均質なエコー性を呈することがあるが，これは局所的な線維化を示している（Figure 13-1，B・D；Video 13-9）。

ジストロフィンをコードする遺伝子の変異に起因する肥大型心筋ジストロフィーに関連した猫の肥大型心筋症では，心筋は肥大し，び漫性に低エコー性を示す。また，多発性に高エコー性を呈する石灰化を示唆する部位を伴うことが一般的である[9]。

左心室内腔は通常健常もしくは縮小し，収縮性は健常である[7,8]。まれに左心室心尖部で動脈瘤のような拡張が認められることがある[5]。

18頭の肥大型心筋症に罹患した猫を用いた研究では，

11%の症例で左心室肥大とともに右室自由壁肥大が認められたとの報告がなされている[5]。

心筋リモデリング：人において全体の5〜10%にあたる進行した肥大型心筋症は，壁厚の減少と左心室内腔の拡張，左心室内径短縮率（SF）の低下，そしてうっ血性心不全への進行によって特徴付けられる。8年以上の追跡期間によって，同じような病態の進行を記録した，猫の肥大型心筋症4症例が報告されている[10]。左心室および左心房の進行性の拡張が，短縮率の低下とともに認められた。心内膜下および心筋の線維化が多発性の梗塞とともに3例で認められており，リモデリングの過程に起こる虚血性の現象が示唆される[11]。心臓超音波検査では，薄く収縮性が低下した心筋領域がまだ肥大を呈している分画に隣接して認められ，リモデリングの存在を特徴付けている（Figure 13-3；Video 13-10）。

僧帽弁の収縮期前方運動：肥大型心筋症罹患猫の33〜42%で僧帽弁の収縮期前方運動（収縮末期において中隔尖が心室中隔と接触する）が認められる[1,2]（Figure 13-4）。この異常な現象は左室流出路の動的閉塞（DOLVOT）を引き起こし，左心室と大動脈の間に有意な圧較差を生じさせる（下記参照）。この僧帽弁の収縮期前方運動は血行動態的な要因（渦電流によって起こるベンチュリー効果により収縮期に僧帽弁中隔尖が心室中隔方向に引き寄せられる）[12-14]，力学的な要因（僧帽弁の伸長および乳頭筋の前方への偏位が弁尖の支持を失わせる）[1]，および幾何学的な要因（心室中隔と大動脈の軸がなす角度）により起こる

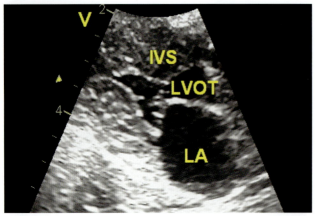

• **Figure 13-4** 肥大型心筋症を呈する猫の 2D モード像（右傍胸骨長軸五腔像）。
僧帽弁の収縮期前方運動が認められる。収縮末期において僧帽弁中隔尖が中隔壁（IVS）に接触しており，部分的に左室流出路（LVOT）を閉塞している。LA；左心房。(Photo credit: Éric de Madron.)

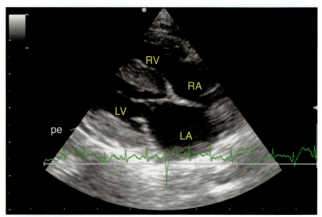

• **Figure 13-5** 肥大型心筋症を呈する猫の 2D モード像（右傍胸骨長軸四腔像）。
後壁側に少量の心膜液（pe）が認められる。LA；左心房，LV；左心室，RA；右心房，RV；右心室。(Photo credit: Éric de Madron.)

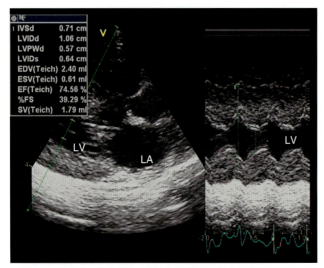

• **Figure 13-6** 非対称性の肥大型心筋症を呈する猫の TM モード像。
拡張末期の心室中隔壁厚は 0.71 cm と肥厚が認められる。左室自由壁は健常範囲の上限であった（0.57 cm）。左心室収縮および拡張末期内径および左室内径短縮率（39％）は健常であった。LA；左心房，LV；左心室。(Photo credit: Éric de Madron.)

（下記参照）。

心膜液と胸水貯留：猫では特に肥大が顕著な場合に少量の心膜液貯留が7％の症例で認められる[2]。胸水貯留は，うっ血性心不全により起こることがある（Figure 13-5）。

心室内血栓：左心室内を浮遊する高エコー性の塊状物が認められることがある（ときに左室流出路を狭窄させることもある）。しかしながら，心内血栓は左心房内に認めることが一般的である。

TM モード法

TM モード法は，左心室の中央部分が肥厚しているので

あれば，心室の肥大を客観的に証明および定量することができる（Figure 13-6）。これまでの報告では，拡張末期の心室中隔もしくは左室自由壁厚が 6 mm 以上の場合に心筋肥大と定義している[7.8]。

しかしながら，壁厚を適切に評価するためには猫の体重を考慮して，理論的に非比例的な健常値を算出して比較することが強く推奨されている（Chapter 2 参照）。

肥大型心筋症の症例では，拡張末期の左心室内径は健常であるか低値を，短縮率は健常であるか高値を示す[7.8]。僧帽弁の収縮期前方運動が存在する場合は TM モード法で容易に検出できる（Figure 13-7）。

心房拡大

拡大

左心房拡大は有意な拡張障害を呈する肥大型心筋症症例で認められる。犬の場合と同様に，右傍胸骨長軸四腔／五腔像および短軸像大動脈レベルを用いて，LATM，LA2D，LAmax という3種類の左心房径を測定し，拡大所見を評価することができる。

もやもやエコー（Spontaneous Echocardiographic Contrast）/血栓

血栓症のリスクマーカーである左心房内のもやもやエコー像は体系付けて探すことができる。この血液の「高エコー性」は肥大型心筋症症例の 11.5％で認められる，左心房内を滞留している赤血球の凝集塊に超音波が反射した結果の像である[2]（Figure 13-8；Video 13-11）。「smoke」とも呼ばれるこの高エコー性の渦は，左心耳内をまず探す

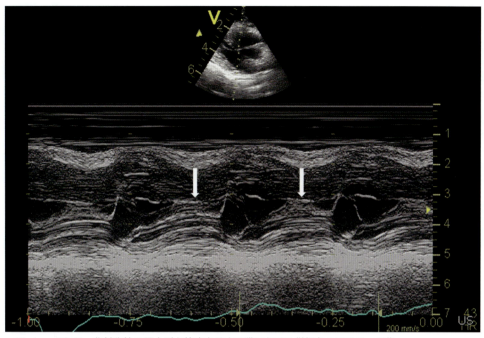

• Figure 13-7　非対称性の肥大型心筋症を呈する猫における僧帽弁の TM モード像。僧帽弁の収縮期前方運動（矢印）が認められる。(Photo credit: Éric de Madron.)

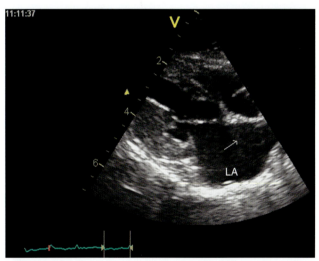

• Figure 13-8　肥大型心筋症を呈する猫の 2D モード像（右傍胸骨長軸四腔像）。左心房（LA）が顕著に拡大している。心腔内の血液滞留によるもやもやエコー（矢印）が認められる。(Photo credit: Éric de Madron.)

べきである。このとき，斜位右傍胸骨短軸像を描出すべきである[1, 16]。

よりまれだが，心房内の血栓も認められることがあり，特に左心房拡大が顕著な場合に多い[1, 16]。

カラードプラ法とスペクトルドプラ法

カラードプラ法

動的閉塞

僧帽弁の収縮期前方運動は，収縮期において左心室と大動脈の間の圧較差を増大させる左室流出路の動的閉塞を引き起こす。この場合，肥大型心筋症は閉塞性であると言える。この閉塞は「動的」であると表現するが，それは閉塞の程度が収縮の時相，収縮性，負荷の程度などにより変化するためである。この動的閉塞は安静時には認められないこともあるが，イソプロテレノールなどの収縮性が増強する薬剤や，ニトロプルシドナトリウムなどの左心室充満が減少する薬剤により発生しうる[12, 13]。また，心拍数の増加によっても悪化することがある。心室中隔大動脈弁下部の肥大を伴う場合もある。人の肥大型心筋症もしくは高血圧性心筋症の患者を対象に行われた研究では，左室流出路の動的閉塞は心室中隔基部の壁厚ではなく，むしろ心室中隔と大動脈基部のなす角度に関連が認められていた。角度が鈍角であるほど，左室流出路の動的閉塞を認める頻度は高くなる[17]。

肥大型心筋症に伴い動的閉塞が起こっている場合，カラードプラ法により収縮期に左室流出路内の乱流が認められる（Figure 13-9；Video 13-12）。顕著な求心性肥大が認められる場合は，動的な狭窄が乳頭筋レベルでも起こる

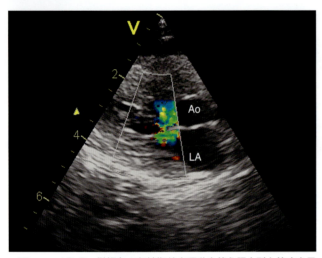

• **Figure 13-9**　僧帽弁の収縮期前方運動を伴う肥大型心筋症を呈する猫のカラードプラ像（右傍胸骨長軸五腔像）。
左室流出路内に乱流が認められる。同様に軽度の僧帽弁逆流も認められる。Ao；大動脈，LA；左心房。(Photo credit: Éric de Madron.)

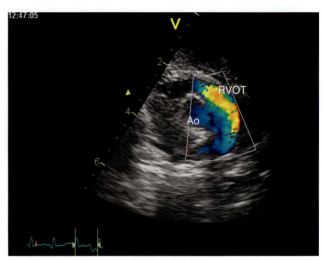

• **Figure 13-10**　右室流出路（RVOT）における動的閉塞を伴う肥大型心筋症を呈する猫のカラードプラ像（右傍胸骨短軸像大動脈レベル）。
Ao；大動脈。(Photo credit: Éric de Madron.)

ことがあり，結果として収縮末期における心室内閉塞を引き起こす。

　右室流出路の動的閉塞（DORVOT）も認められることがあるが（Figure 13-10；Video 13-13），これは特異的な所見ではなく，健常猫でも認められることがある[18]。

僧帽弁逆流

　収縮期に僧帽弁が中隔壁へ引きよせられることによって僧帽弁逆流が起こる。これはカラードプラ法で検出することができる（Figure 13-11；Video 13-14）。この逆流は通常偏在性であり，軽度である。

スペクトルドプラ法

左室流出路の動的閉塞

　スペクトルドプラ法では，大動脈を通過する高速な乱流血流を検出することができる。一般的に，閉塞性肥大型心筋症に関連したこの高速血流の波形は非対称性で，収縮後期に速度が最大となる（Figure 13-12）。高速血流の速度は心拍数によって変化することもある。

　人の閉塞性肥大型心筋症では，駆出時間（大動脈の収縮期駆出血流から測定）が延長し，収縮期血流速度はピークに達すると急激に低下する[19]。最大血流速度は収縮期ごとに異なることがあり，心拍数に依存している。

　閉塞性肥大型心筋症では，左心室と大動脈間の圧較差が20～120 mmHg以上と多岐にわたる。この左心室内圧の上昇は心内膜下の虚血や心筋酸素消費量の増大をきたし，心筋肥大の刺激にもなりうる[1]。人では左室流出路の動的

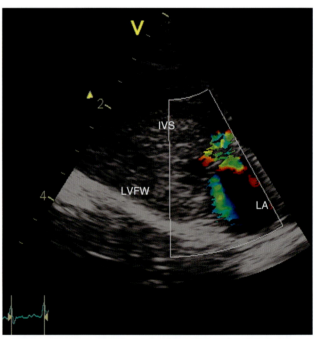

• **Figure 13-11**　僧帽弁の収縮期前方運動を伴う肥大型心筋症を呈する猫のカラードプラ像（右傍胸骨長軸像）。
偏在性の僧帽弁逆流がはっきりと左心房（LA）内に認められる。IVS；心室中隔，LVFW；左室自由壁。(Photo credit: Éric de Madron.)

閉塞の存在は突然死を引き起こす可能性がある[20,21]。このリスクは特に安静時における圧較差が大きい症例で高くなるが[22]，この関連性は猫では認められていない[23]。

拡張機能の評価

　肥大型心筋症に関連した拡張異常は心筋細胞の錯綜配列，線維化病変，および心筋虚血の多因子の組み合わせに

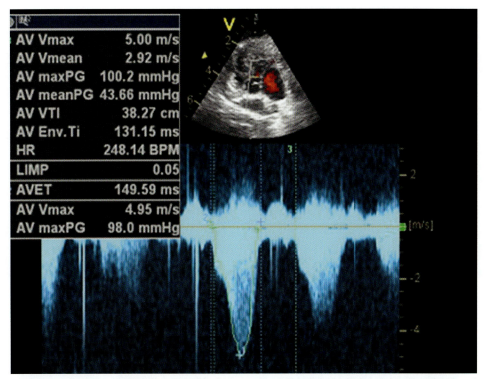

• **Figure 13-12**　左室流出路の動的閉塞（DOLVOT）を伴う肥大型心筋症を呈する猫の連続波スペクトルドプラ像。
収縮期の大動脈血流波形は面取りされた形態を呈し，血流速度は収縮後期に最大となる。最大圧較差は多様であるが高くなる。この症例では，100 mmHg に達する。(Photo credit: Éric de Madron.)

Table 13-1	猫における拡張障害の分類基準[16, 39, 40]				
パラメータ	健常な拡張	弛緩遅延 （ステージ1a； 左室充満圧は健常）	弛緩遅延 （ステージ1b； 左室充満圧は上昇）	偽正常化型拡張 （ステージ2）	拘束型拡張障害 （ステージ3）
E/A 比	1.12 ± 0.22[38]	<1	<1	=1	>2
IVRT(ms)	43 ± 9[38]	>60	>60	37-60	<37
Adur/ARdur 比	1.01 ± 0.28[38]	=1	=1	=1	<1
ARmax(ms)	0.23 ± 0.06[38]	N	N	↑	↑↑
S/D 比	0.90 ± 0.29[39]	>1	>1	=1	≪1
E/E′ 比	<10	<10	≥10	≥10	≥10

E/A 比；僧帽弁流入波 A 波と E 波の比，IVRT；左心室等容性弛緩時間，Adur/ARdur 比；僧帽弁流入波（A 波）と肺静脈血流波形（AR 波）の持続時間の比，ARmax；肺静脈血流波形（AR 波）の最大血流速度，S/D 比；肺静脈血流波形 S 波と D 波の速度の比，E/E′ 比；僧帽弁流入波（E 波）と組織ドプラ法による僧帽弁輪運動速度（E′ 波）の比

よって生じている[24]。心筋細胞の分裂は重度の肥大型心筋症に罹患したメインクーンにおいて頻繁に認められ，その他の種においても様々な頻度（30～62％）で認められる[1, 25, 26]。興味深いことに，拡張障害は心筋肥大を呈している分画以外にも認められる（以下参照）。

拡張障害のタイプ（Chapter 8 参照）は疾患の重症度により異なる（Table 13-1）[27]。当初は健常な拡張機能を有していても，充満圧が健常であるが弛緩遅延が認められるようになり（Figure 13-13），その後充満圧も上昇するようになる。左心室の弾性が減少するとともに心房圧が上昇すると，次の段階である偽正常化型を呈する段階へ進行する（Figure 13-14）。最終的には心筋リモデリングおよび

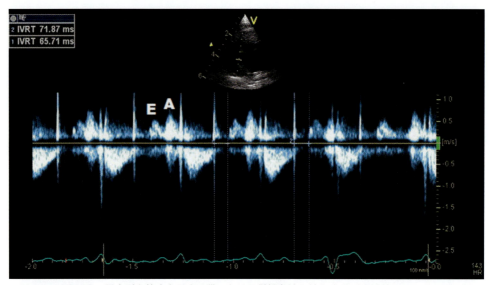

• **Figure 13-13**　肥大型心筋症を呈する猫における僧帽弁流入波と大動脈血流波を示したパルス波スペクトルドプラ像。
拡張遅延を示している。E/A 比は逆転しており等容性弛緩時間（IVRT）は 66～72 ms と延長している。(Photo credit: Éric de Madron.)

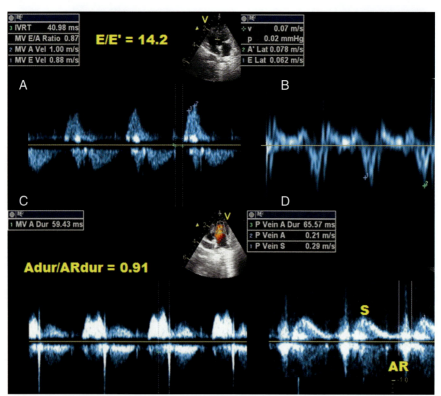

• **Figure 13-14**　肥大型心筋症を呈する猫における僧帽弁流入波（A，C），大動脈血流波（A），組織ドプラ法による僧帽弁輪運動速度（B），および肺静脈血流波形（D）。
偽正常化型拡張を示している。E/A 比は 1 に近いままであり，等容性弛緩時間（IVRT）は健常である。一方で，E/E′ 比は高値を示し，左心房圧が上昇していることを示している。Adur/ARdur 比は＜1 であり，初期の拘束型拡張障害を示している。(Photo credit: Éric de Madron.)

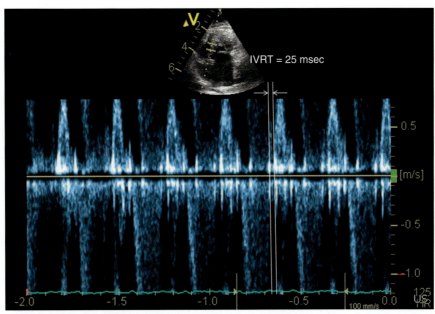

• **Figure 13-15**　肥大型心筋症を呈する猫における僧帽弁流入波と大動脈血流波を示したパルス波スペクトルドプラ像。
拘束型拡張障害を示している。等容性弛緩時間（IVRT）は短縮している。エイリアシングを伴う大動脈の乱流血流は左室流出路閉塞の合併を示している。（Photo credit: Éric de Madron.）

線維化が生じることで拘束型へと進行する（Figure 13-15）[16]。

　左室流入波形であるE波とA波，および組織ドプラ法を用いて測定する僧帽弁輪運動速度のE′波およびA′波は，猫では心拍数の上昇によりしばしば融合してしまう。そのため，等容性弛緩時間（IVRT）の測定は肥大型心筋症における拡張障害を評価する上で重要となる。しかしながら，等容性弛緩時間はときに誤った解釈をしてしまうことがある。実際に等容性弛緩時間が健常範囲であっても，拡張障害が存在している可能性もある（以下の「組織ドプラ法」参照）。

組織ドプラ法

僧帽弁輪のパルス波組織ドプラ法

　左側心尖四腔像にて測定できる僧帽弁輪側壁の運動速度（E′波）もしくはE′波およびA′波の融合波形（E′A′波）の振幅は，肥大型心筋症の猫で左心室弛緩障害によって低下する（Figure 13-16）[28]。

　これらの組織ドプラ法を用いて検出できる弁輪運動の異常は，心室肥大の出現よりも早期からの検出が可能かもしれない。遺伝子異常（*MyBPC3*変異）が判明しているメインクーンにおいて，一般的な心臓超音波検査を用いて心

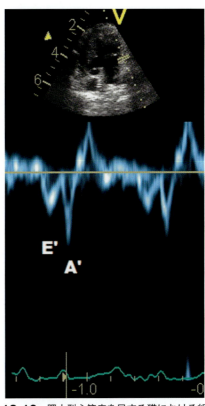

• **Figure 13-16**　肥大型心筋症を呈する猫における組織ドプラ法による僧帽弁輪運動速度。
弛緩遅延パターンを示している。E′/A′比が逆転している。（Photo credit: Éric de Madron.）

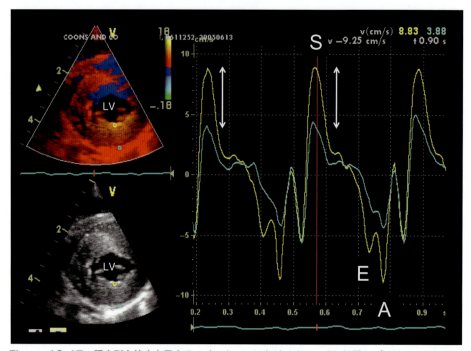

• **Figure 13-17** 肥大型心筋症を呈するメインクーンにおけるカラー2D 組織ドプラ法による短軸方向の左心室心筋障害の検出。
図中の 1 mm 径の円の部分で心筋運動速度を同時に 2 カ所測定している：左室自由壁の心内膜下（黄）と心外膜下（緑）である。心筋障害は収縮期にも拡張期にも生じ，収縮期における S 波の増高，心内膜・外膜の S 波の差の拡大（白矢印），そして早期（E 波）および後期拡張期波（A 波）の逆転（E/A 比＜1）によって特徴付けられる。LV；左心室。(Photo credit: Valérie Chetboul.)

筋肥大が検出されない段階で，組織ドプラ法で異常を検出できたとの報告がなされている[28]。

僧帽弁輪運動速度の最大速度 S′ 波もまた肥大型心筋症では低下し，このことは TM モード法では検出できない収縮障害を示している[29]。

E/E′ 比は 10 以上で左心房圧の上昇と考える（Chapter 9 参照）[16]。

左室自由壁と中隔壁の組織ドプラ法

左室自由壁および中隔壁の組織ドプラ像の肥大型心筋症における異常は，主に拡張期に，短軸方向よりも長軸方向の運動で顕著に現れる。認めうる異常所見として[29-33]，

• 拡張早期波の低下（E_{DTI}）。
• 拡張末期波の増加（A_{DTI}）と E_{DTI}/A_{DTI} 比の低下（Figure 13-17〜13-19）。
• 拡張早期における心内膜 – 心外膜の較差，および左室自由壁における心基部と心尖部の較差減少。
• 拡張末期における心内膜 – 心外膜の較差，および左室自由壁における心基部と心尖部の較差増加。
• 短軸方向と，特に長軸方向の等容性弛緩時間の増加。

MyBPC3 変異のヘテロ接合体であるが左心室肥大を認めないメインクーンでは，野生型のホモ接合体であるメインクーンと比較して，心室中隔基部の長軸方向の運動から測定した E_{DTI}/A_{DTI} 比が有意に低下していた。

等容性収縮時間および弛緩時間における心筋移動の方向の変化率も，肥大型心筋症の猫では低下している[30]。

健常猫では収縮期および拡張期の壁運動は，自由壁より中隔壁の方が大きい。この生理的な違いは，肥大型心筋症の猫では消失する[29]。

肥大型心筋症の猫では収縮障害も生じており，初期ではしばしば短軸方向の運動亢進として認められる（収縮期移動速度および勾配の増加）。その後心室の長軸方向の移動速度が低下していく（この段階では短軸方向の収縮期移動速度は健常か減少している）[29, 31]。S′ 波に対応して認められる駆出後収縮運動（postsystolic contraction）は肥大型心筋症を呈する猫のおよそ 25％ で検出され，特に左もしくは右の中隔壁における長軸方向の心筋運動で認められる[29]。この心筋機能障害は通常一般的な心臓超音波検査では検出できない（短縮率は健常である）。

上記に示した収縮期および拡張期の心筋の変化は，まだ肥大が認められていない部位でも認められる。この所見は自然発症性の「典型的な」肥大型心筋症や異栄養性の肥大

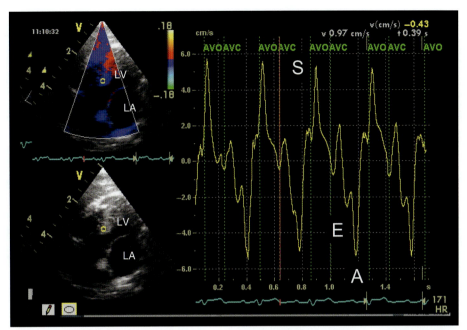

• **Figure 13-18** 肥大型心筋症を呈するメインクーンにおけるカラー2D組織ドプラ法による長軸方向の心室中隔心筋障害の検出。

図中の心室中隔基部に置いた2mm径の円の部分で心筋運動速度を測定している。拡張期における心筋障害は，早期拡張期波（E波）および後期拡張期波（A波）の逆転（E/A比＜1）によって特徴付けられる。AVC；大動脈弁閉鎖，AVO；大動脈弁開放，LA；左心房，LV；左心室。(Photo credit: Valérie Chetboul.)

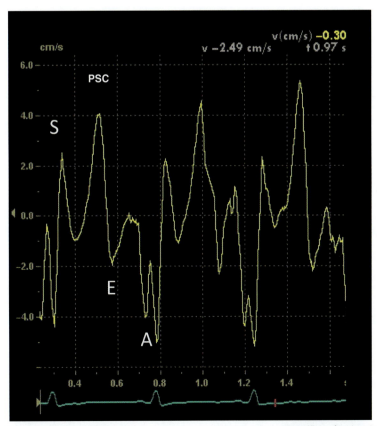

• **Figure 13-19** 肥大型心筋症を呈するメインクーンにおけるカラー2D組織ドプラ法による長軸方向の左室心筋機能障害の検出。

左室自由壁基部に置いた2mm径の円の部分で心筋運動速度を測定している。心筋障害は収縮期にも拡張期にも生じ，収縮期S波よりも高い波となる駆出後収縮運動（PSC），早期拡張期波（E波）および後期拡張期波（A波）の逆転（E/A比＜1）によって特徴付けられる。LV；左心室。(Photo credit: Valérie Chetboul.)

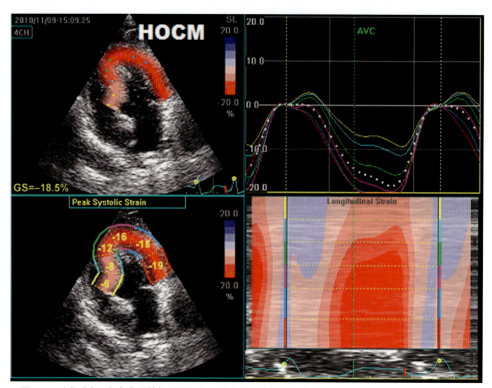

• **Figure 13-20** 心室中隔基部が肥厚する閉塞性肥大型心筋症を呈する猫における左心室のスペックルトラッキング像（長軸方向の解析）。
心室中隔基部の分画（ピンク）における長軸方向のストレイン最大値は左心室のその他の分画（赤）よりわずかに低く，肥大している部分での心筋の運動低下が生じていることを示唆している。AVC；大動脈弁閉鎖，GS；グローバルストレイン。(Photo credit: Éric de Madron.)

型心筋症でも認められ，これは局所的な心筋障害の診断において組織ドプラ法が高い感度を持っていること，また早期の段階での肥大型心筋症スクリーニング検査の重要性を示している[31, 32]。

スペックルトラッキング法

スペックルトラッキング法では，組織ドプラ法と同様の機能障害を検出できる。収縮期ストレイン最大値の低下は心筋の運動低下を示唆する所見であるが，しばしば心筋の肥大部位で認められ（Figure 13-20），2D モード法や TM モード法では一見健常な部位でも認められることがある（Figure 13-21）。長軸方向の収縮期ストレインが最も頻繁に影響を受け，短軸方向のストレインは一般的に健常である（Figure 13-21）。これらの局所的な機能障害は，病変の部位にて収縮期に伸展し拡張期に収縮するといった奇異性運動（dyskinesia）へと進行する可能性がある（Figure13-22）。

拘束型心筋症

拘束型心筋症（RCM）は猫の心筋症の7〜24％を占め，さらに心筋型といわゆる心内膜心筋型の2つのタイプに分けることができる[1-3]。猫における心筋型は特発性と非浸潤性（人と異なりアミロイドの沈着がない）に分けられる[1]。心内膜の線維化は連続性がなく，多発性である。心内膜心筋型では，心内膜の線維化が顕著に認められ，しばしば左心室の心尖部に認められる。心室腔は歪み，ときに消失することもあり，同時に心室内に狭窄を起こす。僧帽弁は融合し歪んでいることもある。このタイプの心筋症の病因には好酸球増加症候群[1, 34]，心筋炎，および左心室の心内膜心筋線維症[1, 3]が含まれている。

心臓超音波検査
2D モード法と TM モード法

どちらのタイプの拘束型心筋症も典型例では左心室壁の壁厚は健常範囲である。左心室腔は健常，もしくはわずかに拡大しており（Figure 13-23，13-24），左心室の短縮率

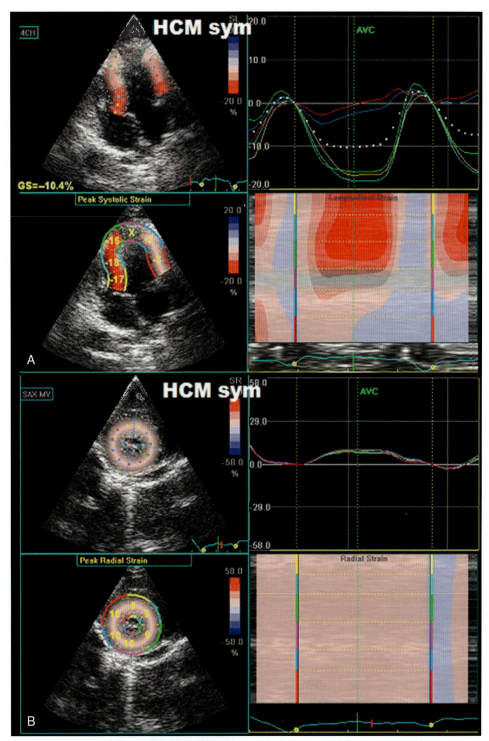

• **Figure 13-21**　わずかに閉塞を伴う対称性肥大型心筋症を呈する猫における左心室短軸方向（A）と長軸方向（B）のスペックルトラッキング像。

A：左室自由壁基部と側壁の分画（図中では薄いピンク色であり，数値は−3および−5）ではその他の左心室分画（図中では赤色であり，数値は−16，−18および−17）と比較すると長軸方向におけるストレイン最大値が低く，相対的に左心室自由壁の局所的な心筋の運動低下が示唆される。

B：短軸方向におけるストレイン最大値は左心室のすべての分画を通して均一であり，一様に低下している（薄いピンク色）。

AVC；大動脈弁閉鎖，GS；グローバルストレイン。（Photo credit: Éric de Madron.）

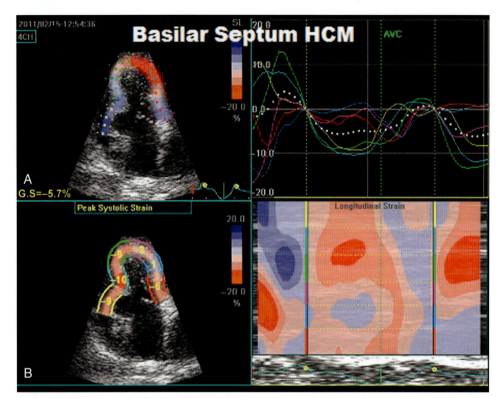

• **Figure 13-22** 心室中隔基部が有意に肥厚した肥大型心筋症を呈する猫における左心室長軸方向のスペックルトラッキング像。

左室自由壁における心尖部側壁の分画では奇異性運動が認められる。拡張期に収縮し（A：赤い分画），収縮期に伸展している分画（B：青い分画，数値は1）が存在する。左心室のすべての分画でストレイン最大値は低値を示している（薄いピンク色の分画）。心室中隔の分画は健常に収縮している（薄い赤色および濃い赤色の分画）。AVC；大動脈弁閉鎖，GS；グローバルストレイン。(Photo credit: Éric de Madron.)

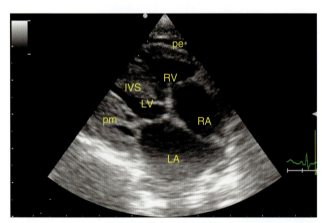

• **Figure 13-23** 拘束型心筋症を呈する猫における2Dモード像（右傍胸骨長軸四腔像）。

左心室（LV）の外見は比較的健常に見える。右心室（RV）はわずかに拡張していることが分かる。両心房は顕著に拡大している。少量の心膜液が前壁のあたりに認められる。IVS；心室中隔，LA；左心房，pe；心膜液，pm；乳頭筋，RA；右心房。(Photo credit: Éric de Madron.)

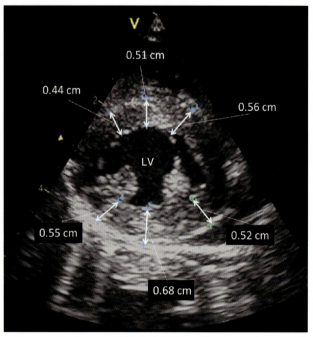

• **Figure 13-24** 拘束型心筋症を呈する猫における2Dモード像（右傍胸骨短軸像心室レベル）。

ほとんどの分画で測定値は健常であり，左心室（LV）の外見は健常に見える。拡張末期心室壁厚は健常範囲の上限あたりである。いくつかの部分では心筋のエコー性が不均質に見える。高エコー性を示すプラーク（粥腫）も認める（線維化）。(Photo credit: Éric de Madron.)

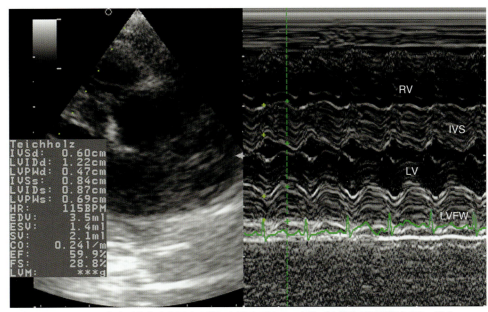

• **Figure 13-25** 拘束型心筋症を呈する猫における TM モード像（右傍胸骨短軸像心室レベル）。左心室（LV）の収縮性は比較的健常である。左室自由壁（LVFW）が健常よりわずかに肥厚している。左室自由壁と心室中隔（IVS）の心筋は鋸歯状に見え，心筋線維化の所見と一致する。RV；右心室。(Photo credit: Éric de Madron.)

は健常もしくはわずかに低下している（Figure 13-25；Video 13-15，13-16）[1]。局所的な奇異性運動（dyskinesia；Video 13-17）がときに認められることもある（後述の「スペックルトラッキング法」参照）。心内膜心筋型の場合，局所的な心内膜心筋の高エコー性が認められることがあり，心内膜心筋のプラーク（粥腫）に関連している[2, 7]。

心内膜心筋炎もしくは心内膜線維弾性症の場合[1, 3, 34]，心内膜は高エコー性を示し，び漫性に肥厚している。心室腔を歪めるような心室内調節帯が認められることもある。

顕著な心房拡大が一般的に認められ（Figure 13-26；Video 13-18），左心房内のもやもやエコーは拘束型心筋症の猫の22.7％で認められる（Video 13-11）[2]。

また，症例の9.1％で少量の心膜液が認められることがある（Figure 13-23）[2]。

カラードプラ法

拘束型心筋症では一般的に左室流出路閉塞および右室流出路閉塞を認めることはない。しかしながら，心室内に狭窄部位が生じ収縮期に乱流を認めることがある。ときに僧帽弁の逆流ジェットを認めることもある。

スペクトルドプラ法

スペクトルドプラ法では主に拘束型の拡張障害を検出で

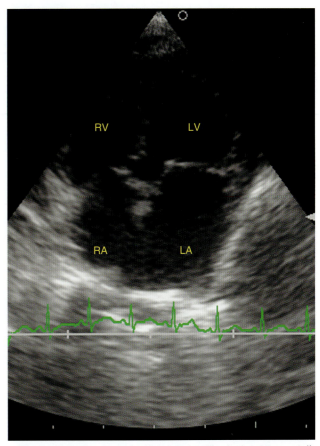

• **Figure 13-26** 拘束型心筋症を呈する猫における 2D モード像（左側心尖五腔像）。両心房の拡大が認められる。LA；左心房，LV；左心室，RA；右心房，RV；右心室。(Photo credit: Éric de Madron.)

きることが多い。拘束型心筋症の特徴として挙げられる心筋の線維化は，はじめに生じる心室弛緩に加え，異常心筋のスティフネス（硬さ）も増加させる。このコンプライアンスの喪失は拡張末期充満を著しく低下させる。心房収縮性の低下もこれに合わせて生じる。同時に左心房圧は上昇し，拡張早期の充満圧は誇張される（Chapter 8 参照）[27]。

それゆえ僧帽弁流入血流は E 波の増高，A 波の低下そして E/A 比の増加として特徴付けられる。等容性弛緩時間は減少する（Figure 13-27）。E′ および A′ 波は低下する。RA 波の振幅は顕著に増加し，Adur/ARdur 比は 1 未満となる（Chapter 8 参照）[16]。

スペックルトラッキング法

心筋線維化は局所左心室運動に影響を及ぼす可能性がある。スペックルトラッキング法はこれらの運動異常を呈する部分を視覚化することが可能であり，健常な分画とは反対の方向に動くようになる（長軸方向において収縮期に伸展し，拡張期に収縮する）（Figure 13-28）。

拡張型心筋症

拡張型心筋症（DCM）はキャットフードへのタウリンの補充がしっかりなされるようになり，猫での発生はまれになった[35]。猫での拡張型心筋症の発生は現在では 10.4% である[1, 2]。雌で好発する。罹患猫の平均年齢は 9 歳である[1, 2]。シャムとアビシニアンで好発する[1, 36]。

心臓超音波検査

2D モード法と TM モード法

典型的な例では，拡張型心筋症は収縮性の低下と 4 つの心腔すべての拡大に特徴付けられる。左心室は円形化し，収縮性を示す指標は顕著に低下する。左心室壁は健常よりも菲薄化する（Figure 13-29，13-30；Video 13-19）[7]。

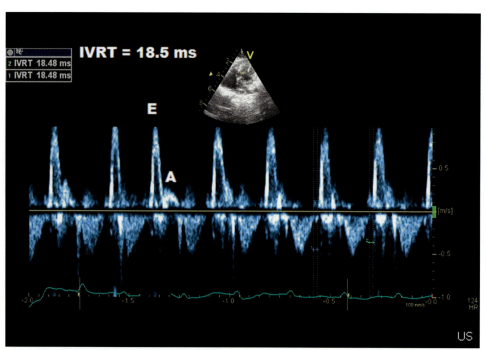

• **Figure 13-27** 重度の拘束型拡張障害を伴う拘束型心筋症を呈する猫における僧帽弁血流波形（パルス波スペクトルドプラ像）。
E 波の最大血流速度は高値を示し（1 m/sec に達する），心房圧が上昇していることを示唆している。E/A 比は 2 以上になり，等容性弛緩時間（IVRT）は著しく短縮している（18.5 ms）。(Photo credit: Éric de Madron.)

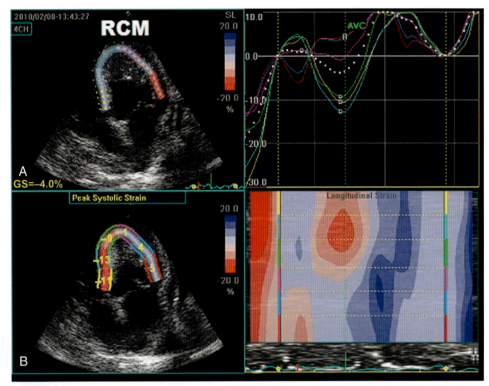

• **Figure 13-28**　拘束型心筋症を呈する猫における左心室のスペックルトラッキング像（長軸方向の運動）。
A；拡張期において，左室自由壁の基部以外のすべての分画は弛緩している（青の分画）。
B；左室自由壁のほとんどの分画において，長軸方向の収縮期ストレイン最大値が逆転していることが分かる。すなわち，収縮期において収縮ではなくむしろ伸展している（青の分画）。このことは重大な奇異性運動がこれらの分画で生じていることを示唆する。心室中隔の収縮は健常である（赤）。
AVC；大動脈弁閉鎖，GS；グローバルストレイン。(Photo credit: Éric de Madron.)

低拍出のため僧帽弁は拡張期にわずかにしか開かず，E点と中隔壁の距離を増加させる[7]。心房および左心室拡張末期圧が増加することで，僧帽弁の閉鎖遅延がときに認められる[7]。

心膜液貯留および心房内のもやもやエコーは18.2％の症例で認められる[2]。

カラードプラ法

カラードプラ法では，弁輪の拡大によって二次的に生じる機能性の僧帽弁逆流もしくは三尖弁逆流を検出できる。房室弁の変性病変もこれらの収縮期逆流を引き起こしうる。

スペクトルドプラ法

スペクトルドプラ法では大動脈および肺動脈血流速度の低値を見ることができる。

拡張障害は収縮障害と併せて認められることがあり，ときに収縮障害よりも顕著に認められる。拡張障害のパターンは弛緩遅延型から拘束型である[27]。

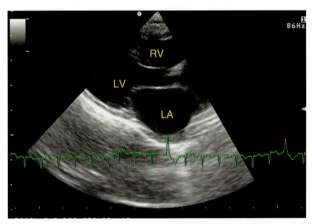

• **Figure 13-29**　拡張型心筋症を呈する猫における 2D モード像（右傍胸骨長軸四腔像）。
4 つの心腔すべてが拡張している。左心室壁は菲薄化していることが分かる。LA；左心房，LV；左心室，RV；右心室。(Photo credit: Éric de Madron.)

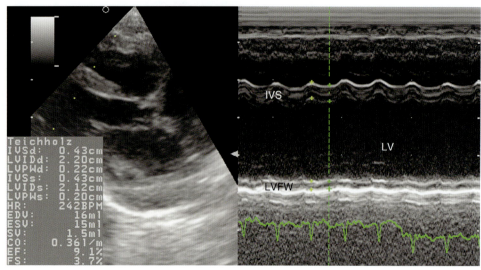

• Figure 13-30　拡張型心筋症を呈する猫における TM モード像（心室レベル）。
収縮末期および拡張末期左心室内径が高値を示している。左心室壁は菲薄化し，運動性の低下を認める。
左室内径短縮率は低値を示している（SF＝3.7％）。IVS；心室中隔，LV；左心室，LVFW；左室自由
壁。（Photo credit: Éric de Madron.）

非定型心筋症

分類不能型心筋症

　心臓超音波検査にて異常所見を呈する猫の中には前述の
どの心筋症のカテゴリーにも当てはまらない場合がある。
典型的には局所的な運動低下を伴う左心室の局所肥厚と，
顕著な心房拡大および僧帽弁逆流が認められる場合であ
る[2]（Video 13-20）。これらは分類不能型心筋症（UCM）
と呼ばれる。分類不能型心筋症の発生頻度は10.4％であ
る[2]。多くの分類不能型心筋症は，実際には有意なリモデ
リングを呈する進行した肥大型心筋症である可能性があ
る。このタイプの心筋症を詳細に記録するためには，心臓
超音波検査を行う際に形態的な異常と主たる血行動態的な
異常をなるべく詳細に記録すべきである。

過剰調節帯

　調節帯もしくは「仮性腱索」は心室内に認められる線維
帯である。心臓超音波検査では調節帯は高エコー性を呈
し，左室自由壁や乳頭筋と中隔壁を橋渡ししている。離散
し（不連続）孤立した調節帯は左心室の血行動態には影響
せず，しばしば健常猫でも認められる[1]。しかしながら，
太く過剰な調節帯（Figure 13-31）は拡張期充満に影響
し，拘束型の拡張障害を生じさせ，左心房の拡張を引き起
こす可能性がある。これらの調節帯は左心室からの駆出を

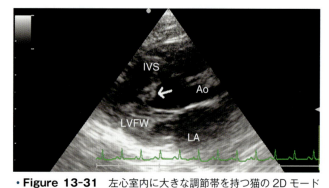

• Figure 13-31　左心室内に大きな調節帯を持つ猫の 2D モード
像（右傍胸骨長軸五腔像）。
この調節帯は心室中隔と乳頭筋の 1 つをつなぐ不均質な組織の紐の
ように見え（矢印），左心室腔の中央で拡張を制限している。Ao；
大動脈，LA；左心房，LVFW；左室自由壁，IVS；心室中隔。
（Photo credit: Éric de Madron.）

邪魔することもある（Figure 13-32）。中等度の左心室肥
大もまた認められることがある[1]。

右室心筋症

　右室心筋症の発生率はすべての猫の心筋症の中で2〜
4％である[1]。ボクサーにて報告されている，心筋への線
維脂肪浸潤を伴う不整脈源性右室心筋症に類似している。
心臓超音波検査では，局所的もしくはび漫性の右心室拡張
が認められ，ときに瘤の形成，有意な右心房拡大，異常な
形態の肉柱，心室中隔の奇異性運動，そしてしばしば三尖
弁逆流を認めることもある[1, 6, 36]。左心房拡大や左心室の
収縮障害も認められることがある[1, 6]。不整脈もまた検出

されるかもしれない[37]。

左室緻密化障害

　左室緻密化障害は，心内膜心筋の過剰な肉柱形成に特徴付けられるまれな疾患である。二次的に生じる陥凹は心室腔と交通している。この陥凹は心室の健常な発達と緻密化が障害された結果として生じる。陥凹は胎生期に存在し冠動脈がなくとも栄養を心筋へ届ける。この疾患に罹患した症例では，この陥凹が心内膜に陥入する多発性の小溝となり海綿状心筋となる。この溝は冠血管新生とは交通していない[38]。

血栓症リスク評価

　動脈血栓は猫の心筋症における重大な合併症であり，高

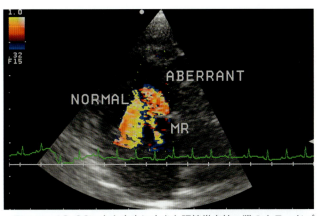

• **Figure 13-32**　左心室内に大きな調節帯を持つ猫のカラードプラ像（左側心尖五腔像）。
心室内の血流は調節帯の位置で2つに分断されている：1つの血流は健常な血流同様に左室流出路の方向に向かう（NORMAL）が，もう1つの血流は僧帽弁の方向へ向かう（ABERRANT）。僧帽弁逆流（MR）も認められる。(Photo credit: Éric de Madron.)

い罹患率と死亡率を持つ。この合併症は肥大型心筋症の36〜48％，拘束型心筋症の29％，拡張型心筋症の25％，過剰調節帯に関連した心筋症の14％に認められる[1, 23]。

　血栓は通常左心房で形成される。左心房内に認められるもやもやエコーは血栓症の前兆の1つとして知られている[16]。血栓形成に寄与する因子として，心房拡大による心房内の血液滞留，左心房の収縮障害，内皮傷害による血小板粘着そして凝固促進因子の放出が挙げられる[16]。

　血栓塞栓のリスク評価は大切であり，抗凝固療法を行うか否かの判断に影響する。

心房拡大

　猫における心房内のもやもやエコーは，左心房拡大のない症例より重度な左心房拡大（収縮期の最大左房径＞2.4 cm）を呈する症例で認められる傾向がある（Table 13-2）。

心房機能

　肥大型心筋症の症例では心房機能が低下しており，このことが血栓形成を起こしやすくする血液の滞留につながる。SchoberとMaerzの報告では[16]，左心房内径短縮率（LASF％）と左心房面積変化率（LAFAC％）の2つの指標を心房機能評価に用いている（Table 13-2）。

　左心房内径短縮率は右傍胸骨長軸四腔像を用いて，収縮期および拡張期における中隔から外側にかけての左心房内径（LAmax収縮期およびLAmax拡張期）を測定する：

Table 13-2	心房内のもやもやエコー（SEC）の有無による各心臓超音波検査指標の違い[16]	
変数	SECあり	SECなし
LAmax(mm)	2.4(1.34-3.1)	1.9(1.36-3.25)
LASF%	10(0-37)	20(1-45)
LAFAC%	9(0-42)	30(0-61)
Peak wave 1(m/s)	0.16(0.09-0.25)	0.30(0.07-1.35)
Peak wave 2(m/s)	0.15(0.06-0.30)	0.32(0.19-0.85)
LAA Vmax(m/s)	0.15(0.07-0.23)	0.33(0.08-1.35)

LAmax；最大左心房径，LASF％；左心房内径短縮率，LAFAC％；左心房面積変化率，Peak wave 1；左心耳血流における波形1の最大血流速度，Peak wave 2；左心耳血流における波形2の最大血流速度，LAA Vmax；左心耳血流の最大血流速度

$$\mathrm{LASF\%} = (\mathrm{LAmax}_{収縮期} - \mathrm{LAmax}_{拡張期})/\mathrm{LAmax}_{収縮期} \times 100$$

収縮期および拡張期の左心房面積（LAarea$_{収縮期}$および LAarea$_{拡張期}$）は，同じく右傍胸骨長軸四腔像を用いて測定する。左心房面積変化率は以下の計算式を用いることで算出できる。

$$\mathrm{LAFAC\%} = (\mathrm{LAarea}_{収縮期} - \mathrm{LAarea}_{拡張期})/\mathrm{LAarea}_{収縮期} \times 100$$

もやもやエコーが認められる猫における左心房機能は，認められない猫よりも有意に低下している（Table 13-2，Figure 13-33；Video 13-21）[16]。

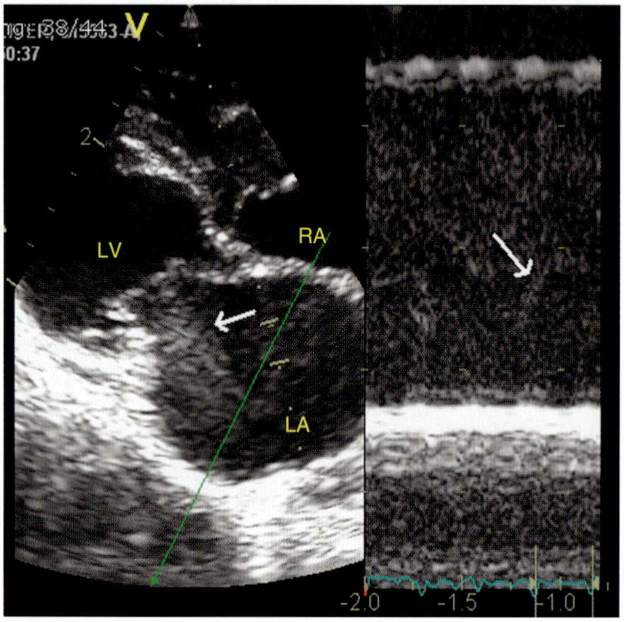

心房内血流速度

左心耳内における血流速度の測定により，血液の滞留程度を見ることで血栓症のリスクを評価することができる。血流速度は斜位右傍胸骨短軸像を用いて，左心耳内にサンプルボリュームを置くことで測定できる（Figure 13-34）。このようにして得られた血流は2つの波形からなる（波形1：陰性波，左心房が空になる拡張末期の時相に一致。波形2：陽性波，左心房が充満する収縮早期の事相に一致）。

左心耳血流の最大血流速度は，もやもやエコーを認める猫では認められない猫と比較して低値をとる傾向がある。最大血流速度が0.20 m/s以下の場合，もやもやエコーの存在が予測され，さらに血栓形成リスクが高まっていることが示唆される（Figure 13-35）[16]。

• **Figure 13-33**　進行した拘束型心筋症を呈する猫の左心房の2Dモード像（左）およびTMモード像（右）。
左心房は顕著に拡大し，収縮性が低下している。もやもやエコーが認められる（矢印）。これは血栓症のリスクが上昇していることを示唆している。LV；左心室，RA；右心房。(Photo credit: Éric de Madron.)

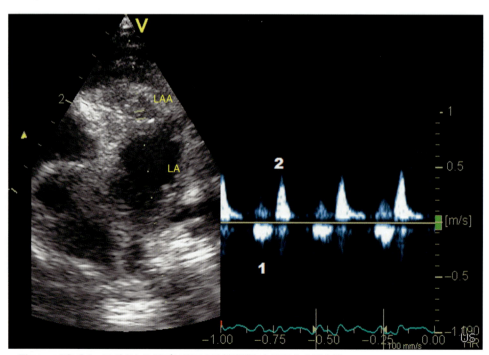

• **Figure 13-34**　スペクトルドプラ法による健常猫における左心耳血流。
左心房が拡張末期に空になる時期を表す陰性波（波形1）と，左心房充満を表す陽性波（波形2）が認められる。(Photo credit: Éric de Madron.)

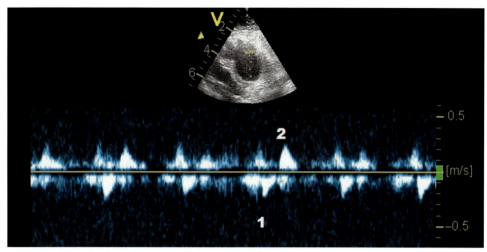

• **Figure 13-35**　スペクトルドプラ法による左心耳血流波形。
血流速度の低下した波形 1 と波形 2 が認められ（≦0.2 m/s），血栓症のリスクが高いことを示唆してい
る。(Photo credit: Éric de Madron.)

まとめ

　Schober と Maerz の報告では[16]，もやもやエコーを認めた猫のうち，肥大型心筋症が 24.5％，拘束型心筋症が 25％，拡張型心筋症が 33.3％，分類不能型心筋症が 20％を占めていた。もやもやエコーを認めた猫の大多数（63.2％）では，拘束型の進行した拡張障害を呈した。また，健常な拡張機能を示す猫はいなかった。症例の大多数（68.4％）はうっ血性心不全を発症していた。

REFERENCES

[1] Fox PR. Feline cardiomyopathies. In: Fox PR, Moise NS, Sisson D, editors. Textbook of canine and feline cardiology: principles and clinical practice. 1999; 2: 621-78.

[2] Ferasin L, Sturgess CP, Cannon MJ, et al. Feline idiopathic cardiomyopathy: a retrospective study of 106 cats (1994-2001). J Feline Med Surg 2003; 5: 151-9.

[3] Tilley LP, Liu SK, Gilberston SR, et al. Primary myocardial disease in the cat. Am J Pathol 1977; 87: 493-522.

[4] Meurs KM, Sanchez X, David RM, et al. A cardiac myosin binding protein C mutation in the Maine coon cat with familial hypertrophic cardiomyopathy. Hum Mol Gen 2005; 14: 3587-93.

[5] Bright JM, Golden AL, Daniel GB. Feline hypertrophic cardiomyopathy: variations on a theme. J Small Anim Pract 1992; 33: 266-74.

[6] Paige CF, Abbott JA, Elvinger F, Pyle RL. Prevalence of cardiomyopathy in apparently healthy cats. J Am Vet Med Assoc 2009; 234: 1398-403.

[7] Bonagura JD. Feline echocardiography. J Feline Med Surg 2000; 2: 147-51.

[8] Fox PR, Liu SK, Maron BJ. Echocardiographic assessment of spontaneously occurring feline hypertrophic cardiomyopathy: an animal model of human disease. Circulation 1995; 92: 2645-51.

[9] Gaschen L, Lang J, Lin S, et al. Cardiomyopathy in dystrophin-deficient hypertrophic feline muscular dystrophy. J Vet Intern Med 1999; 13: 346-56.

[10] Baty CJ, Malarkey DE, Atkins CE, et al. Natural history of hypertrophic cardiomyopathy and aortic thromboembolism in a family of domestic shorthair cats. J Vet Intern Med 2001; 15: 595-9.

[11] Cesta MF, Baty CJ, Keene BW, et al. Pathology of end stage remodeling in a family of cats with hypertrophic cardiomyopathy. Vet Pathol 2005; 42: 458-67.

[12] Murgo JP, Alter BR, Dorethy JF, et al. Dynamics of left ventricular ejection in obstructive and nonobstructive hypertrophic cardiomyopathy. J Clin Invest 1980; 66: 1369-82.

[13] Gardin JM, Dabestani A, Glasgow GA, et al. Echocardiographic and Doppler flow observations in obstructed and non-obstructed hypertrophic cardiomyopathy. Am J Cardiol 1985; 56: 614-21.

[14] Woo A, Wigle ED, Rakowski H. Echocardiography in the evaluation and management of patients with hypertrophic cardiomyopathy. In: Otto CM, editor. The practice of clinical echocardiography. 3rd ed. Philadelphia: WB Saunders; 2007, p. 653-78.

[15] Venco L. Ultrasound diagnosis: left ventricular thrombus in a cat with hypertrophic cardiomyopathy. Vet Radiol Ultrasound 1997; 38: 467-8.

[16] Schober KE, Maerz I. Assessment of left atrial appendage flow velocity and its relation to spontaneous echocardiographic contrast in 89 cats with myocardial disease. J Vet Intern Med 2006; 20: 120-30.

[17] Kwon DH, Smedira NG, Popovic ZB, et al. Steep left ventricle to aortic root angle and hypertrophic obstructive cardiomyopathy: study of a novel association using three-dimensional multimodality imaging. Clin Cardiol 2009; 32: 397-402.

[18] Rishniw M, Thomas WP. Dynamic/right ventricular outflow obstruction: a new cause of systolic murmurs in cats. J Vet Intern Med 2002; 16: 547-52.

[19] Hatle L, Angelsen B. Doppler ultrasound in cardiology. Philadelphia: Lea & Febiger; 1985.

[20] Kofflard MJ, Ten Cate FJ, van der Lee C, van Domburg RT. Hypertrophic cardiomyopathy in a large community-based population: clinical outcome and identification of risk factors for sudden cardiac death and clinical deterioration. J Am Coll Cardiol 2003; 41: 994-6.

[21] Maron MS, Olivotto I, Betocchi S, et al. Effect of left ventricular outflow tract obstruction on clinical outcome in hypertrophic cardiomyopathy. N Engl J Med 2003; 348: 295-303.

[22] Sorajja P, Nishimura RA, Gersh BJ, et al. Outcome of mildly symptomatic or asymptomatic obstructive hypertrophic cardiomyopathy: a long-term follow-up study. J Am Coll Cardiol 2009; 54: 234-41.

[23] Rush JE, Freeman LM, Fenollosa NK, Brown DJ. Population and survival characteristics of cats with hypertrophic cardiomyopathy: 260 cases (1990-1999). J Am Vet Med Assoc 2002; 220: 202-7.

[24] Kitamura M, Shimizu M, Ino H, et al. Collagen remodelling and cardiac dysfunction in patients with hypertrophic cardiomyopathy: the significance of type III and VI collagens. Clin Cardiol 2001; 24: 325-9.

[25] Kittleson MD, Meur KM, Munro MJ, et al. Familial hypertrophic cardiomyopathy in Maine Coon cats: an animal model of human disease. Circulation 1999; 99: 3172-80.

[26] Liu SK, Roberts WC, Maron BJ. Comparison of morphologic findings in spontaneously occurring hypertrophic cardiomyopathy in humans, cats and dogs. Am J Cardiol 1993; 72: 944-51.

[27] Fuentes VL. Diastolic function: is it the key to successful management of many feline cardiomyopathies? J Feline Med Surg 2003; 5: 51-6.

[28] MacDonald KA, Kittleson MD, Garcia-Nolen T, et al. Tissue Doppler imaging and gradient echo cardiac magnetic resonance imaging in normal cats and cats with hypertrophic cardiomyopathy. J Vet Intern Med 2006; 20: 627-34.

[29] Koffas H, Dukes-McEwan J, Corcoran BM, et al. Pulsed tissue Doppler imaging in normal cats and cats with hypertrophic cardiomyopathy. J Vet Intern Med 2006; 20: 65-77.

[30] Koffas H, Dukes-McEwan J, Corcoran BM, et al. Colour M-mode tissue Doppler imaging in healthy cats and cats with hypertrophic cardiomyopathy. J Small Anim Pract 2008; 49: 330-8.

[31] Carlos Sampedrano C, Chetboul V, Gouni V, et al. Systolic and diastolic myocardial dysfunction in cats with hypertrophic cardiomyopathy of systemic hypertension. J Vet Intern Med 2006; 20: 1106-15.

[32] Chetboul V, Blot S, Carlos Sampedrano C, et al. Tissue Doppler imaging for detection of radial and longitudinal myocardial dysfunction in a family of cats affected by dystrophin-deficient hypertrophic muscular dystrophy. J Vet Intern Med 2006; 20: 640-7.

[33] Carlos Sampedrano C, Chetboul V, Mary J, et al. Prospective echocardiographic and tissue Doppler imaging screening of a population of Maine Coon cats tested for the A31P mutation in the myosin-binding protein C gene: a specific analysis of the heterozygous status. J Vet Intern Med 2009; 23: 91-9.

[34] Saxon B, Hendrick M, Waddle JR. Restrictive cardiomyopathy in a cat with hypereosinophilic syndrome. Can Vet J 1991; 32: 367-9.

[35] Pion PD, Kittleson MD, Rogers QR, et al. Myocardial failure in cats associated with low plasma taurine: a reversible cardiomyopathy. Science 1987; 237: 764-8.

[36] Sisson DD, Knight DH, Helinski C, et al. Plasma taurine concentrations and M-mode echocardiographic measures in healthy cats and in cats with dilated cardiomyopathy. J Vet Intern Med 1991; 5: 232-8.

[37] Harvey AM, Battersby IA, Faena M, et al. Arrhythmogenic right ventricular cardiomyopathy in two cats. J Small Anim Pract 2005; 46: 151-6.

[38] Gelberg HB. Purkinje fiber dysplasia (histiocytoid cardiomyopathy) with ventricular noncompaction in a Savannah kitten. Vet Pathol 2009; 46: 693-7.

[39] Disatian S, Bright JM, Boon J. Association of age and heart rate with pulsed wave Doppler measurements in healthy, nonsedated cats. J Vet Intern Med 2008; 22: 351-6.

[40] Santilli RA, Bussadori C. Doppler echocardiographic study of the left ventricular diastole in non-anesthetized healthy cats. Vet J 1998; 156: 203-15.

14

肺高血圧症

VALÉRIE CHETBOUL

原因と病態生理　*244*

一般的な心臓超音波検査と肺高血圧症　*244*

一般的なドプラ法と肺高血圧症　*247*

新しいイメージング法と肺高血圧症　*251*

　肺高血圧症（PAH）は収縮期もしくは拡張期肺動脈圧の上昇として定義され，うっ血性右心不全に進行する場合がある[1-5]。覚醒下の犬において測定された健常な肺動脈圧は，収縮期で 15～25 mmHg，拡張期で 5～10 mmHg，平均で 15 mmHg である[1]。これらの値は運動時や高地にいる際には若干上昇する[1,5]。収縮期肺高血圧は一般的に，収縮期肺動脈圧が 50 mmHg 以下の場合に軽度，51～75 mmHg の場合に中等度，75 mmHg 以上の場合で重度と定義される[3]。

　獣医療においてもドプラ法を用いた心臓超音波検査が広まり，この 15 年で肉食動物における肺高血圧症の理解が深まっている。特に犬において，肺高血圧症を診断しうるドプラ法を用いた指標の感度と特異度がこれまでに研究されてきている[3,4,6]。このため，肺高血圧症の非侵襲的な診断が早期の段階できるようになってきている。これまではカテーテルにより正確に肺動脈圧を測定することが肺高血圧診断の「侵襲的な」ゴールド・スタンダードだったが，ドプラ法がこれに代わり広く使用されるようになってきている。

　ここでは簡潔な原因および病態生理の記載に続き，犬の肺高血圧症において影響を受ける一般的なドプラ指標の変化，ドプラ法による肺動脈圧の定量化，組織ドプラ法やそこから派生したストレイン法などの新しいイメージング法の貢献について説明する。

原因と病態生理

犬において「原発性」肺高血圧症と呼ばれる特発性の肺高血圧はまれである[1,7,8]。多くの症例では原因は「二次性」であり，様々な寄生虫性，心臓性，血管性，呼吸器性の疾患の合併症として起こり，異なった病態生理のメカニズムが二次性肺高血圧症には関与する。肺高血圧症の原因は大きく次の3つに分けることができる。

1. 右心拍出量の増加：心房中隔欠損症，心室中隔欠損症，および動脈管開存症などの先天性の左右短絡（「肺血流量増加性」肺高血圧症）に関連するものである。

2. 肺動脈径と肺動脈酸素濃度の低下：主な原因は低酸素血症であり，反射性の肺動脈血管収縮に続き血管壁のリモデリング（中膜の肥厚と内膜の線維化）が生じる。このタイプ（「前毛細血管性」と呼ばれる）は主に呼吸器疾患（例：気管虚脱，喉頭麻痺および慢性気管支炎），肥満，胸壁の奇形において認められる。肺動脈血栓塞栓症の症例では，肺動脈径の減少もまた反射性血管収縮（トロンボキサン A2，ヒスタミンおよびセロトニンに依存）による肺高血圧症の進行に関与している。最後に，寄生虫性疾患（住血線虫症および犬糸状虫症）に関連した肺高血圧症もこのカテゴリーに入る。

3. 肺静脈圧の増加：「後毛細血管性」と呼ばれるこのタイプの肺高血圧症は，左心房圧の上昇を引き起こす先天性もしくは後天性の心疾患で認められる。これらには，頻度の高い順に，変性性僧帽弁疾患（僧帽弁閉鎖不全症），拡張型心筋症，さらにまれな症例として大動脈狭窄，僧帽弁異形成，弁の心内膜炎（大動脈弁および僧帽弁）などが挙げられる。筆者らの施設にて行った617頭の僧帽弁閉鎖不全症罹患犬を用いた研究では，僧帽弁閉鎖不全症に関連した肺高血圧症の罹患率は無視できないほどであり（全体の14％），ISACHC（国際小動物心臓保健会議）クラスⅢの症例では70％を超えていた[3]。このような結果は人においても示されている[10]。肺高血圧症は，特にカラードプラ法において有意な収縮期逆流が認められている犬の症例で，早期の段階（無徴候期の段階）から認められる可能性もある。実際のところ，この研究において肺高血圧症の犬の29％はISACHCクラスⅠであった（そしてその半数は内服を開始していなかった）。最後に，無徴候期の僧帽弁閉鎖不全症罹患犬において，肺高血圧症の評価により1年以内の非代償性期への進行リスクを予

測することができるため，診断は重要となる[11]。

ドプラ法の利点は，直接的および間接的な徴候を解明することにより肺高血圧症の診断ができるということだけではなく（下記参照），心原性（肺血流量増加性，もしくは後毛細血管性）か前毛細血管性（肺血栓塞栓症および犬糸状虫症が代表的な例）か，肺高血圧症の原因を特定できるという点にある（Figure 14-1）。

一般的な心臓超音波検査と肺高血圧症

肺高血圧症の有無と重症度は，2Dモード法およびTMモード法で異常を検出することによって間接的に評価が可能であり，1つのみの所見であったり様々に複合していたりする。2Dモード法およびTMモード法の指標のいくつかは肺動脈圧と関連している[3,6,12-14]。肺高血圧症に関連した2Dモード法およびTMモード法の指標には以下のようなものが挙げられる。

1. はじめに，主肺動脈および2つの分岐，しばしば右室流出路の拡大所見が肺高血圧症と関連している（Figure 14-2，14-3）。肺動脈拡大の程度（主肺動脈と大動脈径の比率を評価している：MPA/Ao比）と肺動脈圧には正の相関があることが示されている。つまり，肺動脈圧が高くなるとMPA/Ao比は高値をとることになる[3,6]。しかしながら，105頭の犬（45頭の健常犬と60頭の肺高血圧症罹患犬）を用いて筆者らの施設にて行った検討では，MPA/Ao比が増加していても（＞1.15）45％の感度でしか肺高血圧症を検出できなかった。

2. この主肺動脈の拡大の他に，肺動脈弁のドーミングも肺高血圧症では認められる（Figure 14-4，14-5）。しかしながら，この肺動脈弁の逸脱は肺高血圧症の特徴的な所見ではない（動脈管開存症や肺動脈狭窄症においても認められることがある）[12]。また肺高血圧症が存在している場合に一貫して認められるわけでもない。以前の報告では，軽度の肺高血圧症罹患犬のたった32％，重度の症例であっても61％でしか認められなかった[6]。

3. 右心室肥大および／または拡大が肺高血圧症では認められうる。右室拡張期圧が左心室のそれと同等もしくはそれ以上になると，それぞれ中隔壁の扁平化や奇異性運動を伴うようになる（Figure 14-6，14-7；Video 14-1，14-2）。しかしながら，TMモード法において右心室の変化がないからといって肺高血圧症を除外する

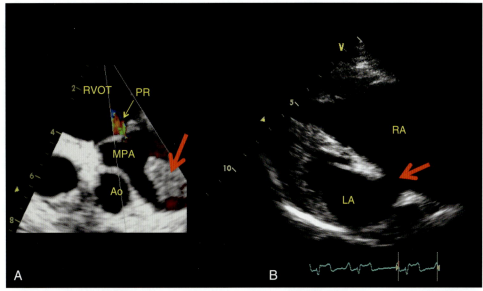

• **Figure 14-1** 心臓超音波検査による肺高血圧症の原因疾患の特定。
A；左傍胸骨短軸像大動脈レベル。大きな高エコー性の血栓（赤矢印）が主肺動脈内に認められる。症例はネフローゼ症候群のジャーマン・ショートヘアード・ポインターで運動不耐性と元気消失が認められていた。収縮期肺動脈圧は 150 mmHg と推定された。カラードプラ法において，拡張期における肺動脈圧が上昇し二次的に逆流速が上昇していることに起因するエイリアシングを伴った肺動脈弁逆流（PR）が認められる。
B；右傍胸骨長軸四腔像。症例は 10 歳のジャーマン・シェパード・ドッグであり，数年にわたり運動不耐性を示している。収縮期肺動脈圧が 85 mmHg と推定されたが，この肺高血圧症は大きな心房中隔欠損症に起因している（赤矢印，1.5 cm 径の欠損孔）。顕著な右心房拡大が認められる。
Ao；大動脈，LA；左心房，RA；右心房，RVOT；右室流出路，MPA；主肺動脈。(Photo credit: Valérie Chetboul.)

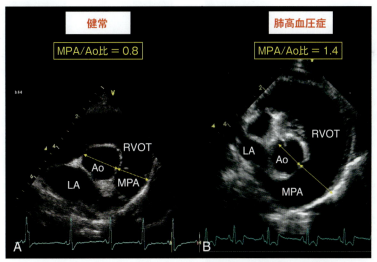

• **Figure 14-2** 肺高血圧症において早期に認められる間接的な心臓超音波検査像。
主肺動脈と右室流出路の両方が拡大している（右傍胸骨短軸像大動脈レベル）。健常犬（A）と比較すると，肺高血圧症を呈する犬（B）で主肺動脈/大動脈径比（MPA/Ao 比）は高値（＝1.4）を示している（MPA/Ao 比の健常範囲は 0.8～1.15[6]）右室流出路の拡大も認められる。MPA；主肺動脈，RVOT；右室流出路，Ao；大動脈，LA；左心房。(Photo credit: Valérie Chetboul.)

ことはできない。例えば，僧帽弁閉鎖不全症に続発する肺高血圧症罹患犬 86 頭を用いた研究では，右心室拡大が認められたのはおよそ 1/3 の症例のみであった[3]。

4. 右心室の構造変化に伴い，前負荷が減少し心室中隔が扁平化することにより左心室腔が小さくなる（Figure 14-6，14-7）。

5. 右心房拡大所見が認められることがあり（Figure 14-8，14-9），三尖弁の逸脱を伴うこともある（Figure 14-10）。この右心房拡大は有意な三尖弁逆流に起因する場合が最も多い。

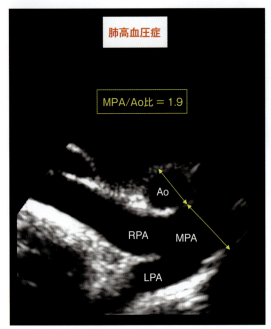

肺高血圧症

MPA/Ao比 = 1.9

• **Figure 14-3** 主肺動脈と分岐した左右肺動脈の拡大を伴う肺高血圧症を呈するダックスフンド（断層面を少し変えた右傍胸骨短軸像大動脈レベル）。
主肺動脈／大動脈径比（MPA/Ao比）は有意に高値を示している（＝1.9，健常範囲は0.8～1.15[6]）。さらには左右の肺動脈にも拡張所見が認められる（内径は大動脈のそれに近い）。MPA；主肺動脈，Ao；大動脈，RPA；右肺動脈，LPA；左肺動脈。(Photo credit: Valérie Chetboul.)

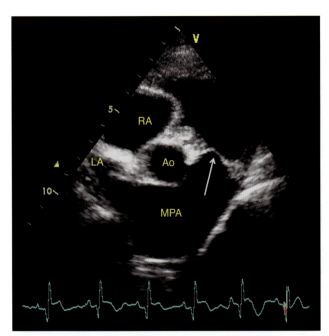

• **Figure 14-5** 顕著な肺動脈弁のドーミング所見（矢印）が認められた肺高血圧症を呈する犬の例（右傍胸骨短軸像大動脈弁レベル）。Ao；大動脈，LA；左心房，MPA；主肺動脈，RA；右心房。(Photo credit: Valérie Chetboul.)

6. 最終的な段階はうっ血性右心不全であり，後大静脈および肝静脈の拡張が腹水の出現より前に認められる（Figure 14-11）。

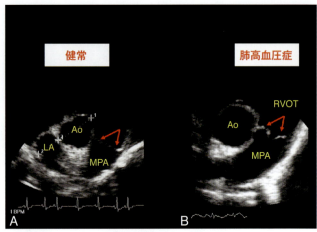

健常   肺高血圧症

• **Figure 14-4** 肺高血圧において認められるその他の間接的な心臓超音波検査像。
肺動脈弁の形態の変化が認められる（右傍胸骨短軸像大動脈弁レベル）。健常犬（**A**）では拡張期において肺動脈弁の弁尖は直線状であるが（矢印），肺高血圧症罹患犬（**B**）ではより丸みを帯びており，弁輪部を超えてドーミング所見（矢印）が認められる。Ao；大動脈，LA；左心房，MPA；主肺動脈，RVOT；右室流出路。(Photo credit: Valérie Chetboul.)

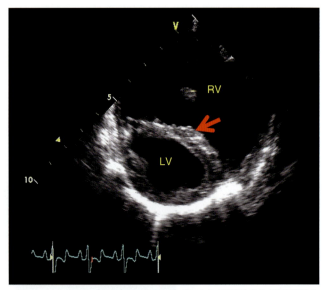

• **Figure 14-6** 肺高血圧を呈する犬において認められる間接的な心臓超音波検査像（右傍胸骨短軸像心室レベル）。
右心室の拡大が認められ，心室中隔は扁平化し（矢印），左心室内腔は減少している。LV；左心室，RV；右心室。(Photo credit: Valérie Chetboul.)

7. その他の肺高血圧症に伴って認められうる心臓超音波検査所見は以下のとおりである。

  a. 心拍出量の減少に伴う，僧帽弁中隔尖のEFスロープの低下（TMモード法）。

  b. 僧帽弁の収縮期前方運動が認められる（2Dモード法およびTMモード法）。しかしながらこの現象は右心室の圧負荷を伴う他の状況においても認められることがあり，肺高血圧症に特徴的な所見ではない（例：肺動脈狭窄症）。

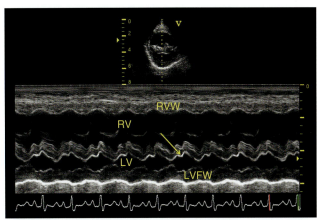

• **Figure 14-7**　有意な肺高血圧を呈するピンシャーにおいて認められた間接的な TM モード像（右傍胸骨短軸像心室レベル）。
右心室壁の肥厚，右心室腔（RV）の拡大，左心室内腔の減少，そして拡張期において心室中隔が左室自由壁（LVFW）の方向に運動する中隔壁の奇異性運動（矢印）が認められる。LV；左心室，RVW；右心室壁。（Photo credit: Valérie Chetboul.）

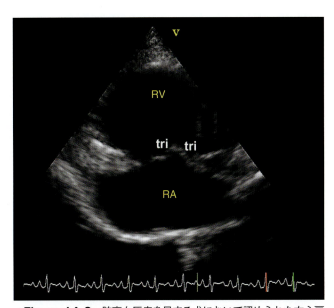

• **Figure 14-9**　肺高血圧症を呈する犬において認められた右心房拡大所見（左側心尖四腔像）。
異常な形に拡大した右心房径は右心室径よりも大きい。RV；右心室，RA；右心房，tri；三尖弁の弁尖。（Photo credit: Valérie Chetboul.）

一般的なドプラ法と肺高血圧症

ドプラ法を用いることで以下の利点が得られる。

- 肺高血圧症による間接的な所見である肺動脈圧と関連するドプラ法の変数が検出できる（2D モード法および TM モード法による指標の補足として）。
- 収縮期および拡張期肺動脈圧が定量化できる。

ドプラ法により間接的に評価できる肺高血圧症の所見

高速かつ異常な乱流を呈する収縮期の三尖弁逆流および

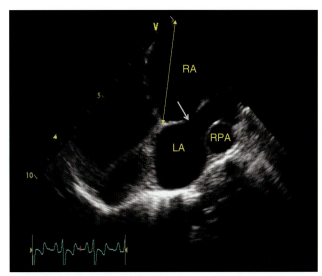

• **Figure 14-8**　有意な肺高血圧症において認められる間接的な心臓超音波検査像（右傍胸骨長軸四腔像）。
右心房の拡大が認められる。この肺高血圧症を呈する犬では，三尖弁輪部の位置での右心房の内径が左心房の内径より拡大している（両矢印）。さらには心房中隔の形態が異常で，左心房側に飛び出している（矢印）。また，右肺動脈の拡張も認められる（短軸像）。RA；右心房，LA；左心房，RPA；右肺動脈。（Photo credit: Valérie Chetboul.）

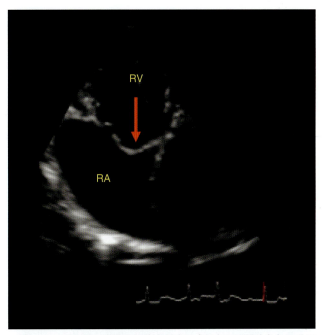

• **Figure 14-10**　肺高血圧症を呈する犬において認められるその他の間接的な心臓超音波検査像。
収縮期において三尖弁が右心房側に逸脱している（矢印）（左側心尖四腔像）。加えて，歪んだ右心房腔の内径は右心室腔の内径よりも拡大している。RV；右心室，RA；右心房。（Photo credit: Valérie Chetboul.）

拡張期の肺動脈弁逆流を測定することに加え（Video 14-3，14-4）（後述の「肺動脈圧の推定」参照），肺高血圧症の間接的な所見として肺動脈血流波形に変化をいくつか認めることがある[4, 6, 12, 15]。これらの変化は単一で認めら

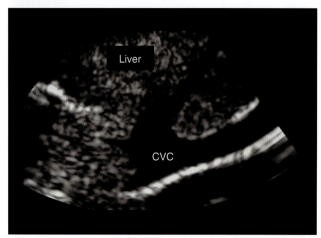

• **Figure 14-11**　重度な肺高血圧症において認められる間接的な心臓超音波検査像。
後大静脈と肝静脈の拡大が認められ，腹水貯留が出現する前の段階である（Figure 14-3 と同じ犬）。Liver；肝臓，CVC；後大静脈。(Photo credit: Valérie Chetboul.)

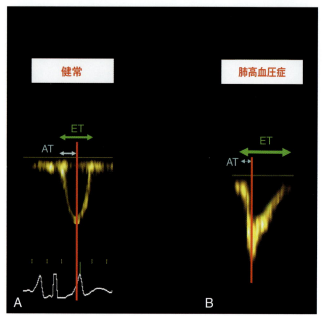

• **Figure 14-12**　肺高血圧症に認められる間接的なドプラ像。
ドプラ法において肺動脈血流波形の形状が肺高血圧症では変形してくる。健常動物（A）では波形は対称的である（AT：加速時間，ET：駆出時間）。肺高血圧症を呈する犬（B）では波形は非対称的に変化していく。AT が ET の 1/2 以下に短縮する（AT/ET 比＝0.2）。(Photo credit: Valérie Chetboul.)

れることも，複合していることもある。

1. 健常な肺動脈血流波形は対称性の V 字型であり，ピークは比較的丸みを帯びている（Figure 14-12, A）。肺高血圧症ではこの波形の形態が変化する。血流波形のピークはよりシャープに，加速時間（AT）は短縮し，最大血流速度を呈するタイミングは早くなる（Figure 14-12, B）。加速時間の短縮に加え，加速時間と肺動脈駆出時間（ET）の比率も低下することになる。これらの 2 つの指標（加速時間および加速時間／駆出時間比）は肺間質線維症を呈したウエスト・ハイランド・ホワイト・テリアにおいて，肺高血圧症を比較的良好な感度および特異度で予測することが可能であった。加速時間のカットオフ値を 58 ms とすると感度 88％，特異度 80％であった（健康なウエスト・ハイランド・ホワイト・テリアでは加速時間の中央値は 73 ms〈53〜104 ms〉であった）。一方，加速時間／駆出時間比のカットオフ値を 0.31 とすると感度 73％，特異度 87％であった（健康なウエスト・ハイランド・ホワイト・テリアでは加速時間／駆出時間比の中央値は 0.4〈0.28〜0.55〉であった）[4]。ウエスト・ハイランド・ホワイト・テリアにおいて，これら 2 つの指標は収縮期肺動脈圧と負の相関を持つことも示されている。同様の負の相関は，僧帽弁閉鎖不全症に続発する肺高血圧症の犬においても認められている[6]。しかしながら，その後の研究で加速時間／駆出時間比の健常な参照範囲の下限である 0.3 をカットオフ値として設定した場合，肺高血圧症の診断に際して特異度は

100％であったものの，感度は非常に低く，たったの 15％であったことが分かった[6]。カットオフ値を 0.44 とすると，特異度は 71％となるが，感度は上昇し 71％となる[6]。

2. 肺動脈弁の弁尖が収縮期に部分的に閉まることで生じる「ノッチ」が肺動脈血流波形に認められることがある（Figure 14-13）。しかしながら，ノッチがないことで肺高血圧症を否定することはできない。例えば，僧帽弁閉鎖不全症の症例では軽度の肺高血圧症を呈する犬の 11％，中等度〜重度の犬の 38％でしかノッチは認められなかった[6]。

3. 肺高血圧症では「右心室 Tei index」として知られる指標の増加を伴うことがある（Figure 14-14）[16]。これは右心室心筋のパフォーマンスの指標であり，以下の式によって算出する（Chapter 10 参照）。

（右心室等容性収縮時間＋右心室等容性弛緩時間）／駆出時間

僧帽弁閉鎖不全症に続発する肺高血圧症を対象にした研究では，右心室 Tei index は収縮期肺動脈圧と正の相関があることが示された。健常犬では 0.14±0.10（0.01〜0.40），有意な肺高血圧症を呈する犬では 0.49±0.31（0.07〜1.32）であった（平均値±標準偏差）[6]。しかしながら，同じ研究において右心室 Tei index の

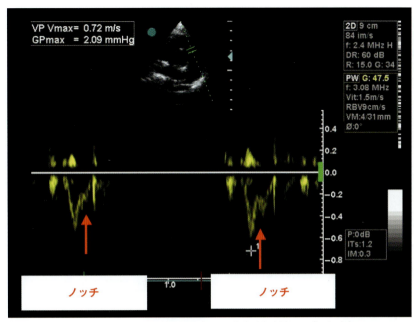

• **Figure 14-13**　肺高血圧症を呈する犬に認められた肺動脈血流波形の変形の例。
Figure 14-12, B にて示したように，波形は非対称的となる。加えて，波形の下降脚にノッチが出現する。(Photo credit: Valérie Chetboul.)

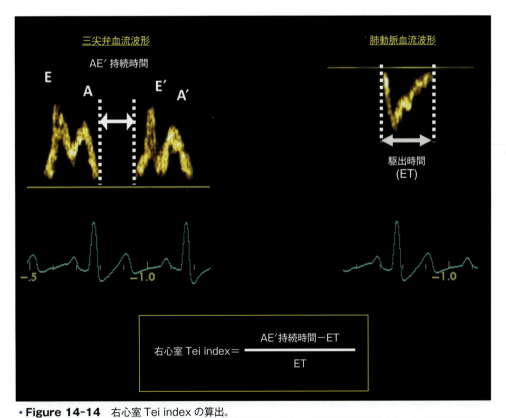

• **Figure 14-14**　右心室 Tei index の算出。
右心室 Tei index はドプラ法を用いて，三尖弁血流波形（左）と肺動脈血流波形（右）から算出できる。三尖弁血流波形は心周期ごとに 2 つの拡張期波から構成される：拡張早期の E 波と，拡張後期の A 波である。E′ 波および A′ 波は次の心周期の波形である。A 波のおわり（三尖弁の開口）から E′ 波の始まり（次の心周期の三尖弁の開口）までの距離を測定する。肺動脈血流波形は肺動脈駆出時間を測定するために用いる（ET＝駆出時間，波形の始まりからおわりまでの時間）。AE′ 持続時間と ET の差が右心室の等容性駆出時間および弛緩時間の総和と一致する。右心室 Tei index はこの時間差（AE′ 持続時間－ET）と ET の比として算出される。図の例では，肺動脈血流波形に異常が認められる（波形は非対称的であり，ノッチが認められる）。(Photo credit: Valérie Chetboul.)

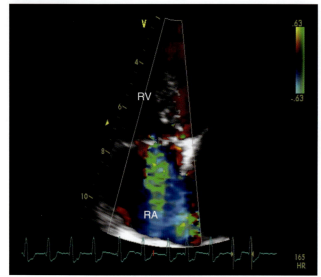

• Figure 14-15 収縮期肺動脈圧の推定（ステップ 1）。
収縮期肺動脈圧の算出に必要な条件は収縮期三尖弁逆流の存在であり，まずは左側心尖四腔像によりカラードプラ法を用いて検出する。次のステップでは連続波スペクトルドプラ法を用いて逆流血流の最大血流速度を測定する（Figure 14-16 参照，肺動脈狭窄がないことを確認した後に行うこと）。このアメリカン・スタッフォードシャー・テリアは進行した先天性の僧帽弁狭窄症を呈し（心房細動を併発し，腹水症，すなわちうっ血性右心不全を認める），重度の三尖弁逆流を認めている（右心房腔の 60％以上を逆流が占め，右心房の天井に達している）。RA；右心房，RV；右心室。(Photo credit: Valérie Chetboul.)

カットオフ値を健常における参照範囲の上限である 0.4 に設定した場合，肺高血圧症の診断に際して感度は低く 43％であった。

4. 重度の肺高血圧症では，収縮期の肺動脈最大血流速度が低下する場合があり，ときに収縮末期に逆流する血流が認められる（前方にではなく後方に逆流する）。

また，上記のドプラ法による指標の変化に加えて左心室充満圧が低下し左心室拡張障害が現れると，左心室の等容性弛緩時間の延長と僧帽弁血流波形 E 波と A 波の反転が認められることがある。

肺動脈圧の推定

収縮期肺動脈圧の推定

連続波スペクトルドプラ法において収縮期の三尖弁逆流最大血流速度を測定することにより，収縮期肺動脈圧を推定することが可能である（Figure 14-15，14-16）[1-3, 6, 12]。三尖弁逆流が認められる場合は，収縮期における右心室から右心房への逆流ジェットが存在する。この逆流血流の最大速度（$V_{三尖弁逆流}$）を測定することで，以下の計算式（簡易ベルヌーイ式）を用いて収縮期における圧較差

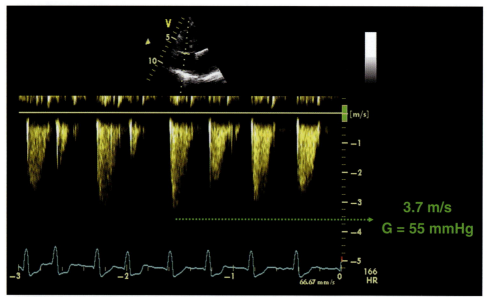

3.7 m/s
G = 55 mmHg

• Figure 14-16 収縮期肺動脈圧の推定（ステップ 2）。
Figure 14-15 と同一の症例の画像である。左側心尖四腔像において連続波スペクトルドプラ法を用いて三尖弁逆流の最大血流速度を測定する。この犬の三尖弁逆流波形は心房細動のせいでバラツキが認められる（三尖弁逆流はプローブから遠ざかる方向に向かうため，波形は陰性波となる）。逆流血流の最大血流速度は 3.7 m/s であった。ベルヌーイ式に従い，収縮期における右心室－右心房間の最大圧較差は $4 \times 3.7^2 = 55$ mmHg と算出できる。右心房圧は腹水貯留を認めることから（うっ血性右心不全），15 mmHg と推定できる。それゆえ収縮期右心室圧（一般的に肺動脈収縮期と同じと考える）は顕著に上昇しており，55＋15＝70 mmHg と推定できる。正確に言えば，この犬の肺動脈最大血流速度は 0.9 m/s であり，主肺動脈と右心室間の収縮期最大圧較差は 3 mmHg と推定することができる。よって，収縮期肺動脈圧は 70－3＝67 mmHg と計算することができる。(Photo credit: Valérie Chetboul.)

（ΔP収縮期）を算出することができる。

$$\Delta P_{収縮期} = P_{収縮期右心室} - P_{右心房} = 4(V_{三尖弁逆流})^2$$

もしくは

$$P_{収縮期右心室} = 4(V_{三尖弁逆流})^2 + P_{右心房}$$

$P_{右心房}$は右心房圧である。肺動脈の狭窄が認められない場合，収縮期肺動脈圧は収縮期右心室圧と同じと見なすことができる。したがって，

$$収縮期肺動脈圧（PAPs）\fallingdotseq P_{収縮期右心室} = 4(V_{三尖弁逆流})^2 + P_{右心房}$$

生理的な右心房圧は5 mmHgと推定する。右心房拡大所見が認められる場合は10 mmHgに，うっ血性右心不全徴候が認められる場合は15 mmHgに上げて考える。

この非侵襲的な収縮期肺動脈圧の定量化の方法は，カテーテル検査によって得られた値と比較できるため，人においては信頼できるものとされている[17]。

拡張期肺動脈圧の推定

連続波スペクトルドプラ法において拡張期の肺動脈弁逆流最大血流速度を測定することにより，拡張期肺動脈圧を推定することが可能である（Figure 14-17，14-18）[1-3, 6, 12]。

肺動脈弁逆流が認められる場合は，拡張期において主肺動脈から右心室への逆流ジェットが存在する。

この逆流血流の拡張末期血流速度（V肺動脈弁逆流）を測定することで，以下の計算式（簡易ベルヌーイ式）を用いて拡張期における圧較差（ΔP拡張期）を算出することができる。

$$\Delta P_{拡張期} = 拡張期肺動脈圧（PAPd） - P_{右心室} = 4(V_{肺動脈弁逆流})^2$$

$P_{右心室}$は右心室拡張末期圧である。したがって，拡張期肺動脈圧は少なくとも$4(V_{肺動脈弁逆流})^2$と同等になるはずである。

新しいイメージング法と肺高血圧症

上記で詳細に記載したとおり，収縮期および拡張期肺動脈圧は収縮期の三尖弁逆流速度と拡張期の肺動脈弁逆流速度を連続波スペクトルドプラ法にて測定することにより算出することができる。これら2つの逆流血流が存在することが必要条件であるが，常に認められるわけではない[18, 19]。僧帽弁閉鎖不全症に続発した肺高血圧症の犬86頭を用いた研究では[3]，連続波スペクトルドプラ法を用い

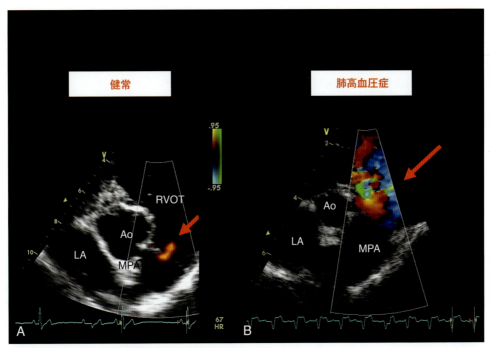

• **Figure 14-17**　拡張期肺動脈圧の推定（ステップ1）。
拡張期肺動脈圧の算出に必要な条件は拡張期肺動脈弁逆流の存在であり，まずは右傍胸骨短軸像大動脈レベルによりカラードプラ法を用いて検出する（矢印）。次のステップでは連続波スペクトルドプラ法を用いて逆流血流の最大血流速度を測定する（Figure 14-18 参照）。健常犬（A）と比較して，肺高血圧症を呈する犬（B）における拡張期肺動脈弁逆流は乱流パターンを呈し，その範囲も広い（乱流は右室流出路の全体を占め，拡張末期において大動脈前壁を越えて認められる）。Ao；大動脈，LA；左心房，MPA；主肺動脈。(Photo credit: Valérie Chetboul.)

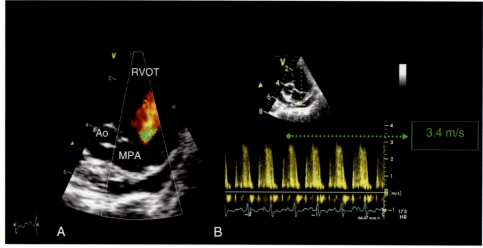

• Figure 14-18 拡張期肺動脈圧の推定（ステップ 2）。
右傍胸骨短軸像大動脈レベルにおいてカラードプラ法を用いて拡張期肺動脈弁逆流を検出できたら
（A），逆流血流の最大血流速度を連続波スペクトルドプラ法にて測定する（B）。3 カ月齢のこのキャバリ
ア・キング・チャールズ・スパニエルは原発性肺高血圧症を呈し，最大血流速度は 3.4 m/s であった
（肺動脈弁逆流はプローブに近づいてくる方向に向かうため，波形は陽性波となる）。ベルヌーイ式に従
い，拡張期における主肺動脈−右心室間の最大圧較差は 4×3.4^2=46 mmHg と算出できる。それゆえ拡
張期肺動脈圧は少なくとも 46 mmHg に上昇している（右心室拡張期圧を足さなければならないが，そ
の値は不明である）。Ao；大動脈，RVOT；右室流出路。(Photo credit: Valérie Chetboul.)

て評価できるほどの三尖弁逆流が認められず，10％の症例
において収縮期肺動脈圧を算出できていない。このことが
一般的なドプラ法における技術的な制限の主たるものであ
る。この制限は組織ドプラ法（Figure 14-19，14-20）お
よびストレイン法などの組織ドプラ法を用いた手技（Fig-
ure 14-21）によってある程度克服できる[6, 20-22]。カラー
2D 組織ドプラ法を用いた筆者らの研究では，肺高血圧症
は犬の右心室心筋基部における長軸方向の収縮期および拡
張期障害を引き起こすことが示された。

以下にその特徴を挙げる。

- 収縮期 S 波（Stdi）の低下
- 拡張早期（E）波と拡張末期（A）波の比率（E/Atdi
  比）の低下
- 等容性収縮時間および弛緩時間の延長
- QRS の開始時から収縮期 S 波のピークまでの時間の延長
- 以下の計算式にて算出される右心室心筋機能のグローバ
  ル組織ドプラ法指標（Gtdi）の低下

$$Gtdi = Stdi \times E/Atdi$$

収縮期 S 波，拡張早期波／拡張末期波比およびグロー
バル組織ドプラ法指標は収縮期肺動脈圧と負に相関する。
反対に組織ドプラ法を用いて算出した等容性収縮時間，等
容性弛緩時間および収縮期 S 波のピークまでの時間は収
縮期肺動脈圧と正に相関する。

最後に，これらの組織ドプラ法指標の感度および特異度
は，前述した Tei index を含めたドプラ法指標よりも疑う
余地なく優れていることが示されている。グローバル組織
ドプラ法指標のカットオフ値を健常における参照範囲の下
限である 6.2 に設定した場合，肺高血圧症の診断に際して
感度は 64％，特異度は 100％であった[6]。カットオフ値を
11.8 にした場合は，感度は 89％，特異度は 93％であった。

REFERENCES

[1] Kittleson MD, Kienle RD. Pulmonary arterial and pulmonary arterial hypertension. In: Kittleson MD, Kienle RD, editors. Small animal cardiovascular medicine. Saint Louis: Mosby; 1998, p. 433-49.

[2] Johnson L, Boon J, Orton EC. Clinical characteristics of 53 dogs with Doppler-derived evidence of pulmonary hypertension: 1992-1996. J Vet Intern Med 1999; 13: 440-7.

[3] Serres FJ, Chetboul V, Tissier R, et al. Doppler echocardiography-derived evidence of pulmonary arterial hypertension in dogs with degenerative mitral valve disease: 86 cases (2001-2005). J Am Vet Med Assoc 2006; 229: 1772-8.

[4] Schober KE, Baade H. Doppler echocardiographic prediction of pulmonary hypertension in West Highland White terriers with chronic pulmonary disease. J Vet Intern Med 2006; 20: 912-20.

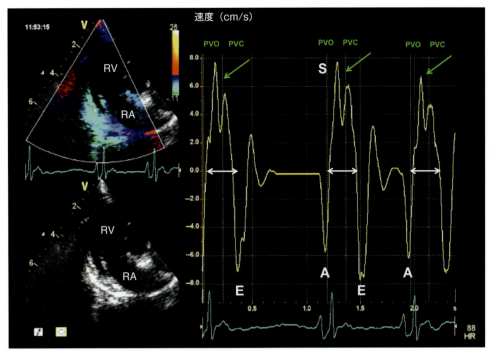

• **Figure 14-19**　気管虚脱に続発した肺高血圧症を呈するヨークシャー・テリアにおける，カラー2D
組織ドプラ法を用いて解析した右心室壁の長軸方向への収縮期運動異常の例。
左上；心筋運動はリアルタイムに左傍胸骨長軸像の2D画像に重ねてカラーで描出される。心筋運動は同
　　　期心電図（図の下部における緑色の心電図波形）と血行動態的なイベント（PVC：肺動脈弁閉
　　　鎖，PVO：肺動脈弁開口）を同時に記録しながら，右心室壁の基部に置かれた2mm径の黄円内
　　　の部分で解析される。
右；右心室壁の基部における長軸方向への心筋運動は，収縮期の陽性波（S波）と2つの陰性波（拡張早
　　期のE波および拡張後期のA波）からなる。肺動脈弁の閉鎖（PVC，矢印）が早期に生じている
　　（S波が終了する前に肺動脈弁の閉鎖の認められることから確認することができる〈S波の持続時間
　　を白矢印で示す〉）。この犬では聴診によってⅡ音の分裂が聴取されていたが，この現象によって説明
　　が可能である。さらには，S波にも異常が認められる。二峰性であり，測定値も軽度に低下している
　　（7.6cm/s，健常値は12.5±3.2cm/s[21]）。
RA；右心房，RV；右心室。(Photo credit: Valérie Chetboul.)

[5] Glaus T, Tomsa K, Hassig M, et al. Echocardiographic changes induced by moderate to marked hypobaric hypoxia in dogs. Vet Radiol Ultrasound 2004; 45: 233-7.

[6] Serres F, Chetboul V, Gouni V, et al. Diagnostic value of echo-Doppler and tissue Doppler imaging in dogs with pulmonary arterial hypertension. J Vet Intern Med 2007; 21: 1280-9.

[7] Glaus TM, Soldati G, Maurer R, et al. Clinical and pathological characterisation of primary pulmonary hypertension in a dog. Vet Rec 2004; 154: 786-9.

[8] Kolm US, Amberger CN, Boujon CE, et al. Plexogenic pulmonary arteriopathy in a Pembroke Welsh Corgi. J Small Anim Pract 2004; 45: 461-6.

[9] Chin KM, Rubin LJ. Pulmonary arterial hypertension. J Am Coll Cardiol 2008; 51: 1527-38.

[10] Rosenhek R, Rader F, Klaar U, et al. Outcome of watchful waiting in asymptomatic severe mitral regurgitation. Circulation 2006; 113: 2238-44.

[11] Chetboul V, Serres F, Tissier R, et al. Association of plasma N-terminal pro-B-type natriuretic peptide concentration with mitral regurgitation severity and outcome in dogs with asymptomatic degenerative mitral valve disease. J Vet Intern Med 2009; 23: 984-94.

[12] Boon JA. Acquired heart disease. In: Boon JA, editor. Manual of veterinary echocardiography. Baltimore: The Williams & Wilkins Co; 1998, p. 261-382.

[13] Kellihan HB, Stepien RL. Pulmonary hypertension in dogs: diagnosis and therapy. Vet Clin North Am Small Anim Pract 2010; 40: 623-41.

[14] Stepien RL. Pulmonary arterial hypertension secondary to chronic left-sided cardiac dysfunction in dogs. J Small Anim Pract 2009; 50 (Suppl.1): 34-43.

[15] Uehara Y. An attempt to estimate the pulmonary artery pressure in dogs by means of pulsed Doppler echocardiography. J Vet Med Sci 1993; 55: 307-12.

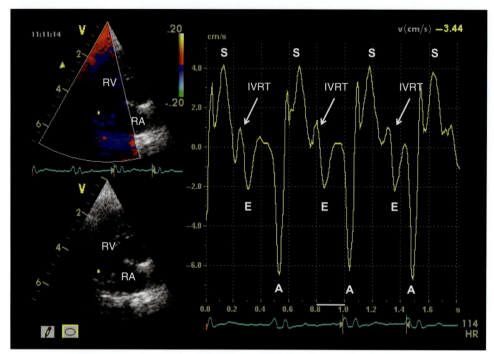

• **Figure 14-20** 気管虚脱に続発した肺高血圧症を呈するヨークシャー・テリアにおける，カラー 2D
組織ドプラ法を用いて解析した右心室壁の長軸方向への収縮期および拡張期運動異常の例。
　左上；心筋運動はリアルタイムに左側心尖五腔像の 2D 画像に重ねてカラーで描出される。心筋運動は同
　　　　期心電図（図の下部における緑色の心電図波形）を同時に記録しながら，心室壁の基部に置かれた
　　　　2 mm 径の黄円内の部分で解析される。
　右；右心室壁の基部における長軸方向への心筋運動は，収縮期の陽性波（S 波）と２つの陰性波（拡張早期
　　　のE 波および拡張後期の A 波）からなる。拡張期波であるE 波と A 波の比の逆転（E/A 比＝0.32，
　　　健常範囲＝1.6±0.6[21]），S 波の減高（4.1 cm/s，健常値＝12.5±3.2 cm/s[21]），そして等容性弛
　　　緩時間（IVRT，75 ms）にはっきりと異常波形が認められる（健常犬ではこの波形はほとんど認め
　　　られない）。
　RA；右心房，RV；右心室。（Photo credit: Valérie Chetboul.）

[16] Baumwart RD, Meurs KM, Bonagura JD. Tei index of myocardial performance applied to the right ventricle in normal dogs. J Vet Intern Med 2005; 19: 828–32.

[17] Currie PJ, Seward JB, Chan KL, et al. Continuous wave Doppler determination of right ventricular pressure: a simultaneous Doppler-catheterization study in 127 patients. J Am Coll Cardiol 1985; 6: 750–6.

[18] Rishniw M, Erb HN. Prevalence and characterization of pulmonary regurgitation in normal adult dogs. J Vet Cardiol 2000; 2: 17–21.

[19] Nakayama T, Wakao Y, Takiguchi S, et al. Prevalence of valvular regurgitation in normal beagle dogs detected by color Doppler echocardiography. J Vet Med Sci 1994; 56: 973–5.

[20] Chetboul V. Advanced techniques in echocardiography in small animals. Vet Clin North Am Small Anim Pract 2010; 40: 529–43.

[21] Chetboul V, Carlos Sampedrano C, Gouni V, et al. Quantitative assessment of regional right ventricular myocardial velocities in awake dogs by Doppler tissue imaging: repeatability, reproducibility, effect of body weight and breed, and comparison with left ventricular myocardial velocities. J Vet Intern Med 2005; 19: 837–44.

[22] Chetboul V, Carlos Sampedrano C, Gouni V, et al. Ultrasonographic assessment of regional radial and longitudinal systolic function in healthy awake dogs. J Vet Intern Med 2006; 20: 885–93.

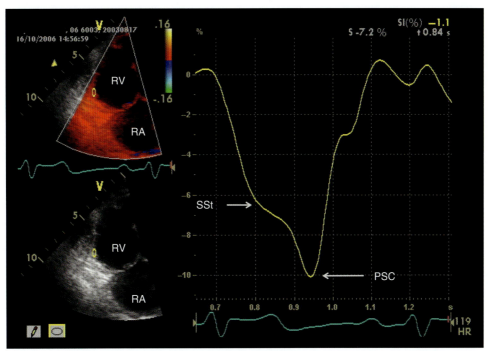

• Figure 14-21　住血線虫症に続発した肺高血圧症を呈する犬における，ストレイン法を用いて解析を行った右心室壁長軸方向の収縮期および拡張期運動異常の例。

長軸方向の収縮期ストレイン（SSt）は陰性波であり，そのカーブは拡張期に基線にまで戻る。これは局所において拡張期が延長している状況で収縮が起こることにより認められる現象である。右心室壁における長軸方向のストレインには2つの異常が認められている。収縮期ストレイン（SSt）の最大値（絶対値）は顕著に減少し（SSt＝−6.4％；健常値＝−9.5±5.5％[21]），拡張期においてはT波に続いて駆出後収縮運動（PSC）が認められ，SStよりも有意に高値をとっている（−10.2％）。心筋運動はリアルタイムに左側心尖五腔像の2D画像に重ねてカラーで描出される（左上）。ROIのサイズは5mm/3mm。RA；右心房，RV；右心室。(Photo credit: Valérie Chetboul.)

15

犬糸状虫症：
特異的な 2D 心臓超音波検査所見

ÉRIC DE MADRON

犬糸状虫症の心臓超音波検査所見　*258*
犬糸状虫症に関連した他の心臓超音波検査異常所見　*258*

犬糸状虫症は蚊によって媒介される線虫（犬糸状虫）の寄生虫感染症である。この寄生虫感染症は主に飼い犬や野犬に感染するが，猫にも感染することがある。蚊によってL3 段階の幼虫が体内に注入されると，肺動脈に移行し，4〜5 カ月後には L4 段階の幼虫が肺動脈に到達する。幼虫によって動脈炎が引き起こされ，徐々に肺動脈性肺高血圧症へと進行する。少数の寄生虫感染の場合，成熟した犬糸状虫は肺動脈の遠位に存在する。この場合，肺高血圧症は検出できず，したがって心臓超音波検査では異常は認められない。感染寄生虫の数が多くなってくると，犬糸状虫症の成虫は次第に主肺動脈を含め，肺動脈の近位側に位置するようになり，心臓超音波検査による描出が可能となる。肺高血圧症の徴候も確認できるようになる（Chapter 14 参照）。非常に重度の寄生虫感染の場合，犬糸状虫の成虫は右心腔内や後大静脈においても確認されるようになり，大静脈症候群と呼ばれる溶血性症候群を引き起こす。

犬糸状虫症の心臓超音波検査所見

犬糸状虫の成虫の表皮は高エコー性である。犬糸状虫は2D心臓超音波検査で描出することが可能であり，2mm間隔で，イコールサインのような2本線として認められる。（Figure 15-1）[1-4]。

感染の重症度によって成虫の虫体は右肺動脈（Figure 15-1），主肺動脈，右心室，右心房（Figure 15-2）で確認される[1-4]。

大静脈症候群を伴った重症例では，多数の犬糸状虫の成虫は右心房内に局在する虫体塊を形成し，拡張早期に右室流入路に移動する（Figure 15-3）[2]。

猫において犬糸状虫症の血清学的診断はより困難であるが，2D心臓超音波検査による検出は非常に有用であると考えられる。猫において，心臓超音波検査により検出した犬糸状虫の数と，実験的に感染させ剖検により確認した数の間には良好な相関関係が示されている。2D心臓超音波検査を実施した27％の症例でこの数が過大評価，53％の症例で過小評価，22％の症例で正確であった。偽陽性は右心室乳頭筋の腱索がイコールサインに似て観察されることに起因していると思われる。心臓超音波検査によって95％の症例で重度の感染（＞11成虫）を検出できるとともに，88％の症例で感染と非感染の区別が可能である[3]。

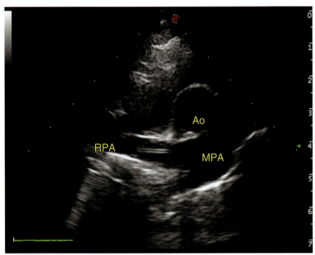

• **Figure 15-1**　猫における2Dモード像（右傍胸骨短軸像大動脈弁レベル）。
右肺動脈（RPA）に一隻の犬糸状虫の成虫が明らかに認められる。Ao；大動脈，MPA；主肺動脈。(Photo credit: Claudio Bussadori.)

犬糸状虫症に関連した他の心臓超音波検査異常所見

他の心臓超音波検査上の異常所見の存在は，犬糸状虫症に併発した肺動脈性肺高血圧症の重症度に左右される。その中には主肺動脈や，右心室，右心房の拡張が含まれる。心室中隔もまた平坦になり，奇異性運動を示すようになる[5]。

ドプラ法で認められる異常は肺動脈性肺高血圧症の所見である（Chapter 14 参照）。

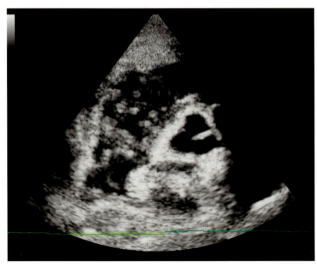

• **Figure 15-2**　2Dモード像（右傍胸骨短軸像大動脈弁レベル）。右心房において複数の虫体像が明らかである（Photo credit: Claudio Bussadori.)

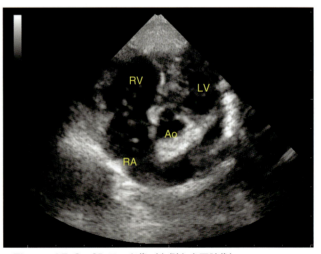

• **Figure 15-3**　2Dモード像（左側心尖五腔像）。右心房（RA），右心室（RV）内に複数の犬糸状虫の成虫像が描出されている。Ao；大動脈，LV；左心室（Photo credit: Claudio Bussadori.)

REFERENCES

[1] Badertscher RR, Losonsky JM, Paul AJ, Kneller SK. Two-dimensional echocardiography in the diagnosis of dirofilariasis in nine dogs. J Am Vet Med Assoc 1988; 193: 843-6.

[2] Atkins CE, Keene BW, McGuirk SM. Pathophysiologic mechanism of cardiac dysfunction in experimentally induced heartworm caval syndrome in dogs: an echocardiographic study. Am J Vet Res 1988; 49: 403-10.

[3] Atkins CE, Arther RG, Ciszewski DK, et al. Echocardiographic quantification of *Dirofilaria immitis* infection in experimentally infected cats. Vet Parasitol 2008; 158: 164-70.

[4] Selzer BA, Newell SM, Mansour AR, McCall JW. Radiographic and 2-D echocardiographic findings in eighteen cats experimentally exposed to *D. immitis* via mosquito bites. Vet Radiol Ultrasound 1996; 37: 499-505.

[5] Lombard CW, Ackerman N. Right heart enlargement in heartworm infected dogs: a radiographic, electrocardiographic and echocardiographic correlation. Vet Radiol 1984; 25: 210-7.

16

全身性疾患による循環器症状

VALÉRIE CHETBOUL AND ÉRIC DE MADRON

体高血圧症　*262*

甲状腺機能亢進症　*268*

貧血　*271*

体高血圧症

体高血圧症（SHT）は慢性的な収縮期血圧の増加（＞160 mmHg）および拡張期血圧の増加（＞100 mmHg）の両方，あるいはそのどちらか一方により定義される。動物において体高血圧症は，他の疾患に続発したものが多い（主に慢性腎臓病，猫の甲状腺機能亢進症などの内分泌疾患）[1-5]。これらの疾患は直接的に心血管系の障害の原因となりえる。これに加え，体高血圧症自体も心血管系の障害の原因となる。心血管系を含め，終末器官の損傷の危険性は，収縮期および拡張期血圧がそれぞれ 180 mmHg，120 mmHg 以上で高いと判断される[1]。

体高血圧症は老齢の猫でみられる主な心血管障害である。犬での発生は非常に少ない。猫において，従来のドプラ法や組織ドプラ法による，体高血圧症に続発した機能的および形態学的な心血管の変化は，これまで多く報告されてきた[6-12]。犬においては，有用な報告は少ない[13]。そして，この2種の間で，いくつか特徴が異なるようである。ここでは，別々にこれらの記載を行うこととする。

猫の体高血圧症

左心室のリモデリング（2D モード法と TM モード法）

人と同様に[14-16]，左心系の心筋の肥厚は猫の体高血圧症で最もよくみられる変化である[8-12]。2001 年に Snyder によって 19 頭の体高血圧症を呈する猫を対象とした心臓超音波検査の研究が行われ[8]，これにより，体高血圧症の猫では，健常猫と比較し，中隔および左室自由壁が肥厚することがはじめて明らかにされた。この結果は，後に筆者らのチームで実施した 58 頭の体高血圧症の猫を対象とした研究でも確認されている。この研究では，過去に心臓超音波検査を実施した 39 頭の体高血圧症の猫を対象とし，対照群と比較して収縮期，拡張期において明らかな中隔と左室自由壁の肥厚，収縮期および拡張期の左心室内径の減少を認めた。壁の肥厚の度合いと血圧，動物の年齢の間に相関は認められなかった。この研究は，人と同様に[14] 猫の体高血圧が左心室の形態の変化と関連していることを明らかにした最初の報告である（Figure 16-1）。猫の体高血圧症に関連した左心室形態は6つのタイプに分けられ，以下のように定義されている。(1) 求心性肥大：リモデリングの中で最も一般的なタイプである（59%；Figure 16-2)，(2) 健常な左心室構造（15%），(3) 対称性の求心性左心室

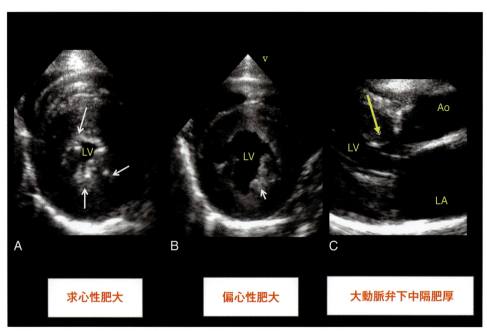

• **Figure 16-1**　体高血圧症を呈する猫における左心室肥大のタイプの違い。
AとBはそれぞれ求心性肥大と偏心性肥大（右傍胸骨短軸像心室レベルにおける収縮期）。初期において，左心室容積は減少するが，次第に増加が認められる。心内膜下に高エコー性の斑点（矢印）が描出されている（線維化）。Cは大動脈弁下の中隔肥厚（矢印）の例（右傍胸骨長軸五腔像）。Ao；大動脈，LA；左心房，LV；左心室。(Photo credit: Valérie Chetboul.)

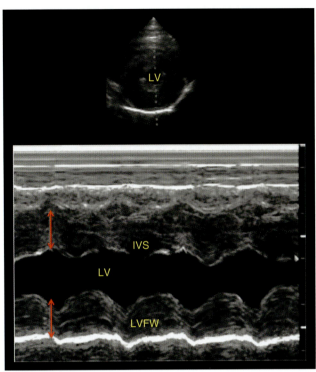

• Figure 16-2　体高血圧症を呈する猫における左心室の求心性肥大。
心室レベルでの TM モード法によって，心室中隔（IVS）および左室自由壁（LVFW）とも求心性に肥大していることが確認される。拡張期の壁厚の比（LVFW/IVS 比）が 0.7〜1.3 の範囲内であることから，対称性肥大であると考えられる（拡張期 LVFW＝6.5 mm，拡張期 IVS＝7.8 mm，拡張期 IVS/LVFW 比＝1.2）。LV；左心室。(Photo credit: Valérie Chetboul.)

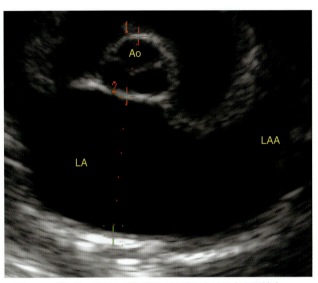

• Figure 16-3　体高血圧症を呈する猫における左心房拡大。
右傍胸骨短軸像大動脈弁レベルにおいて，明瞭に観察される左心耳（LAA）とともに，著しい左心房の拡大が確認される（LA/Ao 比：2.4）。Ao；大動脈，LA；左心房。(Photo credit: Valérie Chetboul.)

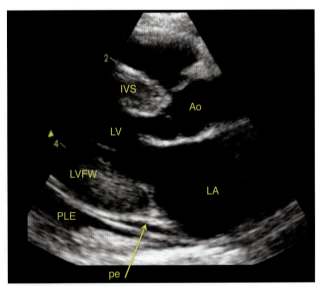

• Figure 16-4　体高血圧症を呈する猫における左心房拡大およびうっ血性心不全の徴候。
右傍胸骨長軸五腔像において，いくつかの異常が示されている：左心房拡大（大動脈径の 2 倍），左室自由壁（LVFW）の真下にある 2 層の心膜の間にみられる無エコー領域の心膜液（pe），胸水（PLE）と高エコー性の心室中隔（IVS）のリモデリング。Ao；大動脈，LA；左心房，LV；左心室。(Photo credit: Valérie Chetboul.)

肥大（26％），（4）非対称性の求心性左心室肥大（33％），自由壁または中隔の肥大（それぞれ23％，10％），（5）偏心性左心室肥大（13％），（6）大動脈弁下における局所的な中隔の肥厚（13％）。

　これらの左心室リモデリングのタイプ間には，偏心性心肥大の猫を除き（他の心肥大の動物にくらべ明らかに若かった），疾患（網膜症や腎不全）や血圧に関連したシグナルメント（品種，性別）における明らかな差は認められなかった。タイプ間で差が認められなかったことから，高血圧性の肥大には，複数の要因が複雑に関連していると考えられる[17, 18]。後の回顧的研究において，体高血圧症の猫で，高い心肥大の有病率（TM モード法において 70％）と，多様な左心室のリモデリングが確認されている[11]。

　最後に，体高血圧症に併発した心肥大では，主に心内膜において，線維化領域を示す高エコー性の斑点を伴った不均一な心筋構造が認められることに言及したい（Figure 16-1）。この肥大は，アムロジピンのような降圧剤による治療により消失することがある。

従来のドプラ法で観察される他の心血管の変化

* 体高血圧症に起因した左心室リモデリングにより，まれに左心房拡大やうっ血性心不全が認められる。（Figure 16-3，16-4）[7, 10]。これらの異常は，筆者らの研究において，それぞれ 28％（左心房拡大），12％（うっ血性心

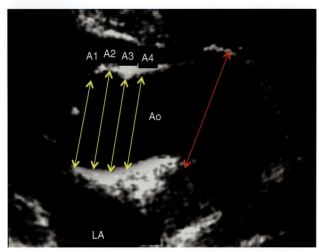

• Figure 16-5　体高血圧症を呈する猫における大動脈の拡大。Nelso らの研究による右傍胸骨長軸像における 4 つの大動脈径の測定：（A1）大動脈の弁輪径，（A2）バルサルバ洞レベルでの大動脈径，（A3）バルサルバ洞－近位上行大動脈移行部，（A4）近位上行大動脈径。A3 と A4 の部分で拡張がみられ，大動脈が直線状となって異常な形態として観察される。また拡張により，通常認められない大動脈弓が明瞭に確認される（赤両矢印）。Ao；大動脈，LA；左心房。(Photo credit: Valérie Chetboul.)

不全）の症例で観察された[10]。

- 上行大動脈の拡大は，猫の体高血圧症においてよく認められる変化である（Figure 16-5）。Nelso らは，15 頭の体高血圧症の猫において，異なる 4 つの部位で大動脈径を評価した（右傍胸骨長軸像を使用）：大動脈の弁輪，バルサルバ洞，バルサルバ洞－近位上行大動脈移行部，近位上行大動脈（それぞれの径は A1，A2，A3，A4 に一致している；Figure 16-5）。A3，A4 の径は A4/A1 比，A3/A1 比とともに，対照群の健常猫と比較して，体高血圧症の猫において明らかに高値であることが分かっている。これらは収縮期動脈血圧と正の相関が認められる[9]。

- 体高血圧症に続発した大動脈拡大は，弁輪の拡大により，まれに機能的な大動脈逆流を生じることがある（Figure 16-6）。さらに少ない頻度ではあるが，体高血圧症は人と同様に，大動脈壁の解離を引き起こすことがある[7]。

- 拡張機能の変化は猫の体高血圧症と関連していることが多い[12]。組織ドプラ法に関して詳しく記載しているが（下記参照），拡張障害による血行動態の変化はスペクト

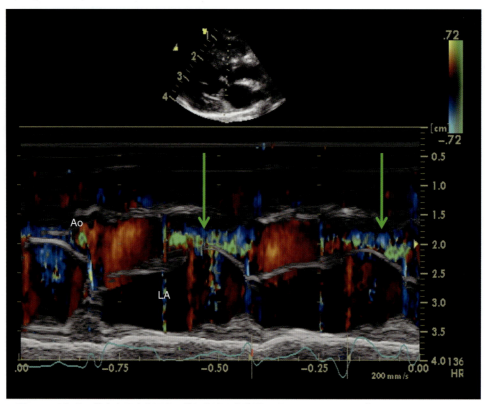

• Figure 16-6　体高血圧症を呈する猫における大動脈レベルでの TM モード像。心室の拡張期全体にわたり，大動脈弁逆流（緑矢印）が記録されている。(Photo credit: Valérie Chetboul.)

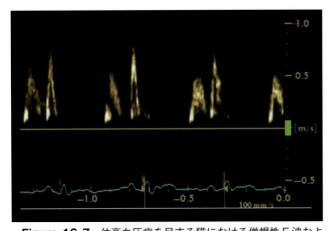

• **Figure 16-7**　体高血圧症を呈する猫における僧帽性 E 波および A 波の反転。
E/A 比は 1 以下であり（0.75），拡張障害が示唆される。（Photo credit: Valérie Chetboul.）

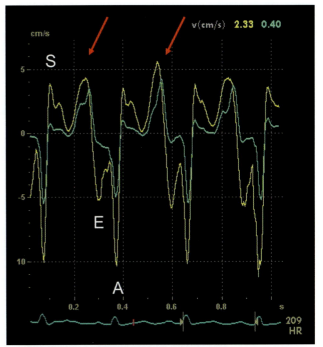

• **Figure 16-8**　体高血圧症を呈する猫におけるカラー 2D 組織ドプラ法を用いた長軸方向の心筋機能の解析。
組織ドプラ法による解析は，左側心尖四腔像において，左室自由壁上に設置した直径 2 mm の 2 つの円形領域で測定された。1 つは心基部（黄曲線），もう 1 つは心尖部である（緑曲線）。心周期のうち異なる時相で測定を行い，陽性 S 波は収縮期に，2 つの陰性波である E および A はそれぞれ拡張早期，拡張末期に確認される。心基部と心尖部はともに E/A 比が 1 より小さいことで拡張障害と判断される。さらに，もう 1 つ収縮期および拡張期に異常所見が確認できる。S 波よりも大きな振幅を示す等容性弛緩時間の収縮（赤矢印）と，A 波と E 波の間に介入する等容性弛緩時間の収縮である。（Photo credit: Valérie Chetboul.）

ルドプラ法を用いて検出することが可能である。僧帽性 E・A 波の反転や（Figure 16-7），等容性弛緩時間の延長も確認される[12]。

組織ドプラ法による心筋障害の解析

　心筋の組織ドプラ法は，心周期全体で心筋の運動速度を測定する特殊なドプラ技術である（Chapter 4 参照）[19]。選択した像に依存し，（右傍胸骨短軸像の腱索または心尖レベル），組織ドプラ法により長軸方向，短軸方向の左心系心筋機能の解析が可能である。筆者らのチームでは，このカラー 2D 組織ドプラ法[20, 21]の技術を覚醒下の猫に使用し，体高血圧症の猫に併発した心筋障害の部位を調査した[12]。体高血圧症の猫で認められた変化は，猫の原発性の心筋症にみられる変化と似ており，主に心基部と心尖部の左室自由壁の拡張機能（Figure 16-8），心基部の心室中隔の機能（Figure 16-9），左心室の短軸方向機能の低下が認められた[12]。この障害は TM モード法により，左心室領域だけでなく心筋の厚みが健常な部位においても認められている。この研究において[12]，体高血圧症では短縮率が健常よりも増加しているにもかかわらず，左心系の長軸方向の収縮機能に影響を及ぼしていることが組織ドプラ法によって明らかにされた（Figure 16-8）。体高血圧症に関連した収縮障害の特徴は，対照群の猫とくらべて著しい左長軸方向の収縮速度の減少と，心基部−心尖部勾配の減少であった。それに加え，収縮期および拡張期にある特徴的な収縮障害が認められ（Figure 16-8），体高血圧症の猫において，1/3 以上の症例で収縮期後期に E 波の消失がみられた（80％の症例で心基部，71％で心尖部）。しかし，E 波の消失はこの研究の中で対照群の 56 頭の猫でも認められた。現在，等容性弛緩時間の収縮は心筋分節の非同調性および機能障害の指標としてみなされている。これらは人や実験的に作成した心筋梗塞において確認されている[22, 23]。しかしながら，これらの収縮は人における健常心筋の 1/3 でも観察されており，心筋梗塞ではより高頻度に観察される[23]。

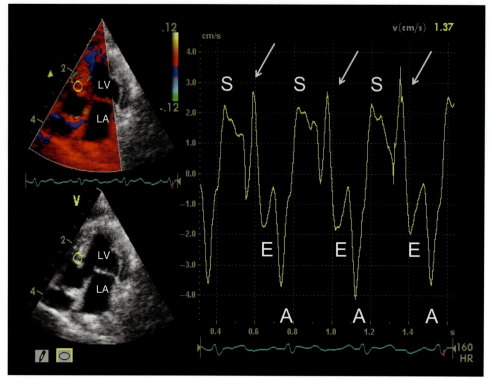

• **Figure 16-9**　体高血圧症を呈する猫におけるカラー 2D 組織ドプラ法を用いた長軸方向の心室中隔の機能異常の解析。
組織ドプラ法により，左側心尖像心室中隔の基部に合わせた 2 mm 径の円形セグメントで解析。猫における拡張障害は，Figure 16-8 と同様に，E/A 比は 1 より小さく，収縮期 S 波と拡張早期 E 波の間に認められる等容性収縮（白矢印）によって示唆される。A；拡張末期波，LA；左心房，LV；左心室。(Photo credit: Valérie Chetboul.)

犬の体高血圧症

　現在のところ，犬における体高血圧症と心血管系との因果関係に関する情報はわずかである。いくつかの臨床症例や症例集が発表されているが，犬においては体高血圧症による腎機能障害や，高血圧性の内分泌疾患に着目したものがほとんどである。筆者らのチームでは近年，58 頭の犬において（30 頭が自然発症の体高血圧症群。28 頭が対照群。年齢，体重は同じ），従来のドプラ法および組織ドプラ法を用いて体高血圧症に関連した心血管系の変化について研究を行った。結果は以下のようにまとめられた。

- 対称性および求心性心筋肥大は，症例のほぼ半数で認められた（47％，Figure 16-10）。他の左心室の形態異常は認められなかった。

- 体高血圧症の犬において，左心房拡大またはうっ血性心不全は認められなかった。

- 体高血圧症の犬の1/3において，カラードプラ法により，機能的大動脈弁逆流を伴う大動脈の拡大が検出された（Figure 16-11〜16-13；Video 16-1）。

- 組織ドプラ法を行ったすべての体高血圧症の犬で，E 波と A 波の逆転（拡張早期および拡張末期）を伴う長軸方向の心基部および心尖部の拡張障害（Figure 16-14），中隔基部の長軸の拡張障害（Figure 16-15），心内膜下の求心性機能障害，TM モード法における心筋肥大を伴う長軸方向の心基部および心尖部の拡張障害が認められた。

- これらは健常犬と比較し，収縮期速度，および心基部－心尖部収縮期速度勾配の明らかな減少によるものであった。

- 左室自由壁の長軸方向，短軸方向における等容性弛緩時間の収縮は体高血圧症の犬でそれぞれ 5％，16％検出された。ある 1 症例では，長軸方向の E 波の消失が認められた（Figure 16-14，16-16）。長軸方向の等容性弛緩時間における中隔の収縮は体高血圧症の犬の 8％で検出された。対照群 28 頭の中で，この所見を確認された犬はいなかった。

　したがって，猫と同様に，収縮および拡張障害を併発した体高血圧症の犬では，大部分が長軸方向運動と等容性弛緩時間の収縮に異常を認める。また，体高血圧症はしばし

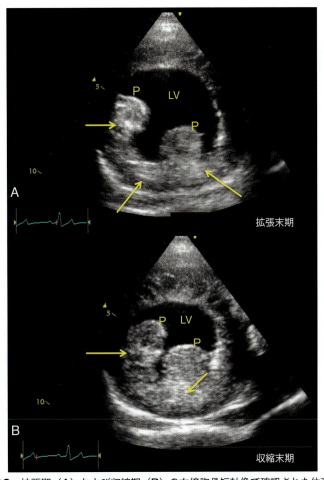

• **Figure 16-10**　拡張期（A）および収縮期（B）の右傍胸骨短軸像で確認された体高血圧症を呈する犬における左心室の求心性肥大。
高エコー性の領域（矢印）が左心室心筋（P）および乳頭筋で観察される。LV；左心室。（Photo credit: Valérie Chetboul.）

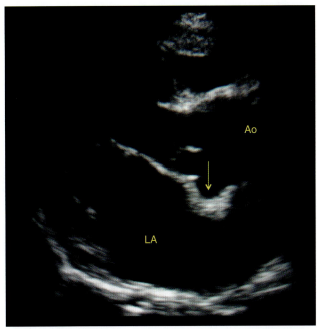

• **Figure 16-11**　体高血圧症を呈する犬における大動脈および左冠動脈（矢印）の拡大（右傍胸骨五腔像）。
Ao；大動脈，LA；左心房。（Photo credit: Valérie Chetboul.）

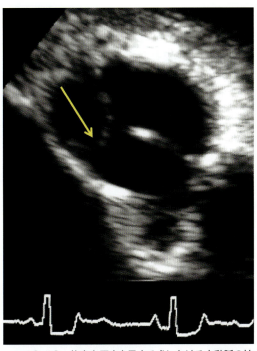

• **Figure 16-12**　体高血圧症を呈する犬における大動脈の拡大に併発した大動脈弁の弁尖閉鎖ライン（矢印）の変形（右傍胸骨短軸像）。（Photo credit: Valérie Chetboul.）

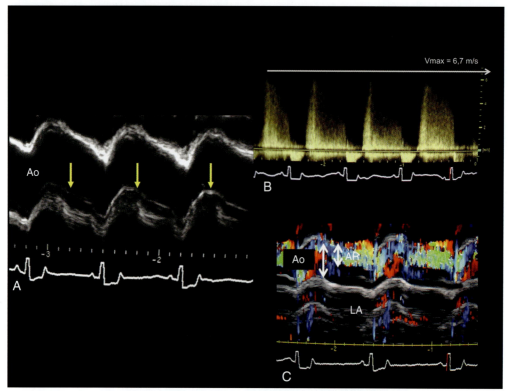

• Figure 16-13　体高血圧症を呈する犬における大動脈の断面および大動脈弁逆流。
Ａ；大動脈レベルにおける TM モード法により，動脈の断面が平行な２つの壁のライン（矢印）として視覚的
　に確認される。
Ｂ；連続波スペクトルドプラ法により測定された拡張期大動脈弁逆流の最大速度（Vmax）は高値を認め，拡
　張期高血圧による，著しい大動脈－左心室間の圧較差（180 mmHg）が示されている。
Ｃ；カラー TM モード法により，拡張期全域において大動脈逆流（AR）が認められる（逆流ジェットの高さ /
　大動脈径＝70%）。
Ao；大動脈，LA；左心房。(Photo credit: Valérie Chetboul.)

ば心筋肥大に関連する。しかしながら，犬の体高血圧症の
心肥大の特徴は均等な肥大である（偏心性や大動脈下領域
での肥大は認められない）。また，大動脈弁逆流は猫にお
いてはまれであるが，犬では頻繁に体高血圧症の合併症と
して認められる。

甲状腺機能亢進症

　甲状腺機能亢進症は，猫でよく遭遇する疾患である。こ
の内分泌疾患は，エネルギー代謝や心血管系に影響し，多
岐にわたって異常を生じる。末梢血管拡張作用により，代
謝量，酸素消費量を増加させる。心筋細胞における甲状腺
ホルモンの影響として，左心室肥大がある。収縮力の増大
により，アドレナリン受容体の感受性が増加する。心拍出
量，心拍数，駆出率，酸素消費量はすべて増加する。時間
経過とともに，心筋の拡張障害がみられるようになる。こ
れらの変化は高心拍出性のうっ血性心不全を引き起こ
す[36]。

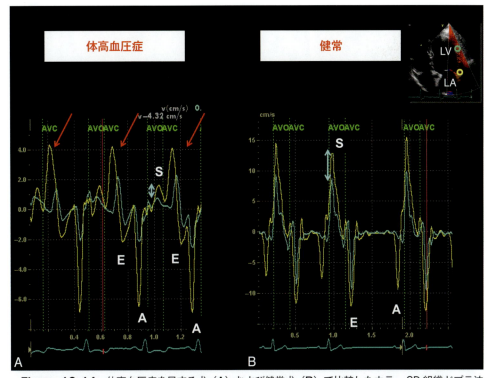

• Figure 16-14　体高血圧症を呈する犬（A）および健常犬（B）で比較したカラー 2D 組織ドプラ法による長軸方向の左側心筋の機能異常の解析。
右側の心筋速度の解析は左心室壁の心基部（黄）および心尖部（緑）の 2 カ所に設置した 2 mm 径の円形セグメントで同時に行われる。心基部領域（黄曲線）は心尖部領域（緑曲線）と比較し，収縮および拡張期ともに急激に変動しているのが示され，このトレースにより，心周期全体における心筋速度勾配が明らかとなる。体高血圧症の動物では，収縮期および拡張期の心筋機能障害は収縮期 S 波の減少，心基部－心尖部における収縮期勾配の減少（青両矢印），収縮期 S 波（赤矢印）よりも増強した等容性弛緩時間における収縮の存在，拡張早期 E 波および拡張末期 A 波の逆転（E/A 比＜1）により決定される。AVC；大動脈弁閉鎖，AVO；大動脈弁開放，LA；左心房，LV；左心室。(Photo credit: Valérie Chetboul.)

TM モード法と 2D モード法

　心臓超音波検査所見は一貫していない。左心系の拡大と，心室中隔と左室自由壁の両方またはどちらか一方の肥大が確認される。短縮率は増加していることが多い（Table 16-1）[36, 37]。

　甲状腺機能亢進症の猫において，放射性ヨウ素（[131]I）治療前後の超音波検査画像から得られる数値の比較を行った研究がいくつかある。その中で，治療前の左室自由壁厚のみが血清 T4 濃度との相関が認められた[38]。症例の 37％において，1 つまたはそれ以上の異常を示す数値が認められた。他の研究では，治療前の心臓超音波検査上での変化は非常に少なく，多くが健常値内であると言われてい

る（Figure 16-17）。トロポニン I（cTnI）の上昇を伴った猫では，cTnI 濃度が健常猫にくらべ，拡張期・収縮期における中隔の壁厚が増加している傾向にある[39]。

　最もよく認められる異常は，中隔または自由壁の肥大であり，治療により可逆的な変化が認められる[38]。

　治療による短縮率の減少が認められたという報告がいくつかある[38, 39]。

　治療により，検査数値の健常化が認められたのにもかかわらず，症例の 32％において，異常所見が残っていたということは興味深い[38]。その中の 45％の猫において，治療前の超音波検査所見は健常であった。これは治療後においても異常が残る可能性を示している[38]。

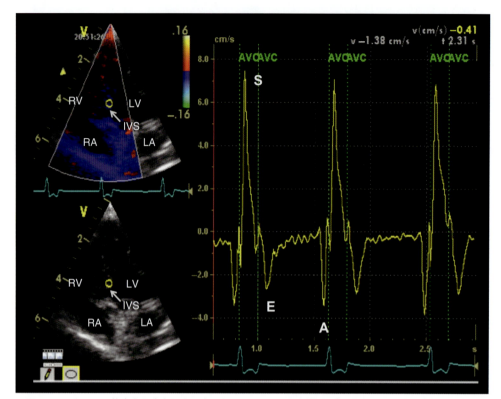

• **Figure 16-15** 体高血圧症を呈する犬におけるカラー 2D 組織ドプラ法を用いた長軸方向の心室中隔の機能障害の解析。
心筋速度の解析は，心室中隔（IVS）の基部に設置した 2 mm 径の円形セグメントで実施される。心筋の変化は，拡張期波形と，拡張早期波形（E 波）と拡張末期波形（A 波）の逆転（E/A 比＜1）により評価される。AVC；大動脈弁閉鎖，AVO；大動脈弁開放，LA；左心房，LV；左心室，RA；右心房，RV；右心室，S；陽性収縮期波。(Photo credit: Valérie Chetboul.)

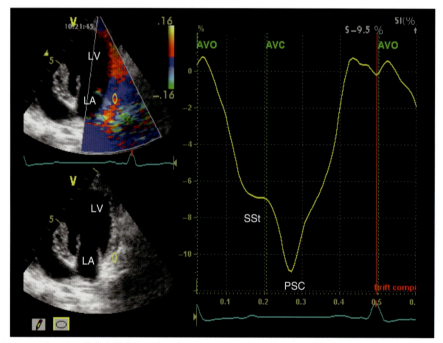

• **Figure 16-16** 体高血圧症を呈する犬における左室自由壁の基部にストレイン法を用いた長軸方向の心筋機能障害の解析の 1 例。
長軸方向の収縮ストレインは通常予想されるように陰性であったが，その等容性収縮時間ストレイン（SSt）は減少した（7%，健常基準範囲＝19～35%）。等容性弛緩時間収縮（PSC）は大動脈弁閉鎖後で基線へ回帰前に確認でき，SSt より振り幅が大きかった（11.2%）。関心領域（ROI）のサイズは 5 mm/3 mm。AVC；大動脈弁閉鎖，AVO；大動脈弁開放，LA；左心房，LV；左心室，RA；右心房，RV；右心室，S；陽性収縮期波。(Photo credit: Valérie Chetboul.)

Table 16-1	103 頭の甲状腺機能亢進症を呈する猫で観察された異常な心臓超音波検査所見[36]	
異常	**割合%（n＝103）**	
左心房拡大	67	
拡張期左室拡大	45	
中隔の肥厚	39	
左室自由壁の肥厚	71	
左室短縮率の増加	20	

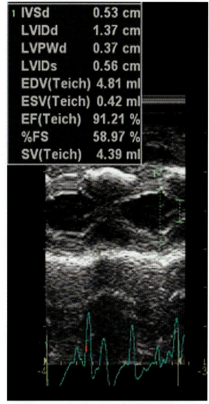

• **Figure 16-17**　甲状腺機能亢進症を呈する猫における左心室のTM モード像。
自由壁と比較し，中隔の肥厚がみられる。しかし，この壁厚は健常上限であった。短縮率は健常（59%）である。（Photo credit: Valérie Chetboul.）

ドプラ法

　甲状腺機能亢進症による心疾患では，最初の段階で観察できるほどの拡張機能の異常は認められない[40]。しかしながら，甲状腺機能亢進症が持続した結果生じる心筋リモデリングは，拡張機能に影響を与える可能性がある。E/A比の逆転，等容性弛緩時間の延長という弛緩障害がその後認められる（Figure 16-18）。

　病態の進行により弛緩異常を呈する拘束型の心筋の変化を生じることがあるが，この場合，甲状腺機能亢進症の治療をしても，不可逆的である場合がほとんどである。

貧血

　遷延性の貧血は心血管系に大きな影響を与え，高拍出性のうっ血生心不全につながることがある[41]。まず血液粘稠性が減少する。それに加え，組織酸素要求量が増加した結果，血管拡張が生じる。したがって，著しく後負荷が減少する。さらに，心臓のアドレナリン作動性の刺激が増加する[41]。貧血により起こる心臓の変化については，人の先天性貧血（サラセミアや鎌状赤血球貧血症）[42]や腎不全に続発した貧血の患者で多く述べられている[43,44]。その中には，左心室の拡張末期径の増加，左心室の質量の増加を伴った左心室肥大，一回拍出量の増加を伴った心筋運動の亢進，大動脈の駆出時間の減少がある。様々な拡張異常も観察される[42-44]。これらは，貧血の回復により，可逆的な変化をとる[43,44]。

　実験的に定容量性の貧血を誘発させた犬の実験では，前述の人で報告されているものと類似した，短縮率および一回拍出量の増加を伴う心筋の運動多過，収縮末期容積の減少，心拍数の増加が報告されている（Figure 16-19）[45]。

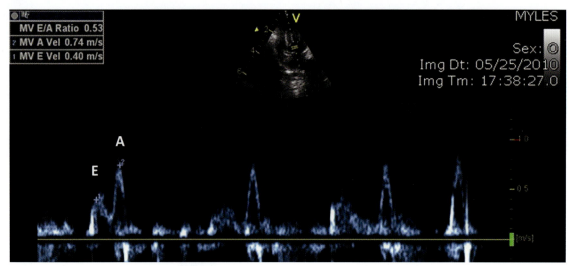

• **Figure 16-18** Figure 16-17 で示した甲状腺機能亢進症を呈する猫における経僧帽弁スペクトルドプラ法。E/A 比の逆転，弛緩遅延が描出されている。（Photo credit: Valérie Chetboul.)

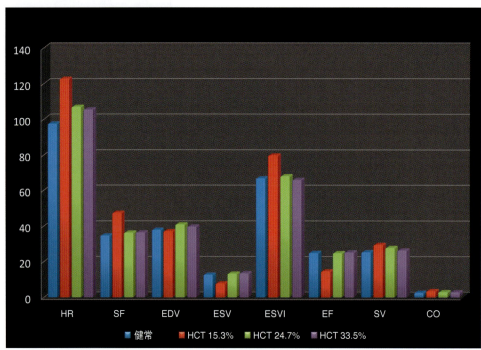

• **Figure 16-19** 犬における貧血の左心室への影響。
HR；心拍数，SF；短縮率，EDV；拡張末期容積，ESV；収縮末期容積，ESVI；収縮末期容積指数，EF；駆出率，SV；一回拍出量，CO；心拍出量，HCT；ヘマトクリット値。（Spotswood TC, Kirberger RM, Koma LMPK, et al. Changes in echocardiographic variables of left ventricular size and function in a model of canine normovolemic anemia. Vet Radiol Ultrasound 2006; 47: 358-65.)

REFERENCES

[1] Brown S, Atkins C, Bagley R, et al. Guidelines for the identification, evaluation, and management of systemic hypertension in dogs and cats. J Vet Intern Med 2007; 21: 542-58.

[2] Wehner A, Hartmann K, Hirschberger J. Associations between proteinuria, systemic hypertension and glomerular filtration rate in dogs with renal and non-renal diseases. Vet Rec 2008; 162: 141-7.

[3] Finco DR. Association of systemic hypertension with renal injury in dogs with induced renal failure. J Vet Intern Med 2004; 18: 289-94.

[4] Syme HM, Barber PJ, Markwell PJ, et al. Prevalence of systolic hypertension in cats with chronic renal failure at initial evaluation. J Am Vet Med Assoc 2002; 220: 1799-804.

[5] Sennello KA, Schulman RL, Prosek R, et al. Systolic blood pressure in cats with diabetes mellitus. J Am Vet Med Assoc 2003; 223: 198-201.

[6] Littman MP. Spontaneous systemic hypertension in 24 cats. J Vet Intern Med 1994; 8: 79-86.

[7] Wey AC, Atkins CE. Aortic dissection and congestive heart failure associated with systemic hypertension in a cat. J Vet Intern Med 2000; 14: 208-13.

[8] Snyder PS, Sadek D, Jones GL. Effect of amlodipine on echocardiographic variables in cats with systemic hypertension. J Vet Intern Med 2001; 15: 52-6.

[9] Nelson L, Riedesel EA, Ware WA, Christensen WF. Echocardiographic and radiographic changes associated with systemic hypertension in cats. J Vet Intern Med 2002; 16: 418-25.

[10] Chetboul V, Lefebvre HP, Pinhas C, et al. Spontaneous feline hypertension: clinical and echocardiographic abnormalities, and survival rate. J Vet Intern Med 2003; 17: 89-95.

[11] Henik RA, Stepien RL, Bortnowski HB. Spectrum of M-mode echocardiographic abnormalities in 75 cats with systemic hypertension. J Am Anim Hosp Assoc 2004; 40: 359-63.

[12] Carlos Sampedrano C, Chetboul V, Gouni V, et al. Systolic and diastolic myocardial dysfunction in cats with hypertrophic cardiomyopathy or systemic hypertension. J Vet Intern Med 2006; 20: 1106-15.

[13] Misbach C, Gouni V, Tissier R, et al. Echocardiographic and tissue Doppler imaging alterations associated with spontaneous canine systemic hypertension. J Vet Intern Med 2011; 25: 1025-35.

[14] Ganau A, Devereux RB, Roman MJ, et al. Patterns of left ventricular hypertrophy and geometric remodeling in essential hypertension. J Am Coll Cardiol 1992; 19: 1550-8.

[15] Heesen WF, Beltman FW, May JF, et al. High prevalence of concentric remodeling in elderly individuals with isolated systolic hypertension. Hypertension 1997; 29: 539-43.

[16] Koren MJ, Devereux RB, Casale PN, et al. Relation of left ventricular mass and geometry to morbidity and mortality in uncomplicated essential hypertension. Ann Intern Med 1991; 114: 345-52.

[17] Devereux RB, Roman MJ. Left ventricular hypertrophy in hypertension: stimuli, patterns, and consequences. Hypertens Res 1999; 22: 1-9.

[18] Schlaich MP, Schmieder RE. Left ventricular hypertrophy and its regression: pathophysiology and therapeutic approach: focus on treatment by antihypertensive agents. Am J Hypertens 1998; 11: 1394-404.

[19] Chetboul V. Tissue Doppler imaging: a promising technique for quantifying regional myocardial function. J Vet Cardiol 2002; 4: 7-12.

[20] Chetboul V, Athanassiadis N, Carlos C, et al. Quantification, repeatability, and reproducibility of feline radial and longitudinal left ventricular velocities by tissue Doppler imaging. Am J Vet Res 2004; 65: 566-72.

[21] Chetboul V, Carlos Sampedrano C, Tissier R, et al. Quantitative assessment of velocities of the annulus of the left atrioventricular valve and left ventricular free wall in healthy cats by use of two-dimensional color tissue Doppler imaging. Am J Vet Res 2006; 67: 250-8.

[22] Ring M, Persson H, Mejhert M, et al. Post-systolic motion in patients with heart failure-a marker of left ventricular dyssynchrony? Eur J Echocardiogr 2007; 8: 352-9.

[23] Voigt JU, Lindenmeier G, Exner B, et al. Incidence and characteristics of segmental postsystolic longitudinal shortening in normal, acutely ischemic, and scarred myocardium. J Am Soc Echocardiogr 2003; 16: 415-23.

[24] Howard EB, Nielsen SW. Pheochromocytomas associated with hypertensive lesions in dogs. J Am Vet Med Assoc 1965; 147: 245-52.

[25] Littman MP, Robertson JL, Bovée KC. Spontaneous systemic hypertension in dogs: five cases (1981-1983). J Am Vet Med Assoc 1988; 193: 486-94.

[26] Ortega TM, Feldman EC, Nelson RW, et al. Systemic arterial blood pressure and urine protein/creatinine ratio in dogs with hyperadrenocorticism. J Am Vet Med Assoc 1996; 209: 1724-9.

[27] Struble AL, Feldman EC, Nelson RW, Kass PH. Systemic hypertension and proteinuria in dogs with diabetes mellitus. J Am Vet Med Assoc 1998; 213: 822-5.

[28] Jacob F, Polzin DJ, Osborne CA, et al. Association between initial systolic blood pressure and risk of developing a uremic crisis or of dying in dogs with chronic renal failure. J Am Vet Med Assoc 2003; 222: 322-9.

[29] Finco DR. Association of systemic hypertension with renal injury in dogs with induced renal failure. J Vet Intern Med 2004; 18: 289-94.

[30] Wehner A, Hartmann K, Hirschberger J. Associations between proteinuria, systemic hypertension and glomerular filtration rate in dogs with renal and non-renal diseases. Vet Rec 2008; 162: 141-7.

[31] Mishina M, Watanabe T. Development of hypertension and effects of benazepril hydrochloride in a canine remnant kidney model of chronic renal failure. J Vet Med Sci 2008; 70: 455-60.

[32] Simpson AC, McCown JL. Systemic hypertension in a dog with a functional thyroid gland adenocarcinoma. J Am Vet Med Assoc 2009; 235: 1474-9.

[33] Kang MH, Park HM. Hypertension after ingestion of baked garlic (Allium sativum) in a dog. J Vet Med Sci 2010; 72: 515-8.

[34] Bacic A, Kogika MM, Barbaro KC, et al. Evaluation of albuminuria and its relationship with blood pressure in dogs with chronic kidney disease. Vet Clin Pathol 2010; 39: 203-9.

[35] Chetboul V, Carlos Sampedrano C, Gouni V, et al. Ultrasonographic assessment of regional radial and longitudinal systolic function in healthy awake dogs. J Vet Intern Med 2006; 20: 885-93.

[36] Moise NS, Dietze AE, Mezza LE, et al. Echocardiography, electrocardiography and radiography in cats with dilatation cardiomyopathy, hypertrophic cardiomyopathy and hyperthyroidism. Am J Vet Res 1986; 47: 1476-86.

[37] Bond BR, Fox PR, Peterson ME, Skavaril RV. Echocardiographic findings in 103 cats with hyperthyroidism. J Am Vet Med Assoc 1988; 192: 1546-9.

[38] Weichselbaum RC, Feeney DA, Jessen CR. Relationship between selected echocardiographic variables before and after radioiodine treatment in 91 hyperthyroid cats. Vet Radiol Ultrasound 2005; 46: 506-13.

[39] Connolly DJ, Guitian J, Boswood A, et al. Serum troponin I levels in hyperthyroid cats before and after treatment with radioactive iodine. J Feline Med Surg 2005; 7: 289-300.

[40] Hadzović-Dzuvo A, Kucukalić-Selimović E, Nakas-Ićindić E, et al. Echocardiographic evaluation of cardiac function in female patients with thyroid disorders. Bosn J Basic Med Sci 2010; 10: 112-5.

[41] Rosenthal DS, Braunwald E. Hematological-oncological disorders and heart disease. In: Braunwald E, editor. Heart disease: a textbook of cardiovascular medicine. 4th ed. Philadelphia: WB Saunders; 1992, p. 1742-62.

[42] Al-Saad HI, Bou-Holaigah IH, Khan MN, et al. Left ventricular diastolic dysfunction in congenital chronic anaemias during childhood as determined by comprehensive echocardiographic imaging including acoustic quantification. Eur J Echocardiogr 2002; 3: 103-10.

[43] Satoh K, Masuda T, Ikeda Y, et al. Hemodynamic changes by recombinant erythropoietin therapy in hemodialyzed patients. Hypertension 1990; 15: 262-6.

[44] London GM, Pannier B, Guerin AP, et al. Alterations of left ventricular hypertrophy in and survival of patients receiving hemodialysis: follow-up of an interventional study. J Am Soc Nephrol 2001; 12: 2759-67.

[45] Spotswood TC, Kirberger RM, Koma LMPK, et al. Changes in echocardiographic variables of left ventricular size and function in a model of canine normovolemic anemia. Vet Radiol Ultrasound 2006; 47: 358-65.

17

心膜疾患

ÉRIC DE MADRON

心膜の解剖と機能　*276*

心膜液貯留　*276*

収縮性心膜炎　*284*

心膜の先天性異常　*285*

心膜の解剖と機能

解剖

　心膜は心臓周囲の2層の漿膜により構成される。線維性の壁側層の頭側は，上行大動脈，主肺動脈，大静脈，肺静脈の血管外膜に，尾側は心膜横隔膜靭帯によって横隔膜の基部につながっている。臓側層（心外膜）は，心筋につながっている。通常，2つの層の間に，わずかな隙間が存在し，0.5～1.5 mL の心膜液を含んでいる。この心膜液の量は浸透や，リンパ管に排出されることで調節される[1]。

機能

　心膜は心臓の機能に特に重要というわけではないが，心臓の過剰な伸展を防ぐ，心臓を中央に位置させる，左右の心室の拍出を同調させる助けとなる，また感染や癒着から保護するなどの役割がある[2, 3]。

心膜腔内圧と心室の相互依存

　心膜は高い弾性を持つ構造ではない。したがって，心膜液や心臓容積の増加により，急激な心膜腔内圧の増加が生じる。ゆえに，右心室容積の急激な増加は，左心室のコンプライアンスを低下させる[4]。心膜腔内圧の低下は，ニトロプルシドナトリウムで心臓内充満量が減少したときにみられる。心膜は時間とともに伸展することが可能であるため，これは心臓内腔の拡大が生じた場合とは異なる[5]。

健常な心膜の心臓超音波検査所見

　心臓超音波検査において，2層の心膜は心筋外表を囲む1つの高エコー性構造物として描出される。この強い高エコー性は心外膜によるものである。これら2層の心膜は心房壁につながっているようにみえるが，実際は，非常に薄い心房壁と区別することはできない。

心膜液貯留

　心膜疾患は犬の心疾患の中で，1%を占める[6]。心膜の異常において，心膜液貯留は一般的な所見である。病態の悪化に伴い，心膜液は心膜腔内圧を増加させ，心タンポナーデと呼ばれる心腔の虚脱を引き起こす。犬の心タンポ

ナーデの原因の多くは，心膜内の腫瘍や特発性の出血性心膜炎に続発した出血性の心膜液貯留である（Table 17-1）[7-11]。猫では心膜液の貯留はしばしば心筋症の進行に併発する。他の原因として，猫伝染性腹膜炎が挙げられる（Table 17-2）[6-12]。

　心臓腫瘍については Chapter 18 で論ずる[7]。

Table 17-1	犬における心膜水貯留 42 症例の病因および有病率[7]
病因	**合計(%)**
腫瘍	56
右心房血管肉腫	33
ケモデクトーマ	12
転移性腺癌	5
リンパ腫	2
胸腺腫	2
分類不能	2
特発性(出血性心膜炎)	19
心臓障害	14
拡張型心筋症	7
僧帽弁閉鎖不全症	5
心房壁破裂	2
その他	11
外傷性	5
感染性(コクシジオイデス症)	2
尿毒症	2

Table 17-2	猫における心膜水貯留の病因および有病率[6, 12]
病因	**合計(%)**
心筋症	22[6]～77.5[12]
肥大型心筋症	
拡張型心筋症	
拘束型心筋症	
僧帽弁異形成	
甲状腺機能亢進症	
感染症	3.4[12]～28[6]
猫伝染性腹膜炎	
全身性感染症	
腎不全 ± 水分過剰	3.4[12]～11[6]
凝固異常	0[12]～11[6]
腫瘍	0[12]～15[6]
リンパ腫	
転移	
医原性	0[12]～3[6]
心膜腹膜横隔膜ヘルニア	0[12]～0.7[6]
その他	0[12]～1[6]

心膜液の心臓超音波検査所見

TM モード法と 2D モード法

心膜液の貯留

2D 心臓超音波検査は心膜液貯留の検出において，たとえ無症候であったとしても，最も感度の高い技術である[13, 14]。心膜液は心膜の壁側層と心外膜の間の領域に確認される（Figure 17-1）[13, 14]。重要なこととして，その領域は心膜液の貯留量に依存することである。心膜液の観察を行う際に，最も適しているのは右傍胸骨長軸像である（Video 17-1）。この像では，心膜の壁側層と，左室自由壁の間に，少量の心膜液が無エコー領域として観察され，限界まで貯留すると，房室腔と同程度ほどにもなる（Figure 17-1）。より多量に心膜液が貯留すると2層の心膜が分離して確認され，心膜液は心尖部まで及ぶ（Figure 17-2）。

著しく貯留している場合，心膜液は右心室の周囲にも確認される。出血性の貯留液では，ときおり，高エコー性の細かな空胞が特徴的である。心膜液および胸水は2Dモード法により容易に区別される。心膜液の貯留が心房方向に向かって少なくなるのに対し，胸水は心基部にかけて多く観察される（Figure 17-3）。

心タンポナーデの心臓超音波検査所見

心タンポナーデはすべての症状が，著しい心膜液貯留との関係性で説明される。通常の条件下では，心膜腔内圧は呼吸周期で $-4 \sim +4$ mmHg の間を変動する。右および左心室拡張期圧は数 mmHg を上回っている[3, 8]。心膜液の貯留が進行すると，心膜腔内圧が上昇する（第1段階）。いったん心膜腔内圧が右心室・右心房の拡張期圧と等しくなると，心臓内への血液充満が阻害され，右心腔は虚脱し始める。これが心タンポナーデの第2段階である（Figure 17-4；Video 17-1，17-2）[8]。これにより，全身性の静脈高血圧が原因で，低血圧，腹水貯留，胸水貯留が引き

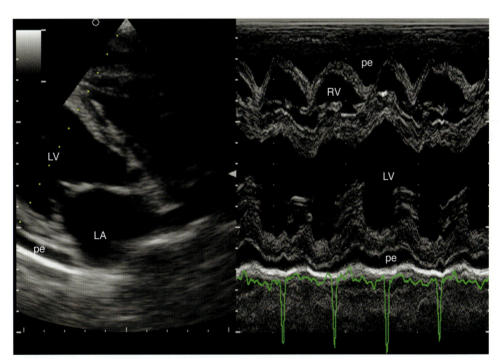

• **Figure 17-1** 心膜液貯留を呈する犬の TM モード像（心室レベル）。
心膜液（pe）は左室自由壁と外側心膜および右心室壁と胸壁の間に無エコー領域を形成する。右心室（RV）の間欠的な（呼気における）虚脱が認められる。LA；左心房，LV；左心室。（Photo credit: Éric de Madron.）

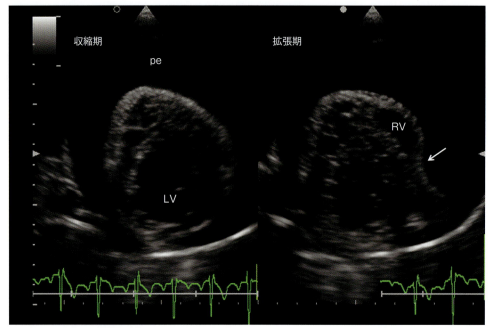

• **Figure 17-2** 重度の心膜液（pe）貯留を呈する犬の 2D モード像（右傍胸骨長軸像）。
拡張期のみ（右）に右心室壁の虚脱（矢印）が確認でき，心タンポナーデの第 2 段階であることが示されている。LV；左心室，RV；右心室。(Photo credit: Éric de Madron.)

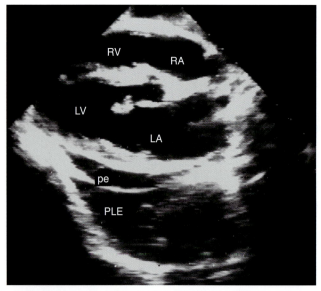

• **Figure 17-3** 心膜液貯留および胸水貯留を呈する犬の 2D モード像。
心膜液（pe）は心房に向かって少なくなるが，胸水（PLE）の場合それは当てはまらない。LA；左心房，LV；左心室，RA；右心房，RV；右心室。(Photo credit: Éric de Madron.)

起こされる（Figure 17-5）。

拡張期右心室圧と心膜腔内圧が拡張期左心室圧と等しくなる場合，心拍出量は著しく減少し，その結果，頻脈および末梢血管の収縮が生じる。これが心タンポナーデの第3段階である（Figure 17-6）[8]。この状態では，心原性ショックをきたし，死に直結する[3,8]。

心タンポナーデの場合，心室拍出量は呼吸周期に強く影響される。吸気の間，胸腔内圧は陰圧となり，心膜腔内圧は減少し，右心室内へより血液が充満する。これにより，右心室の拡張期容積は増大し，左心室へ影響が生じる。そして左心室の拍出量が低下することで，収縮期動脈圧が10 mmHg以上減少する。反対の現象が，呼気時に観察される。この呼吸周期に関連した脈拍の病的な誇張を奇脈と呼ぶ（Figure 17-7）[2,3,8]。

心タンポナーデの進行は心膜液の貯留速度に依存する。貯留速度が急激な場合，心膜が伸展する十分な時間がない

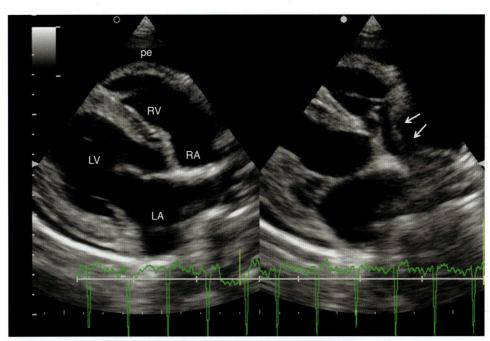

• **Figure 17-4** 心膜液（pe）を呈する犬の2Dモード像（右傍胸骨長軸像）。
心臓周囲に無エコー領域が示されている。収縮期に右心房（RA）壁の虚脱（右；矢印）が認められるのが心タンポナーデの第2段階である。画像下部に外側の高エコー性の心膜層が確認される。LA；左心房，LV；左心室，RV；右心室。(Photo credit: Éric de Madron.)

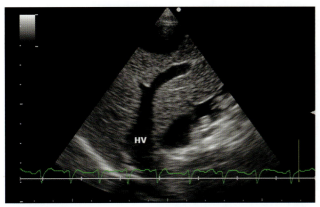

• **Figure 17-5** 心タンポナーデを呈する犬の肝臓の2Dモード像。肝静脈（HV）のうっ血と腹水貯留が確認される。(Photo credit: Éric de Madron.)

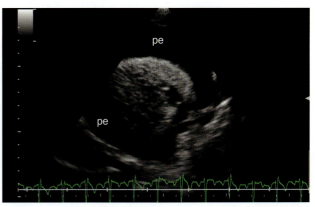

• **Figure 17-6** 心膜液を呈する犬の2Dモード像（右傍胸骨長軸像）。
心膜水（pe）の貯留は著しく，左・右心腔の虚脱に関与している。(Photo credit: Éric de Madron.)

ため，50〜100 mL ほどの心膜液貯留でも心タンポナーデが生じることがある（Figure 17-4）。しかしながら，慢性的に貯留量が増加した場合，心膜は限界量に達するまで伸展し，多量（500 mL 以上）の心膜液を許容する。この時点で，心膜腔内の圧は増加し始める。圧の増加は，いったん限界量に達すると，急速に増加する[3, 8]。

心タンポナーデの診断は臨床上，第1に行われるべきであり，心臓超音波検査によって診断および早期の徴候を確認することが可能である。心タンポナーデの初期の特徴は拡張末期の開始から心室収縮末期の間における右房自由壁の虚脱と反転である。一度心タンポナーデになると，右室自由壁は虚脱する（Figure 17-2）[15]。この虚脱は呼吸周

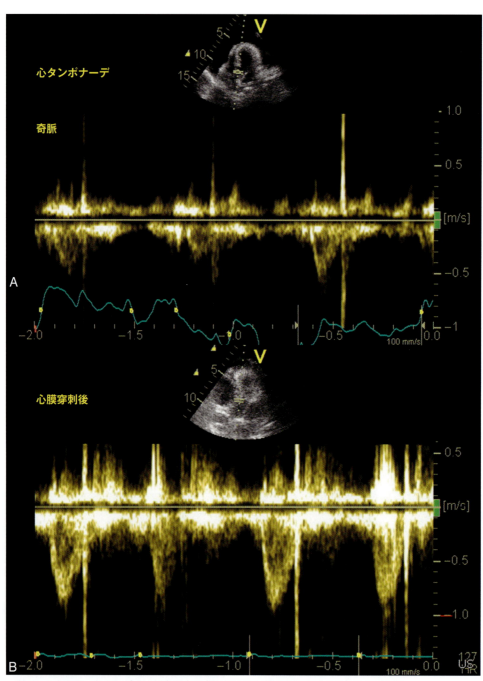

• **Figure 17-7** 心タンポナーデを呈する犬における大動脈血流のスペクトルドプラ像。
A；大動脈血流の振幅は全体的に小さく，呼吸でより大きく変化している。
B；同一の犬における心膜穿刺後の大動脈血流のスペクトルドプラ法。大動脈血流の振幅は非常に増加し，呼吸による変動はほとんど認められない。
（Photo credit: Éric de Madron.）

期により変動する（Figure 17-1）。TM モード法により，右心室壁の虚脱は，心膜に伝わる胸腔内圧が増加する呼気時に悪化することが確認される。その反対に，吸気時では，左室充満の減少が認められる。

重症例では，左心室内径の減少が認められる（Figure 17-6）。心膜液の中で，活気よく踊っているように心臓の動きは亢進する。

治療は心膜穿刺であり，超音波ガイド下にて行われる。

スペクトルドプラ法と組織ドプラ法

心タンポナーデの症例では，僧帽弁スペクトル速度および三尖弁スペクトル速度の平均は，吸気時において著しく増加する[16]。同様に，吸気時において等容性弛緩時間の増加が認められ[2]，左室内血流伝搬速度は減少する。これらの呼吸性変動による影響は心膜穿刺後に消失する（Figure 17-8，17-9）。

僧帽弁輪 E′ 波もまた心タンポナーデにおいて減少がみられる。

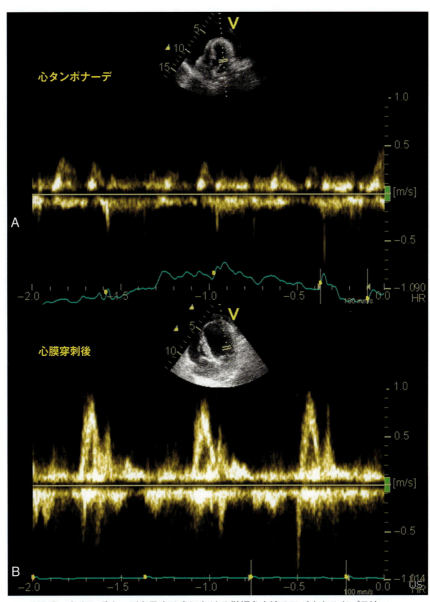

• **Figure 17-8**　心タンポナーデを呈する犬における僧帽弁血流のスペクトルドプラ法。
A；僧帽弁血流の振幅は全体的に非常に小さい。
B；同一の犬における心膜穿刺後の僧帽弁血流のスペクトルドプラ法。僧帽弁血流の振幅は大きく増加している。
（Photo credit: Éric de Madron.）

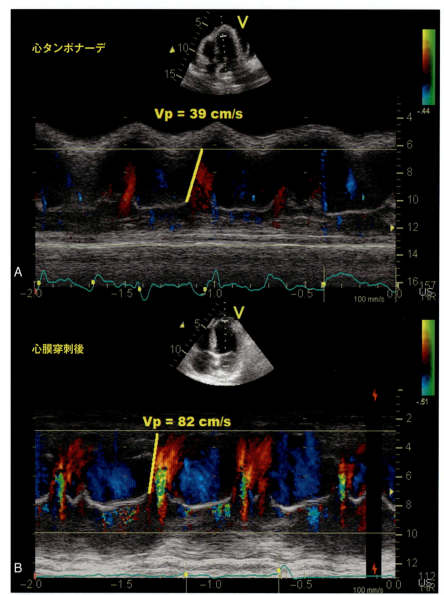

• **Figure 17-9** 心タンポナーデを呈する犬における僧帽弁血流のカラードプラ TM モード像。
A；左室内血流伝搬速度（Vp）は 39 cm/s であった。
B；心膜穿刺後の犬のカラードプラ TM モード法。左室内血流伝搬速度（Vp）は 82 cm/s と増加が認められた。
(Photo credit: Éric de Madron.)

心膜液の病因

進行した弁膜症

肥大型心筋症および拘束型心筋症の猫や[12]，肺高血圧症を伴う進行した変性性僧帽弁疾患の犬において，心臓周囲の静脈の拡張期圧の増加により，漿液性の心膜液が認められる（Figure 17-10，17-11：Video 17-3，17-4）。

これは水分の過負荷が引き金となる可能性がある[12]。心膜液の貯留は通常，少量か中等度である。心筋症の症例では早期に確認される。心膜穿刺は，右心房壁の虚脱が認められるといった心タンポナーデの徴候がある場合のみ必要である。

左心房壁の破裂

僧帽弁閉鎖不全症の症例において，逆流血流による左心房壁の損傷（ジェット病変）は，急性の心膜腔内出血を伴う左心房壁の破裂を引き起こす[17-19]。心臓超音波検査において，カラードプラ法による広範囲の僧帽弁逆流を伴った著しい左心房の拡大（Figure 17-12，B），心タンポナーデを伴う心膜液の貯留，いくつかの症例では（すべての症例ではないが）心膜腔内の血栓が認められる（Figure 17-12，A）[17, 18]。

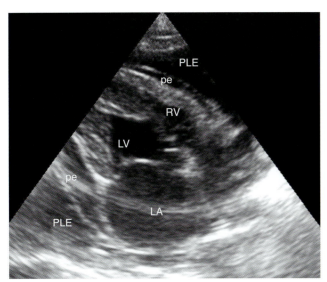

• **Figure 17-10**　拘束型心筋症を呈する猫における 2D モード像（右傍胸骨長軸像）。
胸水（PLE）貯留に加え，少量の心膜水（pe）貯留が確認される。
LA；左心房，LV；左心室，RV；右心室。(Photo credit: Éric de Madron.)

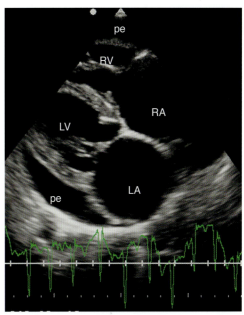

• **Figure 17-11**　進行した僧帽弁閉鎖不全症および肺高血圧症を呈する犬の 2D モード像（右傍胸骨長軸像）。
心膜水（pe）貯留が確認される。両心房および右心室（RV）の拡大が認められる。LA；左心房，LV；左心室，RA；右心房。(Photo credit: Éric de Madron.)

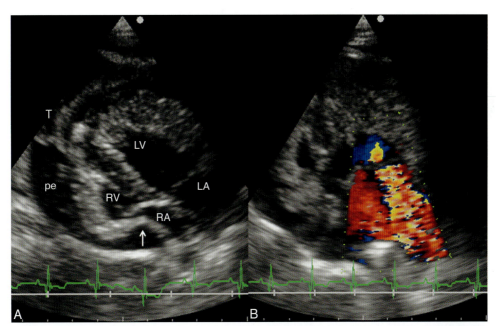

• **Figure 17-12**　左心房壁の破裂により，心膜腔内で出血を呈した犬の 2D モード像（左傍胸骨四腔像）。
A；心膜液（pe）貯留により，右心房が虚脱し（矢印），心タンポナーデと，心尖部に沿って位置する血栓（T）が観察される。
B；同一の犬において，カラードプラ法により僧帽弁逆流ジェットを示した 2D 心臓超音波検査像（左傍胸骨四腔像）。僧帽弁逆流は外側に広範囲に及んでおり，これによって左心房壁が損傷し，左心房破裂につながる可能性がある。LA；左心房，LV；左心室，RA；右心房，RV；右心室。
(Photo credit: Éric de Madron.)

出血性心膜炎

　特発性の出血性心膜炎は中年齢の大型犬で発生し，通常は雄で認められる[7-11]。炎症性の心膜の肥厚と，壁側層の線維化が特徴である（たまに心外膜でもみられる）。この炎症は，フィブリン沈着を伴う血管新生を併発する。これは心膜の出血につながり，心タンポナーデの原因となる可能性がある。心膜腔内の血液は通常，凝固因子の消費により凝固しない。そのため，心膜内の血栓は通常確認されない。

　心臓超音波検査上，特発性心膜炎の診断は除外診断により行われる。心臓腫瘍や重度心疾患の併発が認められないことが，心臓超音波検査による主な診断基準である。心膜の壁側層の肥厚が確認されることがある。

心臓腫瘍

　犬の心膜液貯留の31～57％は腫瘍に起因したものであり[7,9]，腫瘍が存在する可能性のある部位すべてで精密な検査が行われるべきである。心臓腫瘍は心膜腔内の腫瘍の検出に基づいて診断される[20]。徹底的な検査が必要とされる部位は右心房壁，右房室接合部（右および左傍胸骨長軸像），右心耳（斜位右傍胸骨短軸像大動脈レベル，または右傍胸骨長軸像；Video 17-5，17-6）[21-23]，上行大動脈（頭側右左傍胸骨長軸像，Chapter 18 参照）である[21-23]。超音波検査により他の腫瘍が検出されない場合，必然的に原発腫瘍となる。実際のところ，いくつかの心外膜炎[24]や変性性僧帽弁疾患に続発した左心房壁の破裂[17,18]に関連した重度の心膜腔内出血は，心膜腔内に浮遊，もしくは心外膜に付着する血栓を形成する（Figure 17-13）。心膜腔内の囊胞は血管肉腫に似て観察されることがある[25]。フィブリン塊もまた，コレステロールに富んだ刺激性の液体を産出する[26]。

収縮性心膜炎

　収縮性心膜炎は，拡張末期における心室充満を妨げる肥厚した線維性心膜が特徴である。組織学的には，慢性の中等度の心膜の炎症が特徴的である。ほとんどの場合，壁側層のみに影響し，心外膜まで影響が及んでいることは少ない。少量の心膜液の貯留は，通常この炎症に関連したものである。また，心室流出路を圧迫する炎症性の肉芽腫が存在することもある。猫および犬において，収縮性心膜炎はまれな病態である[27-29]。ほとんどの症例で，病因は不明

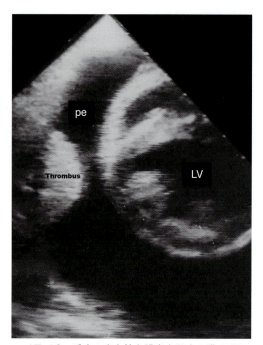

• **Figure 17-13**　重度の出血性心膜炎を呈する猫の2Dモード像（右傍胸骨短軸像心室レベル）。
心外膜に高エコー性の血栓の付着を伴った心膜液の貯留（pe）が認められる。Thrombus；血栓，LV；左心室。（Photo credit: Éric de Madron.）

のままである[27]。同定されている原因は，金属性の異物，放線菌症，コクシジオイデス症である。特発性の出血性心膜炎は収縮性心膜炎に進行する場合がある。他の病因として，乳び胸が挙げられ，胸腔内の乳びの存在は心膜を刺激し，収縮性心膜炎を誘発することがある[30]。

2Dモード法とTMモード法

　収縮性心内膜炎は，心膜の肥厚や少量の心膜液の貯留，心タンポナーデの所見の組み合わせにより疑われることがある。収縮性心膜炎の症例では，胸腔内圧の呼吸性変動は心膜に伝播しないとされている。したがって，拡張期の右心室容積は吸気および呼気において変動しない[3]。左心房径および左心室径は健常である。TMモード法において，拡張期に強固な左室自由壁がときおり検出される[13]。

ドプラ法

　心膜線維症は拘束性の心室拡張障害を引き起こす。心室充満は拡張早期にのみ起こる。心室の拡張が始まるとすぐに，コンプライアンスの低下した心膜により心室と心房の拡張期圧は等しくなり，心室充満は停止する。心室拡張期圧の特徴は，プラトー部分に続く拡張期初期に認められる

谷状曲線である（平方根の印√のように観察される）[3]。心タンポナーデでは，拡張障害のタイプが異なり，特に吸気時と重なった拡張早期の心室拡張期圧波形が特徴的である（上記参照）。

　急速な加速相を持つ僧帽弁E波の増加やA波の減少が認められる[2]。胸腔内圧の呼吸変動により，心臓とコンプライアンスの低下した心膜の解離が生じるが，胸腔内圧の呼吸変動は肺静脈血流に影響する。そのため，吸気時において左室流入波形であるE波の振幅や，大動脈および肺動脈収縮期血流速度の明らかな減少が認められる[2]。しかしながら，左心房圧の増加はE波の振幅を増加させ，これらの変動を小さくする[2]。

　僧帽弁のカラーTMモード法による左室内血流伝搬速度（Vp）の測定では，拡張早期充満の増加が特徴的である[31]。心膜切除により拡張機能は改善する[31]。

心膜の先天性異常

完全または部分的な心膜欠損

　完全または部分的な心膜の欠損はまれである。これらの大部分は剖検時に発見される[8,32]。通常無症状である。しかしながら，部分的な心膜欠損の症例の中には，心臓の一部が（ほとんどが心耳であるが）心膜の欠損孔にはまり，絞扼することがある。心臓超音波検査では，心臓の動きが亢進しているのが認められ，異常な中隔の運動や異常な心臓超音波検査像，または心臓構造物の逸脱がみられる。

心膜腹膜横隔膜ヘルニア（PPDH）

　これは犬と猫において最もよく認められる心膜の先天性異常である。外側の胸腹膜層と胸骨部分における横隔膜間との癒合不全や，横中隔の異常な発達のどちらか，あるいは両方により起こる[6,8]。その結果として，腹腔と心膜腔間の異常な孔を通じて，腹腔内臓器が移動する。ヘルニアの程度は中等度の脂肪組織のヘルニアから肝臓や脾臓，腸管や胃などといった主要臓器のヘルニアまで様々である。このヘルニアは外傷によっても突然生じることがある[33]。心膜腹膜横隔膜ヘルニアは臍ヘルニアや胸骨奇形，心奇形などの他の先天性異常と併発していることがある。心臓超音波検査により，心膜内に肝葉の一部分や，腹腔内脂肪組織，腸管のループが確認される[34]。

心膜嚢胞

　心膜嚢胞はまれである。心膜腹膜横隔膜ヘルニアや他の先天性異常に併発した心膜網の一部分が嵌頓した結果生じるとされている[8,25]。一般的に壁側心膜の尖端部に脂肪組織を介して付着している。肉眼所見では，嚢胞は被嚢している血腫と似ている。6症例の心膜嚢胞に関する過去の文献では[25]，心膜液貯留に似た症状が報告されている。心臓超音波検査では，心膜嚢胞の腫瘤により心臓が圧迫されているのが確認される。しかしながら，この超音波検査所見は，血管肉腫のものと類似している[25]。

REFERENCES

[1] Evans HE, Christensen GC. The heart and arteries. In: Miller's anatomy of the dog. 2nd ed. Philadelphia: WB Saunders; 1979, p. 632-56.

[2] Munt BI, Moss MD, Thompson CR. Pericardial disease. In: Otto CM, editor. The practice of clinical echocardiography. 3rd ed. Philadelphia: WB Saunders; 2007, p. 710-34.

[3] Lorell BH, Braunwald E. Pericardial diseases. In: Braunwald E, editor. Heart diseases: a textbook of cardiovascular medicine. 4th ed. Philadelphia: WB Saunders; 1992, p. 1465-516.

[4] Shirato K, Shabetai R, Bhargava V, et al. Alteration of the left ventricular diastolic pressure-segment length relation produced by the pericardium: effects of cardiac distension and after load reduction in conscious dogs. Circulation 1978; 57: 1191-8.

[5] Freeman G, Le WM. Pericardial adaptations during chronic cardiac dilation in dogs. Circ Res 1984; 54: 294-300.

[6] Reed JR. Pericardial diseases. In: Fox PR, editor. Canine and feline cardiology. New York: Churchill Livingstone; 1988, p. 495-518.

[7] Berg RJ, Wingfield W. Pericardial effusion in the dog: a review of 42 cases. J Am Anim Hosp Assoc 1984; 20: 721-30.

[8] Sisson D, Thomas WP. Pericardial disease and cardiac tumors. In: Fox PR, Sisson D, Moise NS, editors. Textbook of canine and feline cardiology. 2nd ed. Philadelphia: WB Saunders; 1999, p. 679-701.

[9] Stafford Johnson M, Martin M, Binns S, Day MJ. A retrospective study of clinical findings, treatment and outcome in 143 dogs with pericardial effusion. J Small Anim Pract 2004; 45: 546-52.

[10] Berg RJ, Wingfield WE, Hoopes PJ. Idiopathic hemorrhagic pericardial effusion in eight dogs. J Am Vet Med Assoc 1984; 185: 988-92.

[11] Gibbs C, Gaskell CJ, Darke PGG. Idiopathic pericardial haemorrhage in dogs: a review of fourteen cases. J Small Anim Pract 1982; 23: 483-500.

[12] Hall DJ, Shofer F, Meier CK, Sleeper MM. Pericardial effusion in cats: a retrospective study of clinical findings and outcome in 146 cats. J Vet Intern Med 2007; 21: 1002-7.

[13] Bonagura JD, Pipers FS. Echocardiographic features of pericardial effusion in dogs. J Am Vet Med Assoc 1981; 179: 49-56.

[14] Weyman AE. Cross-sectional echocardiography. In: Weyman AE, editor. Principles and practice of echocardiography. Philadelphia: Lea and Febiger; 1982, p. 480-92.

[15] Berry CR, Lombard CW, Hager DA, et al. Echocardiographic evaluation of cardiac tamponade in dogs before and after pericardiocentesis: four cases (1984-1986). J Am Vet Med Assoc 1998; 192: 1597-603.

[16] Pandian N, Wang S, McInerney K, et al. Doppler echocardiography in cardiac tamponade; abnormalities in tricuspid and mitral inflow response to respiration in experimental and clinical tamponade. J Am Coll Cardiol 1985; 5: 485.

[17] Sadanaga KK, MacDonald MJ, Buchanan JW. Echocardiography and surgery in a dog with left atrial rupture and hemopericardium. J Vet Intern Med 1990; 4: 216-21.

[18] Reineke EL, Burkett DE, Drobatz KJ. Left atrial rupture in dogs: 14 cases (1990-2005). J Vet Emerg Crit Care 2008; 18: 158-64.

[19] Buchanan JW, Kelly AM. Endocardial splitting of the left atrium in the dog with hemorrhage and hemopericardium. J Am Vet Radiol Soc 1964; 5: 28-39.

[20] Thomas WP, Sisson D, Bauer TG. Detection of cardiac masses in dogs by two-dimensional echocardiography. Vet Radiol 1984; 25: 65-72.

[21] De Madron É. Seven cases of pericardial effusion of cancerous foraging in the dog: clinical, electrocardiographic, radiographic and echocardiographic aspects. Prat Méd Chir Anim Comp 1990; 25: 59-69.

[22] De Madron É, Helfand SC, Stebbins KE. Use of chemotherapy for treatment of cardiac hemangiosarcoma in a dog. J Am Vet Med Assoc 1987; 190: 887-91.

[23] Thomas WP, Reed JR, Gomez JA. Diagnostic pneumopericardiography in dogs with spontaneous pericardial effusion. Vet Radiol 1984; 25: 2-16.

[24] De Madron É, Prymak C, Hendricks J. Idiopathic hemorrhagic pericardial effusion with organized thrombi in a dog. J Am Vet Med Assoc 1987; 191: 324-6.

[25] Sisson D, Thomas WP, Reed JR, et al. Intrapericardial cysts in the dog. J Vet Intern Med 1993; 7: 364-9.

[26] Macgregor JM, Rozanski EA, McCarthy RJ, et al. Cholesterol-based pericardial effusion and aortic thromboembolism in a 9-year-old mixed-breed dog with hypothyroidism. J Vet Intern Med 2004; 18: 354-8.

[27] Thomas WP, Reed JR, Bauer TG, Breznock EM. Constrictive pericardial disease in the dog. J Am Vet Med Assoc 1984; 184: 546-53.

[28] Bunch SE, Bolton GR, Hornbuckle WE. Pericardial effusion with restrictive pericarditis associated with congestive cardiomyopathy in a cat. J Am Anim Hosp Assoc 1981; 17: 739-45.

[29] Schwartz A, Wilson GP, Hamlin R, et al. Constrictive pericarditis in two dogs. J Am Vet Med Assoc 1971; 159: 763-80.

[30] Fossum TW, Mertens MM, Miller MW, et al. Thoracic duct ligation and pericardectomy for treatment of idiopathic chylothorax. J Vet Intern Med 2004; 18: 307-10.

[31] Woolley RM, Devine CB, French AT. Left ventricular flow propagation using color M-mode echocardiography in the diagnosis of effusive-constrictive pericardial disease. Vet Radiol Ultrasound 2006; 47: 366-9.

[32] Van der Gaag I, Van der Luer RJT. Eight cases of pericardial defects in the dog. Vet Pathol 1977; 14: 14-8.

[33] Evans SM, Biery DN. Congenital peritoneopericardial diaphragmatic hernia in the dog and cat; a literature review and 17 additional case histories. Vet Radiol 1980; 21: 108-16.

[34] Hay WH, Woodfield JA, Moon MA. Clinical, echocardiographic and radiographic findings of peritoneopericardial diaphragmatic hernia in two dogs and a cat. J Am Vet Med Assoc 1989; 195: 1245-8.

18

心臓腫瘍

CLAUDIO BUSSADORI

種類と有病率 *288*

心臓超音波検査による評価 *288*

特徴的な心臓超音波検査所見 *289*

種類と有病率

動物の心臓腫瘍はまれな疾患であり，有病率は犬で0.12[1]〜0.19％[2]，猫で0.03％[1]と報告されている。起源（原発性，続発性），組織学的特徴（良性，悪性）または肉眼外観（大きさ，形態，位置，可動性，付着部位）により分類可能である。

犬では，原発性の心臓腫瘍は主に大型犬[2]，中年齢（7〜15歳にしばしば認められるリンパ腫では例外ではあるが）[3]に認められ，明らかな性差はない[2]。しかし，避妊去勢手術を実施された動物では心臓腫瘍のリスクが増加するようである。最も一般的な原発性心臓腫瘍は，右心房血管肉腫[3,4]およびケモデクトーマである[5]。血管肉腫の発生頻度は，ケモデクトーマの約10倍である[5]。その他まれに認められる心臓腫瘍として，顆粒細胞腫[6]，軟骨肉腫[7]，骨肉腫[8]，線維腫[9]，線維肉腫[10,11]，心臓脂肪腫[12]，悪性間葉性腫瘍[13]，リンパ腫[14,15]，横紋筋腫[16,17]，神経線維腫[18]，血管脂肪腫[19]，粘液腫[20-23]，右心房粘液肉腫[21,24,25]，異所性甲状腺腫[26-28]および心膜中皮腫（Figure 18-1）[1,5]が挙げられる。

猫で報告されている原発性心臓腫瘍は，血管肉腫[18,19,29]，ケモデクトーマ[18]，血管脂肪腫[18]，右心房の心内膜骨化粘液腫[18,30]である。

ほとんどの文献は剖検による病理所見による報告であるが，心臓腫瘍の診断で心臓超音波検査が有用でないということではない。筆者らの施設（グランサッソ動物病院〈イタリア・ミラノ〉ならびにサン・ドナート病院小児心臓病学部）で心疾患と診断された5,832頭の犬のうち，2.57％が心臓腫瘍であった。また，既出の文献と異なり，雌より

も雄で心臓腫瘍の罹患率がより高いことを発見した（74％雄，26％雌）。経験的ではあるが，心基部腫瘍（HBT）は最も高頻度に認められ，心臓腫瘍の38％を占めていた。これらの心基部腫瘍のほとんどが組織学的にケモデクトーマと確認された。次に高頻度に認められた心臓腫瘍は，血管肉腫（HSA，31％）で，心筋壁腫瘍（9％），中皮腫（1％），リンパ腫（1％），異所性甲状腺腫瘍（1％）と続く。9％の心臓内腫瘍は分類不能であった。それらは，組織学的検査が不可であったか，超音波による描出もしくは位置による腫瘍の推定ができなかったものである。

心臓腫瘍の好発は雑種犬（23％），次にボクサー（15％），ジャーマン・シェパード・ドッグ（13％），ヨークシャー・テリア（5％），ラブラドール・レトリーバー（5％），イングリッシュ・ブルドッグ（4％）およびその他であった。

ある種の心臓腫瘍では，好発犬種が報告されている。ケモデクトーマは短頭種（ボクサー，イングリッシュ・ブルドッグ，ボストン・テリア），血管肉腫はジャーマン・シェパード・ドッグ，アメリカン・コッカー・スパニエル，イングリッシュ・セター，ゴールデン・レトリーバー，ラブラドール・レトリーバー，ミニチュア・プードルにおいて高頻度で認められる[4,5]。

心臓超音波検査による評価

近年は心臓超音波検査の普及に伴い，心臓腫瘍の診断もより頻繁にできるようになった。さらに組織ハーモニックイメージング法と経食道心臓超音波検査により腫瘍の検出率は改善され，ほとんどの症例で，腫瘍病変の位置，大き

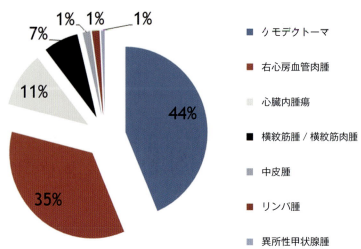

凡例：
- ケモデクトーマ
- 右心房血管肉腫
- 心臓内腫瘍
- 横紋筋腫／横紋筋肉腫
- 中皮腫
- リンパ腫
- 異所性甲状腺腫

44%　35%　11%　7%　1%　1%　1%

• **Figure 18-1** 犬の心臓腫瘍の有病率。（Claudio Bussadori, 1997〜2010）

さ，エコー性により十分に腫瘍のタイプを識別することができるようになった。心臓超音波検査は腫瘍容積の拡大，心筋組織への浸潤を判断するのに有用である。また，単発病変か多発病変かを判断する，もしくは心臓内に浸潤している腫瘍による血行動態の変化を評価するために有用である。ほとんどの心臓内腫瘍は経胸壁心臓超音波検査で容易に検出できる一方で，経食道心臓超音波検査は音響窓が不十分な場合に小さな腫瘍を確認するためや，心基部の組織と腫瘍の関係を調べるために使用される。造影剤は心臓腫瘍と周囲の心筋の鑑別をするのに役立つ。悪性腫瘍や脈管腫瘍は高エコー性に，間質腫瘍や血栓は低エコー性に造影される[34]。

　心臓腫瘍の血行動態は大きさと位置に依存する[35, 36]。ほとんどの心臓内腫瘍は右心室に位置しており，閉塞性症候群を引き起こし，脱力，失神，右心不全徴候を呈する[36]。さらに，壁内心臓腫瘍は不整脈を誘発することがある[17]。心臓腫瘍を呈する犬が最もよく起こす臨床徴候（失神，虚脱，運動不耐性）は主に心タンポナーデに関連している[38]。筆者らの経験では，心臓腫瘍を認めた犬の54％において心膜液が認められており，心膜液を認めた心臓腫瘍の症例の89％は血管肉腫であった。少数ではあるが，巨大な心基部腫瘍もまた心膜液を呈することがある[39]。右心不全はときに後大静脈の圧迫により引き起こされる。

ていくことがある。ときに血管肉腫は薄い有茎状の構造物として，血行性に移動し，右心房に広がっていく。この種の心臓腫瘍は慎重な2D心臓超音波検査により同定する必要がある。心筋への浸潤の程度を知ることは，手術の実施可否と予後の判定には必要不可欠である。経食道心臓超音波検査は浸潤の程度を把握するツールとしてはゴールドスタンダードであり，ほとんどすべての右心房または右心耳に発生する心臓腫瘍を外科的に切除可能かどうかを評価するには十分である[40]。心膜液を除去する前に，この評価をすることが推奨される[38]。

描出方法

　右心房血管肉腫を見つけるために最初に描出する像は，右傍胸骨長軸像である。右心耳，右心房，三尖弁の一部，ならびに大静脈を同時に1つの像に描出するためには，右傍胸骨長軸像から横方向にずらし，わずかに反時計方向に回転させる。右心房と場合によっては心室筋に腫瘍が浸潤しているかどうかを，典型的かつ不均一なエコー性所見を確認することによって判断可能であるが，それを確認するために，プローブを背側および頭側に傾斜させる必要がある（Figure 18-2，18-3；Video 18-1～18-4）。

特徴的な心臓超音波検査所見

血管肉腫

発生部位

　原発性の血管肉腫の主な好発部位は右心房と右心耳であり，転移性の血管肉腫は多発性に心筋へ浸潤病変を呈することが明らかとなった。原発性もしくは転移性の血管肉腫は低エコー性の小結節を有する不整な腫瘤として認められることが多い。右心耳の血管肉腫は心内膜腔にまで浸潤することがあり，腹側に延長することや，頭側に右心室の流出路まで拡大することもある。主肺動脈と大動脈の付け根に接触するほどまで拡大していく。また，背側に延長し，大動脈根部と主肺動脈に接触するほどまで拡大することもある。心膜腔に面した血管肉腫は，主に出血点を覆うフィブリン塊からなる遊離性の構造物をしばしば認める。最終的に腫瘍は右心耳肉柱を破壊し，右心房内腔に浸潤する。まれではあるが，三尖弁，房室接合部，冠静脈洞にも浸潤し

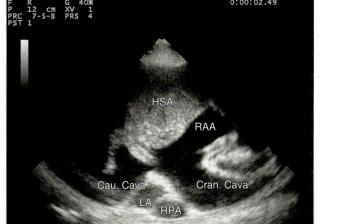

• **Figure 18-2**　血管肉腫を呈する犬の2Dモード像（頭側左傍胸骨像は右心房の両大静脈の接合部を観察しやすい）。後大静脈（Cau. Cava）と前大静脈（Cran. Cava）が認められ，右心房へと収束する。左心房の一部（LA）と右肺動脈（RPA）の一部は内側に認められる。異質性に認められる腫瘤（HSA）は右心耳壁を起源とし，右心房腔の一部と同様に心耳腔（RAA）にも浸潤している。（Photo credit: Claudio Bussadori.）

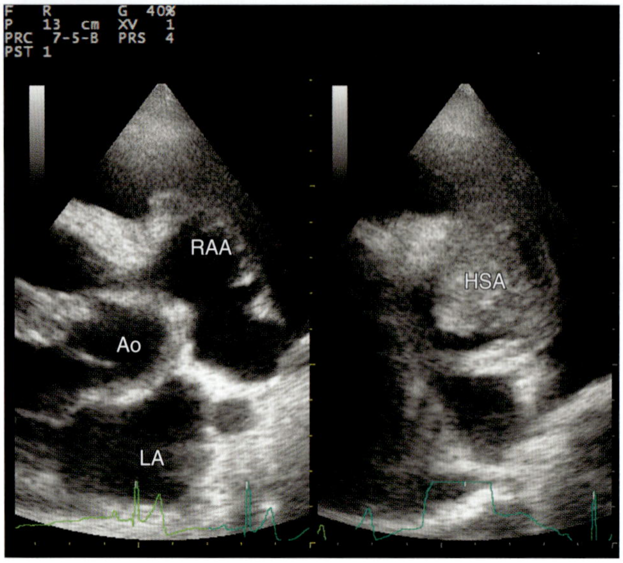

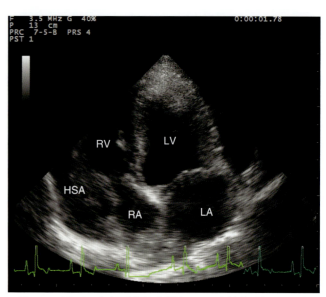

• **Figure 18-3**　右心房側壁に浸潤している血管肉腫を呈する犬の2Dモード像（右傍胸骨長軸五腔像）。
左右は2つの連続画像である。
左；右心耳壁（RAA）の背内側の画像は健常にみえる。
右；右心室壁より腹外側から見た像。腫瘍（HSA）が特に大静脈および房室接合部に近接した部位に浸潤している。
Ao；大動脈，LA；左心房。(Photo credit: Claudio Bussadori.)

• **Figure 18-4**　右心房側壁に浸潤している血管肉腫を呈する犬の2Dモード像（左側心尖四腔像）。
房室接合部と腫瘍（HSA）の位置関係を確認するために，わずかにプローブを斜位にしている。腫瘍のエコー性は複雑である：無エコー性または低エコー性のシャドーを伴った高エコー性。LA；左心房，LV；左心室，RA；右心房，RV；右心室。(Photo credit: Claudio Bussadori.)

心筋に対する浸潤の評価

　腫瘍の心筋への浸潤はほとんどが右心房壁に起こるが，右室自由壁へ及ぶこともある。これらは，心房壁構造の不均一もしくはエコー性増加所見として検出可能である。外科的切除を考慮するための評価として，浸潤の程度だけでなく，房室接合部側面と大静脈への腫瘍の広がりを確認することも重要である。これらは前述の方法，あるいは左側心尖四腔像にて評価が可能である。(Figure 18-4；Video 18-3, 18-4)

腫瘍性血栓塞栓症

　血管肉腫に続発する血栓塞栓症はよくみられる合併症である。それゆえ，右心房や右心耳の血管肉腫とともに血栓を認めることは珍しくない。この腫瘍性血栓のせいで腫瘍径を過大評価することがある。血栓と血管肉腫の鑑別の必要性は以下に述べる。心膜穿刺をする際，その必要性とリスクを検討することはきわめて重要である。急性出血による重篤な合併症は，心膜液を排出する際に起こることがある。残念ながら，事前にこのリスクを評価できる心臓超音波検査所見はない[15, 38]。

鑑別

器質化血栓

　心臓超音波検査は心房内血栓，心膜嚢胞，血管肉腫を鑑別するのにきわめて有用である。血管肉腫では，心筋組織を破壊し，低エコー性の小胞を伴う不均一な実質性の所見が典型的である。一方，器質化血栓は丸くスムースな表面で，中心部は辺縁よりも低エコー性の規則的な形をしている（Figure 18-5, 18-6）。

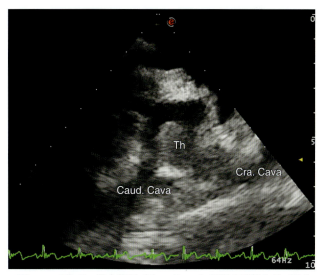

• **Figure 18-5**　前大静脈（Cra. Cava）起源の新鮮血栓（Th）とその右心房腔への浸潤を呈する犬の2Dモード像（頭側左傍胸骨像にて右心房−大静脈接合部が確認できる）。Caud. Cava；後大静脈。(Photo credit: Claudio Bussadori.)

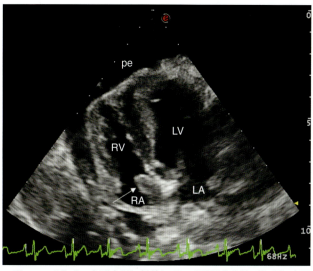

• **Figure 18-6**　心房中隔に付着している器質化血栓（矢印）を呈する犬の2Dモード像（左側心尖四腔像）。特筆すべきは，血栓中心部が低エコー性を示すことである。LA；左心房，LV；左心室，pe；心膜液，RA；右心房，RV；右心室。(Photo credit: Claudio Bussadori.)

心膜嚢胞

　血管腫や心膜嚢胞のような心臓病と血管肉腫を鑑別することは，予後と治療法を決定する上で重要である[40]。心膜嚢胞は発生学的には心膜の欠損に起因する。2D心臓超音波検査では，円形の単胞性あるいは多胞性の低エコー性または無エコー性で描出され，心臓の構造物とは明らかに分離しているカプセル状の所見を得ることができる。心膜嚢胞は通常は左右の肋骨横隔膜角に局在することが多い。猫では，右心室を圧迫する心膜嚢胞が心タンポナーデを引き起こすことがある[41]。犬において心膜嚢胞が起こる場合は，生まれつきのヘルニアか，大網が嵌頓している，あるいは鎌状間膜の部分ヘルニアになる場合があると提唱する筆者もいる[42]。

心基部腫瘍

　心基部腫瘍は，その解剖学的な領域に，起源の異なる，健常もしくは異常な組織が増殖することで生じる。最もよく認められる心基部腫瘍は，ケモデクトーマである。この領域に認められるその他の腫瘍は，異所性甲状腺腫[27]お

よびリンパ腫である[5, 14]。

　エコー性の違い（均一もしくはモザイク状の見え方，エコー性の程度が異なる），起源，大きさ，形態，位置，腫瘍塊表面の性状（スムースかラフか），可動性，浸潤性，単発性もしくは多発性か，単胞性または多胞性構造か，また増殖速度の違いは，心基部腫瘍を鑑別する上で有用である。しかし，腫瘍を診断するためには，細胞あるいは組織学的な検査が必須であることに変わりはない[43]。心基部腫瘍の特徴を Table 18-1 にまとめた。

ケモデクトーマ

　ケモデクトーマは，化学受容体組織を原発とする腫瘍であり，頚静脈分岐部，大動脈根，主肺静脈および頚静脈周囲に認められる。ケモデクトーマは，心基部に被嚢性で均一なエコー性を示す柔らかい結節性病変として認められる。これらの腫瘍は，通常単発性であるが，まれに多発性に認められることがある。また，他の内分泌腫瘍に関連している可能性もある。さらに，局所的な浸潤が典型的であるが，ときに他の実質性臓器に転移する場合がある。ケモデクトーマは多くの場合，定常的な心臓超音波検査によっ

て心基部に偶発的に発見される。なぜなら，この腫瘍は肺水腫あるいは心基部の構造変化による圧迫に関連する徴候が起こるまで，長期間無徴候性であることが多いからである。

発生部位

ケモデクトーマは，左心房を占拠しながら尾側に広がり，横方向には右心房と後大静脈に向かって拡大していく。そして肺動脈周囲に沿って（ときに，肺動脈分岐部を取り囲みながら）頭側方向に進展していく。

描出像

左心房の腫瘍の広がりは，右傍胸骨長軸像（Figure 18-7；Video 18-5）と短軸像（Figure 18-8；Video 18-6）によって検出できる。同様に，左傍胸骨長軸像からも上行大動脈の周囲（Figure 18-9）に認めることができる。左側心尖四腔像は左心房浸潤と肺静脈の圧迫の程度を評価するのに有用である（Figure 18-10；Video 18-7）。

左右傍胸骨短軸像は，腫瘍尾側の輪郭および径を測定するのに最も適した像であり，頭側左傍胸骨短軸像で描出された肺動脈分岐部の断面から，腫瘍と肺動脈の関係を把握

Table 18-1	犬の心基部腫瘍の主な特徴		
特徴	ケモデクトーマ	異所性甲状腺腫	リンパ腫
起源となる細胞	心基部（大動脈根部と肺動脈の間）	心基部，前縦隔	肺門部
進展する方向	背側，肺動脈を取り囲む，心房を圧迫する	縦隔およびその周辺の血管	様々
大きさ	2〜15 cm と様々	多くが巨大化する	様々
エコー性	均質性，高エコー性	均質性，高エコー性	均質性，高エコー性
表面の性状	スムース	スムース	スムース
可動性	なし	なし	なし
浸潤性	きわめてまれ	なし	なし
単発性 / 多発性	単発性	単発性	単発性もしくは多発性
増殖速度	とても遅い	遅い	急速

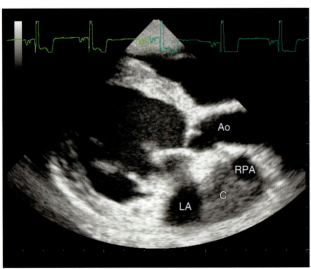

• **Figure 18-7** ケモデクトーマを呈する犬の 2D モード像（右傍胸骨長軸像）。
ケモデクトーマの一部（C）が大動脈基部（Ao）の中程と左心房（LA）の背側に認められる。右肺動脈（RPA）は部分的に腫瘍によって圧迫され，大動脈基部とケモデクトーマの間に認められる。（Photo credit: Claudio Bussadori.）

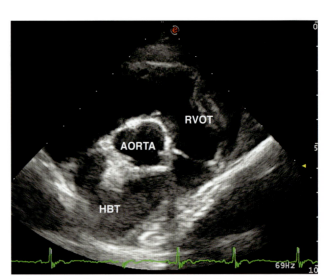

• **Figure 18-8** 心基部腫瘍を呈する犬の 2D モード像（右傍胸骨短軸像大動脈レベル）。
この像は左心房内と肺動脈に伸展していく心基部腫瘍（HBT）を示している。注目すべきは右室流出路（RVOT）に認められ，頭側へ伸展する腫瘤物が当該部位を圧迫していることである。AORTA；大動脈。（Photo credit: Claudio Bussadori.）

できる（Figure 18-11）。

　ケモデクトーマの起源である化学受容体細胞が胎生期に移行した場合，通常はまれであるが心房一次中隔および二次中隔に存在することとなり，両心房内に腫瘍が認められる症例もある（Figure 18-12）。

異所性甲状腺腫

　甲状腺細胞を起源とするこの腫瘍は，頚部，前縦隔ならびに心基部の細胞の発生学的分布に応じて様々な場所に認められる[26]。心臓超音波検査は心基部に位置する異所性甲状腺腫を確認するのに有用である可能性がある。小さな

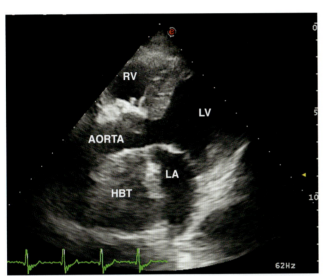

• **Figure 18-9**　左心房（LA）の圧迫が認められるケモデクトーマ（心基部腫瘍〈HBT〉）を呈する犬の 2D モード像（上行大動脈の頭側左傍胸骨長軸像）。
LV；左心室, RV；右心室, AORTA；大動脈。(Photo credit: Claudio Bussadori.)

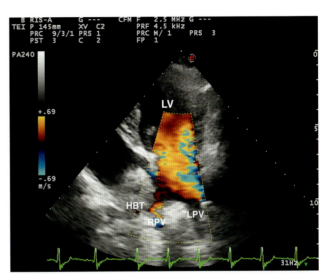

• **Figure 18-10**　心基部腫瘍を呈する犬のカラー 2D ドプラ像（斜位左側心尖四腔像）。
両心房を圧迫し，右肺静脈（RPV）を閉塞する大きな腫瘤（HBT）が確認できる。LPV；左肺静脈, LV；左心室。(Photo credit: Claudio Bussadori.)

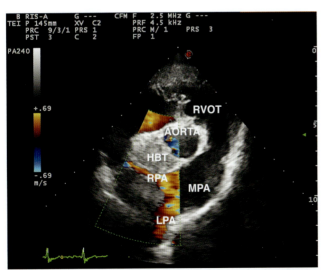

• **Figure 18-11**　心基部腫瘍を呈する犬のカラー 2D ドプラ像（右傍胸骨短軸像大動脈レベル）。
肺動脈の圧迫の程度はこの像で評価が可能である：右肺動脈（RPA）が腫瘤（HBT）によって絞扼されており，左肺動脈（LPA）は部分的に圧迫されている。MPA；主肺動脈, RVOT；右室流出路, AORTA；大動脈。(Photo credit: Claudio Bussadori.)

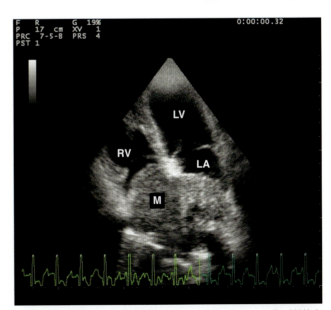

• **Figure 18-12**　心基部腫瘍を呈する犬の 2D モード像（斜位左側心尖四腔像）。
心房中隔を起源とする巨大な腫瘍（M）が両心房内に認められている。この像では，腫瘍は完全に右心房腔を占拠している。LA；左心房, LV；左心室, RV；右心室。(Photo credit: Claudio Bussadori.)

異所性甲状腺腫は，通常小さなケモデクトーマと同じく大動脈と主肺静脈の間に認める。この段階では，異所性甲状腺腫とケモデクトーマとは心臓超音波検査上共通の所見を示し，これらの鑑別はできない。しかし，前縦隔背側に拡大した場合，ケモデクトーマは主肺動脈とその分岐部を取り囲むように伸展していくが，異所性甲状腺腫の増殖のパターンは，上行大動脈，前縦隔動脈，前大静脈と並行に伸展していく。経胸壁心臓超音波検査と経食道心臓超音波検査法は，外科的アプローチをするためのガイドとして，腫瘍内に侵入している縦隔血管の有無を評価するために推奨されている（Figure 18-13）。

リンパ腫

肺門部に位置するリンパ節の拡大を呈したリンパ腫は，心房圧迫および心膜液を生じる心基部腫瘍となる場合がある[15]。リンパ腫は他の心臓腫瘍と異なり，初期には左心房の背側に位置する傾向がある。そして，左心房や他の心臓の構造を圧排しながら背側だけでなく，頭側にも腹側にも広がっていく。大動脈根部および主肺動脈と同様に，右心房と大静脈を圧迫することはリンパ腫ではまれである。

心臓内腫瘍

原発性の心臓内腫瘍は心筋壁から発生する。心臓超音波検査による心臓内血栓と腫瘍の鑑別はときに難しい。犬で

は，心臓内血栓の多くが凝固系の異常により明らかになる。心臓内腫瘍は通常，血流の遅い領域，つまり右心房ならびに主肺静脈に認められる。多くの症例では，血栓が強く心内膜に接着している場合であっても，血栓と心膜の間隙に菲薄な無エコー性境界を認識することが可能である（Figure 18-14，18-15）。

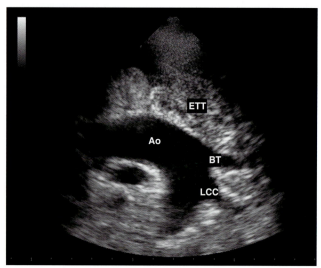

• **Figure 18-13** 前縦隔を精査することで認められた巨大異所性甲状腺腫（ETT）を呈する犬の2Dモード像（長軸像大動脈弓レベル）。
この腫瘍は大動脈基部（Ao）を取り囲んでいる。前縦隔血管と大動脈基部が腫瘍により圧迫されているのが境界明瞭に確認できる。BT；腕頭動脈，LCC；左総頚動脈。(Photo credit: Claudio Bussadori.)

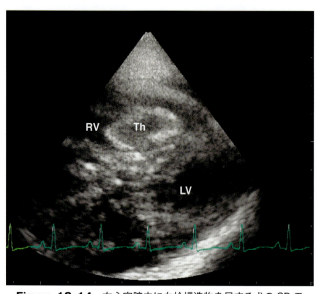

• **Figure 18-14** 右心室腔内に血栓構造物を呈する犬の2Dモード像（左右心室の斜位左傍短軸像心尖部レベル）。
高エコー性の境界を持つ器質化血栓（Th）と，血栓および心内膜を分かつ無エコー性の間隙が認められる。LV；左心室，RV；右心室。(Photo credit: Claudio Bussadori.)

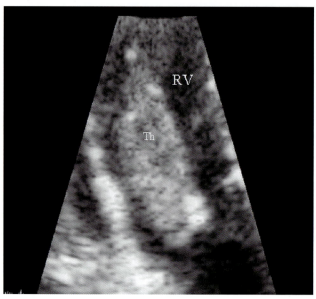

• **Figure 18-15** 右心室内血栓（Th）の拡大像。
血栓と右心室壁の間に無エコー性のラインがはっきり認められる。RV；右心室。(Photo credit: Claudio Bussadori.)

心房腫瘍

　人では左心房または右心房に位置する腫瘍のほとんどが粘液腫または粘液肉腫である。犬では心房腫瘍はまれであり，さらに粘液肉腫についてはきわめてまれである[24]。粘液腫の房室弁への付着はより頻繁に認められる（Figure 18-16）[20, 23]。

　心房腫瘍はまた異所性（副腎など）に由来し，右心房，ときに後大静脈に向かって右心室腔へ浸潤する。

　こういった場合，腫瘍組織は血管内にて成長し，血管内皮細胞に浸潤することなく右心房まで進行していく[44]。肉腫や上皮性の癌などのその他の腫瘍は，大動脈洞に浸潤することがある[37]。

心筋腫瘍

　横紋筋肉腫は心筋壁を起源とし，最も高頻度で認められる心筋腫瘍である。この腫瘍は心臓超音波検査所見上で，健常な心筋の構造を破壊し，高エコー性の巣状病変として形状と大きさに様々な変化を生じさせる（Figure 18-17）[16, 17]。心筋細胞の破壊に伴い，刺激伝導系へ腫瘍の浸潤が起きると，不整脈を生じる[11]。最終的に，腫瘍は心臓内腔を占拠し，虚弱と失神を引き起こす。低パルス繰り返し周波数（PRF）カラー流速ドプラ法は腫瘍周囲の血管を可視化するのに役立つことがある（Figure 18-18）。

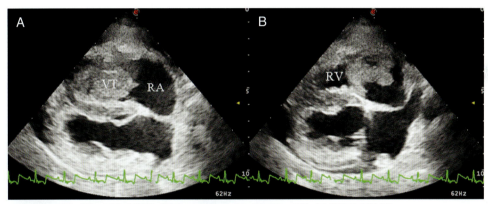

• **Figure 18-16**　三尖弁腫瘍（VT）を呈する犬の 2D モード像（右傍胸骨長軸像）。
この弁の腫瘍は拡張期（A）に右心室流入路を占拠しており，収縮期（B）では右心房側（RA）に逸脱している。RV；右心室。（Photo credit: Claudio Bussadori.）

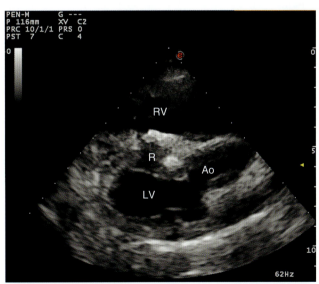

• **Figure 18-17**　中隔の横紋筋肉腫（R）を呈する犬における 2D モード像（右傍胸骨長軸像）。
腫瘍の浸潤に伴い局所性に高エコー性領域を認め，心室中隔内のエコー性の不整が認められる。Ao；大動脈，LV；左心室，RV；右心室。（Photo credit: Claudio Bussadori.）

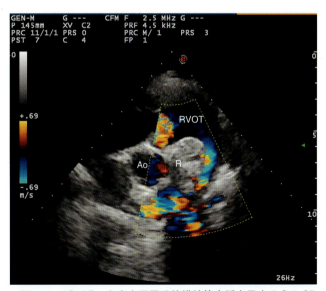

• **Figure 18-18**　心室中隔原発性横紋筋肉腫を呈する犬の 2D モード像（右傍胸骨短軸像大動脈レベル）。
腫瘍（R）は右心室を占拠し，部分的に右室流出路（RVOT）を障害している。Ao；大動脈。（Photo credit: Claudio Bussadori.）

転移性心臓腫瘍

転移性心臓腫瘍は比較的頻繁に認められ[18]，解剖学的に連続する組織，もしくは後大静脈の血行，リンパ行，冠動脈を介して心臓に到達し，心筋内転移を引き起こす。犬および猫では，血管肉腫，リンパ腫，黒色腫そしてカルチノーマの転移病巣の多くが左室自由壁にて認められ，転移性カルチノーマは肺水腫を伴う，または伴わない心膜炎を起こす可能性がある[3]。

壁内転移は，多発性の播種性小結節として認められ，周辺の心筋とくらべるとエコー性に不整が認められる。ときに，転移病巣の浸潤による心筋の一部の収縮性の欠損を確認できる場合がある。心外膜の転移については，病巣が破裂した際に急性心タンポナーデを生じることがある。

中皮腫

中皮腫はまれにび漫性に認められる悪性腫瘍であり[38]，通常は老齢の犬や猫において体腔内出血性滲出液として認められる。若年齢型の中皮腫は，7週齢[45]〜11カ月齢の子犬で報告されている[46]。腫瘍は外胚葉性細胞から発生し，頻度の多い順に[47]，胸膜[48]，腹膜[49]，心膜，そして精巣鞘膜で認められる[50]。

発咳，呼吸困難，呼吸促迫，虚弱が最も多く認められる臨床徴候であり，これらの臨床徴候は蛋白漏出性腸症や肺水腫とも関連している。この慢性の心タンポナーデは腹水を引き起こす一般的な原因である[51]。

初期のステージでは，中皮腫は腫瘍細胞からなる組織や明らかな液体貯留を伴う病変が認められないため，超音波検査やCT検査でさえも検出することができない[51]。影響を受けた組織の表面がび漫性に肥厚することが，腫瘍を示唆する唯一の所見かもしれない。

進行した段階では，腫瘍はポリープ様または孤立性小結節を胸膜上に形成するが[52]，上皮全体に認められる場合もある（Figure 18-19）。慢性の心タンポナーデが存在する場合は腹水を伴うことがある[53]。

複数の空洞性病変が同時に検出されることがあるが[54]，遠隔転移はまれである。雄犬では特にジャーマン・シェパード・ドッグで，中皮腫が胸膜または腹膜線維性の肥厚（中皮腫が硬化する）を起こすことと関連しているようである[55,56]。猫では中皮腫は胸腔または腹腔内に発生し，通常は胸水や腹水として滲出液を伴う[57]。

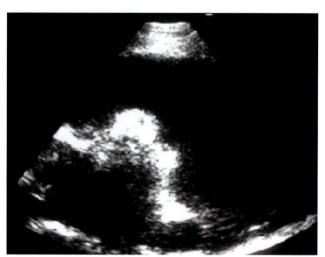

• **Figure 18-19** 胸部中皮腫を呈する犬の巨大な高エコー性結節によって変位した心膜横隔膜靭帯の心臓超音波検査像。靭帯の周辺には大量の胸水が認められる。(Photo credit: Claudio Bussadori.)

REFERENCES

[1] Ware W. Cardiac neoplasia. In: Kirk RW, Bonagura JD, editors. Kirk's current veterinary therapy XII: small animal practice. Philadelphia: W.B. Saunders; 1995.

[2] Detweiler DK, Patterson DF. The prevalence and types of cardiovascular disease in dogs. Ann N Y Acad Sci 1965; 127: 481-516.

[3] Walter JH, Rudolph R. Systemic, metastatic, eu- and heterotrope tumours of the heart in necropsied dogs. Zentralbl Veterinarmed A 1996; 43: 31-45.

[4] Kleine LJ, Zook BC, Munson TO. Primary cardiac hemangiosarcomas in dogs. J Am Vet Med Assoc 1970; 157: 326-37.

[5] Ware WA, Hopper DL. Cardiac tumors in dogs: 1982-1995. J Vet Intern Med 1999; 13: 95-103.

[6] Sanford SE, Hoover DM, Miller RB. Primary cardiac cell tumor in a dog. Vet Pathol 1984; 21: 489-94.

[7] Dupuy-Mateos WP, Blunden AS, White RN. Primary cardiac chondrosarcoma in a paced dog. Vet Rec 2008; 163: 272-3.

[8] Schelling SH, Moses BL. Primary intracardiac osteosarcoma in a dog. J Vet Diagn Invest 1994; 6: 396-8.

[9] Lombard C. Primary fibroma in the right atrium of a dog. J Small Anim Pract 1980; 21: 439-48.

[10] Madarame H, Sato K, Ogihara K, et al. Primary cardiac fibrosarcoma in a dog. J Vet Med Sci 2004; 66: 979-82.

[11] Atkins C. Diagnosis of intracardiac fibrosarcoma using two-dimensional echocardiography. Vet Radiol 1984; 20: 131-7.

[12] Brambilla P. Primary cardiac lipoma in a dog. J Vet Intern Med 2006; 20: 691-3.

[13] Machida N, Kobayashi M, Tanaka R, et al. Primary malignant mixed mesenchymal tumour of the heart in a dog. J Comp Pathol 2003; 128: 71-4.

[14] Ogilvie G. Malignant lymphoma with cardiac and bone involvement in a dog. J Am Vet Med Assoc 1989; 194: 793-6.

[15] MacGregor JM, Faria ML, Moore AS, Tobias AH. Cardiac lymphoma and pericardial effusion in dogs: 12 cases (1994-2004). J Am Vet Med Assoc 2005; 1: 1449-53.

[16] Zaher A, Radi AM. Canine cardiac rhabdomyoma. Toxicol Pathol 2009; 37: 348-50.

[17] Krotje LJ, Ware WA, Niyo Y. Intracardiac rhabdomyosarcoma in a dog. J Am Vet Med Assoc 1990; 197: 368-71.

[18] Aupperle H, Marz I, Ellenberger C, et al. Primary and secondary heart tumours in dogs and cats. J Comp Pathol 2007; 136: 18-26.

[19] Liggett AD, Frazier KS, Styer EL. Angiolipomatous tumors in dogs and a cat. Vet Pathol 2002; 39: 286-9.

[20] Akkoc A, Ozyigit MO, Cangul IT. Valvular cardiac myxoma in a dog. J Vet Med A Physiol Pathol Clin Med 2007; 54: 356-8.

[21] Adissu HA, Wood GA, Caswell JL. Cardiac myxosarcoma with adrenal adenoma and pituitary hyperplasia resembling carney complex in a dog. Vet Pathol 2010; 47: 354-7.

[22] Darke PG, Gordon LR. Cardiac myxoma in a dog. Vet Rec 1974; 95: 565-7.

[23] Machida N, Hoshi K, Kobayashi M, et al. Cardiac myxoma of the tricuspid valve in a dog. J Comp Pathol 2003; 129: 320-4.

[24] Briggs OM, Kirberger RM, Goldberg NB. Right atrial myxosarcoma in a dog. J S Afr Vet Assoc 1997; 68: 144-6.

[25] Foale RD, White RA, Harley R, Herrtage ME. Left ventricular myxosarcoma in a dog. J Small Anim Pract 2003; 44: 503-7.

[26] Holscher M. Ectopic thyroid tumor in a dog: thyroglobulin, calcitonin and neuron-specific enolase immunocytochemical studies. Vet Pathol 1986; 23: 778-9.

[27] Stephens L. Ectopic thyroid carcinoma with metastases in a beagle dog. Vet Pathol 1982; 19: 669-75.

[28] Bracha S, Caron I, Holmberg DL, et al. Ectopic thyroid carcinoma causing right ventricular outflow tract obstruction in a dog. J Am Anim Hosp Assoc 2009; 45: 138-41.

[29] Merlo M, Bo S, Ratto A. Primary right atrium haemangiosarcoma in a cat. J Feline Med Surg 2002; 4: 61-4.

[30] Campbell MD, Gelberg HB. Endocardial ossifying myxoma of the right atrium in a cat. Vet Pathol 2000; 37: 460-2.

[31] Gamlem H, Nordstoga K, Arnesen K. Canine vascular neoplasia: a population-based clinicopathologic study of 439 tumours and tumour-like lesions in 420 dogs. APMIS 2008; 116: 41-54.

[32] Bonnett BN, Egenvall A. Hedhammar Å, Olson P. Mortality in over 350,000 insured swedish dogs from 1995-2000: I. Breed-, gender-, age- and cause-specific rates. Acta Vet Scand 2005; 46: 105-20.

[33] Bussadori CB, Quintavalla C, Pradelli D, Marconato L. Diagnostic imaging for the identification of cardiac tumours in humans and dogs. Proceedings 13th Ljudevit Jurak International Symposium on Comparative Pathology. Zagreb 2002. Acta Clinica Croatica 2002; 41: 155.

［34］ Kirkpatrick JN. Differential diagnosis of cardiac masses using contrast echocardiographic perfusion imaging. J Am Coll Cardiol 2004; 43: 1412-9.

［35］ Ehrhart N, Ehrhart EJ, Willis J, et al. Analysis of factors affecting survival in dogs with aortic body tumors. Vet Surg 2002; 31: 44-8.

［36］ Fernandez-del Palacio MJ, Talavera Lopez J, Bayon del Rio A, et al. Left ventricular outflow tract obstruction secondary to hemangiosarcoma in a dog. J Vet Intern Med 2006; 20: 687-90.

［37］ Warman SM, McGregor R, Fews D, Ferasin L. Congestive heart failure caused by intracardiac tumours in two dogs. J Small Anim Pract 2006; 47: 480-3.

［38］ MacDonald KA, Cagney O, Magne ML. Echocardiographic and clinicopathologic characterization of pericardial effusion in dogs: 107 cases (1985-2006). J Am Vet Med Assoc 2009; 15: 1456-61.

［39］ Dunning D, Monnet E, Orton EC, Salman MD. Analysis of prognostic indicators for dogs with pericardial effusion: 46 cases (1985-1996). J Am Vet Med Assoc 1998; 212: 1276-80.

［40］ Clifford CA, Mackin AJ, Henry CJ. Treatment of canine hemangiosarcoma: 2000 and beyond. J Vet Intern Med 2000; 14: 479-85.

［41］ Less RD, Orton EC. Intrapericardial cyst causing cardiac tamponnade in a cat. J Am Anim Hosp Assoc 2000; 36: 115-9.

［42］ Sisson D. Intrapericardial cyst in a dog. J Vet Intern Med 1993; 7: 364-9.

［43］ Noszczyk-Nowak A, Nowak M, Paslawska U, et al. Cases with manifestation of chemodectoma diagnosed in dogs in department of internal diseases with horses, dogs and cats clinic, veterinary medicine faculty, university of environmental and life sciences, Wroclaw, Poland. Acta Vet Scand 2010; 52: 35-42.

［44］ Pradelli D, Quintavalla C, Domenech O, Bussadori C. Tumour thrombus: direct endoluminal caudal caval vein-right atrium extension in a dog affected by adrenal neoplasia. Vet Res Commun 2003; 27: 787-9.

［45］ Leisewitz AL, Nesbit JW. Malignant mesothelioma in a seven-week-old puppy. J South Afr Vet Assoc 1992; 63: 70-3.

［46］ Kim JH, Choi YK, Yoon HY, et al. Juvenile malignant mesothelioma in a dog. J Vet Med Sci 2002; 64: 269-71.

［47］ Reggeti F, Brisson B, Ruotsalo K, et al. Invasive epithelial mesothelioma in a dog. Vet Pathol 2005; 42: 77-81.

［48］ Espino L, Vasquez S, Faílde D, et al. Localized pleural mesothelioma causing cranial vena cava syndrome in a dog. J Vet Diagn Invest 2010; 22: 309-12.

［49］ Morini M, Morandi F, Burdisso R, Marcato PS. Deciduoid peritoneal mesothelioma in a dog. Vet Pathol 2006; 43: 198-201.

［50］ Vascellari M, Carminato CA, Camali G, et al. Malignant mesothelioma of the tunica vaginalis testis in a dog: histological and immunohistochemical characterization. J Vet Diagn Invest 2011; 23: 135-9.

［51］ Stepien RL, Whitley NT, Dubielzig RR. Idiopathic or mesothelioma-related pericardial effusion: clinical findings and survival in 17 dogs studied retrospectively. J Small Anim Pract 2000; 41: 342-7.

［52］ Echandi RL, Morandi F, Newman SJ, Holford A. Imaging diagnosis canine thoracic mesothelioma. Vet Radiol Ultrasound 2007; 48: 243-5.

［53］ Brower A, Herold LV, Kirby BM. Canine cardiac mesothelioma with granular cell morphology. Vet Pathol 2006; 43: 384-7.

［54］ Sato T, Miyoshi T, Shibuya H, et al. Peritoneal biphasic mesothelioma in a dog. J Vet Med A Physiol Pathol Clin Med 2005; 52: 22-5.

［55］ Schoning P, Layton CE, Fortney WD, et al. Sclerosing peritoneal mesothelioma in a dog evaluated by electron microscopy and immunoperoxidase techniques. J Vet Diagn Invest 1992; 4: 217-20.

［56］ Geninet C, Bernex F, Rakotovao F, et al. Sclerosing peritoneal mesothelioma in a dog-a case report. J Vet Med A Physiol Pathol Clin Med 2003; 50: 402-5.

［57］ Weiss AT, Da Costa AB, Klopfleisch R. Predominantly fibrous malignant mesothelioma in a cat. Vet Med Intern 2010; 2010: 396794 (epub).

PART V

先天性心疾患

19　先天性心疾患　*301*

20　インターベンション術前後における先天性心疾患の心臓超音波検査評価　*339*

19

先天性心疾患

CLAUDIO BUSSADORI IN COLLABORATION WITH DANITZA PRADELLI

左室流出路障害 / 大動脈弁下狭窄症　*302*

肺動脈狭窄症　*308*

動脈管開存症　*314*

心室中隔欠損症　*319*

心房中隔欠損症　*321*

僧帽弁異形成　*324*

三尖弁異形成　*326*

ファロー四徴症　*328*

三心房心　*329*

心内膜床欠損症　*332*

　先天性心疾患（CHD）は出生した時点で有するすべての心疾患を指す。犬で最も一般的な先天性心疾患は大動脈弁下狭窄症[1]，肺動脈狭窄症，動脈管開存症[2]である。先天性心疾患の特徴として，成長の段階で常に変化し，進行性であることを念頭に置いておかねばならない。ファロー四徴症のような重度の心疾患では，数年間無徴候性の場合がある一方で，早期の死亡をもたらすケースもある。心臓超音波検査は，先天性心疾患の診断と，内科，インターベンション術および外科的治療の方針決定に有用である[3]。

左室流出路障害 / 大動脈弁下狭窄症

　左室流出路障害は，弁上，弁，弁下狭窄に分類され，猫では報告はあるが非常にまれな疾患となっている[4,5]。SASと呼称される大動脈弁下狭窄症は犬で一般的に認められる先天性疾患である[6]。雄で罹患率が高いという報告もある[7,8]。大動脈弁下狭窄症は単一疾患として存在する場合もあるが，肺動脈狭窄症などと複合している場合もある。筆者らの経験では，大動脈弁下狭窄症は先天性心疾患の21.3%を占めており，ニューファンドランドで特に他の犬種にくらべて強い遺伝的素因を疑われている[9]。イタリアの研究では，6年以上にわたりボクサーで行われた先天性心疾患の大規模スクリーニング検査において1,283頭中165頭，実に12.9%で先天性心疾患が明らかになり[6]，うち8.5%で大動脈弁下狭窄症を，1%で肺動脈狭窄症関連性大動脈弁下狭窄症を検出している[7]。

解剖病理

　大動脈弁下狭窄症の原発病変は，左室流出路障害を引き起こす大動脈上流の組織の異常化によるものである[10]。ときに僧帽弁の中隔尖を巻き込むことがある。この病変の特徴は犬種によって様々である可能性があり，ボクサーとボルドー・マスティフではしばしば組織の異常増殖，大動脈弁輪部ならびに大動脈根の低形成が認められる[11,12]。一方で，ニューファンドランドやジャーマン・シェパード・ドッグ，ロットワイラーでは，健常な大動脈弁輪部と大動脈起始部の狭窄後拡張といった弁下部に病変が限局している。後者の犬種では，病変が酷い場合，心内膜の増殖は左心室腔，乳頭筋，腱索にまで広がる可能性がある[13]。

　ボクサーにおける最新の研究では，心内膜組織の異常な成長について，大動脈と心室中隔のなす角度が大動脈弁下狭窄症に影響することを実証した[14]。ボクサーでは，大動脈中隔角度が140度未満であれば，ずり応力が増加しており，心内膜の増殖を起こすため[14]，大動脈弁下狭窄症発症の疑いと進行を推定できる（Figure 19-1）。

　ほとんどの犬で流出路狭窄物の大きさは変わらないが，一部の症例では異常な血液の乱流や左室流出路の構造，ならびに僧帽弁の運動障害はさらなる心内膜の増殖を引き起こすため，成犬期にも抵抗と圧較差が増加することがある

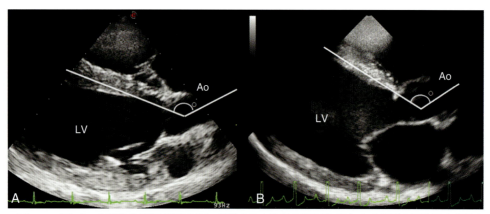

• Figure 19-1　右傍胸骨長軸五腔像にて，健常犬の大動脈中隔角度（A）と大動脈弁下狭窄症を呈するニューファンドランドの角度（B）を示している。
Ao；大動脈，LV；左心室。（Photo credit: Claudio Bussadori.）

（Figure 19-2）。このような理由から，軽度の大動脈弁下狭窄症を伴う若齢動物において，2歳になるまでは心臓超音波検査によって流出路障害悪化の経過を観察，評価していかなければならない。

心臓超音波検査所見

　経胸壁心臓超音波検査（TTE）は，大動脈弁下狭窄症を分類，重症度を評価するために大切なツールである。経食道心臓超音波検査（TEE）もまた同様であるが，収縮期大動脈流出路最大流速が上昇しているにもかかわらず弁下部狭窄物を検出できない場合や，経胸壁心臓超音波検査で十分に結像できず評価が難しい場合には，より有用である[15]。

2D モード法と TM モード法

弁下狭窄の種類

　Pyle-Patterson 分類によると[16]，大動脈弁下狭窄症の病変は3つに分類される（Figure 19-3）。

- タイプ1：心室中隔の内膜表面で，大動脈のすぐ下に形成される1〜2 mm の小さな結節病変によって特徴付けられるが，この病変は非常に小さく，ドプラ法を用いて閉塞病変として検出することは困難である。しかし，2D モード法による識別は大動脈弁下狭窄症好発犬種のスクリーニング検査のために非常に重要である。さらに，タイプ1は進行する可能性があるため，その経過観察は重要である。

- タイプ2：左室流出路近縁に沿って部分的に広がっている肥厚した心内膜によって特徴付けられる。多くの症例で，隆起は僧帽弁中隔尖基部を起源としており，大動脈弁の左冠尖下の心室中隔を横切って広がっていく（Video 19-1）。

- タイプ3：このタイプは「トンネル」病変の存在が特徴的である。線維輪もしくは帯状領域が心内膜表面の1〜2 mm 上方に隆起している。起始部は大動脈弁尖で，心室中隔まで広がり，僧帽弁を含む場合もある。つまり，

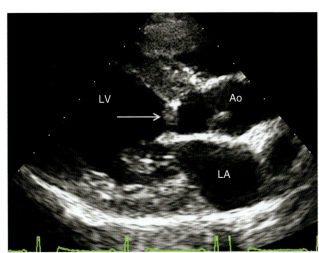

• **Figure 19-2**　大動脈弁下狭窄症を呈する成犬の右傍胸骨長軸五腔像。
心内膜増殖（矢印）が成長の過程で形成され，先天性病変によって生じた障害を悪化させている。Ao；大動脈，LA；左心房，LV；左心室。(Photo credit: Claudio Bussadori.)

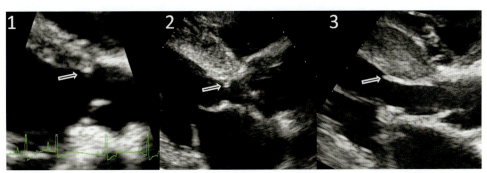

• **Figure 19-3**　右傍胸骨長軸五腔像にて大動脈弁下狭窄症の3タイプ（矢印）を示す。(Photo credit: Claudio Bussadori.)

完全に左室流出路を取り囲んでいる。大動脈弁と連続している心室の表面も肥厚している。

筆者らの経験では，タイプ1と2は頻繁に認められ，大動脈弁下狭窄症と診断された犬の85%を占める[9]。

心臓超音波検査所見

大動脈弁輪と弁尖の長さおよび形態は右傍胸骨長軸五腔像もしくは右傍胸骨短軸像大動脈レベルにて，大動脈弁が軽度から重度に肥厚し，可動性が健常あるいは低下していることを確認することで評価できる。左室流出路だけでなく，乳頭筋の一部，左心室中隔基部，その他心内膜の一部も含めて，異常な線維化した組織が認められる場合もある。この所見は，重大な心機能障害を続発する可能性を示唆するため，予後不良と関連している（Figure 19-4）。

左心室の円形化も，特に後負荷の不適合（下記参照）がある末期の大動脈弁下狭窄症において進行するかもしれない（Figure 19-5）。

頭側左傍胸骨長軸像からは大動脈基部が確認でき，右傍胸骨長軸五腔像では頭背側に大動脈基部の形態を評価することができ，バルサルバ洞と洞上結合部のレベルにて測定値を得ることができる。内腔縁から内腔縁の測定が適正であり（Figure 19-6）[17, 18]，TMモード法を使用することで，左心室中隔と自由壁の厚さを定量的に測定できる。通常は，肥厚の程度が不十分となる後負荷不適合の場合（後述）を除いて大動脈弁下狭窄症肥厚の程度と相関する。

後負荷不適合

自然発生性の大動脈弁下狭窄症では慢性の左心室圧負荷が求心性肥大を引き起こす。この肥大は心筋の灌流を妨げ[19]，線維化，左心室拡張障害，心筋虚血ならびに不整脈に発展する[20]。ある程度進行すると，増加した壁応力を肥大によって補うことができなくなり，遠心性となる。

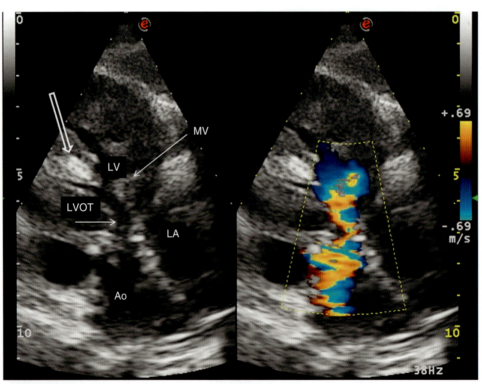

• Figure 19-4 ラブラドール・レトリーバー子犬の2Dモード法（左）とカラードプラ法（右）による心窩部四腔像。
左室流出路（LVOT）がトンネル状の大動脈弁下狭窄症により障害されている。上行大動脈（Ao）には狭窄部後拡張が認められる。肥厚した心内膜は，さらに軽度の僧帽弁（MV）狭窄症を引き起こす。白抜きの矢印は前乳頭筋における心内膜下の線維化を示している。LA；左心房，LV；左心室。（Photo credit: Claudio Bussadori.）

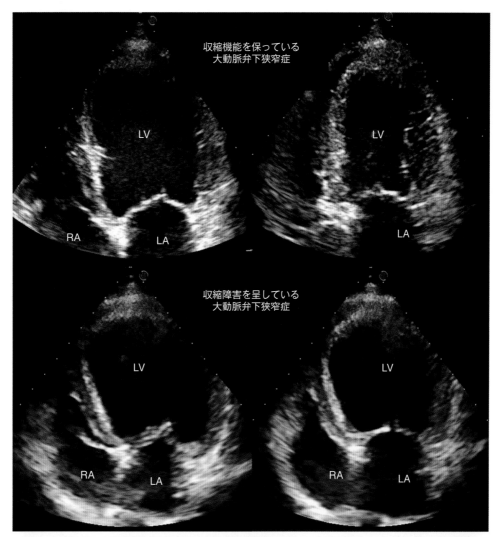

• **Figure 19-5** 大動脈弁下狭窄症を呈する犬の拡張期（左）および収縮期（右）の左側心尖四腔像。上の図では収縮機能と形態は健常だが，2年後の検査（下の図）では左心室（LV）は拡大し，収縮機能が低下している。LA；左心房，RA；右心房。(Photo credit: Claudio Bussadori.)

このように左心室は拡大し，不可逆的な収縮障害を起こす。これが「後負荷不適合」と呼ばれる状態である。続く中隔壁の右側変位は右心室拡張障害を引き起こし，著しい三尖弁逆流あるいは肺高血圧症がない場合でも腹水症をもたらすことがある。

後負荷不適合は大動脈弁下狭窄症の終末期の病態であり，生存期間がおおむね6カ月未満とされる予後不良と関係している。

スペクトルドプラ法

スペクトルドプラ法は大動脈弁口部の流速を評価するのに有用で，その流速を検出するのに最適な像は犬の右横臥位[23]もしくは立位による心窩部像[21,22]である。動脈流速

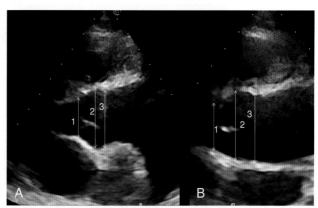

• **Figure 19-6** 右傍胸骨長軸像における頭背側領域のアングル（**A**）と，左傍胸骨長軸像（**B**）は大動脈弁下狭窄症に関連する狭窄部後拡張を示している。
大動脈基部（1），バルサルバ洞（2），洞結合部（3）レベルでの径の違いを確認できる。(Photo credit: Claudio Bussadori.)

測定による解析には，立位もしくは左横臥位での左側心尖五腔像を用いることもある。左室流出路と大動脈のパルス波スペクトルドプラ法およびカラードプラ法は幅広い収縮期の乱流ジェットを検出する（Video 19-2）。連続波スペクトルドプラ法では大動脈最高流速と圧較差の計測が可能で（Figure 19-7），狭窄の程度を評価するために用いられている[21, 24, 25]。連続波スペクトルドプラ法により測定される最大瞬間圧較差は心臓カテーテル法によるピーク・ピーク圧較差にくらべて有意に高く測定される。実際はこれらのピークは全く同じ時相で起こらない（連続波スペクトルドプラ法では，左心室と大動脈間の最大瞬間流速を測定しているが，心臓カテーテル法では左心室の最大圧較差と大動脈の最大圧較差の差を測定している）からである。連続波スペクトルドプラ法による最大瞬間圧較差も心臓カテーテル法によるピーク・ピーク圧較差も，大動脈弁下狭窄症の重症度を確認するための普遍的なマーカーである。しかし，平均圧較差はより信頼性のある指標であると示されており，スペクトルドプラ法で測定したものと，心臓カテーテル法で測定したものとの合致性も高い[26-28]。こういった理由でインターベンショナルカルデイオロジーセンターに関連する多くの心臓超音波検査研究室では，狭窄の重症度の指標として，最大圧較差よりも平均圧較差を用いている。

スペクトルドプラ法による大動脈最大圧較差に基づき，大動脈弁下狭窄症は以下のように分類できる。

- 軽度大動脈弁下狭窄症：大動脈最大圧較差＜40〜50 mmHg
- 中等度大動脈弁下狭窄症：大動脈最大圧較差50〜80 mmHg
- 重度大動脈弁下狭窄症：大動脈最大圧較差＞80 mmHg

大動脈狭窄症で後負荷不適合を起こした末期症例では，収縮機能の低下による順行性収縮期大動脈流速の低下および上昇した左心室拡張期圧のために，拡張期の流入が制限される状態を認めることがある（Figure 19-8）。

病態が長期間にわたると，大動脈弁への高速血流の影響が大動脈弁後尖の肥厚を誘発し，その病変は大動脈弁膜性心膜炎を誘発する基盤となりうる[29-32]。大動脈心内膜炎の程度は重症度と病変の範囲に依存し，多くの場合大動脈弁逆流を引き起こしたり，狭窄を悪化させたりする。より重度な症例では，バルサルバ洞までもを前述の炎症病変部として巻き込む場合がある（Figure 19-9）[33]。

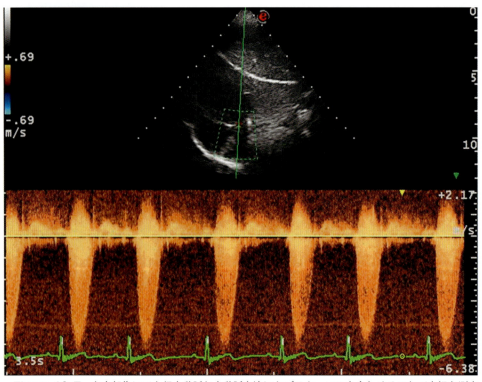

• **Figure 19-7** 心窩部像にて上行大動脈と大動脈血流にドプラカーソルを合わせることで良好な測定が可能である。
ここでは大動脈弁の重度の狭窄が明らかになっている（最高血流速は5.5 m/s，推定圧較差は121 mmHg）。
(Photo credit: Claudio Bussadori.)

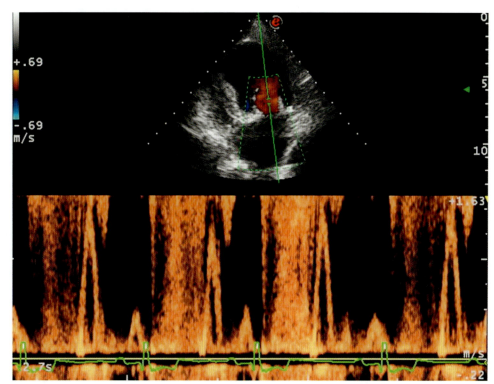

• **Figure 19-8** 重度大動脈弁下狭窄症と後負荷不適合を呈するボクサーの左室流入路パルス波スペクトルドプラ像。

拡張期の流入波形は E/A 比が上昇し，拡張障害を示唆している。E 波減衰時間は非常に短く，拡張期左心室圧の上昇を示唆している。(Photo credit: Claudio Bussadori.)

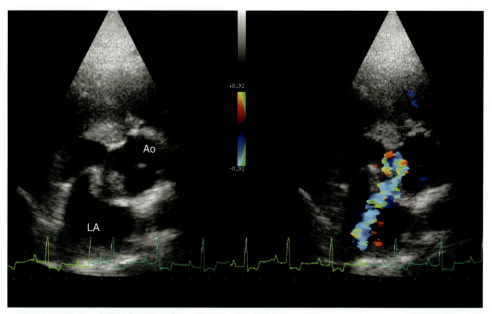

• **Figure 19-9** 大動脈弁下狭窄症とバルサルバ洞内膜炎を呈するロットワイラーの大動脈基部の右傍胸骨長軸像（左：2D モード法，右：カラードプラ法）。

内膜炎の影響で病変部が破綻し，大動脈（Ao）と左心房（LA）間に瘻孔をなし，左心房に重度の流入シグナルを認めている。(Photo credit: Claudio Bussadori.)

肺動脈狭窄症

　肺動脈狭窄症（PS）は犬で最も多い先天性心疾患の1つであり[34]，筆者らの研究では有病率が32.1％であった[9]。猫ではまれである[35-39]。ほとんどの症例では肺動脈狭窄症は単独病変を示す。しかし，ときどき心房中隔欠損症や心室中隔欠損症といった他の先天性心疾患を併発する可能性があり，また，ファロー四徴症のような複合奇形の1病変でもある。特にボクサーでは，重度の大動脈弁下狭窄症[7,9]を伴っていることもある。肺動脈狭窄症は狭窄部位によって弁，弁上，弁下に分類できる。

解剖病理

肺動脈弁狭窄症

　犬では心臓超音波検査所見によってタイプAとタイプBに分類できる。

　タイプAは健常な弁輪と二尖弁間の癒合によって特徴付けられる。弁は収縮期に主肺動脈に向かってドーム状にたわみ，ダイヤフラムのような挙動をする。

　タイプBは弁の低形成と弁輪の肥厚によって特徴付けられる（必ずしも弁は癒合していない）。

　タイプAの方がよく認められる病型で，好発犬種は存在しない[25]。タイプBはイングリッシュ・ブルドッグやフレンチ・ブルドッグのような短頭種に多く認められ，特に後者では重篤な症例が多い。ボクサーは短頭種であるがタイプBよりもタイプAを認めることが多い。ときにタイプBの肺動脈狭窄症は大動脈弁下狭窄症と併発していることがある[7]。

　アメリカン・ピット・ブル・テリア，アメリカン・スタッフォードシャー・テリアでは重度の肺動脈狭窄症が心内膜の弾性線維病変と関連しており，心内膜と心内膜下に浸潤した病変が，心内膜の高エコー所見として認められる。この病変は重度の右心室拡張障害と難治性心室頻拍を誘発し，右心不全や突然死を引き起こす。

肺動脈弁上狭窄症

　肺動脈弁上狭窄症は主肺動脈とその遠位部の狭窄が特徴で，犬ではこの型の病変は非常にまれである[40]。イングリッシュ・ブルドッグとフレンチ・ブルドッグでは，狭窄部位は上行大動脈洞移行部に位置する（Figure 19-10）。この奇形では主肺動脈は砂時計型の形態変化を呈する。肺動脈分枝の狭窄は，小児ではファロー四徴症のような複合

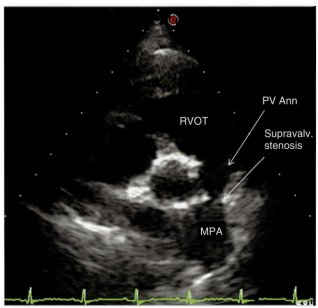

• Figure 19-10　肺動脈弁上狭窄症を呈するイングリッシュ・ブルドッグの右傍胸骨短軸像大動脈レベル。
弁上狭窄（Supravalv. stenosis）が肺動脈弁輪（PV Ann）の下部に認められる。主肺動脈（MPA）の狭窄部後拡張は砂時計型の形態を呈している。RVOT，右室流出路。(Photo credit: Claudio Bussadori.)

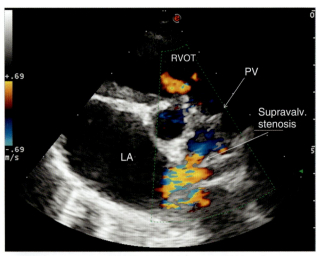

• Figure 19-11　肺動脈弁上狭窄症を呈する若齢ラブラドール・レトリーバーのカラードプラ法を用いた右傍胸骨短軸像大動脈レベル。
肺動脈（PV）の下流，弁上狭窄（Supravalv. stenosis）がある領域にてエイリアシングが存在する。LA；左心房，RVOT；右室流出路。(Photo credit: Claudio Bussadori.)

心奇形の一部として高頻度で認められるが，犬では単独病変として認められる（Figure 19-11）。

肺動脈弁下狭窄症

　肺動脈弁下狭窄症は多くの構造的な異常によって引き起こされる。右室流出路の重度の肥厚と狭窄は重度の弁輪低形成と関連しているが，それを肺動脈弁狭窄症に続発する重度の漏斗部肥大と鑑別しなければならない。後者では，肺動脈弁狭窄症によって弁が固定されることで動的な障害が生じる。弁下狭窄もまた，弁口に位置する線維輪の単独病変の存在によって引き起こされる（Figure 19-12）。

　重度の弁下狭窄は右室二腔症によって起こることもある。右室二腔症という奇形では，右心室腔が筋性，線維筋性，線維輪，あるいは，辺縁部の分厚く増殖した心内膜によって，近位の「高圧領域」と遠位の「低圧領域」に二分される[41,42]。この隔壁の位置は多様だが，たいていは右心室の前壁の心室中隔に接合した三尖弁の下流に存在する（Figure 19-13）[43]。

冠動脈異常に併発する肺動脈狭窄症の解剖

　ほとんどがイングリッシュ・ブルドッグで認められ，他の犬種ではときどき認められる程度の症例で[44,45]，冠動脈奇形 R2A 型と呼ばれるものがある。これは肺動脈を取り囲んでいる異常な冠動脈によって特徴付けられる（Figure 19-14）[46]。組織学的検査によると，この症例の根底にある原因は左大冠動脈近位の一部の逆位を伴った左側大

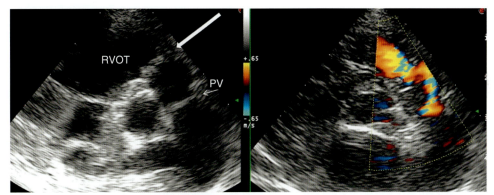

•**Figure 19-12**　犬の右傍胸骨短軸像大動脈レベル（2D モード法：左，カラードプラ法：右）。この症例では右室流出路（RVOT），弁下にダイアフラム構造（大矢印）が認められる。さらに肺動脈狭窄（小矢印）があり，収縮期においてドーム状をなした肺静脈（PV）が認められる（左図）。右図は拡張期であるが，肺動脈弁逆流が奇形の血管と弁下のダイアフラムを通過し，蛇行した形状で認められる。(Photo credit: Claudio Bussadori.)

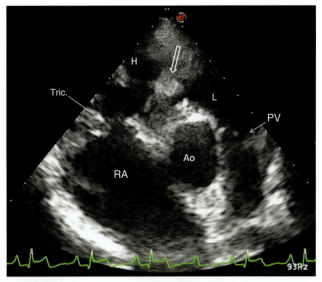

•**Figure 19-13**　右室二腔症を呈する犬の右傍胸骨短軸像大動脈レベル。白抜きの矢印は右心室前乳頭筋と漏斗部中隔が異常線維筋性組織によって接合されている部位を示している。流入洞（H）と右室流出路（L）の間には狭い通路が形成されているのみである。流入洞の圧は上昇している一方で，流出路の圧は低い。三尖弁（Tric.）と肺動脈弁（PV）は健常である。右心房（RA）は拡大している。Ao；大動脈。(Photo credit: Claudio Bussadori.)

動脈バルサルバ洞の奇形であると示唆されている[45]。この症例はバルーン弁形成術の適応外となるため，この型の肺動脈狭窄症を鑑別することは大変重要である（Chapter 20 参照）。

心臓超音波検査所見

2D モード法と TM モード法

弁の評価

　肺動脈弁および主肺動脈の形態学的な評価には，弁の肥厚，融合，可動性および弁上部ないし弁下部の不動性構造物の評価も含まれる。検査ではまず，右傍胸骨短軸像大動脈レベルで，肺動脈弁輪，弁尖，右室流出路，主肺動脈を観察する。肺動脈／大動脈弁輪比は収縮末期において弁尖付着部のすぐ下で内径を測定する。右室流出路，肺動脈弁輪，主肺動脈，左右肺動脈分岐部は通常，頭側左傍胸骨短軸像を用いることでより確認しやすくなる（Figure 19-15）。

　この像はまた，右室流出路のシネループを用いることで動的な狭窄を検出することができる。

　肺動脈弁の 2D 心臓超音波検査によって肺動脈弁狭窄症

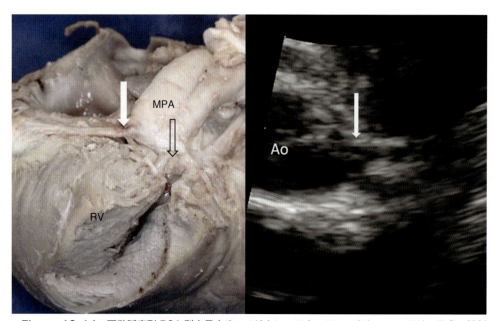

• **Figure 19-14**　冠動脈奇形 R2A 型を呈するアメリカン・スタッフォードシャー・テリア子犬の解剖標本と心基部像の拡大画像。
異常な冠動脈（矢印）が肺動脈弁輪を取り囲み，絞扼している（白抜き矢印）Ao；大動脈，MPA；主肺動脈，RV；右心室。(Photo credit: Claudio Bussadori.)

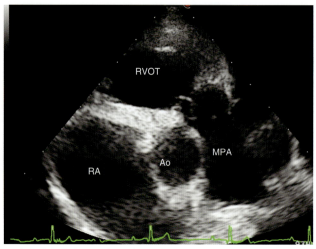

• **Figure 19-15**　右室流出路（RVOT）と肺動脈弁，主肺動脈（MPA）の評価のための標準的な頭側左傍胸骨像。
Ao；大動脈，RA；右心房。(Photo credit: Claudio Bussadori.)

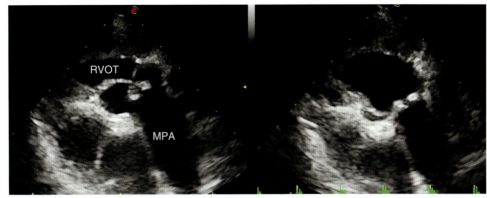

・**Figure 19-16**　肺動脈弁狭窄症タイプ A を呈する犬の頭側左傍胸骨短軸像。
左図は拡張期，右図は収縮期に停止させたもので，中等度に肥厚した肺動脈弁尖がドーム状を呈している
のが示されている。MPA；主肺動脈，RVOT；右室流出路。(Photo credit: Claudio Bussadori.)

タイプ A，B の鑑別が可能である[25]。

・**肺動脈弁狭窄症タイプ A**：主肺動脈 2 つの弁の融合が
特徴で，融合したまま収縮期にはダイアフラムのように
動くので，主肺動脈に向かってドーム状を呈する（収縮
期ドーミング効果）（Figure 19-16）。弁輪径は健常で大
動脈／肺動脈径比は＜1.2 である。主肺動脈と左右前大
静脈は拡張することが多い。

・**肺動脈弁狭窄症タイプ B**：重度の肥厚，可動性の低い弁
尖，通常は交連部の癒合がないということが特徴であ
る。より重度な症例では，高頻度で肺動脈の低形成を伴
い，大動脈／肺動脈径比が＞1.5 となる場合がある（Fig-
ure 19-17）[47,48]。

心臓超音波検査では，肺動脈弁と主肺動脈の形態的な評
価，右心室のリモデリングの評価，右室流入路および流出
路の状態に焦点を当てるべきである。

右心室肥大

TM モード法と 2D モード法によって右心室機能と同様
に右心室肥大の程度を評価することができる。肺動脈狭窄
症の存在下では，流入路（右傍胸骨長軸像や左側心尖四腔
像においてよく観察できる）と流出路壁は肥厚しており，
また，可動性に乏しいかもしれない（Figure 19-18）。進
行した症例では，慢性的な圧負荷によって収縮障害や心筋
の運動障害，右心室壁の肥厚，右心室の拡大をきたす

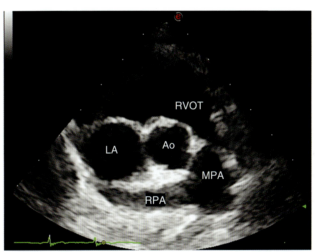

・**Figure 19-17**　肺動脈弁狭窄症タイプ B を呈するイングリッ
シュ・ブルドッグの右傍胸骨短軸像大動脈レベル。
肺動脈弁輪は低形成である。肺動脈弁尖は肥厚している。主肺動脈
（MPA）は拡張している。Ao；大動脈，LA；左心房，RPA；右肺
動脈，RVOT；右室流出路。(Photo credit: Claudio Bussadori.)

（Figure 19-19）。

心室中隔の奇異性運動

心室中隔の奇異性運動は，収縮期において左心室方向に
心室中隔が変位することで，右心室圧が上昇した場合や，
両心室間の圧較差が減少した場合に認められる。心室中隔
の曲率半径が減少することで，平坦化が生じる。心室中隔

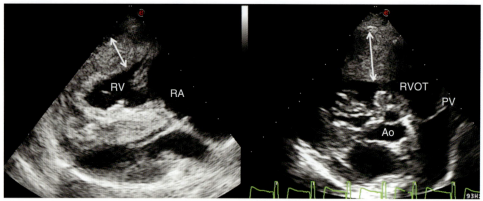

• **Figure 19-18** 重度の肺動脈狭窄症を呈する犬の右傍胸骨長軸四腔像（左）と右傍胸骨短軸像（右）。右室自由壁は流入路レベル（左矢印）と流出路レベル（右矢印）において肥厚している。Ao；大動脈，PV；肺動脈弁，RA；右心房，RV；右心室，RVOT；右室流出路。(Photo credit: Claudio Bussadori.)

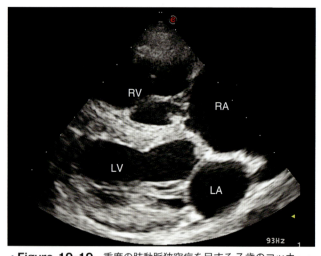

• **Figure 19-19** 重度の肺動脈狭窄症を呈する7歳のコッカー・スパニエルの右傍胸骨長軸四腔像。右心室腔は拡大している。LA；左心房，LV；左心室，RA；右心房，RV；右心室。(Photo credit: Claudio Bussadori.)

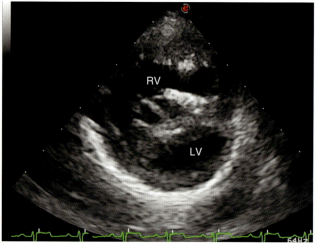

• **Figure 19-20** 重度の肺動脈狭窄症を呈する犬の右傍胸骨短軸像。中隔は収縮期に平坦化している。左心室（LV）の構造は変化しており，内径は減少している。RV；右心室。(Photo credit: Claudio Bussadori.)

の平坦化は右傍胸骨短軸像（Figure 19-20）にて最も分かりやすい。TMモード法で心室中隔の後方運動，右心室収縮期径の増大，左心室収縮期径の減少（Figure 19-21）が強調されていることが確認できる。右心室肥大および心室中隔奇異性運動を伴う主肺動脈の拡張は肺高血圧症の症例で認められることがある。肺動脈弁の形態的評価と流出路狭窄の診断は，ドプラ法を用いることで簡単に識別することができる[49]。

ドプラ法

カラードプラ法は右室流出路の閉塞部位を特定するのに役立つ（Video 19-3）。

スペクトルドプラ法による肺動脈流速，ほとんどが連続波スペクトルドプラ法により解析されるが，それにより狭窄部位の最大圧較差および平均圧較差を測定することができる。これらの圧較差に基づき肺動脈狭窄症の重症度を3段階に分類できる。

- 軽度肺動脈狭窄症：最大圧較差＜50 mmHg
- 中等度肺動脈狭窄症：最大圧較差50〜80 mmHg
- 重度肺動脈狭窄症：最大圧較差＞80 mmHg

肺血流速の連続波シグナルの注意深い分析により動的な弁下狭窄の全体的な圧較差が分析可能である。非動的障害物による狭窄波形は高エコー性であり，その後半にピークが来るナイフ状の波形が動的狭窄の波形を示す（Figure 19-22）。

三尖弁逆流は特に顕著であれば予後不良因子であるた

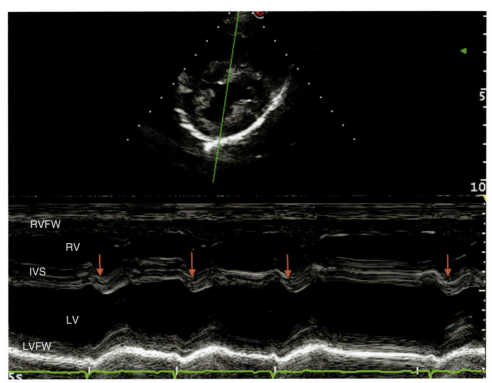

• **Figure 19-21**　重度の肺動脈狭窄症を呈する犬の TM モード像（経心室像）。
右心室収縮期圧の上昇は中隔壁を左心室（LV）方向へ圧し，収縮期後方運動が認められる（矢印）。
IVS；心室中隔，LVFW；左室自由壁，RV；右心室，RVFW；右室自由壁。(Photo credit: Claudio Bussadori.)

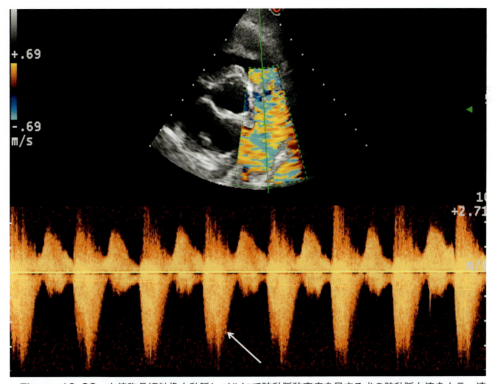

• **Figure 19-22**　右傍胸骨短軸像大動脈レベルにて肺動脈狭窄症を呈する犬の肺動脈血流をカラー連続波スペクトルドプラ法を用いて示した。
非動的障害物による狭窄波形に重なって「ナイフ状」の動的狭窄を示す波形（矢印）が示されている。
(Photo credit: Claudio Bussadori.)

め，記録すべきである。三尖弁逆流と重度の狭窄は心臓死の独立した予後因子である。圧較差が＞60 mmHgである場合，感度86％，特異度71％で心臓死のリスク上昇と関連があるとされている。こういった症例では肺動脈弁拡張の利点があると考えられる[50-53]。

動脈管開存症

　動脈管開存症（PDA）は出生後に動脈管が閉鎖していないことで，下行動脈血が肺動脈に流入する病気である。犬ではよく認められる先天性心疾患である[2,54]が，猫ではまれである[55,56]。通常は単独の疾患であるが，多因子型の遺伝子がミニチュア・プードルで示されている[57]。ジャーマン・シェパード・ドッグとその他の牧羊犬種，コリー，ニューファンドランド，ヨークシャー・テリアに多く，雑種でも認められる[9]。短頭種ではきわめてまれである[9]。動脈管開存症は雄よりも雌の罹患率が高く[9]，肺動脈狭窄症，左心室低形成，房室弁低形成といった他の先天性心疾患との関連性は低い[58]。しかし筆者らの研究では，ニューファンドランドの大動脈弁下狭窄症と動脈管開存症は最も関連がある先天性心疾患である可能性が示唆された。

　臨床徴候は短絡量に依存しており，小さなサイズの動脈管開存症では長期間にわたり無徴候で経過するが，大きなサイズの動脈管開存症の場合は成犬となる前に心不全に陥る可能性がある。僧帽弁閉鎖不全症は僧帽弁輪の拡大に続発し，最終的に動脈管開存症の病態を複雑にする可能性がある。一部の症例では，肺高血圧症の存在により左右短絡から右左短絡へ変化することがある（リバース動脈管開存症）。下行大動脈へ静脈血が流入すると，後肢の虚弱，陰部／包皮粘膜チアノーゼを伴う低酸素血症を引き起こす。

解剖病理

　動脈管は胎児循環において重要な血管である。動脈管は肺動脈分岐部から左鎖骨下動脈を起源とする領域である大動脈弓と下行大動脈に展開する。肺動脈側の動脈管の周囲は心膜によって覆われている。胎生期には肺循環は開通しておらず，主肺動脈から直接大動脈に血液が通過する。動脈管は通常，肺血管抵抗が低下することによって，出生後数日間で徐々に閉鎖するが，その閉鎖は動脈血の酸素濃度上昇によって開始する。最初は動脈管壁の筋線維が収縮し，生後に起こる内膜の増殖および血栓の形成により管腔

内が閉鎖される。最終的には動脈管は線維性靭帯に変化する[59-61]。もし動脈管が閉鎖しない場合，左右短絡は肺循環の過灌流と左心室の容量負荷を引き起こす。周産期には，この容量負荷は顕著な左心室肥大と心筋細胞の過形成を引き起こす[62]。出生後，動脈管開存症に関連する細胞の増殖は，他の左心室容量負荷では認められないほどの左心室の異常な拡大を呈す[63]。

心臓超音波検査所見

　動脈管開存症症例の評価における心臓超音波検査の目的には，確定診断のみならず，他の心血管系に関連する病状の確認，外科的またはカテーテル法による閉鎖を計画するための動脈管の解剖学的評価，そして術後治療の必要性の評価も含まれる。

2D モード法と TM モード法

　動脈管のサイズによって3つのカテゴリーに分類できる。

- 小さなサイズの動脈管開存症：動脈管の肺動脈開口部は小型犬で＜3 mm，大型犬で＜4.5〜5 mm。症例の年齢によって軽度または中等度の左心室拡大が認められる可能性がある。収縮機能は健常である。

- 中等度のサイズの動脈管開存症：動脈管の肺動脈開口部は小型犬で≒4 mm，大型犬で≒5〜6 mm。左心室径は通常増加しており，拡張末期容積係数(EDVI)＞150 mL/m^2，収縮末期容積係数（ESVI）＞60 mL/m^2 などが指標となる。僧帽弁輪は拡大し，弁接合部（僧帽弁中心部）から僧帽弁逆流が認められる。主肺動脈の拡大がみられる。

- 大きなサイズの動脈管開存症：動脈管の肺動脈開口部は小型犬で＞5 mm，大型犬で＞6〜7 mm。拡張末期容積係数＞200 mL/m^2，収縮末期容積係数＞100 mL/m^2 といった重度の左心室の拡大が認められ，球状変化と容量／質量比の増加を伴い，駆出率は減少する。右傍胸骨長軸四腔像でまず認められるのが，左心房および左心室の流入路と流出路の拡大である（Video 19-4）。僧帽弁輪の拡大によって僧帽弁中隔尖は細長い形状となる。この結果，僧帽弁閉鎖不全症が生じ，重度の症例では左心房の拡大が起こる（Figure 19-23）。

　右傍胸骨短軸像大動脈レベルでは動脈管の開口部と同時に主肺動脈の拡大を見ることができる（Figure 19-24）。

　頭側左傍胸骨短軸像では動脈管開存症をより良好に確認できる。超音波ビームをわずかに背側にずらすことで肺動脈分岐部まで全体を確認できるため，動脈管の開口部をよ

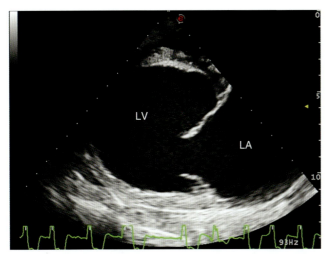

• **Figure 19-23**　動脈管開存症と顕著な左右短絡を呈する犬の右傍胸骨長軸四腔像。
左心室（LV）は円形化し，明らかに拡大している。左心房（LA）も同様に拡大している。(Photo credit: Claudio Bussadori.)

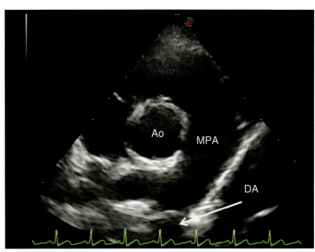

• **Figure 19-24**　動脈管開存症を呈する犬の右傍胸骨短軸像大動脈レベル。
主肺動脈（MPA）は拡大している。動脈管開口部（矢印）が確認できる。Ao；大動脈，DA；動脈管。(Photo credit: Claudio Bussadori.)

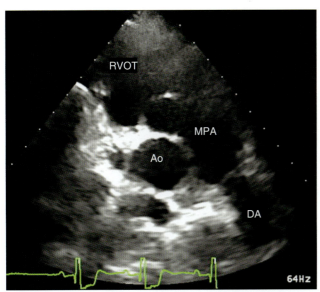

• **Figure 19-25**　頭側左傍胸骨短軸像では動脈管開存症とその最小径を直接確認できる。
Ao；大動脈，DA；動脈管，MPA；主肺動脈，RVOT；右室流出路。(Photo credit: Claudio Bussadori.)

り観察しやすくなる（Figure 19-25）。動脈管は様々な形状をしており，円筒型，砂時計型，肺動脈側が狭まった漏斗型もしくは，動脈瘤性拡大を伴う漏斗型がある。この像において，できるだけ正確に動脈管の開口部径と膨隆部径を測定し評価する必要がある。動脈管の開口部径は正確に測定される必要があるが，経胸壁心臓超音波検査でよくある間違いは，動脈管開口部径ではなく小孔径を測定してしまうことで，これは閉鎖デバイスの過大評価につながる。いくつかの症例では，動脈管の長さを測定することも可能である。しかし，より信頼できる測定値は造影によって得ることができる[64]。これらの測定値は外科的閉鎖をするか，インターベンション術による閉鎖をするかの選択の際に非常に有用である[65]。さらにこの像は，スペクトルドプラ法とカラードプラ法で動脈管の流れを解析する際も有用である。動脈管の長軸像はこの像からプローブを反時計回りに180度回転させることにより得られる（Figure 19-26）。

動脈管開存症の病態の診断は，TMモード法における収縮末期と拡張末期の左心室内径，および短縮率により行われる。早期の左右短絡では，収縮期および拡張期の内径がともに増加するため，短縮率は正常範囲内にとどまる。短縮率は左心室収縮障害の悪化に伴い減少する（Figure 19-27）。心臓のリモデリングの程度は動脈管の開口部径，動物の大きさ，動脈管を閉鎖する前の動物の年齢に依存する。一定の動脈管サイズの範囲内では，動物は肺循環が増加した状態に適応することができる。しかし，動脈管が非常に拡大しているときには適応できない[66,67]。この心疾患はうっ血性左心不全を伴う収縮障害またはアイゼンメンジャー症候群（リバース動脈管開存症）へ徐々に進行していく[68,69]。

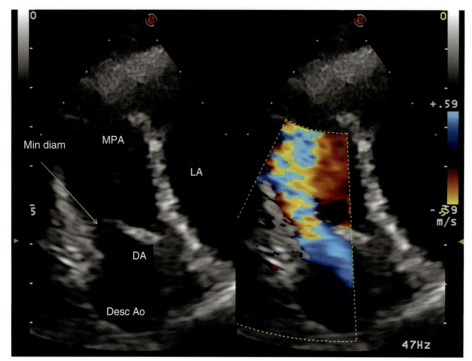

• **Figure 19-26** 頭側左傍胸骨心基部の 2D モード像（左），カラードプラ像（右）。
この像は頭側左傍胸骨短軸像から反時計回りに 180 度プローブを傾けることで描出できる。動脈管の最
小径（Min diam）がはっきり認められる。DA；動脈管，Desc Ao；下行大動脈，LA；左心房，MPA；
主肺動脈。（Photo credit: Claudio Bussadori.）

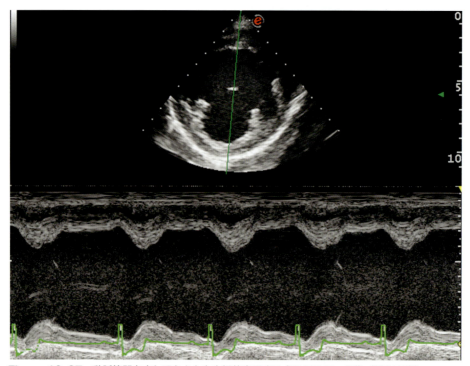

• **Figure 19-27** 動脈管開存症と明らかな左右短絡を呈する犬の TM モード像（経心室像）。
注目すべきは左心室の拡大と中等度の収縮性の低下である。（Photo credit: Claudio Bussadori.）

ドプラ法

スペクトルドプラ法

　動脈管流速を測定するには左右傍胸骨像が最も適している。連続波スペクトルドプラ法によって血流持続時間，そのピーク速度，収縮期と拡張期の速度変化を測定できる。動脈管の最大流速は大動脈と肺動脈の圧較差により決定され，肺高血圧症または左心室収縮障害がない場合，最大流速は 4.5 m/s 程度，圧較差は 80 mmHg 程度となる（Figure 19-28）。最大流速が低い場合，短絡血流に対する超音波ビームの不適切な角度，重度の左心室障害，肺動脈圧の増加を疑う。

　パルス波スペクトルドプラ法によって肺体血流比（Qp/Qs 比）を測定することができる。動脈管開存症症例の場合，肺体血流比は他の先天性心疾患とは異なった測定法を用いる。肺血流（Qp）は肺動脈弁輪部での収縮期血流，体血流（Qs）は大動脈の収縮期血流から得られる。心房中隔欠損症や心室中隔欠損症では短絡血流は右室流出路を通って肺血流となるため，右室流出路血流量が肺血流となる。動脈管開存症はこれと違い，右室流出路を通過した血流に大動脈からの短絡血流が加わるため，肺血流は左室流出路で測定される。その後全身を回って右室流出路で測定

されるのが体血流となる。その理由は，動脈管遠位の肺の血流は，肺静脈から心臓に戻ってきた後である大動脈レベルでしか測定できないためである。大動脈または肺動脈弁を通過する 1 回拍出量は，2D モード法によって得られた弁輪部のスペクトルドプラ速度時間積分値を乗じて算出される。

カラードプラ法

　カラードプラ法は動脈管を通過する血流と肺動脈弁逆流，僧帽弁逆流を検出するのに有用である。高速乱流の動脈管血流はモザイクとエイリアシングを伴い，動脈管開口部から主肺動脈に向かっており，容易に描出できる（Video 19-5）。ジェット血流の伸展距離により半定量的に短絡血流速度を推定できる。つまり，主肺動脈内に検出されるモザイクシグナルは大きな左右短絡を示しているのに対し，小さな炎のようなカラードプラ像は小さな血流を伴う動脈管を示している。

肺高血圧症：リバース動脈管開存症

　非常に大きな動脈管開存症の症例では，容量負荷から肺胞を保護するために，数カ月間の間に肺小動脈平滑筋の肥大が起こる。このことは，前毛細血管肺高血圧とそれに続

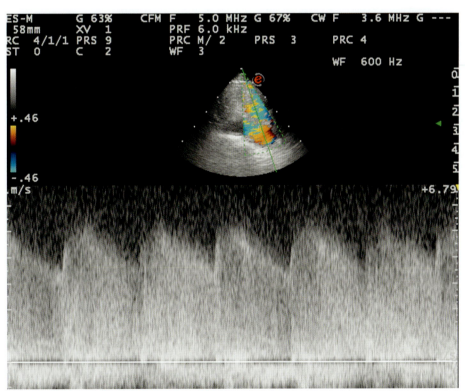

• **Figure 19-28**　動脈管の開口部の流速を頭側左傍胸骨短軸像において連続波スペクトルドプラ法を用い測定した。
大動脈と肺動脈の最大圧較差は 100 mmHg である。（Photo credit: Claudio Bussadori.）

く反転した右左短絡をもたらす[69]。肺高血圧症によるこの血流の反転はアイゼンメンジャー症候群と呼ばれる。アイゼンメンジャー症候群を伴う動脈管開存症における肺高血圧症と，前毛細血管肺高血圧症を混同してはいけない。後者は重度な慢性容量負荷と大きな動脈管開存症を伴う成人の症例で起こりうるもので，心臓超音波検査所見としては，心室中隔の偏平化，大動脈肺動脈圧較差の減少，および三尖弁逆流といった典型的な中等度の肺高血圧症の徴候を伴う左心室の容量負荷と関連する。このような状況下で短絡の右左化はきわめてまれである。リバース動脈管開存症の心臓超音波検査所見としては，健常もしくは軽度の左心室拡大を伴う重度な右心室肥大が常に存在する。肺動脈は常に拡張し，動脈管は大きく，短く，肺末端における狭窄を伴わない。動脈管の血流は速度が遅いため低パルス繰り返し周波数（PRF）にてときどき識別可能であるが（Figure 19-29），連続波スペクトルドプラ法により，簡易に肺動脈弁（Figure 19-30）と三尖弁逆流を検出できる。連続波スペクトルドプラ法では，収縮期，拡張期，平均肺動脈圧の分析が可能である。リバース動脈管開存症の存在はコントラスト法によっても確認できる。この特定の条件では，動脈管を通過した血液は主肺動脈から下行大動脈へ

流れていく。撹拌してマイクロバブルを含ませた生理食塩水を末梢静脈に注入すると，マイクロバブルは右心房と右心室に最初に出現し，その後肺動脈へ，そして最後に腹部大動脈へ移行する。肺にマイクロバブルがトラップされることはないため，特殊な造影剤は不要である。筆者らの研究室では，生理食塩水とコロイド溶液（Pentaspan ND®）を

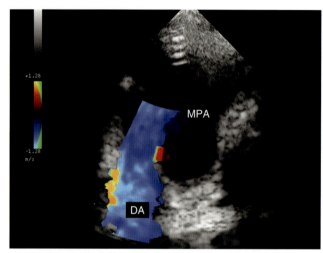

• **Figure 19-29** 非常に大きな動脈管開存症とアイゼンメンジャー症候群を呈する犬の頭側左傍胸骨像（カラードプラ法）。収縮期の短絡血流は，主肺動脈（MPA）から上行大動脈に向かって認められる。DA；動脈管。(Photo credit: Claudio Bussadori.)

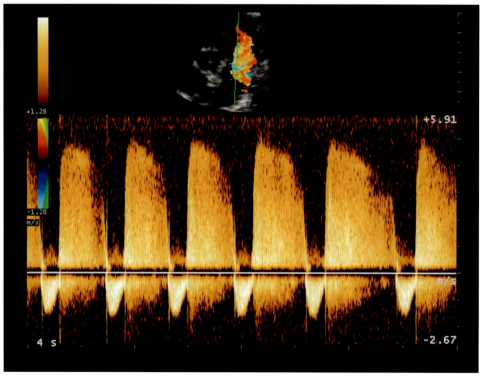

• **Figure 19-30** リバース動脈管開存症を呈する犬において連続波スペクトルドプラ法を用いて肺動脈逆流を測定した。肺動脈逆流速度は重度な肺高血圧症のために非常に高値となっている。(Photo credit: Claudio Bussadori.)

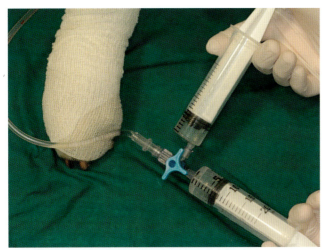

・**Figure 19-31**　注入前に生理食塩水とコロイド溶液を激しく撹拌する。(Photo credit: Claudio Bussadori.)

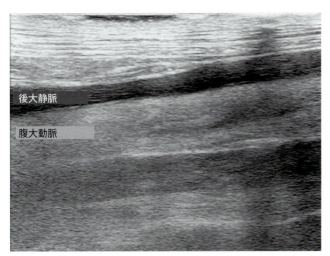

後大静脈

腹大動脈

・**Figure 19-32**　リバース動脈管開存症の症例で，橈側皮静脈から生理食塩液とコロイド溶液の混合液を注入すると，腹大動脈血流にマイクロバブルが観察される。(Photo credit: Claudio Bussadori.)

50％ずつ混合したものと，静脈カテーテルに接続された三方活栓につないだ2つのシリンジを使用している（Figure 19-31）。溶液を激しく撹拌することで注入したマイクロバブルを，腹部大動脈で同定することができる（Figure 19-32）。

心室中隔欠損症

　心室中隔欠損症（VSD）は，心室中隔における1つ以上の孔の存在による両心室間の異常な血流の存在を特徴とする先天性心疾患である[70]。心室中隔欠損症の遺伝性は犬と猫においては確認できておらず，性差はない。好発犬種はウエスト・ハイランド・ホワイト・テリア，レーク

ランド・テリア，イングリッシュ・ブルドッグ，イングリッシュ・スプリンガー・スパニエルである[71]。ときに，大動脈弁下狭窄症，動脈管開存症，右室二腔症といった先天性心疾患と関連しており，またファロー四徴症のような先天性心疾患の病型の一部を構成している。猫においては，最も一般的な先天性心疾患の1つである[71, 72]。

　左心室から右心室に流入する血液の量は，欠損孔の大きさ，両心室間の圧較差，後負荷に依存している。拘束性心室中隔欠損症と呼ばれるような小さな欠損孔における血流抵抗では，左右短絡と血行動態への影響は制限されている。一方で巨大欠損孔による非拘束性心室中隔欠損症では，短絡血流抵抗を作出しないため，多くの血流が左心室から短絡を通過し，右心室の収縮期負荷を増加させ，肺血流量の増加を引き起こす。その結果，左心室拡張期負荷は上昇する。一部の症例では，上昇した肺血圧が血管床への抵抗を増加させることにより小動脈血管筋の肥大を引き起こす（アイゼンメンジャー症候群）。重度な欠損は獣医学領域ではめったに診断されないが，うっ血性左心不全によって生後1週間以内に死亡してしまうからだと考えられる。

解剖病理

　心室中隔欠損症は心室中隔の欠損孔の位置により分類できる。

- 膜様部心室中隔欠損症（大動脈下または心室上稜下心室中隔欠損症）では，欠損孔が線維部の近くに位置する（房室弁と大動脈からなる線維性三角に隣接している）。犬においては最もよく認められるタイプである。
- 膜部心室中隔欠損症（配列異常心室中隔欠損症）は，漏斗部と筋性隔膜の異常な接合に起因する（例：ファロー四徴症）。
- 流入路心室中隔欠損症では，欠損孔が僧帽弁と三尖弁に近接する心室の入り口に位置する。
- 漏斗部心室中隔欠損症（subpulmonic, infundibular supracristal, ventricular outlet, subarterial doubly committed, もしくは septal cone VSD）では，欠損孔が半月弁（大動脈と肺動脈弁）まで延伸する中隔の流出路に位置する。大動脈右冠尖が欠損孔内に逸脱すると大動脈弁閉鎖不全とバルサルバ洞の拡大の原因となる。
- 筋性心室中隔欠損症では，欠損孔が心室中隔の骨梁部に局在する。このタイプには様々なサイズが存在し，心尖部，前部筋肉，中部筋といった欠損孔の位置による分類ができる。一部の症例では多孔性の場合もある。

心臓超音波検査所見

心室中隔欠損症の評価において，心臓超音波検査は欠損孔の識別，その大きさと延伸する領域の評価，短絡方向の決定，血行動態と心室リモデリングの評価，短絡の定量化を目標として実施する。

2D モード法と TM モード法

右傍胸骨長軸像で描出された左室流出路は，膜様部と筋性心室中隔欠損症を確認するのに最も適している。欠損孔の伸展，一部の症例において部分的に欠損孔を塞ぐ偽動脈瘤膜性物質が認められる（Figure 19-33）[73-75]。

流入路筋性心室中隔欠損症は僧帽弁と三尖弁の中隔尖の間に位置しており，右傍胸骨長軸および短軸像と四腔像にて良好に確認できる（Figure 19-34）。

右傍胸骨短軸像大動脈レベルでは，膜様部と大動脈弁下欠損の良好な像を得ることができる（Figure 19-35）。

小柱の筋性欠損は中部もしくは前部中隔に位置しており，右傍胸骨短軸像心尖レベルでの心室中隔レベルにて良好に確認できる（Figure 19-36）。

こういった症例では，左心室容量負荷の重症度に応じて増加した拡張末期容積係数が TM モード法で認められるかもしれない。短縮率は病気初期では増加するが，その後左心室障害が進行するにつれて減少する。

ドプラ法

カラードプラ法

カラードプラ法は，2D モード法での同定が困難な小さい欠損孔の位置確認を容易にする可能性がある（Video 19-6）。また欠損孔の境界を明瞭に識別するのに役立つ。カラードプラ法によって，血流をよく描写し心室間の最大圧較差の正確な測定をするための連続波スペクトルドプラ法におけるカーソルの適切な向きを得ることができる。

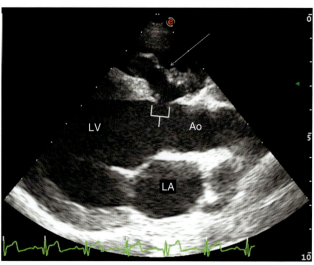

• **Figure 19-33** 膜様部心室中隔欠損症を呈する犬の右傍胸骨長軸五腔像。
中隔間交通（括弧）が明瞭に認められる。右心室内に偽膜組織（矢印）が浮遊している。Ao；大動脈，LA；左心房，LV；左心室。(Photo credit: Claudio Bussadori.)

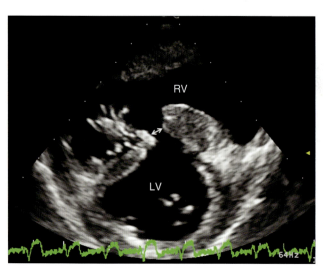

• **Figure 19-34** 筋性心室中隔欠損症を呈する犬の右傍胸骨短軸像でみられた左室流入路（両矢印）。
LV；左心室，RV；右心室。(Photo credit: Claudio Bussadori.)

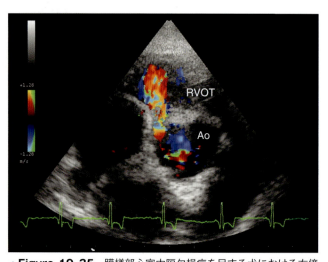

• **Figure 19-35** 膜様部心室中隔欠損症を呈する犬における右傍胸骨短軸像大動脈レベル（カラードプラ法）。
欠損孔を通って大動脈（Ao）から右室流出路（RVOT）へ流れる乱流が確認できる。(Photo credit: Claudio Bussadori.)

スペクトルドプラ法

欠損孔の解剖学的位置にもよるが，右傍胸骨長軸像および短軸像において，心室中隔欠損孔の短絡血流とドプラカーソル方向は適切に一致する。これらの像は欠損孔流速を測定するのに適している。小さな欠損孔を通して得られる健常な両心室間の圧較差は 100 mmHg であり，これは

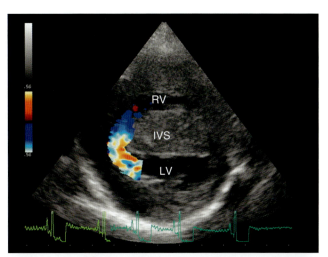

• Figure 19-36　筋性心室中隔欠損症を呈する犬の右傍胸骨短軸像心尖レベル（カラードプラ法）。
カラードプラ像は右左短絡を示唆している。心室中隔（IVS）は肺高血圧症のために収縮期に肥厚および平坦化している。右心室壁は肥厚している。LV；左心室，RV；右心室。(Photo credit: Claudio Bussadori.)

ピーク流速が 4.5〜5 m/s であるということを意味している（Figure 19-37）。肺高血圧症に起因する低いピーク流速は，アイゼンメンジャー症候群か，肺動脈弁狭窄による右心室圧上昇によるものである。大きな欠損孔で，非制限性の心室中隔欠損症では両心室間の圧較差は低下し，より低いピーク流速と関連している。

肺体血流比はパルス波スペクトルドプラ法を用いて評価することができる。大動脈および肺動脈弁輪径と大動脈および肺動脈の収縮期流速から 1 回拍出量の計算が可能である。肺体血流比が 1.5 である場合は欠損孔が小さい，1.5〜2.5 である場合は中等度，2.5 を超える場合は大きいと判断する。大きな欠損孔における肺高血圧の程度は全身動脈圧から短絡血流の圧較差を差し引くことによって算出することができる。例えば短絡圧較差が 60 mmHg で収縮期動脈血圧が 120 mmHg であった場合，中等度の肺高血圧症という評価になる（右心室の収縮期圧が 60 mmHg という見積もりの場合）。

心房中隔欠損症

心房中隔欠損症（ASD）は右左の心房の交通異常である。長らく獣医学領域では珍しいと考えられてきた

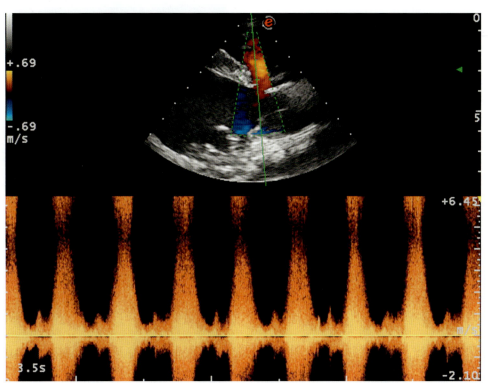

• Figure 19-37　心室中隔欠損による左右短絡を認める連続波スペクトルドプラ像。
最大流速は 4.5 m/s である。(Photo credit: Claudio Bussadori.)

が[76,77]，小さな心房中隔欠損は心雑音や重要な血行動態の異常を呈さないため見逃されてきた可能性がある。

解剖病理

欠損孔は心房中隔の様々な部位に存在する可能性がある。

- 一次孔型心房中隔欠損症（ASD-OS1）では，卵円窩の下部に欠損孔が位置し，通常心内膜症の融合奇形によって生じる。

- 二次孔型心房中隔欠損症（ASD-OS2）は最もよく認められ，2/3がこのタイプである。欠損孔は卵円窩によって区切られる領域に存在し，心房組織に完全に包囲されているため，インターベンション術によって完全に閉鎖することができる。

- 卵円孔開存（PFO）ではとても小さな欠損孔が二次中隔と一次中隔の接続部の間に存在し，右心房内の冠静脈洞の入り口の上方に位置する。欠損部の立体構造は一次中隔と二次中隔の間を通るトンネルのようになっている。人では卵円孔開存は一般的な集団において25％存在し，動物では本症の有病率は不明である。血行動態上の重要性はない。

- 静脈洞型心房中隔欠損症では前大静脈と肺静脈の流入部に近接して位置する。このタイプは動物ではまれである。直接，もしくは前大静脈を経由して1〜2本の肺静脈が右心房へ流入している肺静脈還流異常と関連があるかもしれない。

- 冠静脈洞型心房中隔欠損症は，冠静脈洞と左心房の間の隔壁が存在しないことに起因する。左心房を取り巻いている冠静脈洞の一部の可変部に上壁がなく，したがって右心房に接続する。これは左前大静脈遺残を併発している可能性がある。

心臓超音波検査所見

心房中隔欠損症の心臓超音波検査による診断は比較的単純ではあるが，一部の像では誤認を生じることがある。欠損孔の位置，大きさ，欠損孔に近接する構造物も含めて，いくつかの像を観察して判断するのがベストである。

2D モード法

右傍胸骨長軸四腔像では，心室中隔は超音波ビームと直行する。よって，この像は厚い心室中隔と薄い膜である卵円窩を確認するのに役立つ。右心房と右心室の拡大は，欠損孔を通じた短絡が重度である場合に認められる。

静脈洞型心房中隔欠損症については，右傍胸骨長軸像が最も有用だが，心房上壁と異常血流をよりよく描出できるよう，描出画面の軽微な角度補正が必要となると考えられる。さらにこの型の心房中隔欠損症では，一般的な合併症である潜在的な肺静脈還流異常を除外することにより，適切に肺静脈の接続を確認することが重要である（Figure 19-38）。

もし右傍胸骨長軸四腔像において心房中隔欠損症が疑われた場合は，右傍胸骨短軸像大動脈レベルで確認する必要がある。この像では犬と猫において二次孔型心房中隔欠損症のより正確なサイズを測定することができる（Figure 19-39）[78]。

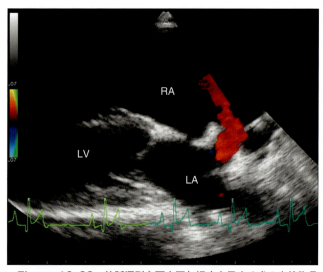

• Figure 19-38　静脈洞型心房中隔欠損症を呈する犬の右傍胸骨長軸四腔像。
左右短絡が確認できる。LA；左心房，LV；左心室，RA；右心房。(Photo credit: Claudio Bussadori.)

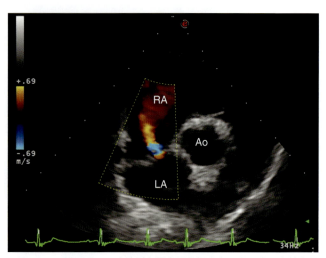

• Figure 19-39　二次孔型心房中隔欠損症を呈する犬の右傍胸骨短軸像心室レベル（カラードプラ法）。
Ao；大動脈，LA；左心房，RA；右心房。(Photo credit: Claudio Bussadori.)

左側心尖四腔像では，超音波ビームが心房中隔と平行になってしまう影響で，非常に薄い卵円窩は見えないかもしれない（エコー欠損）。こういった現象は潜在的な心房中隔欠損症の偽陽性診断につながる。

上壁が欠損した冠静脈洞は右傍胸骨長軸像によって確認することができる。冠静脈洞に開口する左前大静脈の存在はこの欠損と頻繁に関連するため，最もよく認められる所見は冠静脈の拡大である。左心房に接続した冠静脈洞壁の欠損を確認しなくてはならない。左前大静脈遺残が存在するとき，マイクロバブル法による確定診断ができる可能性がある。左橈側皮静脈から急速に生理食塩水を注射すると，マイクロバブルはまず左心房に現れ，その後すぐ右心房に認められる。

ドプラ法

右傍胸骨長軸四腔像を利用し，欠損孔の短絡血流と超音波ビームを平行にすることで，良好なスペクトルとカラードプラシグナルを得ることができる。これが心房中隔欠損症の確定診断となり，心房間短絡の方向，速度，サイズの情報を得ることができる（Figure 19-40）。

欠損孔を横切るようにパルス波スペクトルドプラのサンプルボリュームを置くことで，収縮末期において最大流速

を伴うほぼ連続的な血流を特徴とした典型的な心房中隔欠損症の血流パターンを記録できる（Figure 19-41）。他に付随する病態が認められない場合は，左右短絡であれば右心室の後負荷に影響が見られる。欠損孔が大きい場合は，多くの血液が肺動脈弁を通過することにより肺血流の最大流速と平均流速は増加する。この現象は「相対的肺動脈弁狭窄」と呼ばれる[79]。

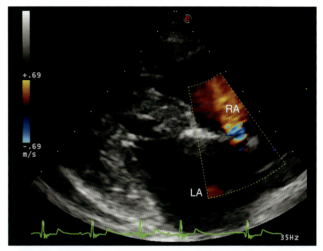

• **Figure 19-40**　二次孔型心房中隔欠損症を呈する犬の斜位右傍胸骨長軸四腔像（カラードプラ法）。
左右短絡が認められる。LA；左心房，RA；右心房。(Photo credit: Claudio Bussadori.)

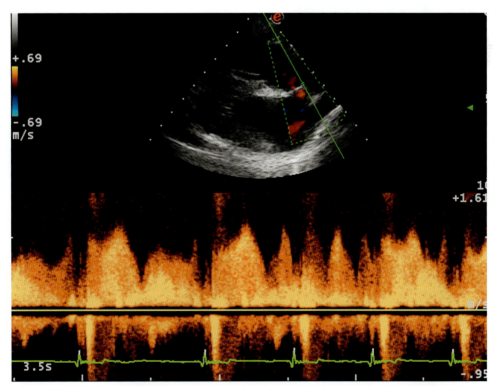

• **Figure 19-41**　二次孔欠損型心房中隔欠損症を呈する犬のパルス波スペクトルドプラ波形。
サンプルボリュームを右心室側に置いている。収縮末期にて最大流速を伴うほぼ連続的な血流が記録されている。(Photo credit: Claudio Bussadori.)

僧帽弁異形成

僧帽弁異形成（MDV）は僧帽弁の先天性異常であり，通常は僧帽弁閉鎖不全症を呈する。僧帽弁狭窄および僧帽弁中隔尖の収縮期前方運動による左室流出路狭窄はめったに認められない[80]。僧帽弁の複合的な機能異常はしばしば認められ，肺静脈うっ血とうっ血性左心不全を引き起こす。大型犬種（グレート・デーン，ジャーマン・シェパード・ドッグ，ブル・テリア[81]，ゴールデン・レトリーバー[82]，ニューファンドランド，ダルメシアン[83]）が僧帽弁異形成の素因を持つ[9]。

僧帽弁異形成は通常は単独の障害であるが，大動脈弁下狭窄症，三尖弁異形成，動脈管開存症，心室中隔欠損症，その他の心疾患と併発する可能性がある。臨床徴候の重症度は僧帽弁閉鎖不全症の重症度と直接的に相関し，心房のコンプライアンスと逆相関する。1歳未満で心不全に陥った大型犬種においては僧帽弁異形成を疑うべきである。

解剖病理

僧帽弁異形成は弁尖，腱索，弁輪，乳頭筋に起こる。弁尖は肥厚し，ときに伸展している。腱索は肥厚していたり，健常より長かったり短かったり，ときに欠損していて直接乳頭筋に接続している場合もある。乳頭筋は変位，萎縮，肥大することがあり，収縮期の弁閉鎖に異常をきたす（Figure 19-42）。

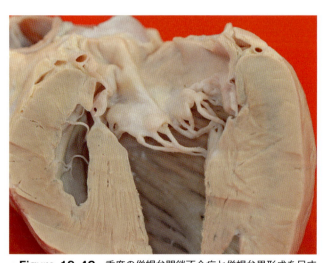

• **Figure 19-42** 重度の僧帽弁閉鎖不全症と僧帽弁異形成を呈するジャーマン・シェパード・ドッグの心臓病理検体。
乳頭筋は背側にずれていて，腱索は肥厚，伸展している。(Photo credit: Claudio Bussadori.)

心臓超音波検査所見

2D モード法と TM モード法

僧帽弁の形態異常と弁尖の動きは右傍胸骨長軸像，左側心尖四腔像において最もよく検出できる（Figure 19-43）。これらの像では僧帽弁尖と腱索の異常な肥厚を容易に検出できる。僧帽弁尖は拡張期に弁輪面に接合せずに，テント型の領域をなす（Figure 19-44）が，これは左心室拡張が重度になるとともに増加する[85]。僧帽弁中隔尖で認められる収縮期前方運動は，右傍胸骨長軸五腔像により

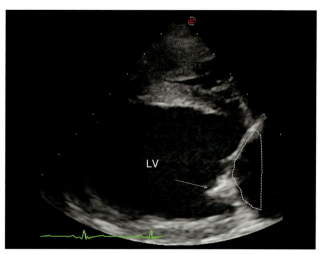

• **Figure 19-43** 軽度の僧帽弁異形成を呈する犬の右傍胸骨長軸四腔像。
僧帽弁中隔尖は肥厚している（矢印）。異常な弁尖は弁輪接合部まで戻らず，僧帽弁はテント型をなす（点線で囲まれた領域）。LV；左心室。(Photo credit: Claudio Bussadori.)

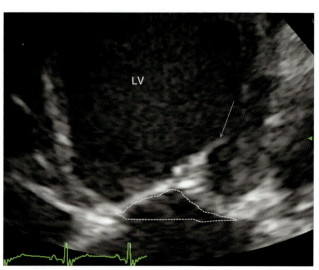

• **Figure 19-44** Figure 19-43 と同一の犬の左側心尖四腔像における僧帽弁の拡大像。
腱索が短すぎるため，適切な僧帽弁の接合ができなくなっている（矢印）。僧帽弁はテント型をなす（点線で囲まれた領域）。LV；左心室。(Photo credit: Claudio Bussadori.)

評価できる。拡張期における僧帽弁尖の解放が乏しい所見があれば僧帽弁狭窄を疑う（Figure 19-45）。左心房は僧帽弁閉鎖不全症，僧帽弁狭窄症のいずれかに起因して拡大する。僧帽弁閉鎖不全症が主である場合，左心室は拡大する。

収縮障害を伴わない僧帽弁閉鎖不全症が主な場合は，短

縮率と拡張末期容積係数は増加する。中隔の動きは激しくなる。収縮障害を伴う場合では，短縮率と駆出率の低下，および収縮末期容積係数の増加が起こる。

ドプラ法

　左側心尖四腔像では，僧帽弁血流の拡張期左室流入速度と逆流ジェットを最も良好に検査可能である。僧帽弁閉鎖不全症は連続波スペクトルドプラ法によって記録することができる（Video 19-7）。パルス波スペクトルドプラ法においては，拡張期僧帽弁流速は，前負荷の上昇と左心房圧の上昇による高い E 波が認められるのが典型的である。僧帽弁狭窄症では E 波減衰時間が延長し，A 波は上昇する（Figure 19-46）。拡張末期圧が上昇した場合は，左心室 A 波の高さは減少する。E/A 比は低下する。E 波の減速スロープが低くなるほど，狭窄は重度である。人では，圧半減時間（Pt1/2）によって定量化される。圧半減時間とは圧が半減するのに要する時間（Dt）または血流速度が最大血流速度（Vmax）を$\sqrt{2}$で割った値と等しくなる速度まで減少したとき（0.71 Vmax と一致）のことを指す。圧半減時間と僧帽弁開口部面積の間には相関性が確認されており，圧半減時間が長いほど狭窄部は狭い。しかし，犬において同様の定量化は確立されておらず，未だ主

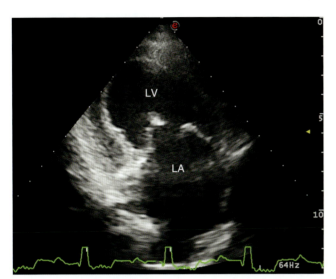

• Figure 19-45 顕著な狭窄を伴う僧帽弁異形成を呈する犬における斜位左側心尖二腔像（拡張早期）。
拡張期における僧帽弁の開放は不完全であり，ドーム状を呈している。LA；左心房，LV；左心室。(Photo credit: Claudio Bussadori.)

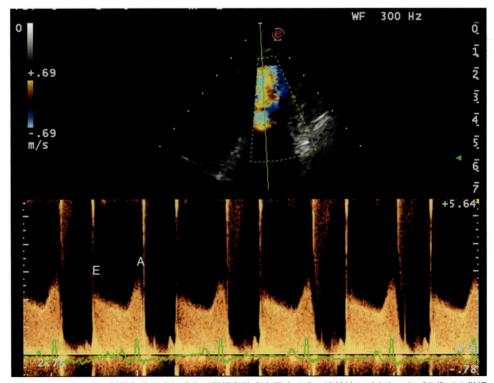

• Figure 19-46 僧帽弁異形成と重度の僧帽弁狭窄を呈する犬の連続波スペクトルドプラ像での僧帽弁流入波形。
拡張早期 E 波の減速スロープが低下し，E/A 比は逆転している。(Photo credit: Claudio Bussadori.)

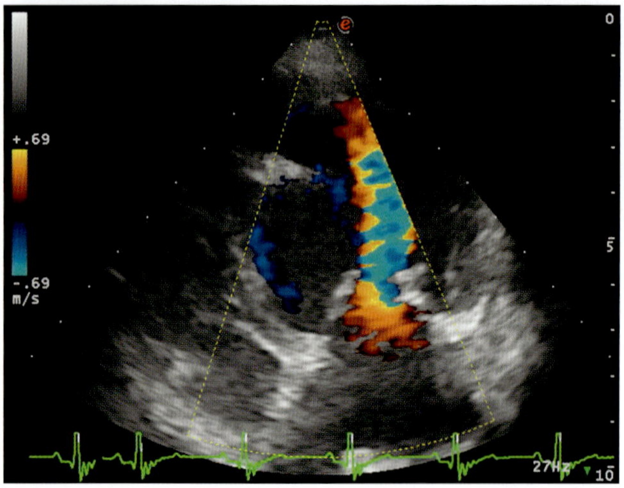

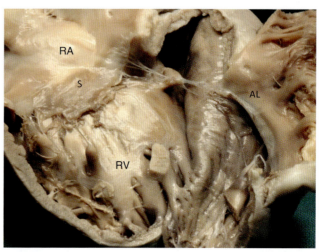

• **Figure 19-47** 僧帽弁狭窄と逆流を伴う僧帽弁異形成を呈する犬の左側心尖四腔像（カラードプラ法）。
狭窄による影響で，拡張期血流は高速で乱流を伴う。(Photo credit: Claudio Bussadori.)

• **Figure 19-48** 重度の三尖弁異形成を呈する犬の心臓（解剖学的検体）。
中隔尖（S）と前尖（AL）は肥厚しており，腱索は短縮している。RA；右心房，RV；右心室。(Photo credit: Claudio Bussadori.)

観的な評価に過ぎない。

　僧帽弁狭窄症では，拡張期における加速した左室流入血流と乱流がカラードプラ法で確認できる（Figure 19-47；Video 19-8）。

三尖弁異形成

　三尖弁異形成（TVD）は，三尖弁の先天性異常である。この異常は三尖弁閉鎖不全症（最も一般的）または狭窄症（まれ）につながる。猫においても[86]犬においても[87]先天性疾患としては一般的ではない。筆者らの研究室では，先天性心疾患の中で三尖弁異形成はたった3.1％と言われている。ラブラドール・レトリーバー，ボクサー，ジャーマン・シェパード・ドッグ，イングリッシュ・ブルドッグ[9,88]，ブルマスティフ[89]でより頻繁に見られる。ラブラドール・レトリーバーでは遺伝の関与が最近報告されている[90]。臨床所見は病型や，血行動態をさらに変化させる可能性のある先天性または非先天性疾患の有無に依存する。ラブラドール・レトリーバーにおいて，異常な房室の筋線維と三尖弁異形成との関連性は高頻度で認められ，その病変はリエントリー性の頻脈性不整脈の解剖学的要因となる。これにより，四腔の拡大を伴う重度の頻脈誘発性心筋症と三尖弁異形成の心臓超音波検査所見を覆い隠す可能性のある心筋の運動機能低下がもたらされるかもしれない。人および犬では，三尖弁異形成の特定の病型を「エブスタイン奇形」と呼ぶ[91]。これは三尖弁が右心室側に落ち込んだ状態として特徴付けられ，「心房化」

した心室を形成する[92,93]。ラブラドール・レトリーバー以外の品種では，他の先天性心疾患との関連は一般的ではない[2,9,94-96]。

解剖病理

　僧帽弁異形成でも言われているように，三尖弁の奇形も弁尖，腱索，乳頭筋を包括している。弁尖は健常のものよりも肥厚，短縮あるいは伸張しており，裂孔が存在する場合もある。犬では腱索が短く，存在しない場合も頻繁に認められる（Figure19-48）。そういった場合，三尖弁は直接乳頭筋につながる。

心臓超音波検査所見

2D モード法

　最も三尖弁を評価しやすい像は，右傍胸骨長軸四腔像（Figure 19-49）と左側心尖四腔像（Figure 19-50）である。健常では，三尖弁の中隔接合部は，僧帽弁のそれよりもわずかに低い位置にある。中隔上の2つの弁の貫入は「心臓脚」を形成する。三尖弁異形成ではその位置は健常よりもわずかに距離があるが，エブスタイン奇形ほどではない。肥厚，穿孔，固着といった異常は三尖弁のすべての弁尖に起こりうる。腱索は通常，健常のものより短いか，欠損している。三尖弁狭窄症のまれな例において，弁尖の動きが極端に制限されている場合や，弁口部の縮小が認められる場合がある。この状態は，左側心尖四腔像（Fig-

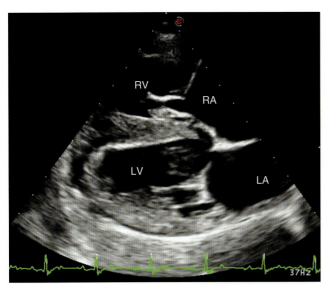

• **Figure 19-49**　三尖弁異形成を呈する犬の右傍胸骨長軸四腔像。右心系の拡大が認められる。LA；左心房，LV；左心室，RA；右心房，RV；右心室。(Photo credit: Claudio Bussadori.)

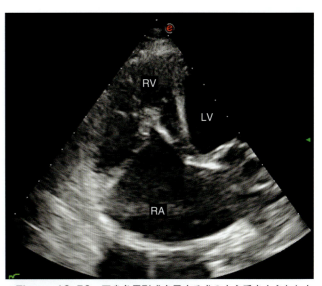

• **Figure 19-50**　三尖弁異形成を呈する犬の右心系を中心とした左側心尖四腔像。
細長い三尖弁と非常に短い腱索のために弁尖閉鎖点が右心室腔内に落ち込んでいる。LV；左心室，RA；右心房，RV；右心室。(Photo credit: Claudio Bussadori.)

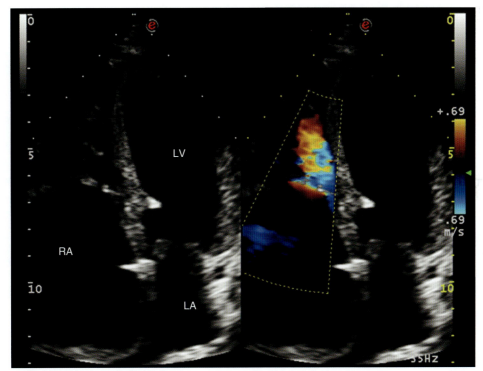

• **Figure 19-51**　重度の三尖弁異形成と三尖弁狭窄を呈する犬の左側心尖四腔像（右はカラードプラ法による）。
カラードプラ法によって狭窄口の検出が容易となる。LA；左心房，LV；左心室，RA；右心房。(Photo credit: Claudio Bussadori.)

ure 19-51）で確認することができる。重度な三尖弁閉鎖不全症を伴う症例では右心房と右心室が拡大し，右心室容量負荷のために，心室中隔は拡張期に左心室側に変異する（Figure 19-52）。

ドプラ法

　三尖弁拡張期血流の加速は，カラードプラ法もしくはスペクトルドプラ法によって診断可能である（Video 19-9）。狭窄症の症例では，速い拡張期血流，および延長した

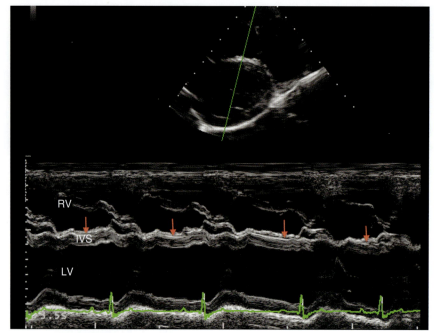

- **Figure 19-52** 三尖弁異形成を呈する犬の弁口レベル TM モード像。
右心室の容量負荷のために中隔の動きは拡張期（矢印）において奇異性である。IVS；心室中隔，LV；左心室，RV；右心室。(Photo credit: Claudio Bussadori.)

圧半減時間の増加といった狭窄で典型的な所見が得られる。三尖弁閉鎖不全症の収縮期逆流速度は通常 3.5 m/s を超えず，これはカラードプラ法を用いて半定量的に評価をすることができる。逆流を示す比色領域の深さは弁異形成の重症度と比例する（Figure 19-53）。卵円孔開存と関連する症例では，右心房圧が左心房圧を超えると心房間に小さな右左短絡が確認できる場合がある。

ファロー四徴症

ファロー四徴症（TOF）は，流出路中隔の前方へのずれに起因する複雑な先天性心疾患で，肺動脈弁輪と主肺動脈の低形成，瘢痕的な肺動脈弁尖，漏斗部肥大を伴う巨大で不整な心室中隔欠損症からなる疾患である。右心室圧の増加は心室中隔欠損孔を通して右左短絡を引き起こし，右心室から大動脈に直接血液が流入することとなる。肺動脈血流量は右左短絡と流出路閉塞の組み合わせによって大幅に低減する可能性がある。ファロー四徴症は犬，猫ともにまれな疾患であり，先天性心疾患の 967 症例のうち，当該疾患は 1% であったと報告されている[9]。遺伝性に素因が認められているのはキースホンドであるとの報告もある[57,97]。性差はなく，好発犬種は前述のとおりである。臨床徴候は右室流出路障害，収縮期血管抵抗の程度といった血行動態により決定される。ファロー四徴症の一病態で

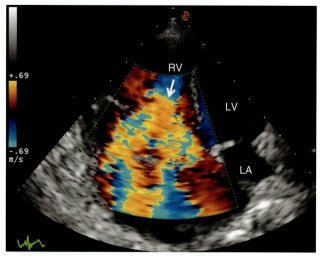

- **Figure 19-53** 三尖弁異形成を呈する犬の右心系を中心とした左側心尖四腔像（カラードプラ法）。
重度の三尖弁逆流が存在する。乱流は三尖弁の接合が不十分な位置（矢印）を始点として認められる。LA；左心房，LV；左心室，RV；右心室。(Photo credit: Claudio Bussadori.)

は，肺動脈狭窄症が軽度である場合，右左短絡は全身の血管抵抗が落ちたときのみ起こる可能性がある。これは運動不耐性につながる可能性がある。こういった症例は長くて 6～8 歳程度の寿命となる。重度の右室流出路障害がある場合は，右左短絡は永続的なものとなり，チアノーゼ，多血症，突然死といった臨床徴候を呈し，若齢にて心房血栓症や頻脈性不整脈による突然死の経過をとる。

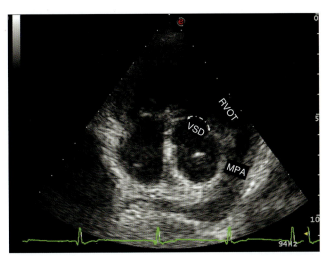

• **Figure 19-54**　ファロー四徴症を呈する犬の右傍胸骨短軸像大動脈レベル。
巨大な心室中隔欠損（VSD）と主肺動脈（MPA）の低形成が認められる。RVOT；右室流出路。(Photo credit: Claudio Bussadori.)

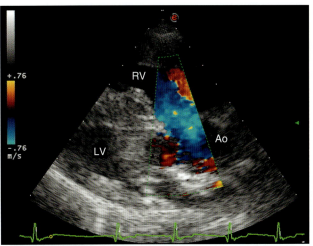

• **Figure 19-55**　ファロー四徴症を呈する犬の右傍胸骨長軸五腔断面像（カラードプラ法）。
血流が右室流出路から直接大動脈（Ao）に流入しているのが確認できる。LV；左心室，RV；右心室。(Photo credit: Claudio Bussadori.)

解剖病理

　ファロー四徴症は4つの解剖学的奇形からなり，肺動脈狭窄症は，しばしば主肺動脈基部の低形成と関連する。他，巨大な膜部心室中隔欠損症，右心室肥大，大動脈右位または騎乗を合わせて四徴とする。

心臓超音波検査所見

2D モード法

　右傍胸骨長軸四腔像により左心室肥大を明瞭に確認することができる。心室中隔欠損症と大動脈騎乗はこの四腔像から穏やかに五腔像へと切り替えることで確認できる（Video 19-10）。巨大な膜部心室中隔欠損症はまた，右傍胸骨短軸像大動脈レベルにて認められ，それは右室流出路障害物，主肺動脈の低形成を評価するための良好な像でもある（Figure 19-54）。

ドプラ法

　カラー流速ドプラ法は心室中隔欠損部を通った血流の方向を確認するのに適している（Figure 19-55）。肺動脈狭窄症と短絡圧較差は，ともに連続波スペクトルドプラ法にて定量可能である。右心室圧は左心室圧よりわずかに高いか等しい程度で，圧較差は通常は極端に上昇しない。

三心房心

　三心房心は異常な心房中隔によって頭側と尾側に分割された腔の存在によって特徴付けられ，左心房（左側三心房心：CTS）または右心房（右側三心房心：CTD）に影響を与える。左側三心房心は異常な肺動脈が左心房へ入り込んでいることによるもので，左心房内障害物となる。右側三心房心は胎性右静脈洞弁の遺残によるものである。

　三心房心は犬と猫でまれな先天性疾患であり，好発品種，性差ともに認められない。左側三心房心は猫で診断されている[98-102]一方，右側三心房心は犬において様々な純血種[103-105]（チャウチャウ，コッカー・スパニエル，イングリッシュ・ブルドック[106]，ジャーマン・シェパード・ミックス[107]，ピレニーズ，秋田[108]，ジャーマン・ショートヘアード・ポインター，ゴールデン・レトリーバー，グレーハウンド，ロットワイラー）と雑種で報告されており，犬における診断時の年齢は8カ月齢～7歳である[109]。

　三心房心の機能的影響は，心房を分断する隔膜の孔の大きさに依存している。もし隔膜孔が小さい場合，血流抵抗は増加し，上室圧も上昇する。そして，肺血管（左側三心房心）または後大静脈（右側三心房心）の拡大を呈する可能性がある[110, 111]。これらの結果，左側三心房心症例では肺血管のうっ血と肺水腫を起こし[99]，右側三心房心症例では腹囲膨満と腹水症となる[112]。エブスタイン奇形と三心房心が関連する場合もある[113]。人では，心室中隔欠損症の存在によって左側三心房心診断が遅れる場合がある。

犬と猫では心室中隔欠損症との併発はきわめてまれである。猫で一例のみ左側三心房心と不完全型心房中隔欠損症の併発が報告されている[101]。

子猫の肺水腫[99]と若齢犬の腹囲膨満では，鑑別診断として本症を挙げるべきである。

解剖病理

左側三心房心

左側三心房心は左心房内における総肺静脈封入不全の結果である。これは左心房内を二腔に隔てる膜によって，頭側および尾側に分割される。人では，この隔膜は多孔性の場合がある[117-119]。動物では，通常は単孔性である[106]。当然，無孔性の場合は胎子の段階で致死的となる[120]。

右側三心房心

正常に発生した心臓において，静脈洞は左右の主肺静脈からの血液を受け入れるための存在であり，後大静脈は原始心房へと発達していく。このとき，右心房内に開通する一部の静脈洞弁が隆起として遺残する場合がある。後大静脈開口部に付着するユースタキオ弁と冠静脈洞付近に付着するテベシウス弁がある。右側三心房心は右静脈洞弁の遺残により引き起こされる[114]。孔の開いた線維筋性の隔膜

または中隔によって区切られているという特徴がある。三尖弁は頭側腔と接続されている一方，後大静脈と冠静脈洞は尾側腔に排出される[107]。卵円窩は頭側右心房に位置する。子犬の三心房心の場合は，前大静脈と後大静脈から戻ってくる血液は別々に３つの右心房に戻ってくることがある[115]。右側三心房心の一種でキアリネットワークと呼ばれている病型があるが，多孔性の隔膜のため血流を障害しない[116]。

心臓超音波検査所見

左側三心房心

左心房内の異常な隔膜は右傍胸骨長軸四腔像により容易に認めることができる。これは僧帽弁の上方に線状構造物として描出される。心房間の観察は，ドプラ法による精査も含めて，心房中隔欠損症の有無を慎重に評価すべきである。左右傍胸骨四腔像では僧帽弁上流に異常な隔膜を確認するのに良好な視野を得ることができる（Figure 19-56；Video 19-11）。左心房腔内の乱流はカラードプラ法を用いて検出可能である（Figure 19-57；Video 19-12）。左側心尖四腔像では隔膜孔を通る血流を良好に検出でき，心房内圧較差の推定を可能にする。左側三心房心は，慎重に障害物の位置を観察することによって僧帽弁上部狭窄と鑑別し

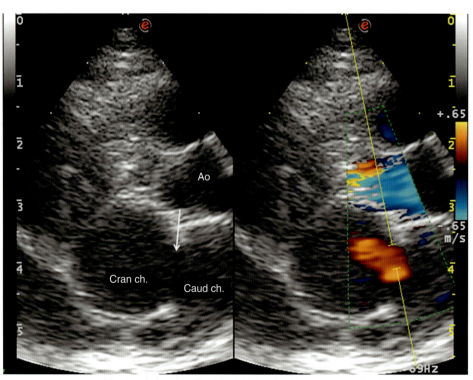

• **Figure 19-56** 左側三心房心を呈する猫の斜位左傍胸骨像（右はカラードプラ法による）。矢印は心房間を頭側（Cran ch.）と尾側（Caud ch.）に分ける隔膜を示している。右図では，心房間隔膜レベルで血流が確認できる。Ao；大動脈。(Photo credit: Claudio Bussadori.)

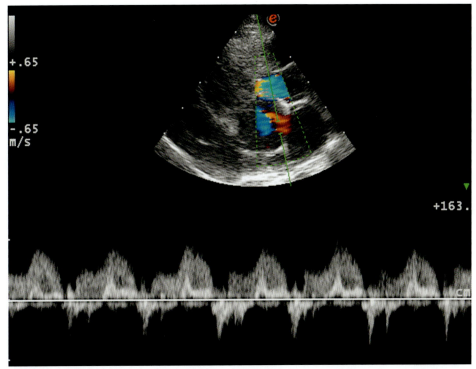

• **Figure 19-57**　Figure 19-56 と同じ猫の心房間隔膜レベルのパルス波スペクトルドプラ像。拡張末期にピークを伴う全拡張期波形である。肥大型心筋症を併発しているために，心室の弛緩が遅れている。(Photo credit: Claudio Bussadori.)

なければならない。僧帽弁上部狭窄の症例は，3歳の猫で報告されており，隔膜は僧帽弁直上，左心耳遠位，顕著に拡大した近位左心房腔に連続して位置していた[80]。

右側三心房心

　右傍胸骨長軸四腔像，左側心尖四腔像または五腔像において，不完全または有孔隔膜によって仕切られた右心房が良好に描出できる（Figure 19-58）[121]。

　一般的には，後大静脈と冠静脈洞は心房尾側腔に開口する。しかしながら，冠静脈洞が頭側心房腔に開通している一方，後大静脈が尾側心房腔に開通している症例が報告されている[104]。別の症例では，静脈間隆起レベルにおける不完全な心房内隔膜を伴い，卵円窩は右心房の尾側腔に位置していた[122]。冠静脈洞の開口部および卵円窩は頭側腔に位置していた[122]。右心房尾側腔に開口するすべての血管は程度に差はあるものの拡大しているために，超音波検査では確認しやすい。右側三心房心は解剖学的に有孔または無孔の隔膜によって右心房が分断される病型が存在する[123]。無孔の隔膜は側副循環を伴い，通常後大静脈は奇静脈または椎骨静脈循環に接続する[124]。

　スペクトルドプラ法，もしくはカラードプラ法で心房内

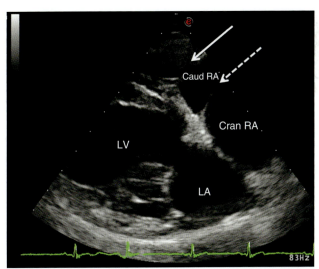

• **Figure 19-58**　右側三心房心を呈する犬の右傍胸骨長軸四腔像。実線矢印は三尖弁，点線矢印は心房間隔膜を示している。Caud RA；後右心房腔，Cran RA；前右心房腔，LA；左心房，LV；左心室。(Photo credit: Claudio Bussadori.)

の乱流を記録し，圧較差を測定することで，頭尾側の腔間にある障害物を確認する。このときの頭側腔の圧は健常であり，尾側腔の圧は増高している（Figure 19-59）。

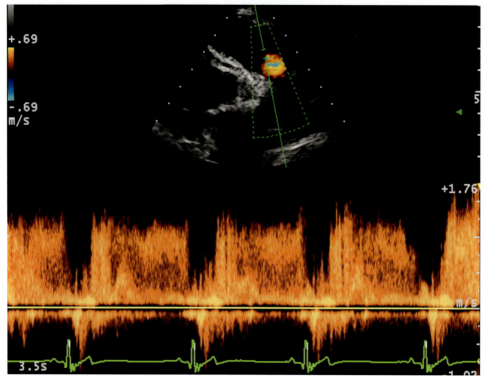

• **Figure 19-59** 右側三心房心を呈する犬の拡張期心房間隔膜通過血流のパルス波スペクトルドプラ像。(Photo credit: Claudio Bussadori.)

心内膜床欠損症

　心内膜床欠損症とは，一次孔型心房中隔欠損症[125-127]から完全四腔間交通に起因する巨大な心房中隔欠損症と心室中隔欠損症を伴う完全共通房室弁口までの心奇形の一群を示す[128, 129]。後者は一般的に房室管と呼ばれており，心内膜床と呼ばれる前駆体に由来する胚性の心臓弁である。心ループ形成後，心内膜が隆起し（心内膜床），上皮間葉の転換によって形成される弁前駆細胞が集合する。房室管と流出管における間葉転換は，最初の弁形成にかかわる制御に重要な過程である。間葉の一部の心内膜細胞は，局所で相互作用することで細胞外骨格に浸潤する。これら間葉系床は弁や隔膜の起源であり，成熟した構造に発展していく。複雑なリモデリングの過程は主に骨形成蛋白質（BMP）とトランス成長因子-β（TGF-β）によって制限される[130-133]。適切な心内膜床の形成は心腔と隔壁形成を含む，健常な心臓の発達を要する。

　心内膜床欠損症は犬および猫で報告されている[126, 134-136]。品種差や性差は認められない。筆者らの経験では犬よりも猫によく認められる印象がある。

解剖病理

完全型心内膜床欠損症

　完全型房室管は，共通房室弁口を通し房室交通が認められることが特徴である。本症の共通弁は5つの弁尖を持ち，4つの心臓腔はすべて接続している（Figure 19-60, 19-61）[129]。

　完全型心内膜床欠損症は，共通房室弁前尖の心室腔への接続方法に応じてタイプ A，B，C の3種類に区別することができる[137]。

• タイプ A：前尖は主に左心室に接続しており，腱索は中隔稜と後内側乳頭筋に付着している（Video 19-13）。
• タイプ B：前尖は右心室寄りに伸展しており，中隔縁柱を起源とする異常な右側乳頭筋に付着している。
• タイプ C：前尖が浮動しているが，ほとんど右側に位置する。

不完全型心内膜床欠損症

　不完全型房室管は一次孔型心房中隔欠損症，心室中隔欠損症，逆流を伴う僧帽弁異形成によって特徴付けられる。

　心筋バンドは前尖を後尖につなげる。これは3枚の弁尖を左心房室弁口に形成する。前尖と後尖が不連続であることによって，僧帽弁閉鎖不全症を引き起こす僧帽弁裂隙と

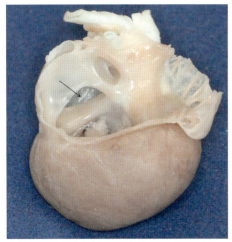

• **Figure 19-60**　完全型房室管を呈する 60 日齢猫の解剖検体（左側から見た図）。
左心房を切開した。矢印は，巨大な心房中隔欠損を示している。房室弁のみの前尖の一部が確認できる。(Photo credit: Claudio Bussadori.)

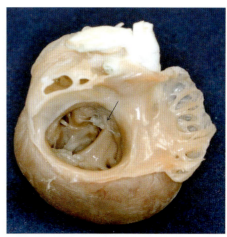

• **Figure 19-61**　完全型房室管を呈する 60 日齢猫の解剖検体（背側から見た図）。
左心房を切開した。矢印は一枚の房室弁前尖を示している。(Photo credit: Claudio Bussadori.)

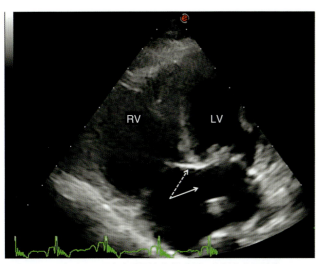

• **Figure 19-62**　不完全型房室欠損症例の左側心尖四腔像。
実線矢印は巨大な一孔型心房中隔欠損である。点線矢印は一枚の房室弁である。LV；左心室，RV；右心室。(Photo credit: Claudio Bussadori.)

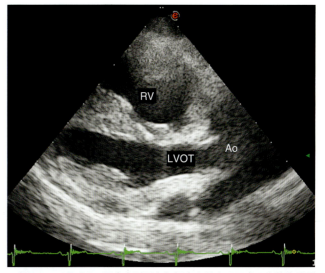

• **Figure 19-63**　不完全型房室欠損症を呈する子犬の右傍胸骨長軸五腔像。
左室流出路（LVOT）は「グースネック」と呼ばれる細長い形状をとる。Ao；大動脈，RV；右心室。(Photo credit: Claudio Bussadori.)

呼ばれる不整合な構造ができる（Video 19-14）。僧帽弁閉鎖不全症は不完全型房室管の症例で常に存在するため，この先天性心疾患と一次孔型心房中隔欠損症単独症例との鑑別に役立つ。心内膜床欠損症の最後のタイプは，心室中隔欠損部が非常に小さく血行動態が無徴候性である。病態生理学の観点から，このタイプは完全型房室管よりも予後がよい単純な一次孔型心房中隔欠損症とみなされるようになった。

心臓超音波検査所見

2D モード法

完全型心内膜床欠損症の主な特徴は房室中隔の欠損と僧帽弁中隔尖の裂隙または共通房室弁といった弁膜奇形である[135]。単一の共通房室弁の存在は，左側心尖四腔像とその斜位像で診断できる（Figure 19-62）。右傍胸骨長軸五腔像にて左室流出路の典型的な「グースネック」所見が得られる（Figure 19-63）[138]。造影検査所見で認められるこの変形は，後壁と内側壁の壁流出路に侵入している僧帽弁の前方および心尖部方向への変位に起因しており，内腔が浅く長くなることでそのように表現される[139]。この変形の原因はおそらく僧帽弁の異常な位置や付着部よりも複雑で，左心室の幾何学的要因も関与している可能性がある[138]。まれな現象ではあるが，この「グースネック」は大動脈狭窄症につながる可能性がある。

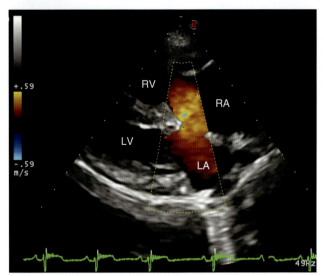

• **Figure 19-64** 不完全型房室管を呈する猫の右傍胸骨長軸五腔像（カラードプラ法）。
心房間左右短絡が明瞭に観察できる。LA；左心房，LV；左心室，RA；右心房，RV；右心室。（Photo credit: Claudio Bussadori.）

スペクトルドプラ法

スペクトルドプラ法およびカラードプラ法による解析によって，それぞれの房室血流を定性的に評価し，心房間や心室間の短絡の方向を評価することができる（Figure 19-64）。

スペクトルドプラ法による肺動脈，大動脈血流シグナルから肺体血流比（Qp/Qs比）を測定することによって，左右の心臓内短絡の規模を推定することができる。一部の筆者は，不完全型房室管を併発している軽度な僧帽弁閉鎖不全症の犬では，たとえ肺体血流比が2を超えていても1歳になるまで臨床徴候を現さないことがあると提言している[140]。

REFERENCES

[1] Chetboul V, Trollé JM, Nicolle A, et al. Congenital heart diseases in the Boxer dog: a retrospective study of 105 cases (1998-2005). J Vet Med A Physiol Pathol Clin Med 2006; 53: 346-51.

[2] Baumgartner C, Glaus TM. Congenital cardiac diseases in dogs: a retrospective analysis. Schweiz Arch Tierheilkd 2003; 145: 527-33.

[3] Oyama MA, Sisson DD. Evaluation of canine congenital heart disease using an echocardiographic algorithm. J Am Anim Hosp Assoc 2001; 37: 519-35.

[4] Stephien RL, Bonagura JD. Aortic stenosis: clinical findings in six cats. J Small Anim Pract 1991; 32: 341-50.

[5] Lui S. Supravalvular aortic stenosis with deformity of the aortic valve in a cat. J Am Vet Med Assoc 1968; 152: 55-9.

[6] Heiene R, Indrebø A, Kvart C, et al. Prevalence of murmurs consistent with aortic stenosis among Boxer dogs in Norway and Sweden. Vet Rec 2000; 147: 152-6.

[7] Bussadori C, Pradelli D, Borgarelli M, et al. Congenital heart disease in Boxer dogs: results of 6 years of breed screening. Vet J 2009; 18: 187-92.

[8] Bussadori C, Quintavalla C, Capelli A. Prevalence of congenital heart disease in Boxers in Italy. J Vet Cardiol 2001; 3: 7-11.

[9] Oliveira P, Domenech O, Silva J, et al. Retrospective review of congenital heart disease in 976 dogs. J Vet Intern Med 2011; 25: 477-83.

[10] Freedom RM, Yoo SJ, Russell J, et al. Thoughts about fixed subaortic stenosis in man and dog. Cardiol Young 2005; 15: 186-205.

[11] Höllmer M, Willesen JL, Jensen AT, Koch J. Aortic stenosis in the Dogue de Bordeaux. J Small Anim Pract 2008; 49: 432-7.

[12] Bussadori C. Echo patterns in Boxers with subaortic stenosis. In: Proceedings for the Annual Forum of the American College of Veterinary Internal Medicine. Seattle, WA, USA; May 24 to 28, 2000, p. 86-87.

[13] Bussadori C. Breed related echocardiographic prognostic indicator in pulmonic and subaortic stenosis. In: Proceedings of the 16th ACVIM FORUM. San Diego, CA; 1998, p. 140-142.

[14] Quintavalla C, Guazzetti S, Mavropoulou A, et al. Aorto-septal angle in Boxer dogs with subaortic stenosis: an echocardiographic study. Vet J 2010; 185: 332-7.

[15] Quintavalla C, Pradelli D, Domenech O, et al. Trans-esophageal echocardiography of the left ventricular outflow tract, aortic valve and ascending aorta in Boxer dogs with heart murmurs. Vet Radiol Ultrasound 2006; 47: 307-12.

[16] Pyle RL, Patterson DF, Chacko S. The genetics and pathology of discrete subaortic stenosis in the Newfoundland dog. Am Heart J 1976; 92: 324-34.

[17] Lai W, Mertens L, Cohen M, Geva T. Echocardiography in pediatric and congenital heart disease: from fetus to adult. Chichester, UK: John Wiley & Sons; 2009.

[18] Lang RM, Bierig M, Devereux RB, et al. Recommendations for chambre quantification: a report from the American Society of Echocardiography Guidelines and Standards Committee and the Chambre Quantification Writing Group, developed in conjunction with the European Association of Echocardiography, a branch of the European Society of Cardiology. J Am Soc Echocardiogr 2005; 18: 1440-63.

[19] Falk T, Jönsson L, Pedersen HD. Intramyocardial arterial narrowing in dogs with subaortic stenosis. J Small Anim Pract 2004; 45: 448-53.

[20] Hernandez JL, Bélanger MC, Benoit-Biancamano MO, et al. Left coronary aneurysmal dilation and subaortic stenosis in a dog. J Vet Cardiol 2008; 10: 75-9.

[21] Riesen SC, Doherr MG, Lombard CW. Comparison of Doppler-derived aortic velocities obtained from various transducer sites in healthy dogs and cats. Vet Radiol Ultrasound 2007; 48: 570-3.

[22] Lehmkuhl LB, Bonagura JD. Comparison of transducer placement sites for Doppler echocardiography in dogs with subaortic stenosis. Am J Vet Res 1994; 55: 192-8.

[23] Abbott JA, MacLean HN. Comparison of Doppler-derived peak aortic velocities obtained from subcostal and apical transducer sites in healthy dogs. Vet Radiol Ultrasound 2003; 44: 695-8.

[24] Kienle RD, Thomas WP, Pion PD. The natural clinical history of canine congenital subaortic stenosis. J Vet Intern Med 1994; 8: 423-31.

[25] Bussadori C, Amberger C, Le Bobinnec G, Lombard CW. Guidelines for the echocardiographic studies of suspected subaortic and pulmonic stenosis. J Vet Cardiol 2000; 2: 15-22.

[26] Stamm RB, Martin RP. Quantification of pressure gradients across stenotic valves by Doppler ultrasound. J Am Coll Cardiol 1983; 2: 707-18.

[27] Zhang Y, Myhre E, Nitter-Hauge S. Noninvasive quantification of the aortic valve area in aortic stenosis by Doppler echocardiography. Eur Heart J 1985; 6: 992-8.

[28] Zhang Y, Nitter-Hauge S. Determination of the mean pressure gradient in aortic stenosis by Doppler echocardiography. Eur Heart J 1985; 6: 999-1005.

[29] MacDonald K. Infective endocarditis in dogs: diagnosis and therapy. Vet Clin North Am Small Anim Pract 2010; 40: 665-84.

[30] Perez C, Fujii Y, Fauls M, et al. Fatal aortic endocarditis associated with community-acquired *Serratia marcescens* infection in a dog. J Am Anim Hosp Assoc 2011; 47: 133-7.

[31] Brown VA. Aortic valvular endocarditis in a dog. Can Vet J 2004; 45: 682-4.

[32] Peddle G, Sleeper MM. Canine bacterial endocarditis: a review. J Am Anim Hosp Assoc 2007; 43: 258-63.

[33] Sykes JE, Kittleson MD, Chomel BB, et al. Clinicopathologic findings and outcome in dogs with infective endocarditis: 71 cases (1992-2005). J Am Vet Med Assoc 2006; (228): 1735-47.

[34] Tidholm A. Retrospective study of congenital heart defects in 151 dogs. J Small Anim Pract 1997; 38: 94-8.

[35] Schrope DP. Primary pulmonic infundibular stenosis in 12 cats: natural history and the effects of balloon valvuloplasty. J Vet Cardiol 2008; 10: 33-43.

[36] Schrope DP, Kelch WJ. Clinical and echocardiographic findings of pulmonary artery stenosis in seven cats. J Vet Cardiol 2007; 9: 83-9.

[37] Hopper BJ, Richardson JL, Irwin PJ. Pulmonic stenosis in two cats. Aust Vet J 2004; 82: 143-8.

[38] Johnson MS, Martin M. Balloon valvuloplasty in a cat with pulmonic stenosis. J Vet Intern Med 2003; 17: 928-30.

[39] Keirstead N, Miller L, Bailey T. Subvalvular pulmonary stenosis in a kitten. Can Vet J 2002; 43: 785-6.

[40] Anderson M. What is your diagnosis? Right-sided cardiomegaly associated with supravalvular pulmonic stenosis. J Am Vet Med Assoc 1992; 200: 2013-4.

[41] Fukushima R, Tanaka R, Suzuki S, et al. Epidemiological and morphological studies of double-chambered right ventricle in dogs. J Vet Med Sci 2011; 73: 1287-93.

[42] Koffas H, Fuentes VL, Boswood A, et al. Double chambered right ventricle in 9 cats. J Vet Intern Med 2007; 21: 76-80.

[43] Minors SL, O'Grady MR, Williams RM, O'Sullivan ML. Clinical and echocardiographic features of primary infundibular stenosis with intact ventricular septum in dogs. J Vet Intern Med 2006; 20: 1344-50.

[44] Buchanan JW. Pulmonic stenosis caused by single coronary artery in dogs: four cases (1965-1984). J Am Vet Med Assoc 1990; 196: 115-20.

[45] Buchanan JW. Pathogenesis of single right coronary artery and pulmonic stenosis in English Bulldogs. J Vet Intern Med 2001; 15: 101-4.

[46] Fonfara S, Martinez Pereira Y, Swift S, et al. Balloon valvuloplasty for treatment of pulmonic stenosis in English Bulldogs with an aberrant coronary artery. J Vet Intern Med 2010; 24: 345-9.

[47] Locatelli C, Domenech O, Silva J, et al. Independent predictors of immediate and long-term results after pulmonary balloon valvuloplasty in dogs. J Vet Cardiol 2011; 13: 21-30.

[48] Bashore TM. Adult congenital heart disease: right ventricular outflow tract lesions. Circulation 2007; 115: 1933-47.

[49] Paige CF, Abbott JA, Pyle RL. Systolic anterior motion of the mitral valve associated with right ventricular systolic hypertension in 9 dogs. J Vet Cardiol 2007; 9: 9-14.

[50] Francis AJ, Johnson MJ, Culshaw GC, et al. Outcome in 55 dogs with pulmonic stenosis that did not undergo balloon valvuloplasty or surgery. J Small Anim Pract 2011; 52: 282-8.

[51] Tobias AH, Stauthammer CD. Minimally invasive per-catheter occlusion and dilation procedures for congenital cardiovascular abnormalities in dogs. Vet Clin North Am Small Anim Pract 2010; 40: 581-603.

[52] Johnson MS, Martin M, Edwards D, et al. Pulmonic stenosis in dogs: balloon dilation improves clinical outcome. J Vet Intern Med 2004; 18: 656-62.

[53] Ristic JM, Marin CJ, Baines EA, Herrtage ME. Congenital pulmonic stenosis a retrospective study of 24 cases seen between 1990-1999. J Vet Cardiol 2001; 3: 13-9.

[54] Broaddus K, Tillson M. Patent ductus arteriosus in dogs. Compend Contin Educ Vet 2010; 32: E1-14.

[55] Jones CL, Buchanan JW. Patent ductus arteriosus: anatomy and surgery in a cat. J Am Vet Med Assoc 1981; 179: 364-9.

[56] Summerfield NJ, Holt DE. Patent ductus arteriosus ligation and pulmonary artery banding in a kitten. J Am Anim Hosp Assoc 2005; 41: 133-6.

[57] Patterson DF. Lesion-specific genetic factors in canine congenital heart diseases: patent ductus arteriosus in Poodles, defects of the conotruncal septum in the Keeshond. Birth Defects Orig Artic Ser 1978; 14: 315-47.

[58] García-Rodríguez MB, Ríos Granja MA, Pérez García C, Gonzalo Orden JM. Complex cardiac congenital defects in an adult dog: an ultrasonographic and magnetic resonance imaging study. Can Vet J 2009; 50: 933-5.

[59] Slomp J, van Munsteren JC, Poelmann RE, et al. Formation of intimal cushions in the ductus arteriosus as a model for vascular intimal thickening: an immunohistochemical study of changes in extracellular matrix components. Atherosclerosis 1992; 93: 25-39.

[60] de Reeder EG, Poelmann RE, van Munsteren JC, et al. Ultrastructural and immunohistochemical changes of the extracellular matrix during intimal cushion formation in the ductus arteriosus of the dog. Atherosclerosis 1989; 79: 29-40.

[61] de Reeder EG, Gittenberger-de Groot AC, van Munsteren JC, et al. Distribution of prostacyclin synthase, 6-keto-prostaglandin f1 alpha, and 15-hydroxy-prostaglandin dehydrogenase in the normal and persistent ductus arteriosus of the dog. Am J Pathol 1989; 135: 881-7.

[62] Smolich JJ. Ultrastructural and functional features of the developing mammalian heart: a brief overview. Reprod Fertil Dev 1995; 7: 451-61.

[63] Buchanan JW, Patterson DF. Etiology of patent ductus arteriosus in dogs. J Vet Intern Med 2003; 17: 167-71.

[64] Saunders AB, Miller MW, Gordon SG, Bahr A. Echocardiographic and angiographic comparison of ductal dimensions in dogs with patent ductus arteriosus. J Vet Intern Med 2007; 21: 68-75.

[65] Van Israel N, French AT, Dukes-McEwan J, Corcoran BM. Review of left-to-right shunting patent ductus arteriosus and short term outcome in 98 dogs. J Small Anim Pract 2002; 43: 395-400.

[66] Aramaki Y, Chimura S, Hori Y, Eguchi T. Therapeutic changes of plasma n-terminal pro-brain natriuretic peptide concentrations in 9 dogs with patent ductus arteriosus. J Vet Med Sci 2011; 73: 83-8.

[67] Van Israel N, French AT, Dukes-McEwan J, Welsh EM. Patent ductus arteriosus in the older dog. J Vet Cardiol 2003; 5: 13-21.

[68] Patterson DF, Pyle RL, Buchanan JW, et al. Hereditary patent ductus arteriosus and its sequelae in the dog. Circ Res 1971; 29: 1-13.

[69] Cote E, Ettinger SJ. Long-term clinical management of right-to-left ("reversed") patent ductus arteriosus in 3 dogs. J Vet Intern Med 2001; 15: 39-42.

[70] Dirven MJ, Szatmari V, Cornelissen JM, van den Ingh TS. Case report: double-chambered right ventricle (DCRV), ventricular septal defect, and double caudal vena cava in a cat. Tijdschr Diergeneeskd 2010; 135: 180-8.

[71] Buchanan JW. Prevalence of cardiovascular disorders. In: Fox PR, Sisson DD, Moise NS, editors. Textbook of canine and feline cardiology. 2nd ed Philadelphia: WB Saunders Company; 1999, p. 458-63.

[72] Riesen SC, Kovacevic A, Lombard CW, Amberger C. Prevalence of heart disease in symptomatic cats: an overview from 1998 to 2005. Schweiz Arch Tierheilkd 2007; 149: 65-71.

[73] Thomas WP. Echocardiographic diagnosis of congenital membranous ventricular septal aneurysm in the dog and cat. J Am Anim Hosp Assoc 2005; 41: 215-20.

[74] Rausch WP, Keene BW. Spontaneous resolution of an isolated ventricular septal defect in a dog. J Am Vet Med Assoc 2003; 223: 219-20.

[75] Quintavalla C, Mavropoulou A, Buratti E. Aortic endocarditis associated with a perforated septal membranous aneurysm in a Boxer dog. J Small Anim Pract 2007; 48: 330-4.

[76] Boujon C, Amberger C, Lombard C. Right ventricular aneurysm and atrial septal defect in a cat. J Vet Cardiol 2004; 6: 44-8.

[77] Chetboul V, Charles V, Nicolle A, et al. Retrospective study of 156 atrial septal defects in dogs and cats (2001-2005). J Vet Med A Physiol Pathol Clin Med 2006; 53: 179-84.

[78] Lee SA, Lee SG, Moon HS, et al. Isolation, characterization and genetic analysis of canine GTA4 gene in a family of Doberman Pinschers with an atrial septal defect. J Genet 2007; 86: 241-7.

[79] Gordon SG, Nelson DA, Achen SE, et al. Open heart closure of an atrial septal defect by use of an atrial septal occluder in a dog. J Am Vet Med Assoc 2010; 236: 434-9.

[80] Fine DM, Tobias AH, Jacob KA. Supravalvular mitral stenosis in a cat. J Am Anim Hosp Assoc 2002; 38: 403-6.

[81] Behr L, Chetboul V, Sampedrano CC, et al. Beating heart mitral valve replacement with a bovine pericardial bioprosthesis for treatment of mitral valve dysplasia in a bull terrier. Vet Surg 2007; 36: 190-8.

[82] White RN, Boswood A, Garden OA, Hammond RA. Surgical management of subvalvular aortic stenosis and mitral dysplasia in a Golden Retriever. J Small Anim Pract 1997; 38: 251-5.

[83] Atwell RB, Sutton RH. Atrioventricular valve dysplasia in Dalmatians. Aust Vet J 1998; 76: 249.

[84] Domanjko-Petric A. What is your diagnosis? Mitral and tricuspid dysplasia. J Small Anim Pract 2004; 45: 83-4.

[85] Karaca O, Avci A, Guler GB, et al. Tenting area reflects disease severity and prognosis in patients with non-ischaemic dilated cardiomyopathy and functional mitral regurgitation. Eur J Heart Fail 2011; 13: 284-91.

[86] Riesen SC, Kovacevic A, Lombard CW, Amberger C. Echocardiographic screening of purebred cats: an overview from 2002 to 2005. Schweiz Arch Tierheilkd 2007; 149: 73-6.

[87] Liu SK, Tilley LP. Dysplasia of the tricuspid valve in the dog and cat. J Am Vet Med Assoc 1976; 169: 623-30.

[88] Robinson NA, Armién AG. Tubular hypoplasia of the aorta and right atrioventricular valve dysplasia in a Bulldog. J Vet Diagn Invest 2010; 22: 667-70.

[89] Diana A, Guglielmini C, Acocella F, et al. Chylothorax associated with tricuspid dysplasia and atrial septal defect in a Bullmastiff. J Am Anim Hosp Assoc 2009; 45: 78-83.

[90] Famula TR, Siemens LM, Davidson AP, Packard M. Evaluation of the genetic basis of tricuspid valve dysplasia in Labrador Retrievers. Am J Vet Res 2002; 63: 816-20.

[91] Andelfinger G, Wright KN, Lee HS, et al. Canine tricuspid valve malformation, a model of human Ebstein anomaly, maps to dog chromosome 9. J Med Genet 2003; 40: 320-4.

[92] Choi R, Lee SK, Moon HS, et al. Ebstein's anomaly with an atrial septal defect in a Jindo dog. Can Vet J 2009; 50: 405-10.

[93] Takemura N, Machida N, Nakagawa K, et al. Ebstein's anomaly in a Beagle dog. J Vet Med Sci 2003; 65: 531-3.

[94] Brambilla PG, Di Marcello M, Tradati F. Complex congenital heart disease: prevalence and clinical findings. Vet Res Commun 2003; 27(Suppl. 1): 735-8.

[95] Chetboul V, Tran D, Carlos C, et al. Congenital malformations of the tricuspid valve in domestic carnivores: a retrospective study of 50 cases. Schweiz Arch Tierheilkd 2004; 146: 265-75.

[96] Hoffmann G, Amberger CN, Seiler G, Lombard CW. Tricuspid valve dysplasia in fifteen dogs. Schweiz Arch Tierheilkd 2000; 142: 268-77.

[97] Patterson DF, Pyle RL, Van Mierop L, et al. Hereditary defects of the conotruncal septum in Keeshond dogs: pathologic and genetic studies. Am J Cardiol 1974; 34: 187-205.

[98] Heaney AM, Bulmer BJ. Cor triatriatum sinister and persistent left cranial vena cava in a kitten. J Vet Intern Med 2004; 18: 895-8.

[99] Gordon B, Trautvetter E, Patterson DF. Pulmonary congestion associated with cor triatriatum in a cat. J Am Vet Med Assoc 1982; 180: 75-7.

[100] Koie H, Sato T, Nakagawa H, Sakai T. Cor triatriatum sinister in a cat. J Small Anim Pract 2000; 41: 128-31.

[101] Nakao S, Tanaka R, Hamabe L, et al. Cor triatriatum sinister with incomplete atrioventricular septal defect in a cat. J Feline Med Surg 2011; 13: 463-6.

[102] Wander KW, Monnet E, Orton EC. Surgical correction of cor triatriatum sinister in a kitten. J Am Anim Hosp Assoc 1998; 35: 383-6.

[103] Stern A, McClure RC, Holmberg D, et al. Cor triatriatum dexter in a dog. Compen Contin Educ Pract Vet 1986; 8: 401-2.

[104] Tobias AH, Thomas WP, Kittleson MD, Kometebedde J. Cor triatriatum dexter in two dogs. J Am Vet Med Assoc 1993; 202: 285-90.

[105] Johnson MS, Martin M, De Giovanni JV, et al. Management of cor triatriatum dexter by balloon dilatation in three dogs. J Small Anim Pract 2004; 45: 16-20.

[106] Duncan RB, Freeman LE, Jones J, Moon M. Cor triatriatum dexter in an English Bulldog puppy: case report and literature review. J Vet Diagn Invest 1999; 11: 361-5.

[107] Brayley KA, Ettiger SJ, Lunney J. Cor triatriatum dexter in a dog. J Am Anim Hosp Assoc 1994; 30: 153-6.

[108] Mitten RW, Edwards GA, Rishniw M. Diagnosis and management of cor triatriatum dexter in a Pyrenean Mountain Dog and an Akita Inu. Aust Vet J 2001; 79: 177-80.

[109] Linde-Sipman JS, Stokhof AA. Triple atria in a pup. J Am Vet Med Assoc 1974; 165: 539-41.

[110] Chanoit G, Bublot I, Viguier E. Transient tricuspid valve regurgitation following surgical treatment of cor triatriatum dexter in a dog. J Small Anim Pract 2009; 50: 241-5.

[111] Szatmári V, Sótonyi P, Fenyves B, et al. Doppler ultrasonographic detection of retrograde pulsatile flow in the caudal vena cava of a puppy with cor triatriatum dexter. Vet Rec 2000; 147: 68-72.

[112] Nieuwland J, Beijerink N, Szatmári V. Resolution of ascites after successful balloon dilatation of cor triatriatum dexter in a dog. Tijdschr Diergeneeskd 2010; 135: 330-3.

[113] From AH, Mazzitello WF, Judd AS, Edwards JE. Ebstein's malformation of the tricuspid valve associated with valvular stenosis and cor triatriatum. Chest 1973; 64: 248-51.

[114] Hansing CE, Young WP, Rowe GG. Cor triatriatum dexter: persistent right sinus venosus valve. Am J Cardiol 1972; 30: 559-63.

[115] Atwell RB, Sutton RH. Suspect three chambered right atrium in a pup. Vet Rec 1983; 113: 86-7.

[116] Poanta L, Albu A, Fodor D. Chiari network: case report and brief literature review. Med Ultrason 2010; 12: 71-2.

[117] Slight RD, Nzewi OC, Buell R, Mankad PS. Cor triatriatum sinister presenting in the adult as mitral stenosis: an analysis of factors which may be relevant in late presentation. Heart Lung Circ 2005; 14: 8-12.

[118] Lee HM, Sung HS, Kim SY. Anesthetic management of non-cardiac surgery with adult onset type of cor triatriatum sinister: a case report. Korean J Anesthesiol 2011; 60: 444-8.

[119] Sevimli S, Gundogdu F, Arslan S, Senocak H. Cor triatriatum sinister in a 19-year-old patient. Turk Kardiyol Dern Ars 2008; 36: 259-62.

[120] Fossum TW, Miller MW. Cor triatriatum and canal anomalies. Semin Vet Med Surg (Small Anim) 1994; 9: 177-84.

[121] Hoffmann DE, Tobiass HA. What is your diagnosis? Cor triatriatum dexter. J Am Vet Med Assoc 2003; 223: 951-2.

[122] Tanaka R, Hoshi K, Shimizu M, et al. Surgical correction of cor triatriatum dexter in a dog under extracorporeal circulation. J Small Anim Pract 2003; 44: 370-3.

[123] Adin DB, Thomas WP. Balloon dilation of cor triatriatum dexter in a dog. J Vet Intern Med 1999; 13: 617-9.

[124] Johnson MS, Martin M, De Giovanni JV, et al. Management of cor triatriatum dexter by balloon dilatation in three dogs. J Small Anim Pract 2004; 45: 16-20.

[125] Nakayama T, Wakao Y, Uechi M, et al. A case report of surgical treatment of a dog with atrioventricular septal defect (incomplete form of endocardial cushion defect). J Vet Med Sci 1994; 56: 981-4.

[126] Santamarina G, Espino L, Vila M, Suarez ML. Partial atrioventricular canal defect in a dog. J Small Anim Pract 2002; 43: 17-21.

[127] Monnet E, Orton EC, Gaynor J, et al. Diagnosis and surgical repair of partial atrioventricular septal defects in two dogs. J Am Vet Med Assoc 1997; 211: 569-72.

[128] Akiyama M, Tanaka R, Maruo K, Yamane Y. Surgical correction of a partial atrioventricular septal defect with a ventricular septal defect in a dog. J Am Anim Hosp Assoc 2005; 41: 137-43.

[129] Benson DW, Sund KL. Looking down the atrioventricular canal. Cardiovasc Res 2010; 88: 205-6.

[130] Person AD, Klewer SE, Runyan RB. Cell biology of cardiac cushion development. Int Rev Cytol 2005; 243: 287-335.

[131] Jiao K, Langworthy M, Batts L, et al. Tgfbeta signaling is required for atrioventricular cushion mesenchyme remodeling during in vivo cardiac development. Development 2006; 133: 4585-93.

[132] Barnett JV, Desgrosellier JS. Early events in valvulogenesis: a signaling perspective birth defect res. Part. C. Embryo Today 2003; 69: 58-72.

[133] Sakabe M, Matsui H, Sakata H, et al. Understanding heart development and congenital heart defects through developmental biology: a segmental approach. Congenit Anom (Kyoto) 2005; 45: 107-18.

[134] Saponaro V, Staffieri F, Franchini D, Crovace A. Complete atrioventricular canal in a dog. J Vet Cardiol 2010; 12: 135-40.

[135] Ohad DG, Baruch S, Perl S. Incomplete atrioventricular canal complicated by cardiac tamponade and bidirectional shunting in an adult dog. J Am Anim Hosp Assoc 2007; 43: 221-6.

[136] Amberger CN, Boujon CE, Amberger C, Boujon C. Atrioventricular canal defect (incomplete form of endocardial cushion defect) and ostium secundum type interatrial septal defect in a dog. J Vet Cardiol 2002; 4: 37-41.

[137] Konstantinov IE, Rosapepe F, Dearani JA, et al. A tribute to Giancarlo Rastelli. Ann Thorac Surg 2005; 79: 1819-23.

[138] Blieden LC, Randall PA, Castaneda AR, et al. The "goose neck" of the endocardial cushion defect: anatomic basis. Chest 1974; 65: 13-7.

[139] Gotsman MS, Beck W, Schrire V. Left ventricular cineangiocardiography in endocardial cushion defects. Br Heart J 1968; 30: 182-6.

[140] Yamano S, Uechi M, Tanaka K, et al. Surgical repair of a complete endocardial cushion defect in a dog. Vet Surg 2011; 40: 408-12.

20

インターベンション術前後における
先天性心疾患の心臓超音波検査評価

CLAUDIO BUSSADORI IN COLLABORATION WITH DANITZA PRADELLI

肺動脈狭窄症 *340*

動脈管開存症 *347*

心室中隔欠損症 *352*

心房中隔欠損症 *355*

肺動脈狭窄症

　肺動脈狭窄症（PS）は犬で最も一般的に認められる3つの心疾患のうちの1つ[1,2]である。1982年に報告された肺動脈弁バルーン形成術（PBV）は，現在でも人と犬において本疾患の治療における選択肢の1つである[3-9]。肺動脈弁バルーン形成術の成功を決める要因として，適切な患者と術式の選択が挙げられる。バルーン/弁輪径比は重要な因子であり，肺動脈弁バルーン形成術の結果に大きな影響を与える[10]。古くから，肺動脈弁輪径（PAd）は血管造影および/または経胸壁心臓超音波検査（TTE）によって測定される。経胸壁心臓超音波検査によって肺動脈狭窄症の形態学的分類がなされる[7,11]。

肺動脈弁バルーン形成術前評価

　犬の肺動脈狭窄症において，肺動脈弁バルーン形成術実施のための術前評価は，古くから経胸壁心臓超音波検査によって実施されている。経食道心臓超音波検査（TEE）および/もしくは血管造影の実施も検討するように提唱されている症例もある。ほとんどの症例では経胸壁心臓超音波検査を使用して2Dで肺動脈の形態，肺動脈径の測定，右心室の肥大または拡大の程度と範囲（全体的なのか，右室流出路に限定されているのか），三尖弁漏れ耐性を評価する。圧較差と閉塞の様式（動的なものか否か）はドプラ法で評価することができる。

狭窄の分類

　経胸壁心臓超音波検査所見から，肺動脈弁狭窄症はタイプA，Bに分類することができる（Chapter 19参照）。一部の肺動脈弁狭窄症は肺動脈弁尖融合と肺動脈弁輪の軽度狭窄の中間の特徴を持っていて，砂時計型の肺動脈弁狭窄症と呼ばれている。これは肺動脈弁の軽度の融合，または融合が認められない深いボトル型の洞で，右室流出路よりも主肺動脈近位が狭窄していることが特徴である[11,12]。冠動脈奇形R2A型を伴う肺動脈狭窄症の診断は経胸壁心臓超音波検査によって可能な場合もあるが，しばしば造影検査によって確認しなければならない場合もある。筆者らの経験では，経胸壁心臓超音波検査にて肺動脈弁が確認できなかった場合は，冠動脈異常を疑うべきである。冠動脈異常は経胸壁心臓超音波検査では肺動脈の右上方（弁下部狭窄）に認められる（Chapter 19参照）。経食道心臓超音波検査はこういった症例では非常に有用である（Figure 20-1）。

　タイプA，B，そして中間型の肺動脈弁狭窄症は肺動脈弁バルーン形成術によって治療することが可能であるが，

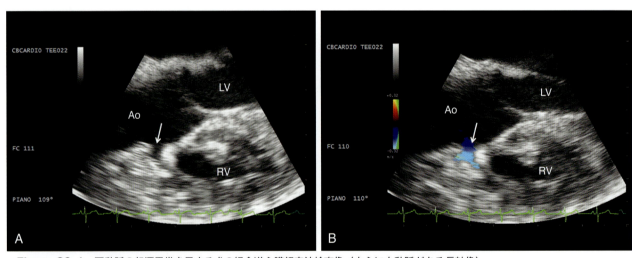

• Figure 20-1　冠動脈の起源異常を呈する犬の経食道心臓超音波検査像（中心に大動脈がある長軸像）。
A；分岐した巨大な右冠動脈（矢印）が認められる。
B；左右の異常冠動脈の起源がカラードプラ法により明瞭に確認できる。
Ao；大動脈，LV；左心室，RV；右心室。（photo credit: Claudio Bussadori.）

その効果はタイプにより異なる。弁輪低形成の有無と肺動脈弁の癒合の程度は治療の成果に密接に関係しており，重度の低形成の場合と交連部の癒合がない場合は治療がうまくいかないことがあるので慎重に評価を行う必要がある[7, 13]。砂時計型の肺動脈弁狭窄症においてはバルーン膨張時に断裂のリスクがあるために（全会一致で）禁忌とみなされている（Chapter 6 参照）[14]。冠動脈の異常に起因する肺動脈狭窄症もまた禁忌である。一部の研究者は，より低いバルーン／肺動脈弁輪比（B/PAd 比）[15, 16]にて拡張を行う消極的な肺動脈弁バルーン形成術を提唱しているが，筆者らと他のチームの経験から，この病型に対してこの治療法を推奨しない。理由の1つは，バルーン拡張時に冠動脈を圧迫することで心筋虚血を起こすからであり，もう1つはこの狭窄は異常冠動脈による弁輪の絞扼の結果であって，弁尖の融合によるものではないからである[7, 17, 18]。

肺動脈弁輪の測定

　肺動脈弁輪の測定は，右傍胸骨短軸像大動脈レベルもしくは頭側左傍胸骨像において，収縮期の肺動脈弁尖の付着部で行わなければならない。肺動脈を測定した平均値を記録とする（Figure 20-2）。

三尖弁の評価

　三尖弁の評価には十分な注意が必要である。実際，三尖弁弁輪部は，右心室に顕著な拡大が認められた場合や右心室肥大によって乳頭筋の不正配列が起こった場合に変形する。二次的な状況である，右心室肥大のような変化からなる三尖弁の変形と，その逆である三尖弁異形成に起因する心室の病変を鑑別することは難しい。また，三尖弁逆流の存在は予後不良と関連付けられている[19]。

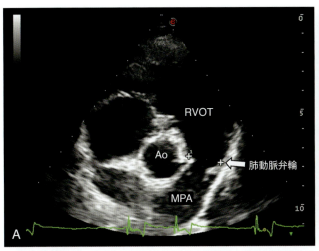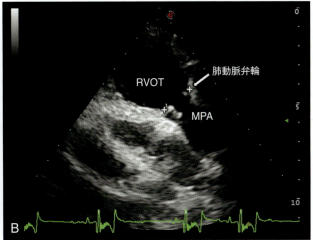

・**Figure 20-2**　肺動脈弁輪径を計測する経胸壁心臓超音波検査像。
A；右傍胸骨短軸像。
B；頭側左傍胸骨像。肺動脈弁輪を計測するときは，この写真のように収縮期で肺動脈弁輪に挿入するように計測する。
Ao；大動脈，MPA；主肺動脈，RVOT；右室流出路。（Photo credit: Claudio Bussadori.）

右心室肥大の評価

　右心室肥大の正確な評価（重症度および部位）は肺動脈弁バルーン形成術を実施する前に行うべきである。重度の右心室肥大（Figure 20-3）はカテーテル通過の際に障害となる。加えて，重度の右室流出路肥大（Figure 20-4）は特徴的な合併症の素因となる。これは，いわゆる「右心室の自滅行為」と呼ばれる，弁直下に存在する重度で致死的な弁下狭窄のことである。この合併症は重度の右室流出路肥大に伴う右心室の過剰な収縮によって生じる。右心室の過剰な収縮は圧較差や右心室肥大の程度，右室流出路の過剰な運動と明らかに相関しているとされている[20-23]。エスモロールのような静脈投与の可能なβブロッカーによって右心室や右室流出路の過度な収縮性を減弱させることが可能である。つまり，流出路の動的狭窄を減弱させるのである。これにより，即座に動脈血の酸素化が改善される。このような動的狭窄が疑われるときは，肺動脈弁バルーン形成術の前にβブロッカーの予防的な投与が推奨される。

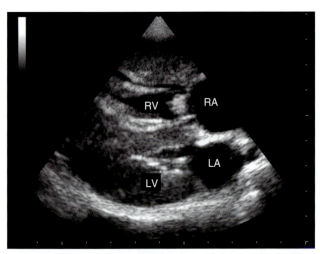

・Figure 20-3　経胸壁心臓超音波検査（右傍胸骨長軸四腔像）。肺動脈狭窄症を呈する犬の心臓超音波検査所見。右心室（RV）はまれに肥大する。LA；左心房，LV；左心室，RA；右心房。(Photo credit: Claudio Bussadori.)

右心室拡大の評価

　右心室の拡大は収縮障害を意味する。したがって，深刻に捉えなければならない。右心室の拡大を定量的に評価するいくつかの方法についてはすでに述べた（Chapter 10 参照）。しかしながら，右心室の構造とその機能の評価については，現行の方法では未だ多くの部分が定性的評価のままである。右心室構造の複雑さは，その蛇腹型の形態や肉柱に原因がある。この形態学的複雑さが駆出率の計算を困難なものとしている。ストレイン計測に基づく新たなパラメータ（Chapter 10 参照）によって，右心室機能や予後の評価はより向上すると期待されている[24-26]。右心室機能状態を表す包含基準と除外基準は確立されており，右心室障害が改善されないと思われる犬では肺動脈弁バルーン形成術を実施しない。

その他の先天性疾患の評価

　インターベンション術前の検査の最終的な目標は，その他の先天性心疾患がないかを確認することである。肺動脈狭窄症の犬の1/3でその他の先天性心疾患を合併していたという報告がある[27]。最も多いのは心室中隔欠損症である。左前大静脈遺残（PLCVC）は血行動態的には大きな問題とならないが，肺動脈弁バルーン形成術を行う際には静脈へのアプローチを難しくする（このような症例では右の頸静脈が最もアプローチしやすい）。左前大静脈遺残は

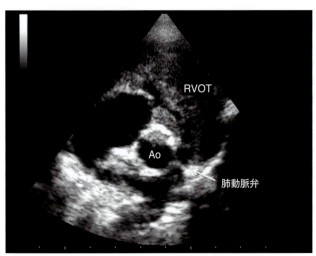

・Figure 20-4　経胸壁心臓超音波検査（右傍胸骨短軸像大動脈レベル）。肺動脈狭窄症の犬の心臓超音波検査所見。右室流出路（RVOT）が非常に肥大しているように認められる。Ao；大動脈。(Photo credit: Claudio Bussadori.)

円形の低エコー性構造物として右傍胸骨長軸四腔像で左心房と心膜の間に認められる。プローブを反時計周りに回転させると，左前大静脈遺残は細長い管状構造物として左心房と左心室の間で，房室間溝に入るように描出される（Figure 20-5）。左前大静脈が流入することにより冠静脈洞が拡大して描出される。

経食道心臓超音波検査

　前述したように経食道心臓超音波検査は冠動脈異常や大動脈弁上狭窄などの形態学的異常を検出するのに有用な検査である。また，経食道心臓超音波検査はブルドッグのようなエコーウィンドウが限られる犬種で，肺動脈や肺動脈弁輪を描出するのに非常に有用であるとされている（Chapter 5 参照）。

3D 心臓超音波検査

　3D 心臓超音波検査は比較的新しい検査法であり，非常に良質な肺動脈弁の画像を描出することができる[28]。肺動脈弁バルーン形成術の前に，狭窄した弁の実際の形態や狭窄開口部の面積を評価・計算することができる（Chapter 6 参照）。

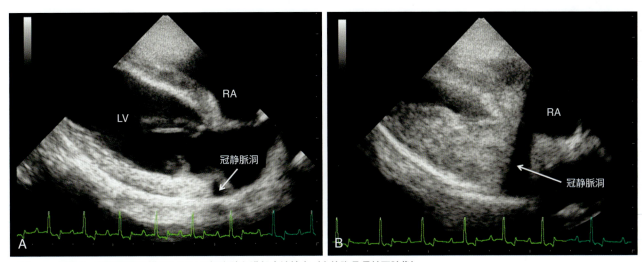

• **Figure 20-5**　冠静脈洞を描出している経胸壁心臓超音波検査（右傍胸骨長軸四腔像）。
A；冠静脈洞が左心房後壁と心膜の間に認められる。
B；反時計回りにプローブを回転させると，冠静脈洞が縦方向に伸びているのが確認され，左心房と左心室の間のエコーフリーの構造体として描出される。
LV，左心室；RA，右心房。(Photo credit: Claudio Bussadori.)

インターベンション術後の評価

　筆者らが実際に経胸壁心臓超音波検査でインターベンション術後の評価を行っているのは，直後または24時間後と，1，3，6，12カ月後である。2Dモード法で弁の可動性を評価し（十分に拡張しているなら改善されているはずである），同時に弁の肥厚（弁にしてみれば肺動脈弁バルーン形成術の後は「外傷後」であり，肺動脈弁バルーン形成術の後に弁の肥厚が生じることがある：Figure 20-6）や，右心室・左心室の変化を評価する。肺動脈弁バルーン形成術後の圧較差（Figure 20-7）と狭窄の残存程度（固定的であるのか動的であるのか）はドプラ法で評価する

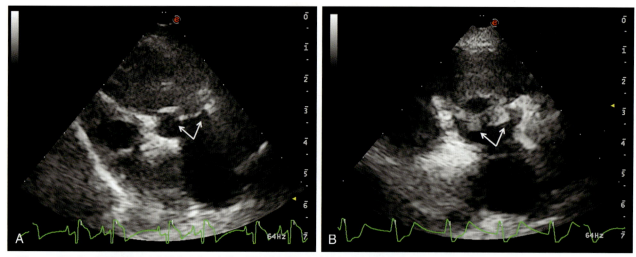

・**Figure 20-6**　肺動脈狭窄症を呈する犬の心臓の経胸壁心臓超音波検査（肺動脈弁を中心とした右傍胸骨像）。インターベンション術前（**A**）と，インターベンション術後（**B**）。肺動脈弁尖（矢印）は術前には癒合しており，術後は肥厚が認められる（拡張後外傷）。(Photo credit: Claudio Bussadori.)

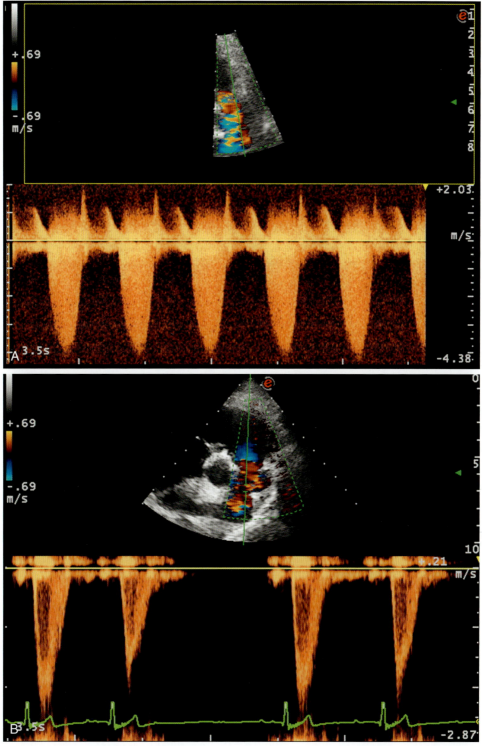

• **Figure 20-7**　肺動脈狭窄症を呈する犬のインターベンション術前（A）・術後（B）のパルス波スペクトルドプラ像。
A；肺動脈血流は高速乱流であった。連続波スペクトルドプラ法で最高速度を計測すべきである。
B；肺動脈血流は層流波となり，最高速度が減じられたためにパルス波スペクトルドプラ法でも計測が可能であった。
(Photo credit: Claudio Bussadori.)

（Figure 20-8）。肺動脈弁バルーン形成術後の肺動脈弁逆流と三尖弁逆流の重要性についても現在研究が続いている。

　獣医療においては，肺動脈弁バルーン形成術の直後と長期的な成績で，何をもって成功とするのかの統一の見解はない。術前よりも圧較差が50％以上改善した場合を成功とする基準もあれば，術後の圧較差が50〜80 mmHg 未満を成功とする基準もある。また，術直後の圧較差が50 mmHg 未満，術後1年では75 mmHg 未満の場合を成功とする基準もある[7, 9, 13, 29, 30]。人医学でも，文献によって直後と長期の成功の定義は異なっている。この値は25〜50 mmHg の範囲であった[4, 5, 31]。

　肺動脈弁バルーン形成術直後の結果のみを考えてしまうと成功は過小評価されてしまう。実際に動的な右室流出路狭窄や肺動脈弁浮腫でも圧較差は上昇する。術後の右室流出路肥大と弁の浮腫が改善すれば，遅れて圧較差は低下する。こういった現象は人医学でも認められている[5, 20, 21]。肺動脈弁バルーン形成術後の患者の長期的な成績は，どの部位に圧較差が遺残してしまったかに依存するとの報告がある。つまり，狭窄部位の圧較差がわずかに上昇しても，右室流出路の圧較差は経時的に低下するのである[32]。

　筆者らの研究では，術前の圧較差が術直後および長期成績の独立した予後予測因子であるとしている。術直後および長期成績で期待したほど圧較差が低下しなかった犬は，やはり，肺動脈弁バルーン形成術が成功したと思われる犬よりも術前の圧較差が高かった。もう1つの長期の予後予測因子は，術後24時間での圧較差の低下率である[13]。

　肺動脈逆流は肺動脈弁バルーン形成術後に増加ないし生じてしまう。しかしながら，これは十分に弁が拡張したこ

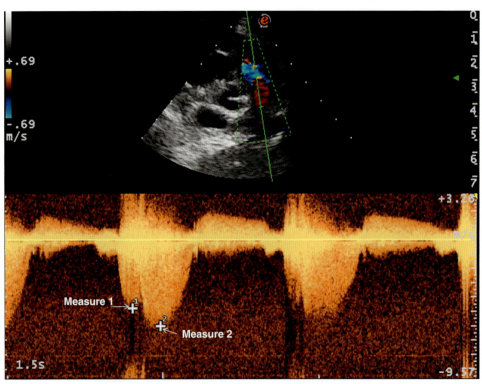

• Figure 20-8　肺動脈狭窄症を呈する犬のインターベンション術後のパルス波スペクトルドプラ像。動的狭窄のシグナルはダガーエッジ状に計測され（Measure 2），固定的狭窄のシグナル（Measure 1）の上にかぶさってしまっている。動的狭窄の方が，固定的狭窄よりも重度のように見える。（Photo credit: Claudio Bussadori.）

とを意味している（交連切開術）。経験上，この逆流は問題とならないことがほとんどである。三尖弁逆流は三尖弁異形成がない限り，術後良化する。

経食道心臓超音波検査によって，術直後の肺動脈弁の可動性の良化が描出される。

3D心臓超音波検査によって肺動脈弁尖の評価と術後肺動脈弁開口面積を計算することができる。これによって，術前の肺動脈弁開口面積と比較することが可能であり，開口部の拡大方法についてよりよいアイデアを生み出すことができる。また，3D心臓超音波検査は大動脈弁バルーン形成術後の合併症の1つである大動脈壁解離を診断するのに有用である（Chapter 6参照）。

動脈管開存症

若齢において外科的結紮術や血管内閉鎖デバイスによる閉鎖術を行った動脈管開存症（PDA）の予後は良好である[33-35]。しかし，リバース動脈管開存症の閉鎖は急激な右心系の後負荷を増加させ，死につながる急性右心不全を引き起こすため，一般的に推奨されない[36, 37]。リバース動脈管開存症は肺高血圧症を伴った左右短絡の動脈管開存症と区別しなければならない。近年，後者において動脈管の閉鎖を行った成績は良好であったという報告がされている[38]。動脈管の閉鎖は臨床的に有用であるが，閉鎖方法については未だ統一されたものはない。犬の動脈管開存症における外科的結紮術は，早くも1952年に報告されている[39]。この方法が犬の動脈管開存症の一般的なアプローチとされている。血管内閉鎖デバイスによる閉鎖術（カテーテルによる設置）は徐々に獣医療域においても行われるようになってきた。コイルやプラグ（Amplatzer®），犬専用の動脈管開存症 Amplatz® 閉鎖デバイス（Amplatz® canine duct occlude：ACDO）などのデバイスを用いて行われる。ACDOは近年最も発達した血管内デバイスであり，治療の第1選択となりつつある。手技（外科的またはインターベンション術）やデバイスの選択は，動脈管の形態や管の最小径，患者の大きさなどの複数の因子に基づいて選択され，ACDOは様々な形態や大きさの動脈管に有用であると考えられている[40-43]。円筒型であるタイプⅢの動脈管開存症（後述）では，ACDOの固定が困難であるため，問題となることが分かっている。このタイプの動脈管開存症は幸運にも非常にまれである。小型犬で動脈管の径が大きい場合，大腿動脈径が小さいことが課題となる。この場合，外科的結紮術が考慮されるべきである。

閉鎖前評価

経胸壁心臓超音波検査は動脈管開存症の存在や，容量負荷の評価，心機能の状態の確認，他の心疾患の併発の有無の決定に有用である。

左心室の容量負荷と収縮機能

容量負荷の程度や収縮機能の評価を行うために，心臓超音波検査にて少なくとも収縮末期および拡張末期における心室径，収縮末期容積係数（ESVI）と拡張末期容積係数（EDVI），駆出率，球形度指数は測定しなければならない。

収縮障害があるかどうか，インターベンション術後に機能的・臨床的な回復が可能かどうかを決定するために，実施前に収縮機能を評価することは重要である。動脈管の閉鎖後，左心室機能が健常まで回復すると思われる群，不可逆的な左心室障害が残ると考えられる群，術後に急性の左心不全に進行し，数日間の集中治療が必要になると判断される群に分けられる。これまで，収縮機能が保たれている症例と不可逆的な収縮障害を持つ症例を鑑別する特別な閾値はなかった。しかし，経験的に拡張末期容積係数<300 mL/m^2 と収縮末期容積係数<200 mL/m^2 を満たしている場合，心機能は保たれていると示唆される。

左心室の心筋組織ドプラ法やスペックルトラッキング法を用いたストレインレートなどの最新の超音波検査法はより正確な情報を得るのに役立つ可能性がある[44, 45]。

動脈管の最小径

経胸壁心臓超音波検査による動脈管の最小径の測定や，動脈管形態の分類は信頼性が低い可能性がある。血管造影や経食道心臓超音波検査の両方，もしくはどちらかを補助的に行うべきである。ある研究によると，経胸壁心臓超音波検査による動脈管の最小径の測定は血管造影による測定結果と明らかに異なったことを認めている[45]。しかし，他の研究では，左傍胸骨の経胸壁心臓超音波検査による動脈管の最小径の測定値（膨大部を含め）は，血管心臓造影法を用いたときと高い相関を認めたと報告している[46]。

全体的に見て，その2つの測定法の差の平均は小さいが，どちらの測定法も個体差が大きく影響する[47]。

筆者らの経験上，3D心臓超音波検査は動脈管の最小径を正確に測定するのに最も信頼性が高いと考えている。単一の画像で，直行する2つの断面での動脈管の最小径を測定できるためである（Chapter 6参照）。症例の中には，円形ではなく楕円形の管を持つものもあるため，これは非

常に優れた点である。一方向のみでの測定では，閉鎖デバイスのサイズを過小評価する危険性がある。

動脈管の形態学

　血管造影法は，動脈管の形態や径を測定するゴールドスタンダードである。動脈管は主に3種類に分類される。

- タイプⅠ：動脈管径が大動脈から主肺動脈の接合部にかけて徐々に細くなっていくもの。
- タイプⅡA：平行な壁が続くが，主肺動脈に入り込む直前に急に径が細くなる（最小径が動脈管径の50％未満）もの。
- タイプⅡB：大動脈から主肺動脈にかけて著しく径が小さくなり，主肺動脈に入り込む部位が最も狭くなるもの。
- タイプⅢ：径の幅が一定で，筒状になっているもの[48]。

　血管造影による画像は古典的な単一平面の記録であり，必ずしも最良の空間的な動脈管の解剖像を示しているわけではない。このことはいくつかの動脈管断面像を組み合わせることにより改善する。筆者らの経験から，経食道心臓超音波検査は血管造影と同様に，動脈管の解剖像の把握や，管の最小径・膨大部径の測定を行うのに優れた技術であると考える。管の最小径と膨大部径の測定は頭側長軸像によって行われる（Figure 20-9）。マルチプレーン経食道心臓超音波検査は動脈管の小孔が円形というよりも楕円形をしているかを決定するのに有用であり（短軸像），これは閉鎖デバイスの選択に影響する。最終的に，経食道心臓超音波検査は閉鎖手順をモニターするのに有用である[49]。この技術により，リアルタイムに閉鎖デバイスの

動脈管内の設置から（Figure 20-10），閉鎖デバイスの設置前後の動脈管内の血流を評価することが可能である（Figure 20-11）。これは設置中のあらゆる選択の決定に役立つ。加えて，閉鎖術中に，閉鎖デバイスの位置や，適切に動脈管が閉鎖されたかを確認するための造影剤が必要となるが，経食道心臓超音波検査の使用により造影剤の量は減少する。

肺動脈圧の評価

　偏心性または求心性の右心室の肥大，心室中隔の平坦化した動きや奇異性運動，主肺動脈の拡大などの超音波検査

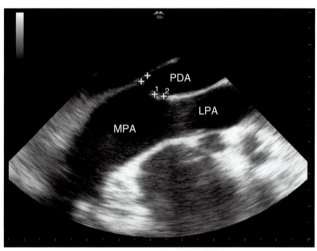

- **Figure 20-9**　動脈管開存症を呈する犬における経食道心臓超音波検査像（動脈管が中央に確認される頭側長軸像）。これは動脈管の拡張像であり，最小径（1）と膨大部径（2）の測定が可能である。LPA；左肺動脈，MPA；主肺動脈，PDA；動脈管。(Photo credit: Claudio Bussadori.)

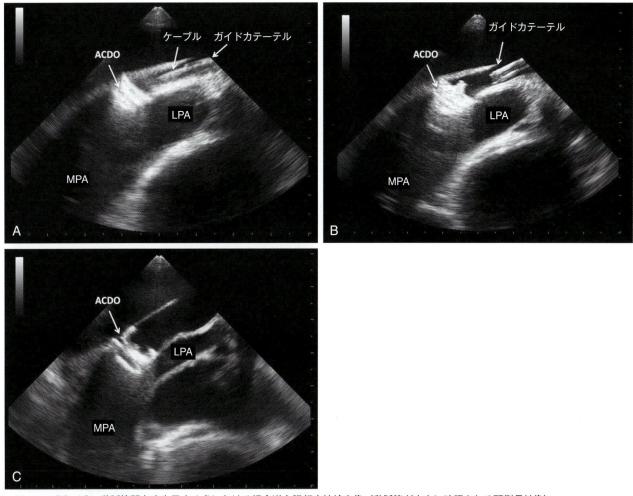

- **Figure 20-10**　動脈管開存症を呈する犬における経食道心臓超音波検査像（動脈管が中央に確認される頭側長軸像）。
これらの3つの像はAmplatz® canine duct occluder（ACDO）を用いた閉鎖術の途中で記録されたものである。
A；ACDO の最小径部での配置。ACDO はまだケーブルと接続している。
B，C；ACDO のケーブルからの遊離。
LPA；左肺動脈，MPA；主肺動脈。(Photo credit: Claudio Bussadori.)

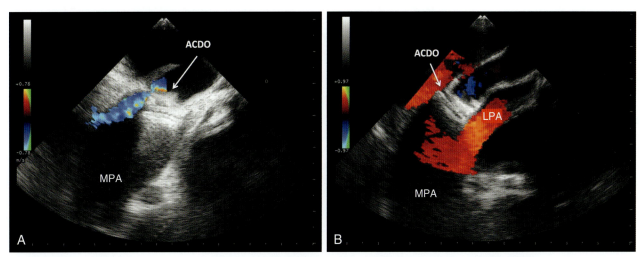

- **Figure 20-11**　動脈管開存症を呈する犬における経食道心臓超音波検査像（静脈管が中央に確認される頭側長軸像）。
A；Amplatz® canine duct occluder（ACDO）はまだ遊離されていない。カラードプラ法により，明らかな遺残血流の存在が示され，ACDO
　径が小さすぎると判断される。
B；大きい ACDO を挿入。遺残血流は確認されない。
LPA；左肺動脈，MPA；主肺動脈。(Photo credit: Claudio Bussadori.)

所見は，肺高血圧症（PAH）と対応している（Chapter 18 参照）[50, 51]。

　動脈管の閉鎖実施前に，大動脈−肺動脈間の圧較差，肺体血流比（Qp/Qs 比），肺動脈弁または三尖弁のどちらか，または両方の逆流血流速度を含めたドプラ法による検査項目を測定するべきである。大動脈−肺動脈間の圧較差から肺高血圧症の可能性（圧較差の減少は肺動脈圧の上昇を示唆する）を検出することが可能である。この圧較差は動脈管内の最大血流速度から推定される。計測上の補正を含め，適切に血流を描出することが必要である。

　肺動脈弁および三尖弁逆流血流速度の測定により，収縮期と拡張期それぞれの肺動脈圧を推定することが可能である[50-52]。健常な右心房圧は，生理学上 6 mmHg 未満である。右心不全が存在する場合，10〜15 mmHg の範囲をとる。収縮期および拡張期肺動脈圧には，収縮期三尖弁逆流と拡張期肺動脈弁逆流から推定した右心房圧が含まれる。最大肺動脈弁逆流による圧較差は平均肺動脈と強く相関することが分かっている[53]。

短絡の重症度の評価

　肺体血流比（大動脈−肺動脈間の高い圧較差を健常な肺動脈圧と仮定）が 1.5 未満であれば動脈管短絡は小さいと判断し，1.5〜2 では中等度の弛緩期における左心過負荷，2 を超える場合は重度の弛緩期における過負荷および肺高血圧症の可能性が考えられる。

先天性心疾患の併発

　閉鎖前の評価の目標の 1 つは，動脈管が開存していることと，先天性心疾患の併発がないことを確認することである。

左前大静脈遺残

　左前大静脈遺残は血行動態にほとんど影響しないが，外科的結紮術を行う前に認識しておくことが重要である。

大動脈肺動脈窓

　動脈管開存症の主な鑑別疾患は大動脈肺動脈窓（APW）である。これはまれな形成異常であるが，大動脈と主肺動脈が直接的に結合する[54]。大動脈肺動脈窓は円錐動脈幹の分化欠損の結果生じる。この先天的な異常は総動脈幹と区別される。後者と異なり，大動脈肺動脈窓は一般的に肺動脈および大動脈弁は健常である。窓はバルサルバ洞から始まり，大動脈弓に至る領域まで広がることが多く認められる。左心房および左心室は左右短絡により，拡大が認められる。

大動脈弁下狭窄の併発

　左心系の容量負荷により，大動脈弁血流速度は増加している。経大動脈による圧較差は大動脈弁下狭窄の併発により，増大して観察される。狭窄に起因した圧較差は，動脈管の閉鎖後にはじめて評価することが可能となる。

インターベンション術後の評価

　筆者らは動脈管の閉鎖後の評価を，経胸壁心臓超音波検査により術の直後または 24 時間後，さらに 1，3，6，12 カ月後に実施している。閉鎖後の経胸壁心臓超音波検査による再評価は，容積および収縮性の変化，潜在性の虚血部位の確認，閉鎖デバイスの位置の検証と遺残血流の定量化について行う。多くの症例で，動脈管の閉鎖により，短期的には左心系の容量負荷の減少，長期的には左心室の偏心性肥大の消失が認められる[55]。収縮末期および拡張末期における左心室容積は大動脈血流最大速度とともに進行性に減少していく。閉鎖直後には，短縮率および駆出率の減少がみられる。しかしながら，一回拍出量と心拍出量は，拡大した拡張期左心室容積により，十分維持されている（Figure 20-12）。

　時間が経過してから診断された動脈管開存症のような，慢性的な容量負荷を伴った症例では，心室の収縮障害を呈していることがあり，動脈管の閉鎖後も，不可逆的なことが多い。

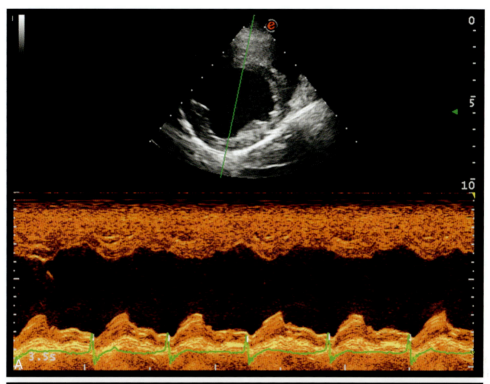

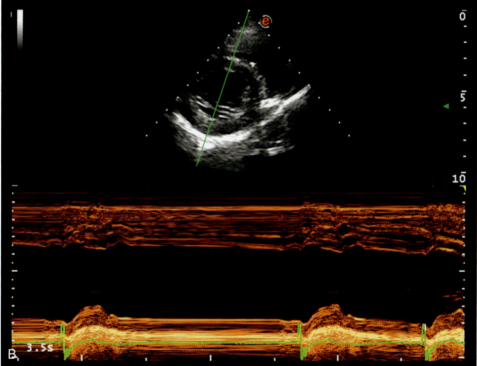

• **Figure 20-12**　犬における Amplatz® canine duct occluder（ACDO）を用いた動脈管の閉鎖前（A）および後（B）における TM モード像。
閉鎖前の拡張末期容積係数は 218 mL/m²，収縮末期容積係数は 65 mL/m²，収縮率は 40%，駆出率は 70% である。閉鎖後においては，拡張末期容積係数は 156 mL/m² まで減少し，収縮末期容積係数は 63 mL/m²，収縮率は 31%，駆出率は 60% に減少している。（Photo credit: Claudio Bussadori.）

経胸壁心臓超音波検査は，ACDO の位置の確認（2D モード法）や，遺残血流の検出（カラードプラ法）を行うことを可能とする（Figure 20-13, 20-14）。

心室中隔欠損症

心室中隔欠損症（VSD）において，欠損孔が小さい症例の多くは，治療は必要ない。しかし左心室の容量負荷が存在する場合，欠損孔の閉鎖は必要とされる（中等度もしくは巨大な心室中隔欠損）。治療の選択肢として，姑息的

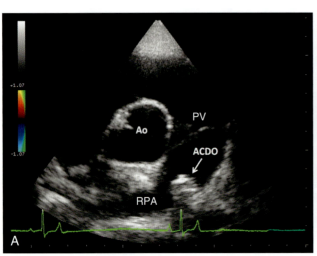
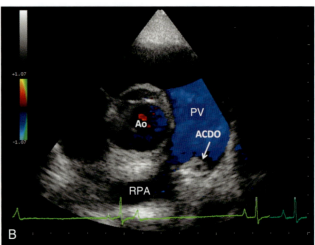

• **Figure 20-13** 犬における Amplatz® canine duct occluder（ACDO）を用いた動脈管閉鎖後の経胸壁心臓超音波検査像（右傍胸骨短軸像大動脈レベル）。
A；閉鎖デバイス（ACDO）は適切な位置にある。
B；遺残血流は検出されない。
Ao；大動脈，PV；肺動脈弁，RPA；右肺動脈。（Photo credit: Claudio Bussadori.）

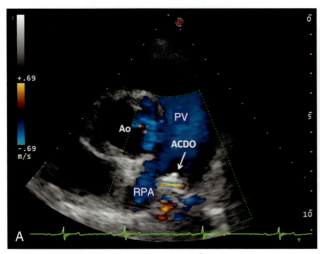
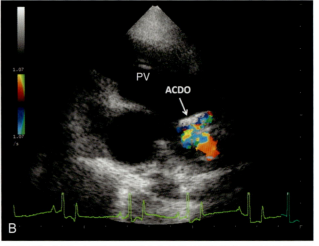

• **Figure 20-14** 犬における Amplatz® canine duct occluder（ACDO）を用いた動脈管閉鎖 1 カ月後の経胸壁心臓超音波検査像［傍胸骨短軸像大動脈レベル（A）および頭側左傍胸骨像（B）］。
ACDO を通過するわずかな残存血流が確認される。
Ao；大動脈，PV；肺動脈弁，RPA；右肺動脈。（Photo credit: Claudio Bussadori.）

主肺動脈絞扼術，外科的修復，コイルまたは膜様部，筋性心室中隔欠損 Amplatz® 閉鎖デバイスといった異なるタイプのデバイスを用いた血管内閉鎖術がある[56-60]。Amplatz® は 2 種類あり，1 つは筋性心室中隔欠損用に，もう 1 つは大動脈から少なくとも 1～2 mm に位置する稜上心室中隔欠損用にデザインされている。前者は左右対称であ

るのに対して，後者は楕円形であり，それぞれ大動脈弁と干渉しないように展開することができる。筋性心室中隔欠損の閉鎖デバイスは，大動脈弁から少なくとも 5 mm の位置にある膜様部心室中隔欠損の閉塞にも使用されている（Figure 20-15）。

欠損孔の閉鎖を考慮する際に，特に大動脈弁，僧帽弁，

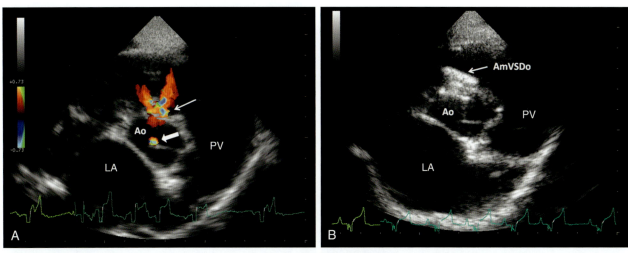

• **Figure 20-15**　膜様部心室中隔欠損（細矢印）を呈する犬の経胸壁心臓超音波検査（右傍胸骨短軸像大動脈レベル）。
A；カラードプラ法によって心室中隔欠損部（細矢印），そして大動脈弁逆流（太矢印）を示している。
B；筋性心室中隔欠損用の Amplatz®（AmVSDo）によって閉鎖された像。
Ao；大動脈，LA；左心房，PV；肺動脈弁。（Photo credit: Claudio Bussadori.）

三尖弁，房室結節は欠損孔と近接しているので，徹底的に構造を検討する必要がある[61]。

筋性心室中隔欠損症はそれらの構造から比較的離れている。傍心房心室中隔欠損症または両大血管右室起始症（両半月弁下心室中隔欠損症）のような疾患は，弁膜組織に密接に関連している（大動脈や肺動脈弁）。こういった症例では，Amplatz® による閉鎖は不可能である。

すべての膜様部心室中隔欠損の後下方の辺縁は房室結節を含んでいるため，傷つけるべきではない。加えて，膜様部入り口の欠損孔は僧帽弁および／または三尖弁に非常に近接している。最後に，稜上（流出路）心室中隔欠損は，欠損孔と大動脈弁間のわずかな隙間だけしかない場合，心室中隔欠損孔を十分に閉鎖することは難しい（Figure 20-16）。中隔の不整合や欠損孔への大動脈弁逸脱がある場合，デバイスを使用しての閉鎖術は禁忌である（Figure 20-17）。

閉鎖デバイスによる術式の選択は，造影検査および／ま

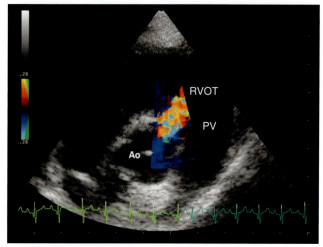

• **Figure 20-16** 稜上心室中隔欠損症を呈する犬のカラードプラ法による経胸壁心臓超音波検査（右傍胸骨短軸像大動脈レベル）。Ao；大動脈，PV；肺動脈弁，RVOT；右室流出路。(Photo credit: Claudio Bussadori.)

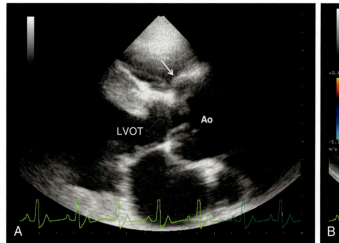

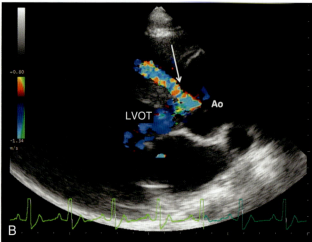

• **Figure 20-17** 心室中隔欠損症を呈する犬の経胸壁心臓超音波検査（右傍胸骨長軸五腔像）。中隔の不整合と大動脈弁逆流が認められる。
A；矢印は大動脈弁の1つが欠損孔内に逸脱していることを示している。
B；矢印はカラードプラシグナルから心室中隔欠損と関連して大動脈弁逆流があることを示している。
Ao；大動脈，LVOT；左室流出路。(Photo credit: Claudio Bussadori.)

たは経胸壁心臓超音波検査での心室中隔の欠損孔測定に基づいて行われる。最大直径が選択される。経胸壁心臓超音波検査によって閉鎖処置をモニターできる。

Chapter 19 で説明したように，肺体血流比は計算される。肺体血流比＜1.5 であれば小さく，1.5〜2.5 であれば中等度，＞2.5 であれば巨大欠損孔と考える。巨大欠損孔と関連する肺高血圧は全身収縮期動脈圧から欠損孔を通過する短絡血流の圧較差を減算することで算出できる。50〜80 mmHg の場合は中等度の肺高血圧症，＜50 mmHg で重度の肺高血圧症であることを示唆する。

心房中隔欠損症

明瞭な左右短絡の心房中隔欠損症（ASD）は，血管内閉鎖術（Amplatz® 中隔閉鎖〈ASO〉）またはパッチを用いた開心術が適応される。近年ハイブリッドアプローチが示されている[62-64]。カテーテルアプローチについてはすべてのタイプの心房中隔欠損症に適応できるわけではない。一次孔型，静脈洞型，冠静脈洞型心房中隔欠損症を除

く，永続的な二次孔型や卵円孔開存型心房中隔欠損症では適応を検討できる（Figure 20-18，20-19）。Amplatz® 中隔閉鎖術を検討する際，欠損孔の隣接構造の評価が非常に重要である（特に房室弁，右肺動脈，冠静脈洞の評価）。まず心室中隔欠損孔閉鎖術のために必要な閉鎖デバイスのサイズがこれらの構造に干渉しないことを確認する必要がある。その上で，一度で適切なデバイスを確実に設置するために，十分な閉鎖デバイスを保持するための中隔組織（≧4 mm），少なくとも欠損孔周囲の 75% を囲う適切な縁がなくてはならない。これらの判定基準の評価のために経胸壁または経食道心臓超音波検査，あるいは X 線透視を用いたバルーンカテーテルによる欠損孔の直径測定が行われる[65-71]。ごく最近，人でリアルタイム 3D 経胸壁心臓超音波検査または経食道心臓超音波検査について有用性が提唱されている。欠損部を形態的によりよく特徴付けることを可能にする[72,73]。心室中隔欠損症と同様に心房中隔欠損症でも肺体血流比は計算される。肺体血流比が＜1.5 では小さく，1.5〜2.5 では中等度，＞2.5 では巨大な欠損孔であると考える。

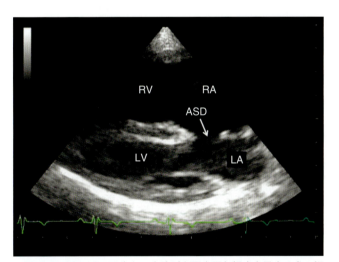

• **Figure 20-18**　巨大な一次孔型心房中隔欠損症を呈する犬の経胸壁心臓超音波検査（右傍胸骨長軸四腔像）。
房室弁が欠損孔（ASD）の下縁部に挿入されている。そして右腔は短絡による右心系の容量負荷の影響で拡大している。LA；左心房，LV；左心室，RA；右心房，RV；右心室。(Photo credit: Claudio Bussadori.)

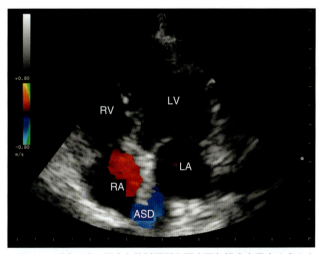

• **Figure 20-19**　巨大な静脈洞型心房中隔欠損症を呈する犬のカラードプラ法を用いた経胸壁心臓超音波検査（左側心尖四腔像）。欠損孔（ASD）を通過する血流は青で，左右短絡を示している。右心系の容量負荷による右心系の拡大が認められる。LA；右心房，LV；左心室，RA；右心房，RV；右心室。(Photo credit: Claudio Bussadori.)

REFERENCES

[1] Oliveira P, Domenech O, Silva J, et al. Retrospective review of congenital heart disease in 976 dogs. J Vet Intern Med 2011; 25: 477-83.

[2] Buchanan JW. Causes and prevalence of cardiovascular disease. In: Kirk RW, Bonagura JD, editors. Kirk's current veterinary therapy XI. Philadelphia: WB Saunders; 1992, p. 647-55.

[3] Kan JS, White RI, Mitchell SE, Gardner TJ. Percutaneous balloon valvuloplasty: a new method for treating congenital pulmonary valve stenosis. N Engl J Med 1982; 307: 540-2.

[4] Rao PS. Percutaneous balloon pulmonary valvuloplasty: state of the art. Catheter Cardiovasc Interv 2007; 69: 747-63.

[5] McCrindle BW. Independent predictors of long-term results after balloon pulmonary valvuloplasty. Circulation 1994; 89: 1751-9.

[6] Gudausky TM, Beekman RH. Current options, and long term results for interventional treatment of pulmonary valvar stenosis. Cardiol Young 2006; 16: 418-27.

[7] Bussadori C, DeMadron E, Santilli RA, Borgarelli M. Balloon valvuloplasty in 30 dogs with pulmonic stenosis: effect of valve morphology and annular size on initial and 1-year outcome. J Vet Intern Med 2001; 15: 553-8.

[8] Johnson MS, Martin M, Edwards D, et al. Pulmonic stenosis in dogs: balloon dilation improves clinical outcome. J Vet Intern Med 2004; 18: 656-62.

[9] Johnson MS, Martin M. Results of balloon valvuloplasty in 40 dogs with pulmonic stenosis. J Small Anim Pract 2004; 45: 148-53.

[10] Estrada A, Moise NS, Erb HN, et al. Prospective evaluation of the balloon-to-annulus ratio for valvuloplasty in the treatment of pulmonic stenosis in the dog. J Vet Intern Med 2006; 20: 862-72.

[11] Bussadori C, Amberger C, Le Bobinnec G, et al. Guidelines for the echocardiographic studies of suspected subaortic and pulmonic stenosis. J Vet Cardiol 2000; 2: 15-22.

[12] Milo S, Fiegel A, Shem-Tov A, et al. Hour-glass deformity of the pulmonary valve: a third type of pulmonary valve stenosis. Br Heart J 1988; 60: 128-33.

[13] Locatelli C, Domenech O, Silva J, et al. Independent predictors of immediate and long-term results after pulmonary balloon valvuloplasty in dogs. J Vet Cardiol 2011; 13: 21-30.

[14] Ho SY, Rigby ML, Anderson RH. Echocardiography in congenital heart disease made simple. In: Cardiopulmonary medicine from Imperial College Press. The ventricular outflow tract 2001, p. 104-19.

[15] Fonfara S, Martinez Pereira Y, Swift S, et al. Balloon valvuloplasty for treatment of pulmonic stenosis in English Bulldogs with an aberrant coronary artery. J Vet Intern Med 2010; 24: 354-9.

[16] Fonfara S, Martinez Pereira Y, Dukes McEwan J. Balloon valvuloplasty for treatment of pulmonic stenosis in English Bulldogs with an aberrant coronary artery — 2 years later. J Vet Intern Med 2011; 25: 771.

[17] Kittleson M, Thomas W, Loyer C, Kienle R. Letter to the editor. J Vet Intern Med 1992; 6: 250-1.

[18] Buchanan JW. Pathogenesis of single right coronary artery and pulmonic stenosis in English Bulldogs. J Vet Intern Med 2001; 15: 101-4.

[19] Francis AJ, Johnson MJ, Culshaw GC, et al. Outcome in 55 dogs with pulmonic stenosis that did not undergo balloon valvuloplasty or surgery. J Small Anim Pract 2011; 52: 282-8.

[20] Fontes VF, Esteves CA, Sousa JE, et al. Regression of infundibular hypertrophy after pulmonary valvuloplasty for pulmonic stenosis. Am J Cardiol 1988; 62: 977-9.

[21] Thapar MK, Rao PS. Significance of infundibular obstruction following balloon valvuloplasty for valvar pulmonic stenosis. Am Heart J 1989; 118: 99-103.

[22] Thapar MK, Rao PS. Use of propanolol for severe dynamic infundibular obstruction prior to balloon pulmonary valvuloplasty. Cathet Cardiovasc Diagn 1990; 19: 240-1.

[23] Khambatta HJ, Velado M, Gaffney JW, et al. Management of right ventricular outflow tract reactivity following pulmonary valve dilatation under general anesthesia: experience of a medical mission. Paediatr Anaesth 2006; 16: 1087-9.

[24] Bussadori C, Oliveira P, Arcidiacono C, et al. Right and left ventricular strain and strain rate in young adults before and after percutaneous atrial septal defect closure. Echocardiography 2011; 28: 730-7.

[25] Jurcut R, Giusca S, Ticulescu R, et al. Different patterns of adaptation of the right ventricle to pressure overload: a comparison between pulmonary hypertension and pulmonary stenosis. J Am Soc Echocardiogr 2011; 24: 1109-17.

[26] Jurcut R, Giusca S, La Gerche A, et al. The echocardiographic assessment of the right ventricle: what to do in 2010? Eur J Echocardiogr 2010; 11: 81-96.

[27] Toschi Corneliani R, Locatelli C, Domenech O. Retrospective study of pulmonic stenosis in 259 dogs. In: ECVIM Congress Proceeding 2008.

[28] Anwar AM, Soliman O, van den Bosch AE, et al. Assessment of pulmonary valve and right ventricular outflow tract with real-time three-dimensional echocardiography. Int J Cardiovasc Imaging 2007; 23: 167-75.

[29] Thomas WP, De Lellis LA, Sisson D. Balloon dilation of congenital outflow obstruction in dogs: mid-term results 1990. In: Proceedings of the 8th ACVIM forum. Washington DC, p. 907-9.

[30] Gordon SG, Miller MW, Baig S. A retrospective review of balloon valvuloplasty for the treatment of pulmonic stenosis in 50 dogs 2002. In: Proceedings of the First International Symposium for Veterinary Cardiology. Prague; June 14-15.

[31] Mendelsohn AM, Banerjee A. Ra Meyer, Schwartz DC. Balloon pulmonary valvuloplasty: a differing view. Catheter Cardiovasc Interv 1997; 40: 429-30.

[32] Gupta D, Saxena A, Kothari SS, Juneja R. Factors influencing late course of residual valvular and infundibular gradients following pulmonary valve balloon dilatation. Int J Cardiol 2001; 79: 143-9.

[33] Eyster GE, Eyster JT, Cords GB, Johnston J. Patent ductus arteriosus in the dog: characteristics of occurrence and results of surgery in one hundred consecutive cases. J Am Vet Med Assoc 1976; 168: 435-8.

[34] Bureau S, Monnet E, Orton EC. Evaluation of survival rate and prognostic indicators for surgical treatment of left-to-right patent ductus arteriosus in dogs: 52 cases (1995-2003). J Am Vet Med Assoc 2005; 227: 1794-9.

[35] Campbell FE, Thomas WP, Miller SJ, et al. Immediate and late outcomes of transarterial coil occlusion of patent ductus arteriosus in dogs. J Vet Intern Med 2006; 20: 83-96.

[36] Pyle RL, Park RD, Alexander AF, Hill BL. Patent ductus arteriosus with pulmonary hypertension in the dog. J Am Vet Med Assoc 1981; 178: 565-71.

[37] Oswald GP, Orton EC. Patent ductus arteriosus and pulmonary hypertension in related Pembroke Welsh Corgis. J Am Vet Med Assoc 1993; 202: 761-4.

[38] Seibert RL, Maisenbacher HW, Prosek R, et al. Successful closure of left-to-right patent ductus arteriosus in three dogs with concurrent pulmonary hypertension. J Vet Cardiol 2010; 12: 67-73.

[39] Walters B, Bramer CN. Patent ductus arteriosus. North Am Vet 1952; 33: 252-5.

[40] Gordon SG, Saunders AB, Achen SE, et al. Transarterial ductal occlusion using the Amplatz Canine Duct Occluder in 40 dogs. J Vet Cardiol 2010; 12: 85-92.

[41] Nguyenba TP, Tobias AH. Minimally invasive per-catheter patent ductus arteriosus occlusion in dogs using a prototype duct occluder. J Vet Intern Med 2008; 22: 129-34.

[42] Nguyenba TP, Tobias AH. The Amplatz canine duct occluder: a novel device for patent ductus arteriosus occlusion. J Vet Cardiol 2007; 9: 109-17.

[43] Tobias AH, Stauthammer CD. Minimally invasive per-catheter occlusion and dilation procedures for congenital cardiovascular abnormalities in dogs. Vet Clin North Am Small Anim Pract 2010; 40: 581-603.

[44] Chetboul V, Serres F, Gouni V, et al. Noninvasive assessment of systolic left ventricular torsion by 2-dimensional speckle tracking imaging in the awake dog: repeatability, reproducibility, and comparison with tissue Doppler imaging variables. J Vet Intern Med 2008; 22: 342-50.

[45] Saunders AB, Miller MW, Gordon SG, Bahr A. Echocardiographic and angiographic comparison of ductal dimensions in dogs with patent ductus arteriosus. J Vet Intern Med 2007; 21: 68-75.

[46] Schneider M, Hildebrandt N, Schweigl T, Wehner M. Transthoracic echocardiographic measurement of patent ductus arteriosus in dogs. J Vet Intern Med 2007; 21: 251-7.

[47] Nguyenba TP, Tobias AH. Minimally invasive per-catheter patent ductus arteriosus occlusion in dogs using a prototype duct occluder. J Vet Intern Med 2008; 22: 129-34.

[48] Miller MW, Gordon SG, Saunders AB, et al. Angiographic classification of patent ductus arteriosus morphology in the dog. J Vet Cardiol 2006; 8: 109-14.

[49] Saunders AB, Achen SE, Gordon SG, Miller MW. Utility of trans-esophageal echocardiography for transcatheter occlusion of patent ductus arteriosus in dogs: influence on the decision-making process. J Vet Intern Med 2010; 24: 1407-13.

[50] Johnson LR, Boon JA, Orton EC. Clinical characteristics of 53 dogs with Doppler-derived evidence of pulmonary hypertension: 1992-1996. J Vet Intern Med 1999; 13: 440-7.

[51] Pyle RL, Abbott LA, MacLean HN. Severe pulmonary hypertension and cardiovascular sequelae in dogs. Vet Med 2004; 99: 530-41.

[52] Schober KE, Baade H. Doppler echocardiographic prediction of pulmonary hypertension in West Highland White Terriers with chronic pulmonary disease. J Vet Intern Med 2006; 20: 912-20.

[53] Masuyama T, Kodama K, Kitabatake A, et al. Continuous wave Doppler echocardiographic detection of pulmonary regurgitation and its application to noninvasive estimation of pulmonary artery pressure. Circulation 1986; 74: 484-92.

[54] Margiocco ML, Domenech O, Bussadori CM. Aorticopulmonary window in a dog. Veterinaria 2003; 17: 27-32.

[55] Stauthammer CD, Nguyenba TP, Tobias AH. Short and long term cardiac changes following complete occlusion of uncomplicated patent ductus arteriosus in dogs [abstract]. J Vet Intern Med 2007; 21: 609.

[56] Shimizu M, Tanaka R, Hoshi K, et al. Surgical correction of ventricular septal defect with aortic regurgitation in a dog. Aust Vet J 2006; 84: 117-21.

[57] Shimizu M, Tanaka R, Hirao H, et al. Percutaneous transcatheter coil embolization of a ventricular septal defect in a dog. J Am Vet Med Assoc 2005; 226(69-72): 52-3.

[58] Fujii Y, Fukuda T, Machida N, et al. Transcatheter closure of congenital ventricular septal defects in 3 dogs with a detachable coil. J Vet Intern Med 2004; 18: 911-4.

[59] Margiocco ML, Bulmer BJ, Sisson DD. Percutaneous occlusion of a muscular ventricular septal defect with an Amplatzer muscular VSD occluder. J Vet Cardiol 2008; 10: 61-6.

[60] Bussadori C, Carminati M, Domenech O. Transcatheter closure of a perimembranous ventricular septal defect in a dog. J Vet Intern Med 2007; 21: 1396-400.

[61] Ho SY, McCarthy KP, Rigby ML. Morphology of perimembranous ventricular septal defects: implications for transcatheter device closure. J Interv Cardiol 2004; 17: 99-108.

[62] Gordon SG, Miller MW, Roland RM, et al. Transcatheter atrial septal defect closure with the Amplatzer atrial septal occluder in 13 dogs: short- and mid-term outcome. J Vet Intern Med 2009; 23: 995-1002.

[63] Gordon SG, Nelson DA, Achen SE, et al. Open heart closure of an atrial septal defect by use of an atrial septal occluder in a dog. J Am Vet Med Assoc 2010; 236: 434-9.

[64] Sanders RA, Hogan DE, Green HW, et al. Transcatheter closure of an atrial septal defect in a dog. J Am Vet Med Assoc 2005; 227: 430-4.

[65] Bennhagen RG, McLaughlin P, Benson LN. Contemporary management of children with atrial septal defects. Am J Cardiovasc Drugs 2001; 1: 445-53.

[66] Lammers A, Hager A, Eicken A, et al. Need for closure of secundum atrial septal defect in infancy. J Thorac Cardiovasc Surg 2005; 129: 1353-7.

[67] Saxena A, Divekar A, Soni NR. Natural history of secundum atrial defect revisited in the era of transcatheter closure. Indian Heart J 2005; 57: 35-8.

[68] Moake L, Ramaciotti C. Atrial septal defect treatment options. AACN Clin Issues 2005; 16: 252-66.

[69] Masura J, Gavora P, Podnar T. Long-term outcome of transcatheter secundum-type atrial septal defect closure using Amplatzer septal occluders. J Am Coll Cardiol 2005; 45: 505-7, 453.

[70] Yew G, Wilson NJ. Transcatheter atrial septal defect closure with the Amplatzer septal occluder: five year follow-up. Catheter Cardiovasc Interv 2005; 64: 193-6.

[71] De Ridder S, Suttorp MJ, Ernst S, et al. Percutaneous transcatheter closure of atrial septal defects: initial single-center experience and follow-up results. Initial experience with three-dimensional echocardiography. Acta Cardiol 2005; 60: 171-8.

[72] Roberson DA, Cui W, Patel D, et al. Three-dimensional trans-esophageal echocardiography of atrial septal defect: a qualitative and quantitative anatomic study. J Am Soc Echocardiogr 2011; 24: 600-10.

[73] Chen FL, Hsiung MC, Hsieh KS, et al. Real time three-dimensional transthoracic echocardiography for guiding Amplatzer septal occluder device deployment in patients with atrial septal defect. Echocardiography 2006; 23: 763-70.

索 引

あ

アイゼンメンジャー症候群, 318, 318f

圧較差, 306, 321

位置合わせ
  血流とプローブの—, 46

犬糸状虫症, 258, 258f

インターベンション術, 104, 116-120, 339-355
  —後の評価, 344-347, 344f-346f

右室自由壁
  右室自由壁厚, 45
  —の機能, 167

右心腔の拡大, 180

右心室
  —の拡大, 180f, 342
  —の肥大, 342
    肺高血圧症における—, 244-245
    肺動脈狭窄における—, 311, 342f
    ファロー四徴症における—, 329

うっ血性心不全, 163f, 197f, 263f
  高心拍出性の—, 252

右傍胸骨短軸像
  —腱索レベル, 23, 23f, 37f
  —心尖レベル, 22, 23f
  —僧帽弁レベル, 23f, 24
  —大動脈レベル, 24, 24f
  —乳頭筋レベル, 23, 23f

右傍胸骨長軸像
  —五腔像, 20, 22f, 43f
  —四腔像, 20, 21f, 32f

エイリアシング, 19

エブスタイン奇形, 326

横紋筋肉腫, 295, 295f

か

拡張異常
  犬の拡張型心筋症における—, 196
  猫の拘束型心筋症における—, 232-236, 234f-236f, 240f, 283f
  猫の肥大型心筋症における—, 222-232

拡張期, 144f
  —の右心室基部径, 45, 46t
  —の肺動脈弁逆流, 203, 350

拡張期相, 142f

拡張機能

—の決定因子, 142-143, 145t-146t

拡張障害, 143-151, 149t-150t, 151f, 227t
  弛緩遅延 → 弛緩遅延
  偽正常化型拡張 → 偽正常化型拡張
  拘束型拡張障害 → 拘束型拡張障害

拡張末期容積係数, 130, 130t-131t, 178-180, 197-198

拡張型心筋症
  犬の原発性—, 196
    アイリッシュ・ウルフハウンドにおける—, 201
    小基準, 201
    大基準, 201
    ドーベルマンにおける—, 201
    無症候性, オカルト型, 201
  猫の—, 236-237, 237f-238f

下降時間
  左心室心基部の—, 133-134, 134f, 134t

過剰調節帯, 238, 238t-239f

加速時間/駆出時間比, 47

カラードプラ法, 19, 32, 32f, 112f, 182f, 191f, 309f
  振幅解析, 19
  乱流, 19
  分散, 19

冠静脈洞, 322-323, 330-331, 343f

肝静脈
  —のうっ血, 199, 215

冠動脈異常, 309-310

肝内門脈体循環, 101, 106, 107f

キアリネットワーク, 330

奇異性運動, 180

幾何学的方法 → 心室容積

偽正常化拡張, 144, 148, 149f

逆流
  —口面積, 185
  —速度, 185
  —面積, 185-186
  —率, 188-189
  —量, 185-186

逆流ジェット領域/左心房領域比, 185

球形度指数, 42, 42f
  —の変化, 176

急速充満期, 142
  —の左室内血流伝搬速度, 159

胸水貯留, 224

局所心筋速度, 88

bはボックス, fはfigure, tはtableを表す

駆出後収縮運動, 204, 230
駆出時間, 134
駆出率, 131-132
経食道心臓超音波検査像
　尾側長軸像, 103, 104f-105f
　尾側短軸像, 103, 104
　大動脈と動脈管の頭側長軸像, 102-103, 102f
　主肺動脈の頭側長軸像, 103, 103f
　頭側短軸像, 102, 102f
　中央長軸像, 103, 103f
　中央短軸像, 103, 103f, 105f
経食道心臓超音波検査法, 99-107, 100f
血管肉腫, 289-291, 289f-290f
血栓, 200f, 294f
　心室内―, 224
　器質化―, 290, 291f, 294f
血栓症
　―のリスク評価, 239-241
ケモデクトーマ, 291-293, 292f-293f, 292t
腱索
　―の異常, 174-176
　―の断裂, 174-176, 175f
　―の肥厚, 174
検者間変動係数 → 変動係数
減速スロープ, 325
甲状腺機能亢進症, 268-271, 271f-272f
拘束型拡張障害, 144, 148, 150f
拘束型心筋症, 232-236, 234f-237f, 240f, 283f
　―のスペックルトラッキング法, 232
ゴールデン・レトリーバー筋ジストロフィー, 209,
　　210f-213f
コンプライアンス, 142-143

さ
細菌性心内膜炎
　―による大動脈弁逆流, 190, 190f
再現性, 54, 75
最大速度, 47b
　A波の―, 47
　E波の―, 47, 155
　大動脈の―, 47f
　肺動脈の―, 48f
最大速度の比
　E波最大速度/左室内血流伝搬速度比, 159, 159f
　左室流入E波/僧帽弁輪最大速度比, 156-158
左室自由壁
　―厚, 38
　―の短軸方向速度, 70-75, 74f
　―の長軸方向速度, 70-75, 81f-82f, 167t
左室流出路障害
　猫の―, 302
左心室, 126f-127f
　―拡大, 176
　―機能, 126-138

―径
　拡張末期の―, 38
　収縮末期の―, 38
―収縮回転, 93, 94t
―の収縮ねじれ, 93
―肥大, 222-224, 263f, 267f
　不適当な遠心性肥大, 176-177
　体高血圧症における―, 262-263, 262f
　尿毒症における―, 216
左心房
　―圧心臓超音波検査指標, 155-160
　―拡大, 176, 263f
　―径, 44
　―周囲長, 44
　―の機能, 143
　―面積, 44
左側心尖像, 24-27
　―二腔像, 27, 27f
　―四腔像, 25, 25f
　―五腔像, 25, 26f
三心房心, 329-331
　右側―, 330-331, 331f-332f
　左側―, 330-331, 330f
三尖弁
　―異形成, 326-328, 326f-328f
　―閉鎖不全症（三尖弁逆流）, 189-190
三尖弁輪, 166
　―運動, 166
　―の組織ドプラ法, 166
弛緩遅延, 143, 143f, 147-148, 147f-148f, 229f
軸回転運動, 62
ジストロフィン, 76
時定数タウ, 142
収縮期
　―右心室圧, 311-312
　―間隔, 134, 134f, 134t
　　右心室の―, 167-168
　―分画, 49
収縮障害, 138t, 158
　拡張型心筋症における―, 197
　肥大型心筋症における―, 230
　僧帽弁閉鎖不全症における―, 131
　動脈管開存症における―, 299
　胎高血圧症における―, 264
　大動脈弁狭窄症における―, 305f
収縮末期壁応力, 123-124
収縮末期容積係数, 129-130, 130t-131t, 177-178, 197-198
収束領域, 185, 187
充満圧
　―と弛緩遅延, 227-228
　左室―, 153-161, 161t
出血性心膜炎, 284, 284f
主肺動脈
　―の拡大, 244, 245f-246f, 348

腫瘍
　心房―, 295, 195f
　心臓―, 287-296, 288f
　異所性甲状腺腫, 293-294, 294f
　心基部―, 291-294, 292f-294f, 292t
　心臓内―, 294-296
　転移性心臓―, 296
　心筋―, 295
腫瘍性血栓塞栓症, 290
心基部, 310f
　― -心尖部長, 198
　― -心尖部勾配, 73-75, 204
心筋
　―に対する浸潤, 290
　―の能動的弛緩, 142
心筋運動
　左心室長軸方向の―, 76
　左心室短軸方向の―, 76
　セグメント―, 76, 77f
心筋機能指標, 135, 135f, 169t
心筋症
　拡張型― → 拡張型心筋症
　拘束型― → 拘束型心筋症
　猫の― → 猫の心筋症
　肥大型― → 肥大型心筋症
　非定型― → 非定型心筋症
心筋障害, 265
心筋スタンニング, 79f
心筋線維, 62, 62f
　長軸方向, 126
　短軸方向, 126
心筋組織ドプラ法, 64-76, 265
　カラー2D組織ドプラ法, 67, 67f-70f
　カラーTM組織ドプラ法, 66, 66f
　心拍数が及ぼす影響, 75
　日間変動, 75
　日内変動, 75
　パルス波組織ドプラ法, 183-185
心筋内速度勾配
　短軸方向の―, 73
　長軸方向の―, 73-75
心室運動
　―の亢進, 178f
　右室自由壁の―, 167
心室間同期, 69f-70f
心室中隔
　―厚, 55, 56f
　―と大動脈のなす角度
　　肥大型心筋症における―, 223
　　大動脈弁下狭窄症における―, 302
心室中隔欠損, 181f, 319-321, 320f-321f, 354, 354f
　―症, 319-321, 320f-321f, 352-355, 353f-354f
　　―の心臓超音波検査所見, 320-321
　　―における肺体血流比, 321

　―の分類, 319
心室内圧
　―の低下, 142
心室容積
　左心室容積の測定, 114, 115f
　―の推定法, 129-131
　　Area-length法, 130, 131f
　　幾何学的方法, 129-130
　　平面処理法, 130-131
　　Simpson法, 130, 130f
　　Teichholz法, 129-132, 129t, 161, 177
　　Wyatt Area-lengh法, 129
心臓超音波検査所見, 332-333
心タンポナーデ
　―の心臓超音波検査所見, 277-281, 278f-282f
心内膜床欠損症, 332-334
心拍数, 41
　拡張期充満に及ぼす影響, 143
　短縮率に及ぼす影響, 126
　組織ドプラ法に及ぼす影響, 75
心拍静止期, 142
心房圧
　右―, 250-251
　左―, 143f, 154, 154f, 154t, 157f, 157t
　―の心臓超音波検査指標, 155-161
心房機能, 239-240
心房収縮期, 132, 142
　―の心臓超音波検査所見, 320-321
　―の分類, 319
心房内血流速度, 240
心房中隔
　―の破裂, 180-181
心房壁
　―の破裂, 282, 283f
心膜
　―の解剖, 276
　―の完全または部分的な欠損, 285
　―の機能, 276
　―の先天性異常, 285
心膜液
　―貯留, 180, 181f, 224, 276-284, 277f-279f
　　―の病因, 276t, 282-284
　　心臓腫瘍に起因する―, 284
心膜炎
　収縮性―, 284-285
　出血性―, 284, 284f
心膜腔
　―内圧, 276
　　―と心室の相互依存, 276
　―内の囊胞, 284
心膜疾患, 275-285
心膜囊胞, 285, 291
心膜腹膜横隔膜ヘルニア, 285
水和状態, 42

ストレイン
　収縮期ピーク―，80-83，90f
　―心筋速度，77f
　―速度，93
ストレイン法，78-86，81f，85f，169t，207f，270f
ストレインレート法，78-86，82f-85f
スペクトルドプラ法，18，156f，240f-241f
　―の健常値，46-49
　パルス波スペクトルドプラ法 → パルス波スペクトルドプ
　　　ラ法
　連続波スペクトルドプラ法 → 連続波スペクトルドプラ法
スペックル，88
スペックルトラッキング法，88-93，88f-90f，93f-95f
　拡張型心筋症における―，208f-209f
　拘束型心筋症における―，236，237f
　左心室の―，232f，237f
　肥大型心筋症における―，232，232f-234f
　変性性僧帽弁疾患における―，185，186f
セグメント
　セグメント心筋運動速度，76
前駆出時間，134
　前駆出時間/駆出時間比
　　左心室の―，134
　　右心室の―，169
前 A 波，154
僧帽弁逸脱，174，174b-175b，175f
　2D モード法，18，45t
　リアルタイム 3D 法，110，111f
　3D フルボリューム法，111，112f
　3D ズーム法，110-111，111f
　スペクトルドプラ法
　　ドプラ効果，18
　　周波数シフト，18
　　層流，18
　TM モード法
　　解剖学的 TM モード法（自由角度），18，36
　　拡張期僧帽弁血流のカラー TM モード法，146-147
　組織ドプラ法
　　2D 組織ドプラ法，64-65，67，67f-70f，74f
　　カラー TM 組織ドプラ法，66，66f
　　心筋組織ドプラ法，64-76
　　シングルゲートパルス波組織ドプラ法，65，65f
　―の収縮期前方運動，246
　―の心内膜炎，115，189，190f
　　―の細菌性心内膜炎，189，190f
　―のリモデリング，174，174f
僧帽弁異形成，324-326，324f-326f
　―の解剖病理，324
　―の心臓超音波検査所見，324-326
僧帽弁閉鎖不全症（僧帽弁逆流），117f，137f，156-158，
　　157f，159f，174-189，187f，226，282，283f
　僧帽弁輪の拡大による―，174
　―の重症度，179t
僧帽弁輪

　―の運動，114，132，133f，133t
　　―の相対的寄与率，132
　―の拡張，314
　―の組織ドプラ法，132-134，146，158f，160f，229-230
僧帽弁輪 S′ 波，132-133
　―の速度，132-133，230
層流，19，46-47
速度時間積分値，47
速度分布
　心筋ストレインの―，77f
　短軸方向の―，70-73
　長軸方向の―，70-73
組織ドプラ法，64-76
　僧帽弁輪の―，132-133，146
　三尖弁輪の―，166
　拡張型心筋症における―，76
　肥大型心筋症における―，229-232
　僧帽弁閉鎖不全症における―，183-185
　心筋組織ドプラ法，64-76，265
　　カラー 2D 組織ドプラ法，67，67f-70f
　　カラー TM 組織ドプラ法，66，66f
　　心拍数が及ぼす影響，75
　　日内変動，75
　　日間変動，75
　　パルス波組織ドプラ法，183-185
　体高血圧症における―，266
組織トラッキング法，76-78，77f-79f
ソノマイクロメトリー法，79f

た
体高血圧症
　犬の―，265-268
　猫の―，262-265
大動脈
　―の拡大，264，264f，266，267f
　―の径，44
　―の周囲長，44
　―の面積，185
大動脈-左心房間の瘻孔，307f
大動脈肺動脈窓，350
大動脈壁
　―の解離，264
大動脈弁
　―の細菌性心内膜炎，115，116f，191f
大動脈弁下狭窄症，302-306，302f-307f
　後負荷不適合における―，304-305
　―の重症度，306
　―の種類，303-304
　―の心臓超音波検査所見，303-306
大動脈弁閉鎖不全症（大動脈弁逆流），190-191，190f，
　　264f，268f
　細菌性心内膜炎による―，190
大肺側副動脈，104
多重反射アーチファクト，75，84

短軸方向
　—運動, 62, 63f, 71t, 86t
　—収縮機能の評価, 166
　—セグメントのずれ, 208, 208f-209f
　—の障害, 204
短縮率, 126-128
　心内膜の—, 126-128, 127f, 128t
　mid-wall —, 127
　右心室の—, 166
弾性反跳, 142
中間層, 62
中皮腫, 296, 296f
長軸方向
　—運動, 62, 63f, 87t
　　左室自由壁の—, 71t, 73-74
　—収縮機能の評価, 166-168
　—の障害, 204
デュシェンヌ病, 209
転換, 62
頭側左傍胸骨像, 28, 28f-29f
動的閉塞, 225-226
　猫の右室流出路の—, 226
　肺動脈狭窄における右室流出路の—, 309
動脈管
　—の最小径, 347-348
動脈管開存症, 117-118, 118f-119f, 314-319, 315f-319f,
　　347-352
　—の形態学, 348
　—の心臓超音波検査所見, 314-319
　—の肺体血流比, 350
　リバース動脈管開存症, 317-319, 318f-319f
等容性弛緩時間, 70-73, 142, 145-146, 159-160, 161f,
　　229
等容性収縮時間, 70-73, 142, 230
ドーミング
　肺動脈弁の—, 244
　拡張期運動終了後の僧帽弁前尖の—, 200
　肺動脈弁狭窄における収縮期—, 311

な
ナイキスト限界, 18-19
日間変動係数　→　変動係数
日内変動係数　→　変動係数
乳頭筋
　—の委縮, 198, 198f
　—の不正配列, 341
尿毒症, 216, 216f
猫の心筋症
　右室心筋症, 238-239
　拡張型心筋症, 236-237, 237f-238f
　分類不能型心筋症, 238
ねじれ戻り, 126
粘液腫, 295
粘液肉腫, 295

年齢
　拡張機能へ及ぼす影響, 143

は
肺間質線維症
　ウエスト・ハイランド・ホワイト・テリアの—, 248
肺高血圧症, 180t, 183f-184f, 202f, 243-254, 249f,
　　253f-255f, 283f
　—の新しいイメージング法, 251-254
　—の一般的な心臓超音波検査, 244-246, 245f
　—の間接的なドプラ所見, 245-247f, 247-250
　—の原因と病態生理, 244, 245f
　—の有病率, 180, 180t, 189
　リバース動脈管開存症, 347
肺静脈
　—血流, 32, 49, 49f, 49t
　　—波形のノッチ, 248
　—の拡大, 176
肺動脈圧, 250f
　拡張期肺動脈圧の推定, 251, 251f-252f
　収縮期肺動脈圧の推定, 250-251, 250f
肺動脈楔入圧, 154, 154f
肺動脈狭窄症, 119f, 308-314, 312f-313f
　—の心臓超音波検査所見, 310-314
　—の重症度, 312
肺動脈弁下狭窄症, 309
　右室二腔症における—, 309
　右心室の自滅行為における—, 342
肺動脈弁狭窄症, 308, 311f
肺動脈弁形成術, 118-119
肺動脈弁上狭窄症, 308, 308f
肺動脈弁バルーン形成術
　術後の肺動脈弁の肥厚, 344, 344f
肺動脈弁閉鎖不全症（肺動脈弁逆流）, 192, 192f
肺動脈弁輪
　—の測定, 341, 341f
ハイパスフィルター, 64
パルス波スペクトルドプラ法, 18-19, 146
　エイリアシング, 19
　HPRF 法, 19
　ナイキスト限界, 18-19
　繰り返し周波数, 18
　サンプルボリューム, 18
　経大動脈血流, 31
　経僧帽弁血流, 31
　経肺動脈血流, 31, 48f
　経三尖弁血流, 31
反復性, 54, 75
ピーク圧較差, 306
肥大型筋ジストロフィー
　猫の—, 223
肥大型心筋症
　犬の—, 216, 217f
　猫の—, 147f, 163f, 222-232, 222f-234f

閉塞性―, 226
―における拡張機能の評価, 227-229
非定型心筋症, 238-239
非同期性
心内および心室間の―, 206, 206f, 212f
表現型
健常値に及ぼす影響, 36
相対成長値, 36
大動脈比, 36
重量比, 36
貧血, 270
品種の影響
短縮率に及ぼす―, 126
左心室壁の組織ドプラ法に及ぼす―, 72-73
ファロー四徴症, 328-329, 329f
不整脈源性右室心筋症
ボクサーの―, 215, 215f
ブルズアイ, 92f, 212f
プローブ, 19
平均圧較差, 306
平面処理法 → 心室容積
ベルヌーイ式
簡易―, 250-251
修正―, 46
変性性僧帽弁疾患, 174, 174f-178f, 180f-181f, 183f-184f
大型犬の―, 174, 189
変動係数, 54, 55f
検者間変動係数, 54, 75
日間変動係数, 54, 75
日内変動係数, 54, 75
房室管
完全型―, 332, 333f
不完全型―, 332-333, 333f

ま
マルチプレーン
―による再構築, 111-112, 113f, 119f
もやもやエコー, 224-225, 239t

や
疣贅, 189

ら
乱流, 46-47
リモデリング
リンパ腫, 294
連続波スペクトルドプラ法, 19, 162f, 182f, 188f
ローパスフィルター, 64
肋骨下（剣状突起下）像, 30, 30f

英数
3D 経食道心臓超音波検査, 116-119, 120f
―の合併症, 101
―のプロトコール, 101-103

3D 心臓弁の評価, 114-116
3D 心臓超音波検査
―による左心室容量の測定, 114
―による心臓弁の評価, 114-116
―の種類, 110-112
動脈管開存症における―, 117-118
肺動脈弁形成術における―, 118-119
A 波
―の持続時間, 47
―の最大速度, 47
A 波持続時間/AR 波持続時間比（Adur/Ardur 比）, 156
ACDO, 105, 347, 349f, 351f-352f
AFI, 91f-92f, 93, 212f
Area-length 法 → 心室容積
AR 波, 146
―の最大速度, 49
ASO, 355
AT/ET 比 → 加速時間 / 駆出時間比
Dm 波, 49, 146
E/E' 比 → 左室流入 E 波/僧帽弁輪最大速度比
E 波, 148f
―減衰時間, 145, 155, 155f
―の最大速度, 155
―の持続時間, 47
E 波/A 波比（E/A 比）, 47
左室流入血流速の―, 145
E 波/等容性弛緩時間比（E/IVRT 比）, 159-160, 160f
LVd/RVd 比, 46t
RJarea/LAarea 比 → 逆流ジェット領域/左心房領域比
PISA 法, 186
―に影響を与える因子, 187
―領域 → 収束領域
Simpson 法 → 心室容積
Simpson monoplane 法, 198f
Sm 波, 49, 146
Sm/Dm 比, 49, 146
TEE → 経食道心臓超音波検査法
Tei index, 134-135
左心室―, 185
右心室―, 167-168
Teichholz 法 → 心室容積
TM モード法
健常像, 30-31
経大動脈弁像, 31
経僧帽弁像, 31
A 点, 21f, 31
E 点, 21f, 31
F 点, 21f, 31
CD 部, 21f, 31
経心室像, 30-31
左心房径の―, 42
V 波, 154
x 下降脚, 154
y 下降脚, 154

監訳者プロフィール

上地正実(うえち まさみ)

日本どうぶつ先進医療研究所株式会社／JASMINE どうぶつ循環器病センター，獣医師
(DAiCVIM，獣医循環器認定医)，博士(獣医学)
1990 年に麻布大学獣医学部獣医学科を卒業。麻布大学大学院獣医学研究科を修了。ハー
バード大学医学大学院ニューイングランド地方霊長類研究所 博士研究員，北里大学獣医畜
産学部附属動物病院 講師・助教授，日本大学生物資源科学部獣医学科 准教授を経て，
2014 年まで日本大学生物資源科学部獣医学科 教授。同年から日本どうぶつ先進医療研究
所株式会社 代表取締役となり，麻布大学大学院 獣医学研究科 客員教授も務め，現在に至
る。また，2015 年からフランス・リヨン大学ならびにイギリス・英国王立獣医科大学 客
員教授も兼任。

犬と猫の心臓超音波検査

Midori Shobo Co.,Ltd

2018 年 3 月 1 日　第 1 刷発行©

著　者 ⋯⋯⋯⋯⋯⋯⋯ Éric de Madron, Valérie Chetboul, Claudio Bussadori
　　　　　　　　　　エリック デ マドロン　　ヴァレリー チェットブール　クラウディオ ブッサドリ

監訳者 ⋯⋯⋯⋯⋯⋯⋯ 上地正実

発行者 ⋯⋯⋯⋯⋯⋯⋯ 森田 猛

発行所 ⋯⋯⋯⋯⋯⋯⋯ 株式会社 緑書房
　　　　　　　　　　〒103-0004
　　　　　　　　　　東京都中央区東日本橋 2 丁目 8 番 3 号
　　　　　　　　　　TEL 03-6833-0560
　　　　　　　　　　http://www.pet-honpo.com

日本語版編集 ⋯⋯⋯⋯ 松田与絵，柴山淑子

カバーデザイン ⋯⋯⋯ 尾田直美

印刷・製本 ⋯⋯⋯⋯⋯ アイワード

ISBN978-4-89531-325-4 Printed in Japan
落丁，乱丁本は弊社送料負担にてお取り替えいたします。